# 健診・人間ドック
# ハンドブック 改訂8版

総編集
西﨑泰弘
東海大学医学部総合診療学系
健康管理学領域 主任教授／
日本総合健診医学会 理事長

中外医学社

## 執筆者一覧（執筆順）


| | |
|---|---|
| 西﨑泰弘 | 東海大学医学部総合診療学系健康管理学領域　主任教授，<br>日本総合健診医学会　理事長 |
| 黒川　清 | 日本医療政策機構終身名誉チェアマン，東京大学名誉教授 |
| 自見はなこ | 参議院議員，日本医師会参与 |
| 津下一代 | 女子栄養大学特任教授 |
| 堤　雅宣 | 前厚生労働省保険局医療介護連携政策課医療費適正化対策推進室長 |
| 祖父江友孝 | 大阪大学名誉教授 |
| 加藤秀平 | 順秀会理事長 |
| 田村拓也 | 九州工業大学管理本部准教授，合同会社たむラボ代表社員 |
| 中牟田ありさ | 合同会社たむラボ |
| 古井祐司 | 東京大学未来ビジョン研究センター特任教授，自治医科大学客員教授 |
| 中尾杏子 | 東京大学未来ビジョン研究センター特任研究員 |
| 中村　純 | 不知火クリニック院長 / 産業医科大学名誉教授 |
| 田口円裕 | 東京歯科大学歯科医療政策学教授 |
| 松本吉郎 | 日本医師会会長 |
| 津久井一平 | 航空医学研究センター理事長 |
| 窪田直人 | 熊本大学大学院生命科学研究部代謝内科学教授 |
| 門脇　孝 | 日本医学会副会長，虎の門病院院長 |
| 髙橋敦彦 | 日本大学短期大学部食物栄養学科教授 |
| 久代登志男 | ライフ・プランニング・センター理事長，日野原記念クリニック |
| 萩原　剛 | 東京医科大学臨床検査医学分野准教授 |
| 福武勝幸 | 東京医科大学臨床検査医学分野名誉教授 |
| 塚本和久 | 帝京大学医学部内科学講座教授 |
| 寺本民生 | 寺本内科・歯科クリニック院長 |
| 福井敏樹 | オリーブ高松メディカルクリニック理事長 |
| 河盛　段 | 大阪大学医学部附属病院准教授 |
| 河盛隆造 | 順天堂大学名誉教授，<br>順天堂大学大学院医学研究科スポートロジーセンターセンター長 |
| 久留一郎 | 米子医療センター病院長 |

| | |
|---|---|
| 荒瀬康司 | 日本人間ドック・予防医療学会理事長，<br>虎の門病院付属健康管理センター顧問 |
| 鈴木文孝 | 虎の門病院肝臓内科部長 |
| 高清水眞二 | 東海大学医学部付属病院健診センター客員教授 |
| 五十棲このみ | 東海大学医学部腎内分泌代謝内科学 |
| 駒場大峰 | 東海大学医学部腎内分泌代謝内科学教授 |
| 田内一民 | 順天堂大学医学部臨床検査医学特任教授 |
| 山根禎一 | 東京慈恵会医科大学循環器内科教授 |
| 海老原明典 | 東海大学医学部付属東京病院呼吸器内科学教授 |
| 桑平一郎 | 総合東京病院呼吸器疾患センター長 |
| 足立雅樹 | 埼玉医科大学病院予防医学センター客員教授 |
| 清水正雄 | ウニクス川越予防医療センター・クリニック院長 |
| 吉田諭史 | 慶應義塾大学医学部予防医療センター専任講師 |
| 井上　詠 | 東海大学医学部総合診療学系健康管理学准教授 |
| 杉野吉則 | 慶應義塾大学病院予防医療センター特別招聘教授 |
| 河合　隆 | 東京医科大学消化器内視鏡学主任教授 |
| 松島小百合 | 松島病院理事 |
| 宮島伸宜 | 松島病院院長 |
| 冨樫一智 | 福島県立医科大学会津医療センター小腸・大腸・肛門科学教授 |
| 愛澤正人 | 福島県立医科大学会津医療センター小腸・大腸・肛門科学講師 |
| 関　順彦 | 帝京大学医学部附属病院腫瘍内科教授 |
| 馬場紀行 | 東京共済病院乳腺外科 |
| 篠原幸人 | 東海大学名誉教授（脳神経内科），KKR 立川病院名誉院長 |
| 萎沢利行 | 藤間病院名誉院長 |
| 木口一成 | 日本鋼管病院ドック・健診センター長，<br>聖マリアンナ医科大学婦人科客員教授 |
| 家田健史 | 順天堂大学大学院医学研究科泌尿器科学准教授 |
| 寺内　稜 | 東京慈恵会医科大学病院眼科講師 |
| 中野　匡 | 東京慈恵会医科大学病院眼科教授 |

| | |
|---|---|
| 蒲谷嘉代子 | 名古屋市立大学医学研究科耳鼻咽喉・頭頸部外科学講師 |
| 村上信五 | 名古屋市立大学医学研究科耳鼻咽喉・頭頸部外科学名誉教授 |
| 上田　孝 | 東海大学医学部内科学系消化器内科学助教 |
| 鈴木秀和 | 東海大学医学部内科学系消化器内科学教授 |
| 宮地勇人 | 新渡戸文化短期大学学長，教授 |
| 安田聖栄 | 四谷メディカルキューブ理事長 |
| 松井康素 | 国立長寿医療研究センター ロコモフレイルセンター |
| 荒井秀典 | 国立長寿医療研究センター 理事長 |
| 東　宏一郎 | 練馬総合病院副院長，慶應義塾大学スポーツ医学研究センター |
| 石田浩之 | 慶應義塾大学スポーツ医学研究センター教授 |
| 山田千積 | 東海大学医学部総合診療学系健康管理学准教授 |
| 上田貴之 | 東京歯科大学老年歯科補綴学教授 |
| 樋口　進 | 久里浜医療センター名誉院長・顧問 |
| 真栄里　仁 | 琉球病院副院長 |
| 高木重人 | 横浜リーフみなとみらい健診クリニック院長 |
| 堤　明純 | 北里大学医学部公衆衛生学教授 |
| 三好美紀 | 青森県立保健大学健康科学部栄養学科教授 |
| 吉池信男 | 青森県立保健大学学長 |
| 岸本憲明 | 東海大学医学部総合診療学系健康管理学准教授 |
| 黒谷佳代 | 昭和女子大学食健康科学部健康デザイン学科専任講師 |
| 菊地恵観子 | せんだい総合健診クリニック管理栄養士 |
| 石垣洋子 | せんだい総合健診クリニック院長 |
| 久保　明 | 医療法人財団百葉の会銀座医院院長補佐 |
| 勝川史憲 | 慶應義塾大学名誉教授 |
| 津金昌一郎 | 国際医療福祉大学医学研究科公衆衛生学教授 |
| 樫原英俊 | PL 東京健康管理センター指導課課長 |
| 岡山　明 | 合同会社生活習慣病予防研究センター代表 |
| 五関善成 | 厚生中央病院副院長 |

| | |
|---|---|
| 小池　亨 | アーク調剤薬局 |
| 尾崎由基男 | 笛吹中央病院附属おひさま在宅クリニック院長 |
| 日山　亨 | 広島大学保健管理センター教授 |
| 今井鉄平 | OH サポート株式会社代表 |
| 藤野善久 | 産業医科大学産業生態科学研究所環境疫学教授 |
| 石塚達夫 | 岐阜市民病院総合内科・膠原病内科診療顧問 |
| 今井　仁 | 東海大学医学部総合診療学系健康管理学講師 |
| 鏑木淳一 | 慈誠会人間ドック会館クリニック院長 |

# 改訂第8版　序文

このたび，約10ヵ月の準備期間を擁し3年ぶりとなる改訂第8版を刊行させていただく運びとなりました．前回は2022年2月に，5年ぶりとなる改訂第7版を刊行させて頂きましたが，コロナ禍真っ只中の2021年7月に改訂案が浮上し「5年一昔」と言われる医学の世界にあって，これ以上の遅れは許されないとの思いで短い準備期間で作製させていただきました．ご執筆の先生方には過大なご負担をお掛け致しましたが，お陰様で数々の新項目を設定して第6版を大幅に上回る充実度で生まれ変わることができました．

そしてそこから3年，この間の最も大きな出来事は新型コロナウイルス感染症の収束であり，法律上の区分変更によって人々がコロナ前の日常を取り戻したことと言えます．

この未曾有の感染症は，人々を恐怖に陥れましたが，同時に人類に数々の教訓を残しました．それは健診・人間ドックの世界も例外ではなかったと言えます．その post-COVID-19 時代において，本書が様々な変更等を踏まえた，未来に向けた内容となることを願って制作させていただきました．

具体的には，この間に新しくなった法律，各団体からの指針や各専門領域におけるガイドラインについて解説するとともに，新たな項目として「歯科検診」「学校保健」「航空身体検査」に関する項目を加えました．また新たな診断ツールである「AIの応用」についての紹介も行っています．

これからも本書が皆様の学習や日々の診療のお役に立てますよう，努力を重ねて参りたいと思っています．末筆になりますが，ご執筆下さいました全ての先生方とスタッフ様に心底より感謝申し上げます．また制作にあたりご尽力下さった中外医学社のご関係者様に御礼申し上げます．

令和6年（2024年）11月30日

総編集　西﨑泰弘
（東海大学医学部総合診療学系健康管理学領域 主任教授
日本総合健診医学会 理事長）

# 初版監修の序

このたび，私の監修，小川哲平教授，猿田享男教授並びに田村政紀日本総合健診医学会会長の三名の編集のもとに本著，「健診・人間ドックハンドブック」が出版されることになった．

本書は生活習慣病の一次ないし，二次予防に重点を置いて効果的な総合健診がなされるように，所見の読み方と対応の仕方を中心に，医師，看護師，保健指導専門職，人間ドックに従事する各医療職，労働衛生管理者や栄養士，並びにこれらの専門職養成機関の教職のために用意されたハンドブックである．

これは次の 3 部に分類されている．

1. 生活習慣病の予防
2. 健診所見の読み方と対応
3. サプリメントと食品添加物

本書の分担としては，それぞれの専門家に担当してもらい，必要な文献も添えてある．

最新の知見を収めた本ハンドブックが総合健診を実施する各施設関係者各員により広く活用されることを切に望む次第である．

2003 年 12 月

聖路加国際病院名誉院長

日 野 原　重 明

# 目　次

# A

# 健康増進と健診の意義

# 1 わが国における「けんしん」とその法律

## A 健康を守るとは

WHO はその憲章前文において，健康について「“Health is a state of complete physical, mental and social well-being and not merely the absence of disease or infirmity.”」と定義している．これを日本語にすると「健康とは，完全な肉体的，精神的及び社会的福祉の状態であり，単に疾病または病弱の存在しないことではない」と訳される．1948 年の発効以来，幾度か議論はあったが変更されることなく提示されている．そしてさらに「到達しうる最高基準の健康を享受することは，人種，宗教，政治的信念又は経済的若しくは社会的条件の差別なしに万人の有する基本的権利の一つである」と付記されており，人々が生涯にわたって支障なく日常生活を送れるよう「健康とは，自己ならびに社会によって守られるべき生命の在り方」であり，基本的人権そのものと言える[1)]．

## B 予防医学と予防医療

その健康を保持・増進し，国策となっている健康長寿を達成せしめるために必要不可欠なのが「予防」である．予防とは，疾病の治療を目的とした，一般的な臨床医学とは異なり，疾病が発生する前，すなわち罹患自体や進行するプロセス，あるいは再度の発生（再発）に介入して「防ぐ」ことを目的とした医学領域である．

全ての医療分野には予防が存在する．予防医学とは，この様々な予防を，分野横断的に学問体系化した領域を指し，そのために不可欠なのが統計と疫学で，主に衛生学や公衆衛生学が守備する範囲と，直接ヒトに接し，診察や検査で得られた結果を評価し，その説明を行って行動変容につながる様々な

**表1 予防医療の区分**

| | |
|---|---|
| 一次予防： | 健康増進<br>疾病の発生予防 |
| 二次予防： | 早期発見，早期治療<br>疾病の重症化予防 |
| 三次予防： | リハビリテーション，再発予防 |

方策（保健指導）を施したり，専門医への受診を促して個人や集団を健康に導く医学領域が「予防医療」である．健診や検診（以下，両者でけんしん）に従事する人たちが主に守備する範囲であり，一般的には，一次（疾病の発生予防），二次（疾病の重症化予防），三次（疾病の再発予防とリハビリテーション）に区分されている[2) 表1]．一方近年では，疾病の発症や罹患へのリスクファクターにつながる社会的，経済的，文化的な環境要因を改善することで，集団における疾病発生自体を減らそうという「ゼロ次予防」の考え方も広がってきている[3)]．また何も症状がない，病気になる前の段階で，遺伝子検査や先進的バイオマーカーを使った検査により将来的に発生するリスクが高い重大な疾患を予見し，標的臓器を予防的に切除したり，予防的に薬剤を使用する「先制医療」の考え方が浸透してきている．そのように予防の幅は，既存概念を超えた広がりを見せてきているのが現状である．

わが国は2040年ころまで，人口減少と少子高齢化が深刻化してゆくことが明らかとなっている．人口は国力に直結する重要な因子であるが，他国と比較して社会進出が不活発な女性，あるいは高齢者が活躍することは国の力となる．予防は，日本国民を疾病や怪我から守り，健康を保持，増進させることで国力の減退を抑止する．その観点から，警察や消防，国防などと並び立つ，国家安全保障の基軸といえる[4)]．

## C けんしんとは

### 1. 日本人とけんしん

日本は世界でも最も盛んにけんしんが行われている．ヒトの身体を様々に調べ上げ，評価を与える「けんしん」は，その全てが法律に裏打ちされている．そして日本国民は，各年代ごとに必ず何らかのけんしんの対象者となっている．

日本国憲法に定められた日本人の3大義務とは，教育（26条2項），勤労（27条1項），納税（30条）であるが，例えば「勤労」（労働）を定める労働安全衛生法（労安衛法）では，66条5項に「労働者は，前各項の規定により事業者が行なう健康診断を受けなければならない」と記されている．また「教育」の現場を司る学校保健安全法は，その第2章第3節の中で就学者と職員に健康診断を受けさせる義務が記載され，さらに「学校保健安全法施行規則」では検査項目や時期，やり方が細かく示されている．すなわち日本国民は，国民としての義務を果たすために「けんしん」を受ける様，法律に謳われているのである[5)]．

## 2. 健診と検診

国民の健康度を審査し，問題がある場合に早期に介入する「けんしん」について，現在「健診」と「検診」の用語が主に用いられている．

### a. 健診とは

健診は，以前より「健康診断」の略で「健康であることの確認」と説明されている．「必ずしも疾患の存否を確認するものではないが，健康づくりの観点から経時的に値を把握しようとする行いであり，その値に応じて将来の疾患のリスクを階層化，つまり疾患の有無だけでなく，そのリスクの高低で階層化して，レベルに応じた保健指導を行うことにより行動変容を促しリスクの低下を目指す」と示されており，この健診の代表は，特定健康診査（通称メタボ健診）と人間ドック健診（後述）といえる．

### b. 検診とは

一方，検診は「検査・診断」の略で，「特定の疾患を発見する目的で行われるもの」と説明されている．疾患の存否を確認するために行われる検査であり，結果が「陽性」であった場合には，精密検査や「治療」が行われる．一方，陰性であった者には，次の検診まで経過観察が行われる．行政が行う検査群はその必要性と予算確保上の根拠が求められるため，メタボ健診を除いた全てのけんしんがこの検診を用いていると言える．その代表が「がん検診」であるが，対策型と任意型に分けられ，前者が検診で後者は健診の範囲となる．

### c. 両者の中間

上記のがん検診のように法定検診として行われていても，機会としては任意型である人間ドック健診時に行う場合，それは健診となる．

このように双方の意味合いを持つ項目は多数存在する．例えば職場で労働安全衛生法によって行われる血圧検査は，集団の脳卒中リスクを下げる目的で行われるが，人間ドック健診で計測され個人の脳血管疾患発症リスクを下げるための指導が行われれば，それは「健診」となる[6]．

## 3. 対策型検診と任意型検診

前記のように，がん検診は，「対策型」と「任意型」との区分が存在する．

### a. 対策型（がん）検診

集団全体の死亡率を下げるために行われるもので，市区町村が住民検診として健康増進法に基づいた健康増進事業で行っている．公共的な予防対策として行われ，公的な補助金が出るため無料か自己負担は少額となる．一方，がんの種類ごとに1種類の検査のために医療機関を訪れなければならず，効率が問題視される．

### b. 任意型（がん）検診

個人が自分の死亡リスクを下げるために受けるもので，人間ドック健診がその代表である．人間ドック健診とは，健康保険法によって行われるもので，日本総合健診医学会，日本人間ドック予防医療学会，日本病院会，全日本病院協会，健康保険組合連合会（健保連）が健診団体協議会を形成してそのあり方を定めている．所属する健康保険組合や共済組合，あるいは自治体から補助金が出ることが多いが，その金額には差異があり，集団検診に比べて自己負担は大きい．しかしながら，がんだけでなく生活習慣病もカバーされており，1回の受診で日本人の死亡順位ランク上位の多くの疾病に対する検査が行える．法定のメタボ健診や労安衛法に基づく健診項目も網羅されているため，結果表の提出により職域健診が免除になる場合も多い．

このように，公共的サービスとして特定のがんを発見するために行われる「対策型検診」は紛れもなく「検診」と理解されるが，一方，個人が自分の死亡リスクを下げるために受ける「任意型」の「がん検診」は，がんを患っていないことの確認が主目的であり，行動上は「健診」である[4,6,7]．

## D けんしんに関わる法律

### 1. わが国の保健事業

わが国におけるけんしん，すなわち健康を様々に審査する保健事業は，大きく母子保健，学校保健，産業保健，地域保健の4種類に分けられる．日本国民の生涯における全てのライフステージにおいて，早期発見・早期治療を目的とする二次予防の手段として用意され，実施されてきた．以下，成人に対して行われる主に産業保健と地域保健に関わる法律について述べる．

### 2. けんしんと法律

#### a. 健康増進法

健康増進法は，平成14年（2002年）8月に法律第103号により定められた法律で，平成24年に一部が改正されている．健康を取り扱う全ての法律に対して，一次予防である健康教育，健康相談，その他の健康の増進のために必要な事業を協力しながら推進するよう定めている．わが国の急速な高齢化の進展と，疾病構造の変化に伴って国民の健康の増進の重要性が著しく増大しているため，栄養改善や健康増進を目的としている．

この法律に含まれる実施者とは，健康保険法，船員保険法，国民健康保険法，国家公務員共済組合法，地方公務員等共済組合法，私立学校教職員共済法，母子保健法，労働安全衛生法，高齢者の医療の確保に関する法律，介護保険法により健康増進事業を行う団体，事業者，市町村と医療機関その他の関係者である．具体的な行動としては，様々な健康診査や保健指導の実施，国民健康・栄養調査の実施，健康日本21の法制化とその実施，受動喫煙の防止などが含まれる．

この法律で行われるけんしんとは，市区町村が実施者として公費負担を行うけんしんであり，「がん検診」がその代表であるが，その他に歯周疾患検診，骨粗鬆症検診，肝炎ウイルス検診，特定健診非対象者等（妊婦，長期入院者，障害者支援施設入居者，刑務所入所者等）が予算の範囲内で行われる．

### b. 高齢者の医療の確保に関する法律

高齢者の医療の確保に関する法律は，「高齢者医療確保法」とも呼ばれ平成20年（2008年）に，それまでの老人保健法から発展的に移行した．そのため老人保健法が施行された昭和57年8月を起源として記載されることも多い．この法律は，国民保健の向上及び高齢者の福祉の増進を図ることを目的として，高齢期における適切な医療の確保と医療費の適正化を推進するために制定されたものであり，保険者による健康診査等の実施について定めている．これに従って行われる代表例が「特定健康診査（メタボ健診）」であり，40歳以上に実施される，国によって団体ごとの受診率や保健指導の実施率が集計・評価されている点で，本邦における最も拘束性を持った健康診断と言える．そのため職域での健診や国民保険法によって実施される健診の多くは，特定健康診査の項目を満たすように設定されることが多い．財源は国が1/3，都道府県1/3，その他被用者保険（健保や共済組合など）1/3となっている．公費で行われるけんしんの多くが「検診」であるのに対し，本健康診査は特定の病気を見つけ出すことを目的としない「予備群のスクリーニング」であり，一部に公費外の資金が投入されるため「健診」となっている．前期高齢者と後期高齢者を，満65歳から74歳と満75歳以上に分けているのはこの法律である．

### c. 労働安全衛生法

この法律は，終戦直後の昭和22年に制定された労働基準法とともに，職場における労働者の安全と健康を確保し，快適な職場環境の形成を促進することを目的として制定されている．当時の日本の産業と経済の発展は，世界に類のない目ざましいものであり，それに伴って技術革新，生産設備の高度化等が急激に進展したが，その裏で多くの労働災害が発生していた．それら労働災害を防止するために，危害防止基準の確立，責任体制の明確化ならびに自主的活動の促進など防止に関する計画や対策を推進することが謳われ，衛生管理者や産業医，安全衛生委員会などの役割が規定として定められている．

健康診断については第66条に記載されており，事業者の実施義務とその他の健康保持増進措置の努力義務を定めているが，労働者側は努力義務となっている．財源は事業者（雇用主）であることから，その多寡によってサービス内容が異なってくる．

#### d. 健康保険法と関連法規

日本の多くの法律が昭和期，とくに第二次世界大戦以後に制定されているなかで，本法律は大正11年4月に定められ，様々に枝分かれしながら公的医療保険制度の中核をなす重要法律として存在している．すなわち，国民健康保険法，船員保険法，国家公務員共済組合法，地方公務員共済組合法，厚生年金保険法，学校保健安全法などは，本法律制定・施行以後に，時代に応じた職業領域に必要な安全保障として，本法律に順じながら制定されてきたといえる．国民の生活の安定と福祉の向上に寄与することを目的としており，労働者及びその被扶養者の業務災害以外の疾病，負傷もしくは死亡または出産に関する医療保険給付等について定められている．健康保険組合については第2章3節に記載されており，健康保険組合ならびその連合会は本法に基づいて設置されており，ここに所属する団体が行う人間ドック健診や生活習慣病健診などは本法律に基づいて行われている．また国民健康保険者や中小事業者が加入する協会けんぽが実施する健康診断は，国民健康保険法によって所轄される．国家公務員は，国家公務員共済組合法，地方公務員は地方公務員共済組合法，海運事業従事者は船員保険法，民間の学校現場における教職員は学校保健安全法に基づいて実施される健康診断を受けることになっている[5, 6] 図1．

| | | | |
|---|---|---|---|
| 妊娠～出産後1年・小学校就学前（乳幼児等） | **母子保健法**<br>【対象者】1歳6カ月児，3歳児<br>【実施主体】市町村〈義務〉<br>※その他の乳幼児及び妊産婦に対しては，市町村が，必要に応じ，健康診査を実施又は健康診査を受けることを推奨 | | |
| 児童生徒等 | **学校保健安全法**<br>【対象者】在学中の幼児，児童，生徒又は学生　※就学時健診については小学校入学前の児童<br>【実施主体】学校（幼稚園から大学までを含む）〈義務〉 | | |
| | 被保険者・被扶養者 | うち労働者 | その他 |
| ～39歳 | **医療保険各法**（健康保険法，国民健康保険法等）<br>【対象者】被保険者・被扶養者<br>【実施主体】保険者〈努力義務〉 | **労働安全衛生法**<br>【対象者】常時使用する労働者※労働者にも受診義務あり<br>【実施主体】事業者〈義務〉<br>※一定の有害な業務に従事する労働者には特殊健康診断を実施 | **健康増進法**<br>【対象者】住民（生活保護受給者等を含む）<br>【実施主体】市町村〈努力義務〉<br>【種類】<br>・歯周疾患検診<br>・骨粗鬆症検診<br>・肝炎ウイルス検診<br>・がん検診<br>・高齢者医療確保法に基づく特定検診の非対象者に対する健康診査・保健指導 |
| 40～74歳 | **特定健診**<br>**高齢者医療確保法**<br>【対象者】加入者<br>【実施主体】保険者〈義務〉 | ※労働安全衛生法に基づく事業者健診を受けるべき者については，事業者健診の受診を優先する．事業者健診の項目は，特定健診の項目を含んでおり，労働安全衛生法に基づく事業者健診の結果を，特定健診の結果として利用可能． | |
| 75歳～ | **高齢者医療確保法**<br>【対象者】被保険者<br>【実施主体】後期高齢者医療広域連合〈努力義務〉 | | |
| 歯周疾患検診<br>骨粗鬆症検診<br>肝炎ウイルス検診<br>がん検診 | 保険者や事業者が<u>任意</u>で実施・助成 | | **健康増進法**<br>【対象者】一定年齢以上の住民<br>【がん検診の種類】<br>胃がん検診，子宮頸がん検診，肺がん検診，乳がん検診，大腸がん検診 |

**図1　日本のけんしん制度**
（厚生労働省　令和元年5月24日　第4回　健康診査等専門委員会資料より）

JCOPY 498-01219

## ■文献

1) 日本 WHO 協会. 世界保健機関（WHO）憲章とは. 2024.（オンライン）（https://japan-who.or.jp/about/who-what/charter/）.（参照 2024-6-29）
2) 厚生労働省. 健康日本 21 に関連する計画等の概要. 2022.2.28.（オンライン）（https://www.mhlw.go.jp/content/10904750/000903151.pdf）.（参照 2024-6-29）
3) 厚生労働省. 第 44 回厚生科学審議会地域保健健康増進栄養部会. 次期国民健康づくり運動プランに向けての課題について（案）. 2022.2.2.（オンライン）（https://www.mhlw.go.jp/content/10904750/000891489.pdf）.（参照 2024-6-29）
4) 西﨑泰弘. 年代別にみる検診の意義と必要性. 臨と研. 2019; 96: 877-83.
5) 佐伯 仁志, 大村 敦志. 六法全書 令和 3 年度版. 東京: 有斐閣; 2021.
6) 厚生労働省. 日本の健診（健診）制度の概要. 2019.5.24.（オンライン）入手先（https://www.mhlw.go.jp/content/10601000/000511508.pdf）.（参照 2024-6-29）
7) がん情報サービス: がん検診について. 2022.12.（オンライン）入手先（https://ganjoho.jp/public/pre_scr/screening/about_scr01.html）.（参照 2024-6-29）

〈西﨑泰弘〉

# 2 健康政策における健康診断の位置づけと将来展望

人間は生まれ，成長し，やがて死ぬ，というプロセスの中で病気は免れない．国によって違いはあるが，健康・医療政策は，どこの国でも基本として作成する．

日本の医療政策を考える際には現在の医療政策だけでなく，古い日本，例えば徳川時代にはどのような制度があったのか，歴史の流れの中での変遷も知っておくのが良いと思う．その時代の現在のG8の国ではどうだったのだろうかも考える必要がある．

また，先進国の中で，島国であるイギリスと日本は，他の国の影響をうけないで医療政策を作ってきた．

日本は2世紀あまりの「鎖国」から開国した明治時代から今までの間に敗戦を乗りこえ，先進国の仲間入りをし，西洋から医療制度を学んで独自のものを作ってきた．日本の医療制度は優れている，と言える．しかし問題もある．

他の先進国の医療制度との違いはこんなところにある．

1. イギリスでは救急を除いて病院には直接行かれない．主治医（かかりつけ医）の紹介がなければ病院には行かれない．
2. フランスも最初にかかりつけ医を受診する仕組みになっている．また，クリニックや個人開業医では血液検査やX線検査等の諸検査を検査機関に委託していることがほとんどである．
3. アメリカでは医療費が高い．公的な保険はすべてをカバーはしない．また，州によって制度が違う．筆者の黒川は14年間アメリカの3つの大学病院で医師をしていたが，自分や家族が病気になるとどのくらいお金がかかるのだろうか，と意識の中に常に不安があった．

日本はだれでも，いつでも，どこへでも，クリニックでも病院にも行かれ

JCOPY 498-01219

る．しかも「大病院のはしご」も容易である．それも公的なお金で．それがおかしいことはわかっていても，多くの人は当たり前だと思っている．

日本の少子高齢化は今後ますます進み，2024年9月時点の100歳以上の人口は9万5,119人で，2040年には65歳以上の人口が全人口の約35%となると推計されている．医療や介護の需要が増加する高齢者が急増する一方で，生まれ育つ子どもの数が減少するため，医療や介護の需要が増加する．日本医師会は，「かかりつけ医制度」の拡充を目指しているが，なかなか進まない．私たちは，かかりつけ医一人，というところを，たとえば5人でも良いので複数人にすれば，医師間で競争が生まれ，よりよい医療を提供する努力をするようになるのではないかと思っている．

今はネットの時代で世界中で情報は共有できる，正確な診断，よりよい治療，それぞれの国で医療制度は違うが，なぜ違うのか，これからはどのように変わっていくか，それぞれの違いを知りながら，その国に合う公的なサービスを整えていく必要がある．グローバルというフレームの中で，デジタルという手段をもって，今後はより一層良い医療を国民に提供していってほしいと思う．

## A わが国の健康政策の変遷

わが国の政策では，健康診断は3つの観点において大きな局面を迎えている．

1つは新型コロナウイルス感染症による影響，2つはデータヘルス政策における新たな利活用，3つは「こども家庭庁」創設に代表される子どもを守る視点である．

従来，政府では，健康政策の中心に早期発見・早期治療を置いてきた．また，予防についても一次予防・二次予防・三次予防という概念を据え，あらゆる段階で先手先手の対応を図るための，具体的な政策を講じてきた．

戦後の日本は，健康政策においては公衆衛生対策が主眼となり，「蚊とハエのいない生活」を目指した活動を促す政策が中心となった．つまり，注目すべき疾患は結核，ポリオなどの感染症であった．なお戦後の保健政策の中心は母子保健であり，昭和23年には母子手帳が始まった.

続く昭和30年代には，国民皆保険を達成し，早期治療の大きな道筋がつけられた．同じ頃，国民の所得も大きな伸びを遂げ，生活も日々ゆとりがうまれている時代を迎えた.

こうした所得の伸びは税収等にも余裕を与え，昭和40年代には老人医療費公費負担制度すなわち老人医療費無料化を老人福祉法を根拠に政策導入するにいたった．そして，こうした医療需要の急増を受け，いわゆる一県一医大による医師の養成も進めていくことになった.

昭和50年に入ると，老人医療費の急増が医療費の構造に影響を与えるようになった．そこで昭和57年に老人保健法を成立させ，「国民の老後における健康の保持と適切な医療の確保を図るため，疾病の予防，治療，機能訓練等の保健事業を総合的に実施し，もつて国民保健の向上及び老人福祉の増進を図ることを目的」に，単なる医療費抑制という社会保障費政策の観点だけではなく，健康政策として健やかな高齢者像を模索することになった.

同法では，保健事業として以下を列挙している.

・健康手帳の交付
・健康教育
・健康相談
・健康診査
・医療（医療費，入院時食事療養費，特定療養費，老人保健施設療養費，老人訪問看護療養費，移送費の支給を含む）
・機能訓練
・訪問指導

読者の多くが，学生時代に習った老人保険制度は，これらの内容だろう．そしてこの頃から，健診に関する国民の関心が急速に高まっていくことになり，事業主体となった自治体は様々な工夫を講じていくことになった.

同じ頃に国民は，健康上の大きな転換点を迎えていた．昭和26年に結核にかわり死因第1位だった脳血管疾患が，栄養状態，生活習慣，医療提供体制の改善や充実により発症予防や救命が可能となり，昭和56年には悪性新生物が死因1位となった.

これを受け昭和58年に政府は，がん対策関係閣僚会議を設置し，合わせて，がん対策専門家会議を設置した．筆者の黒川が米国から帰国，自見の父が国会議員となった年のことであり，どのような政策を打ち出すのか注目していたが，翌年には対がん10か年総合戦略を策定し，厚生省（当時）には健康政策局が設置された.

平成に入ると，これまで列挙してきた健康政策の根拠となる法律が，相次いで改正されていった．ここで強調したいことは，数度の法改正や制度改正において，健康診断（検診を含め）の重要性が一層増すことはあっても，軽視されることはなかったという点である.

まず平成6年には，戦後の公衆衛生の向上の中心であり，母子保健や成人病対策の最前線であった保健所が，保健所法から地域保健法への法改正により，対人保健を市町村に移管し，いわゆる衛生警察的な業務を強化し，専門性を背景とした広域調整の中心として位置づけられることとなった．合わせて，二次医療圏や老人保健福祉圏域のエリアと一致させることにより，箇所数も減らしていくこととなった．ただし，保健所設置市は県型の保健所と別に保健所を設置することとなったため，例えば今般の新型コロナウイルス対策において，広域調整の困難さを浮きだたせることとなった.

平成9年には介護保険法が成立し，高齢者の健康政策の大きな一翼を担うこととなった．要介護者を中心とした保険給付に目がいきがちであるが，要介護認定という健康状態のビッグ・データを市町村や国は手に入れることが可能になったり，要支援という概念を導入したりと，政策手法としても大きな一歩を刻むことになった.

平成18年には，老人保健法が高齢者の医療の確保に関する法律となった.「国民の高齢期における適切な医療の確保を図るため，医療費の適正化を推進するための計画の作成及び保険者による健康診査等の実施に関する措置を講ずるとともに，高齢者の医療について，国民の共同連帯の理念等に基づき，前期高齢者に係る保険者間の費用負担の調整，後期高齢者に対する適切な医療の給付等を行うために必要な制度を設け，もつて国民保健の向上及び高齢者の福祉の増進を図る」ことを目的とするものだ．医療費の適正化や財政調整が目立つが，条文中にあるように，保険者による健康診査の根拠法となっている．

順番が前後するが，平成 14 年には，従前の栄養改善法と入れ替わる形で健康増進法が成立した．この法律のなかで，厚生労働大臣は，生涯にわたる国民の健康の増進に向けた自主的な努力を促進するため，健康診査の実施およびその結果の通知，健康手帳の交付等に関し，健康診査等指針を定めるものとされている．なお直近の同指針は，令和 2 年 2 月 12 日に告示されており，主な内容は以下のとおりである．

1.「健診」と「検診」の考え方を追加

基本的な考え方として，健康診査 は 大きく「健診」と「検診」に分けられること，「健診」は 健康づくりの観点から経時的に値を把握することが望ましい 検査群であること，「検診」は主に特定の疾患自体を確認するための検査群であること等を追加すること．

2. 健康診査が満たすべき要件を追加

健康診査について，対象とする健康に関連する 事象，検査，保健指導などの事後措置，健診・検診プログラム等に係る満たすべき要件を追加すること．

3. 健診・検診 プログラム の評価に係る規定の整備

健康増進事業実施者は，健診・検診プログラム全体としての評価を行うことが望ましく，評価を行う場合には，ストラクチャー評価，プロセス評価，アウトプット評価及びアウトカム評価に分類の上，行うことが必要であることを定めること．

4. 健康診査の結果等に関する情報の継続の在り方に関する規定の整備

健康診査の結果等に関する情報の継続の在り方について，次の規定を設けること．

ア　生涯を通じた継続的な自己の健康管理の観点から，健康増進事業実施者においては，原則として各健診・検診において，その結果を別途定める標準的な電磁的記録の形式により提供するよう努めること．また，できる限り長期間，本人等が健診結果等情報を参照できるようにすることが望ましいこと．

イ　健康増進事業実施者が健康診査の実施の全部または一部を委託する場合においては，当該委託契約の中で，委託先である健康診査の実施機関が健康診査の結果を有している場合には，健康診査の受診者本人の請求に基づき，健康診査の実施機関から直接開示を行うことが可能となることを明記する等必要な工夫を図るよう努めること．

平成18年に戻るが，同国会では，がん対策基本法が成立した．翌年には，がん対策推進基本計画が閣議決定され，さらに2年後には，がん検診50%推進本部が厚生労働省に設置された．そして現在，「がん予防重点健康教育及びがん検診実施のための指針」の改正に向けた議論が進んでいる．

平成30年には，脳卒中や心臓病を対象とした循環器病対策基本法が成立した．自見はなこが事務局長を務める超党派議員連盟での議論を経て成立から2年後に閣議決定された循環器病対策推進基本計画では，健康診査についても記載されており，ナッジ理論等を活用した受診勧奨についても言及している．

同じ国会では，自見はなこが事務局長を務める超党派議員連盟によって，母子保健政策の大きな推進役となる，成育基本法が成立し，令和3年2月には「成育医療等の提供に関する施策の総合的な推進に関する基本的な方針」が閣議決定された．このなかで，予防接種，乳幼児健康診査，学校における健康診断に関する記録の収集，管理・活用等に関する体制，データベースその他の必要な施策が明記され，「個人の健康等情報を本人や家族が一元的に把握し，日常生活改善や必要に応じた受診等に役立てるため，乳幼児期・学童期の健診・予防接種等の健康等情報の電子化及び標準化（Personal Health Record）を推進する」との政策が盛り込まれた．

乳幼児健診の充実についても，令和5年度補正予算において1カ月児及び5歳児健診支援事業が実現する等進展があった．乳幼児健診は母子保健法によって義務付けられている法定健診が2回と，交付税措置によってほぼすべての自治体で行われている健診が2回，合計4回，国からの予算措置がされている．しかしながら，生まれる前の妊婦健診14回は全て地方交付税措置がされているのに対し，生まれた後の乳幼児健診は生後6年間で4回しか財政支援がなく，こども達の健やかな成長を支える上で不十分ではないかということが小児科医を中心に長年主張されていた．1カ月児と5歳児の健診にも予算措置がされたことは大きな前進といえる．

## B 人口動態と健康政策

筆者はここまで，戦後から平成にいたる大きな健康政策の動きを概括してきたが，これとセットで読者に思い描いていただきたかったのが，いわゆる団塊の世代を中心とした人口動態と景気・経済の推移である．政策は国民のためにあり，国民の生活と密接不可分なものだからである．健康政策もまた然りで，昭和の頃は団塊の世代が成長し，不惑の40歳を迎えるまでの，大きく見れば景気・経済が個人のレベルでも拡張していく時代であった．これに連動し，丈夫に育つための感染症対策，母子保健から日本は戦後の復興とともに取り組み，豊かになるにつれて，成人病を見据えた対策として，健康診断の比重が高まっていった．

平成の約30年間は，いわゆるバブル崩壊をひきずりながら進み，団塊の世代は70歳に向かっていき，昭和40年代後半に生まれた第二次ベビーブーマーが40代に達するまでの期間であった．こうしたなかで社会保障費は着実に増加し，だからこそ一層，健康政策は重視され，健康保険や介護保険のお世話にならないためにも健康診断は重要になっていった．

こうして迎えた令和は，1年も経たずに新型コロナウイルスとの折り合いをどうつけるかが，政策の最重要課題となった．戦後の結核に対する感染症対策とはまったく異なる，共生の仕方の模索である．

そこで将来展望を論じるにあたって，冒頭に提示した

1. 新型コロナウイルス感染症による影響
2. データヘルス政策における新たな利活用
3. 「こども家庭庁」創設に代表されるこどもを守る視点

の切り口から健康政策における健康診断について検証したい．

まず新型コロナウイルス感染症による影響であるが，上述の健康診査等指針に関して厚生労働省は，告示から3カ月後に都道府県等に対して，「健康診査実施機関における新型コロナウイルス感染症対策について（情報提供）」と題する事務連絡を発出した．これの特筆すべきことは，日本総合健診医学会等が同月に公表した，「健康診断実施時における新型コロナウイルス感染症対策について」を引用・紹介するとともに，内閣官房のホームページにおいても，新型コロナウイルス感染症防止対策の特設ページで，基本的対処方針に基づく業種ごとの感染拡大予防ガイドラインとして掲載されたことである．国民における健康診断の受診行動に新型コロナウイルスが影響を与えたことは自明のことであるが，政策立案・実施において，今回のように学会と行政が二人三脚となったことは，令和における健康政策や健康診断の在り方を示したものと，筆者は捉えている．

次に，データヘルス政策における新たな利活用であるが，上述のとおりすでに成育医療等基本方針では，個人における健康診断の重要性だけではなく，それを集団として利活用することの重要性を示している．同方針の閣議決定の4カ月後の6月1日に，自民党はデータヘルス推進特命委員会提言を公表し，その3日後に厚生労働省は，データヘルス改革に関する工程表を本部（本部長：厚生労働大臣，事務局長：医務技監）決定した．このように，政府・与党は足並みを揃え，国民が生涯にわたり自身の保健医療情報を把握できるようになるとともに，医療機関や介護事業所においても，患者・利用者ニーズを踏まえた最適な医療・介護サービスを提供することが可能になる政策が進んでいくことになる．

最後に，「こども家庭庁」創設に代表されるこどもを守る視点である．政府は近年，2025年問題から2040年問題にシフトしつつある．つまり，団塊の世代が後期高齢者となる2025年の備えが完了しつつあり，第二次ベビーブーマーが「負担する年齢」を卒業していく2040年を見据えての政策である．また政府の推計は，国立社会保障・人口問題研究所の「日本の将来推計人口（平成29年推計）」による2065年を引用することが多く，直近の厚生労働白書でも，「2065年には，我が国の人口は8,808万人となり，1年間に生まれる子どもの数が現在の半分程度の約56万人（筆者注：団塊の世代は268万人）となり，高齢化率は約38%に達する」と引用している．なお，この記載引用は，「現下の政策課題への対応」の「第1章　子どもを産み育てやすい環境づくり」の冒頭である．

## おわりに

つまり，今後の政策の柱は，こうした人類が経験したことのない人口構成比率のなかで，いかにわが国を成立させていくかにある．この文脈のなかで，労働力人口を如何に定義して確保していくか，次の世代である子どもが健全に育っていくためには，どういう社会にしていくか，それを構成する国民一人ひとりが，どのように健康を維持し，その方法として健康診断を効果的・効率的にしていくのか，が位置づけられていくことになる．

従業員の健康増進を重視し，健康管理を経営課題として捉え，その実践を図ることで従業員の健康の維持・増進と会社の生産性向上を目指す経営手法である「健康経営」の動きも活発化してきた．政府支出においても家計支出においても，健康政策や健康診断が「仕方ないからお金を遣う」ものではなく，もっと前向きな「必要なお金」とみなされるよう，筆者はそれぞれの立場で政策を提言し，読者諸賢と行動をともにしたいと考えている．

〈黒川 清　自見はなこ〉

# 3 第３期までの特定健康診査と特定保健指導の成果

## A 特定健診・特定保健指導制度のねらいとしくみ

超高齢社会の到来と社会保障費の増大に伴い，健康寿命の延伸は最重要課題であり，予防可能な疾病に対して対策を講じることが重要である．

特定健診・特定保健指導の根拠法である「高齢者医療の確保に関する法律」の第１章・基本的理念において，「国民は，自ら加齢に伴って生ずる心身の変化を自覚して常に健康の保持増進に努める」，「健康の保持を図るための適切な保健サービスを受ける機会を与えられる」と記載されているように，国は医療保険者に対して，データヘルス計画策定や特定健診・特定保健指導を義務付け，加入者の健康保持に努める役割を付与している[1]．加入者である国民は，健診の結果をよく理解し，生活習慣を改善するなどの行動変容を起こすことを期待されている．健診・保健指導機関は，保険者や事業所，自治体等の委託を受けてこれらの保健事業を実施することとなるが，本制度の目的や仕組みを熟知し，受診者一人ひとりに適切な保健指導を行うことが求められる．

特定健診・保健指導はメタボリックシンドロームの概念を活用した予防介入であり，健診結果により内臓脂肪の蓄積に起因する糖尿病等のリスクに応じて対象者を選定し，対象者自らが健康状態を自覚し，生活習慣改善の必要性を理解した上で実践につなげるよう，専門職が個別に介入するものである[2,3]（図１）．「標準的な保健指導プログラム」により保健指導方法を示したこと，電子的にデータを集約・評価するシステムを導入したこと，保険者ごとに実施率等を算出，保険者インセンティブ制度（後期高齢者支援金加算・減算制度，保険者努力支援制度）を導入したことなど，保健事業の標準化と均てん化，PDCAサイクルを回した保健事業の構築につなげることを目標と

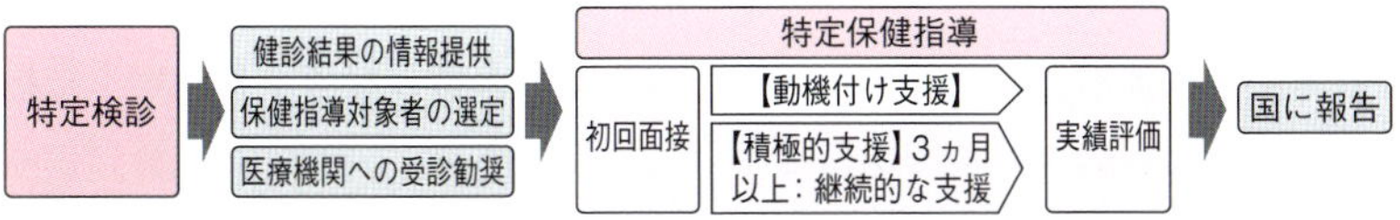


特定健診の検査項目
- 質問票(服薬歴, 喫煙歴等)
  →「かんで食べるときの状態」を追加(2018年度～)
- 身体計測(身長, 体重, BMI, 腹囲), 血圧測定
- 血液検査(脂質検査, 血糖検査, 肝機能検査)
- 尿検査(尿糖, 尿蛋白)
- 詳細健診(医師が必要と認める場合に実施)
  心電図検査, 眼底検査, 貧血検査
  →「血清クレアチニン検査」を追加(2018年度～)

特定保健指導の選定基準 (※)服薬中の者は, 特定保健指導の対象としない.

| 腹囲 | 追加リスク ①血糖 ②脂質 ③血圧 | ④喫煙歴 | 対象 40～64歳 | 対象 65～74歳 |
|---|---|---|---|---|
| ≧85cm(男性)<br>≧90cm(女性) | ２つ以上該当 | | 積極的支援 | 動機付け支援 |
| | １つ該当 | あり | 積極的支援 | 動機付け支援 |
| | | なし | 動機付け支援 | 動機付け支援 |
| 上記以外で BMI≧25 | ３つ該当 | | 積極的支援 | 動機付け支援 |
| | ２つ該当 | あり | 積極的支援 | 動機付け支援 |
| | | なし | 動機付け支援 | 動機付け支援 |
| | １つ該当 | | 動機付け支援 | 動機付け支援 |

図１ 特定健康診査・特定保健指導について (厚生労働省)

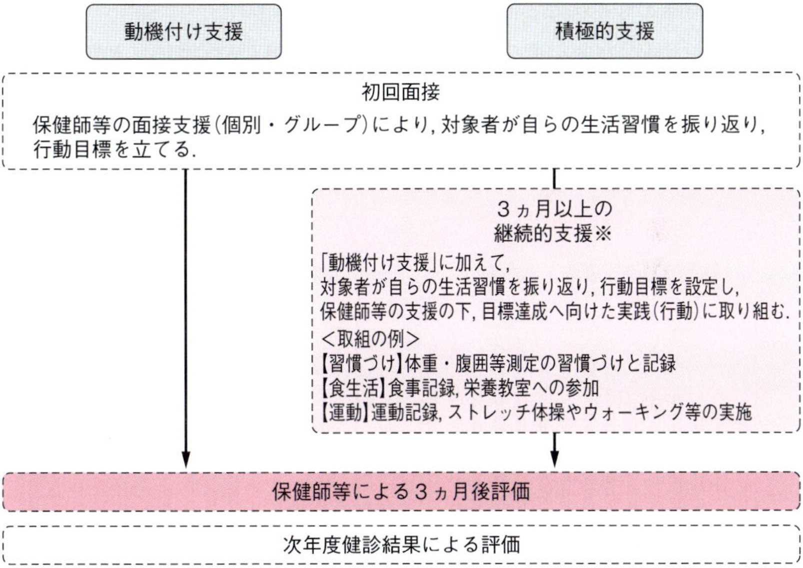
動機付け支援
積極的支援
初回面接
保健師等の面接支援(個別・グループ)により, 対象者が自らの生活習慣を振り返り, 行動目標を立てる.
３ヵ月以上の継続的支援※
「動機付け支援」に加えて,
対象者が自らの生活習慣を振り返り, 行動目標を設定し,
保健師等の支援の下, 目標達成へ向けた実践(行動)に取り組む.
<取組の例>
【習慣づけ】体重・腹囲等測定の習慣づけと記録
【食生活】食事記録, 栄養教室への参加
【運動】運動記録, ストレッチ体操やウォーキング等の実施
保健師等による３ヵ月後評価
次年度健診結果による評価

(注)積極的支援における３ヵ月後評価は, 他の継続支援と一体的に行ってもよい.
※第４期から評価方法の見直しが行われている.

図２ 特定保健指導の流れ (厚生労働省)

している.

医療保険者は健診・レセプト情報を活用して加入者の健康上の問題を把握でき，継続的な評価が可能であることから，保健事業という先行投資により健康指標の改善効果を確認することができる．国においては，特定健診情報を集約して分析し，実施率や検査値の変化に基づいて，5年毎に制度改正を行ってきた．2008年より開始した本制度は，2024年度からは第4期に入り，アウトカム重視，保健指導の見える化，ICTの活用促進などを図ることとなった 図2 .

## B 特定健診・保健指導の実施率についての分析

厚生労働省は毎年特定健診・保健指導の実施状況を，国全体，保険者別，性・年代別に分析し公表している[4]． 図3 にみられるように，特定健診・特定保健指導とも年次とともに実施率が増加している．

健診受診率は2008年度38.9%から2022年度58.1%へ増加，2022年度の受診者総数は約3,017万人となった．国全体の目標の70%には及ばないが，保険者インセンティブ制度の導入，保険者や自治体による健診受診率向上対策などにより実施率を押し上げてきた．保険者種別でみると，健保組合

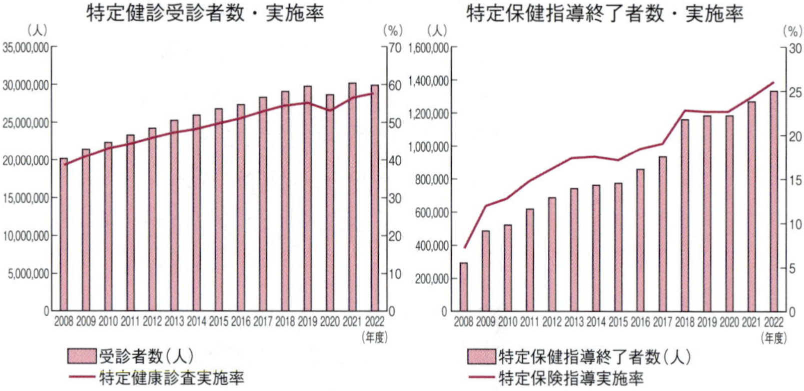


図3 特定健診・保健指導参加者数と実施率の推移（2008〜2022年度）
(厚生労働省.「2022年度特定健康診査・特定保健指導の実施状況について」[4] より作図)

82.0%，共済組合81.4%に対し，協会けんぽ57.1%，市町村国保37.5%であり，保険者間に格差がみられる．また，被用者保険全体では68.7%であるが，被保険者（本人）は77.5%に対し被扶養者は38.2%と，被扶養者の健診受診率が低いことが課題である．

保健指導については，終了者の割合は2008年度7.7%から2022年度には26.5%まで伸び，年間135万人が特定保健指導を終了している．国の目標値である45%には至らないが，保険者，保健指導機関の努力により年々増加傾向にある．保険者別にみると，70%以上のところもあれば，いまだほとんど実施していないところもあるなど，取組み格差が健診以上に大きい．保険者へのインセンティブ制度や健康スコアリングレポートの提供などを通して，保険者に一層の取組みを促しているところである．一方では，保健指導の効果を高める方法についても議論され，第4期からの積極的支援では，アウトカム評価を導入することとなった．

## C 特定保健指導の効果についての分析

厚生労働省のレセプト情報・特定健診等情報データベース（NDB）には，現在年間3,000万人以上の匿名化された健診データが登録され，ビッグデータベースを構成している．国は「特定健診・保健指導の医療費適正化効果等の検証のためのワーキンググループ」を設置，NDBを用いた効果分析を行った．2019年度の分析においては，2013年度特定保健指導該当者約113万人（約3,300保険者に所属）を対象に，2013年度の特定保健指導参加者と不参加者に分けて2017年度までの検査値変化等を比較した[5)] 図4．その結果，

1）過去に保健指導に参加したことのないグループでの分析では，積極的支援参加者群の1年後の体重は平均1.45kg減少，不参加者群では平均では0.45kgにとどまり，参加者群のほうが減量幅が大きかった．腹囲も同様であった．収縮期血圧，中性脂肪において，参加者群のほうが大きな低下，HDLコレステロールは大きな増加を認めた．HbA1cは年々増加傾向であるが，参加者の方が増加幅が小さかった．LDLにつ

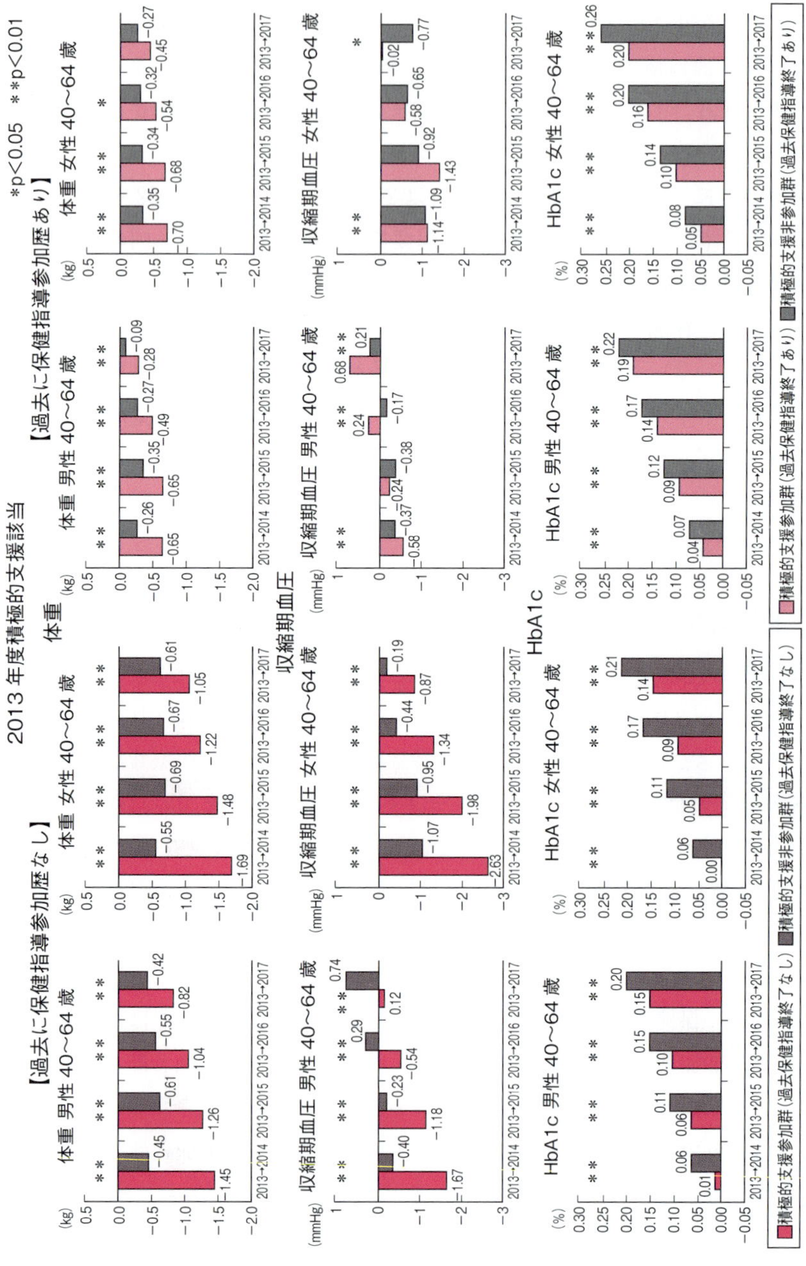


図4　特定保健指導の参加（過去・今回）の有無に着目した分析（2013〜2017 年度）
（厚生労働省．特定健診・保健指導の医療費適正化効果等の検証のためのワーキンググループ取りまとめ 2020 年 3 月[5]より）

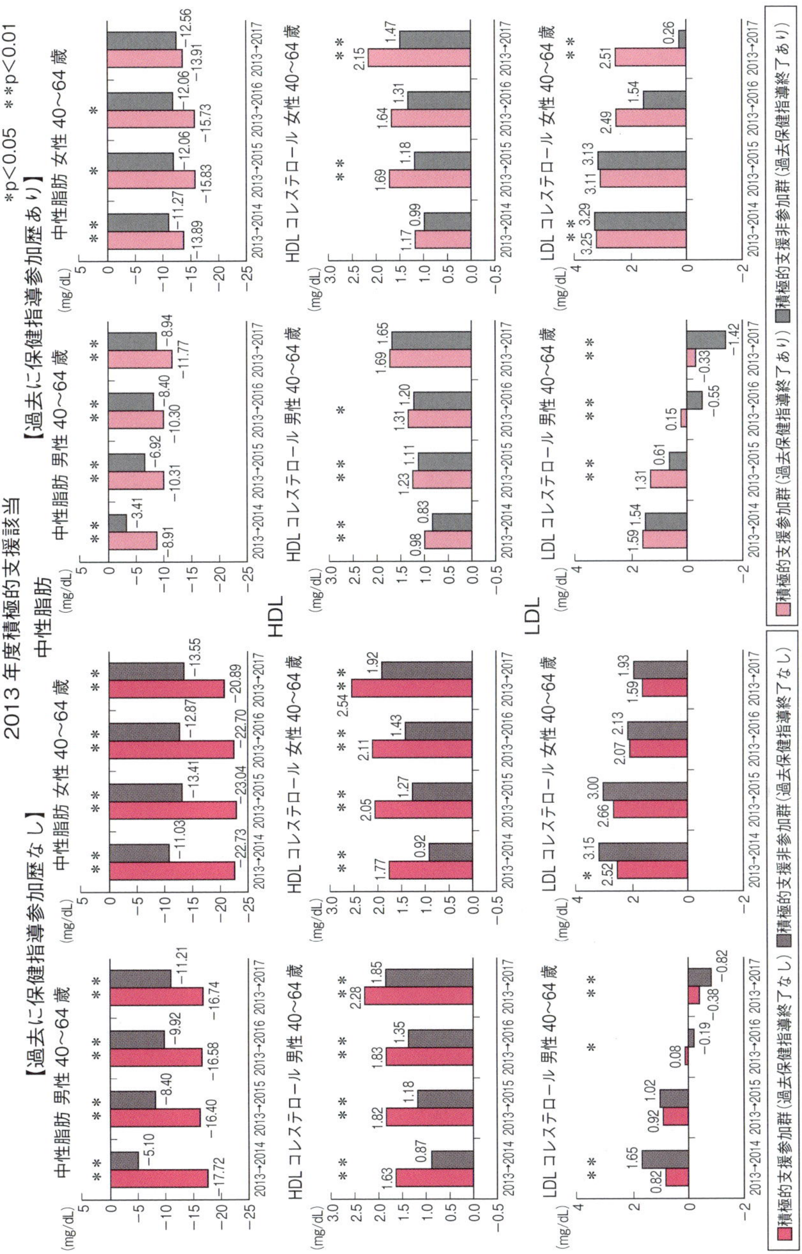
2013 年度積極的支援該当
中性脂肪
【過去に保健指導参加歴なし】
【過去に保健指導参加歴あり】
*p<0.05 **p<0.01
中性脂肪 男性 40～64 歳
中性脂肪 女性 40～64 歳
HDL
HDL コレステロール 男性 40～64 歳
HDL コレステロール 女性 40～64 歳
LDL
LDL コレステロール 男性 40～64 歳
LDL コレステロール 女性 40～64 歳
(mg/dL)
2013→2014 2013→2015 2013→2016 2013→2017
積極的支援参加群（過去保健指導終了なし）
積極的支援非参加群（過去保健指導終了なし）
積極的支援参加群（過去保健指導終了あり）
積極的支援非参加群（過去保健指導終了あり）

図４　つづき

**表1 特定保健指導の効果に関する検証―大規模実証事業における分析（回帰不連続デザイン）**

■ 解析方法

NDBに含まれる2008〜2018年の39〜75歳の約4400万人分の特定健診・特定保健指導データを用いて，特定保健指導が検査値等の変化に与える影響を検討した．3年および5年後までの健診結果（体重，収縮期血圧，HbA1c，LDLコレステロール）に特定保健指導が与える影響を回帰不連続デザインで推定した．

■ 結果：特定保健指導と3年後の検査値等の変化［（　）内は95％信頼区間・太字は統計学的に有意な差］

| | 体重 (kg) | 収縮期血圧 (mmHg) | HbA1c※ (%) | LDLコレステロール (mg/dL) |
|---|---|---|---|---|
| （特定保健指導の対象者に選定されたことの効果） | | | | |
| 女性 | **−0.14kg (−0.17〜−0.09)** | −0.02 (−0.18〜+0.20) | **−0.01% (−0.02〜−0.01)** | −0.19 (−0.91〜+0.99) |
| 男性 | **−0.09kg (−0.10〜−0.06)** | −0.07 (−0.12〜+0.03) | **−0.004% (−0.006〜−0.001)** | −0.54 (−1.08〜+0.18) |
| （特定保健指導の実施の効果） | | | | |
| 女性 | **−1.04kg (−1.33〜−0.66)** | −0.13 (−1.36〜+1.49) | **−0.07% (−0.12〜−0.04)** | −1.44 (−6.87〜+7.42) |
| 男性 | **−0.87kg (−0.96〜−0.61)** | −0.63 (−1.14〜+0.28) | **−0.03% (−0.06〜−0.01)** | −5.08 (−10.21〜+1.63) |

いては保健指導参加・不参加での差は小さかった．

2）過去に保健指導に参加したことのあるグループでの分析では，初参加者のグループと比較して改善の効果が小さかったが，多くの検査項目で参加者群の方が好ましい変化を示していた．

3）動機付け支援は積極的支援よりも減量幅が小さかったが，参加者群の方が好ましい変化が観察された．

4）降圧薬，血糖降下薬，高脂血症治療薬の服薬開始について，保険者種別，年齢，性別を調整したロジスティック回帰分析を行ったところ，いずれの薬剤も保健指導参加者群において1〜3割程度低く，有意であった．また「服薬＋受診勧奨判定値以上」を疾病発症としたところ，やはり参加者群では低くなった．

5）喫煙者が禁煙する割合については，過去に保健指導に参加のない者では，特定保健指導参加者群の方が1.3倍，翌年度の健診時の禁煙につながった．しかし，過去に参加した者では1.06倍にとどまり，有意ではなかった．

以上のことから，特定保健指導参加者群においては不参加者群と比較して，その後の生活習慣病薬服薬開始が低下，検査値も良好な結果であった．ただし，保健指導を過去に参加した者については改善幅が小さく，すでに減量（改善した）後の参加であることや，保健指導への慣れが影響している可能性があり，方法の見直しが必要と考えられた．

また，厚生労働省と経済産業省は，保険者等に対して適切な予防健康事業の実施を促進するため，「予防・健康づくりに関する大規模実証事業」を2019～2022年度に実施した．そのなかの「特定健診・保健指導の効果的な実施方法に係る実証事業」では，2008～2018年度に2回以上健診を受診者約4,400万人のNDB登録データを用い，3年後，5年後の健診結果に及ぼす特定保健指導の影響をFuzzy Type回帰不連続デザインを用いて解析している[6]．その結果，3年後保健指導に該当したことの効果は，女性では体重－0.14kg，HbA1c －0.01％，男性では体重－0.09kg，HbA1c －0.004％であった．保健指導参加の効果については，女性では体重－1.04kg，HbA1c

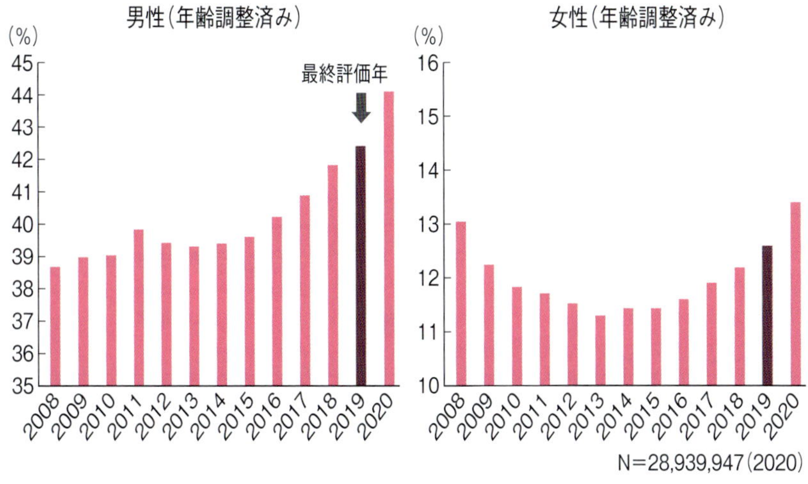


**図5** メタボリックシンドローム・予備群の割合の変化（特定健診NDBより）
〔健康日本21（第二次）最終評価結果[7]より〕

−0.07%，男性では体重−0.87kg，HbA1c −0.03%であった 表1 ．5年アウトカムについては，女性において収縮期血圧の低下とHbA1cの低下が有意であったが，体重減少への効果は3年アウトカムと比較して減弱していた．この研究では動機づけ支援，積極的支援を区別していないこと，保健指導参加回数との関連をみていないことなどの課題もあるが，全体として特定保健指導に参加することの意義が認められた，という結果であった．

## D 国民全体のメタボリックシンドローム・予備群の状況

健康日本21（第二次）の最終評価において，国民全体（特定健診受診者全体）においてはメタボ該当者・予備群の増加が観察された 図5 [7]．特定保健指導の開始からいったんは減少したものの，その後増加に転じており，コロナ禍以降のデータでは更なる増加が観察されている．保健指導参加者への介入をいくら効果的に実施したとしても，次々に新規のメタボリックシンドローム該当者・予備群が流入している現状では，国民全体としての健康水

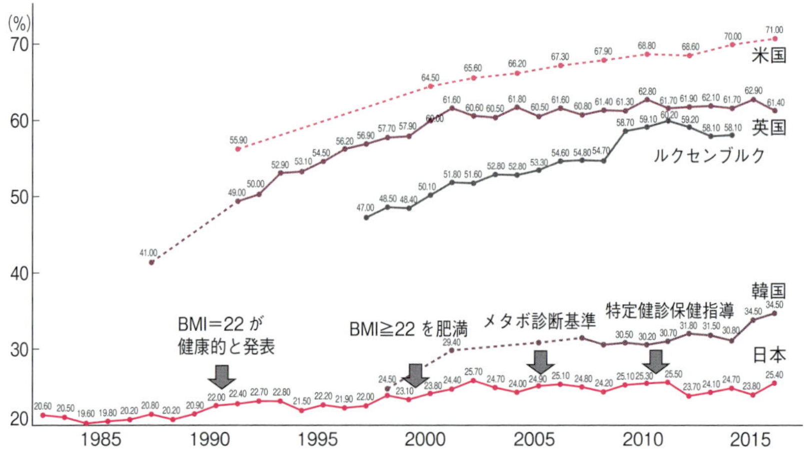


Measured, % of population aged 15+, 1982-2017 Source: OECD Health Statistics: Non-medical determinants of health

図6 肥満の割合推移（BMI≧25）国際比較
〔OECD Data　OECD（2019),Overweight or obese population（indicator）doi: 10.1787/86583552-en（Accessed on 08 May 2019）より〕

準は高まらない．若年者の肥満対策やメタボ非該当者に対しても適正体重の維持や運動実践に向けたポピュレーションアプローチを行うことが望ましい．

ただし，国際的にOECD諸国との比較では，全世界的に肥満が増加している状況がある．WHOは1990年以降，世界の成人肥満（BMI≧30）が2倍以上，とくに青少年の肥満は4倍に増加していることに警鐘を鳴らしている[8)]．国際的にはBMI≧25が7割を超える国々が増加しているなかで，わが国はBMI≧25の増加が抑えられており，国を挙げた対策の効果といえるのではないかと考えている 図6 ．

## E 第４期の特定健診・保健指導

以上の分析結果より，年々実施率が向上し制度として定着してきていること，保健指導参加者の方が翌年度以降の健診結果の改善がみられていることから，第4期も継続して保健指導制度が行われることとなった．ただし，積極的支援のポイント制度のあり方などについて議論され，アウトカム評価を導入することとなった（詳細は「C-1. 特定保健指導」参照）．

### ■文献

1）高齢者の医療の確保に関する法律．(https://elaws.e-gov.go.jp/document?lawid=357AC0000000080)
2）厚生労働省健康・生活衛生局．標準的な健診・保健指導プログラム（令和6年度版）．2024年4月（https://www.mhlw.go.jp/content/10900000/001231390.pdf）
3）厚生労働省保険局医療介護連携政策課 医療費適正化対策推進室．特定健康診査・特定保健指導の円滑な実施に向けた手引き（第4.1版）2024年3月（https://www.mhlw.go.jp/content/12400000/001248033.pdf）
4）厚生労働省保険局医療介護連携政策課医療費適正化対策推進室．2022年度特定健康診査・特定保健指導の実施状況について．(https://www.mhlw.go.jp/content/12400000/001251421.pdf)
5）特定健診・保健指導の医療費適正化効果等の検証のためのワーキンググループ．特定健診・保健指導の医療費適正化効果等の検証のためのワーキンググループ取りまとめ．2020年3月．(https://www.mhlw.

go.jp/content/12401000/000616588.pdf)
6) 厚生労働省保険局医療介護連携政策課医療費適正化対策推進室. 令和2年度「特定健診・保健指導の効果的な実施方法に関する調査研究に係る報告書」令和3年3月. (https://www.mhlw.go.jp/content/12400000/000847379.pdf)
7) 厚生労働省. 健康日本21（第三次）の推進のための説明資料. p74-89. 令和5年5月. (https://www.mhlw.go.jp/content/10904750/001158816.pdf)
8) WHO. Obesity and overweight. 2024.03 (https://www.who.int/news-room/fact-sheets/detail/obesity-and-overweight)

〈津下一代〉

# 4 第４期特定健診・特定保健指導の見直し

## A 特定健診・保健指導の現状

特定健診・特定保健指導は，「高齢者の医療の確保に関する法律」において，2008年よりその実施を保険者に義務づけられた，大規模な集団を対象とする健康づくりへの取組である．特定健診においては，特定保健指導の対象となるハイリスク者を選別し，特定保健指導においては，将来的な生活習慣病の発症を防ぐことにつながるようなセルフケアの獲得を目的としている．また，健康増進に加えて，医療費適正化計画の目標としても位置づけられており，健康の保持・予防の推進を通じ，将来的な医療費を抑制する効果が期待された制度である．

2019年「国民健康・栄養調査」の結果によると，肥満の割合は男性では2013年から2019年の間に増加しており，COVID-19による外出控えなどによる体重増加なども指摘されており，今後は若年者も含め，肥満の割合は増加する可能性がある．こうしたなか，第３期（2018～2023年度）までの特定保健指導では，医師，保健師，管理栄養士の有資格者のもとで，一定時間の面接や手紙の送付等を行うことで，その成果を問わず，特定保健指導を行うこと自体を目的とされてきた．その限りにおいても，保険者の義務としていること，公費による補助があること等から，特定健診・保健指導の政策効果には厳しい目が向けられている．

このような背景があり，第４期（2024～2029年度）の特定保健指導においては，腹囲2cm以上，体重2kg以上の改善をすることで介入の量を問わずに特定保健指導を達成とみなす，いわゆるアウトカム評価が導入された．

## B 第4期特定健診・特定保健指導の見直し

### 1. 見直しの概要

第4期の見直しにおいては，特定健診は質問項目と健診項目の見直しが行われた．質問項目については，喫煙や飲酒の状況について，生活習慣リスクをより的確に把握できるような見直しを行った．健診項目については，中性脂肪の随時採血時の基準値として175mg/dLを追加することとしている．

特定保健指導は，対象者自身が健診結果を理解して体の変化に気づき，生活習慣を改善するための行動目標を設定・実践でき，それによりセルフケアができるようになり，結果として生活習慣病に移行しないことを目的としている．このコンセプトに基づき，上述のアウトカム評価の導入をはじめとした評価体系の見直し，特定保健指導の見える化の推進，ICT活用の推進等を行うこととした．

### 2. 特定保健指導の新たな評価体系 図1

上記の目的の達成のため，保健指導対象者の状態がどのように改善したかを保健指導の主要なアウトカムとして，評価内容を設定すべきと考えられた．同時に，対象者個人を見た場合に，必ずしも成果を出すことを目標と設定することがなじまない場合も考えられ，これまで同様の介入量による評価も必要と考えられ，新たな評価体系としては，アウトカム評価を基本とし，これまでと同様の介入量の評価も組み合わせた形で構成することとしている．

アウトカム評価は，腹囲2cm以上，体重2kg以上の改善を達成した場合に，保健指導の介入量を問わずに保健指導終了となる．また，セルフケアの獲得からこの改善の途中を評価するため，腹囲1cm以上，体重1kg以上の改善や食習慣，運動習慣，喫煙習慣，休養習慣，その他の生活習慣の改善が達成された場合にも評価されることとしている．このほか，これまで，保健指導の実績評価時に長時間面談をすることで，保健指導終了のためのポイントの大半を獲得する等の制度趣旨に必ずしもそぐわない事例が指摘されてい

【第３期】

| | | | |
|---|---|---|---|
| プロセス評価 | 支援Ａ(積極的関与タイプ) | 個別支援* | ・5分間を1単位(1単位=20p)<br>・支援1回当たり最低10分間以上<br>・支援1回当たりの算定上限=120p |
| | | グループ支援* | ・10分間を1単位(1単位=10p)<br>・支援1回当たり最低40分間以上<br>・支援1回当たりの算定上限=120p |
| | | 電話支援 | ・5分間の会話を1単位(1単位=15p)<br>・支援1回当たり最低5分間以上会話<br>・支援1回当たりの算定上限=60p |
| | | 電子メール支援 | ・1往復を1単位(1単位=40p) |
| | 支援Ｂ(励ましタイプ) | 個別支援* | ・5分間を1単位(1単位=10p)<br>・支援1回当たり最低5分間以上<br>・支援1回当たりの算定上限=20p |
| | | 電話支援 | ・5分間の会話を1単位(1単位=10p)<br>・支援1回当たり最低5分間以上会話<br>・支援1回当たりの算定上限=20p |
| | | 電子メール支援 | ・1往復を1単位(1単位=5p) |

注)支援Ａのみの方法で180p以上または支援Ａ(最低160p以上)と支援Ｂの方法の合計が180p以上実施とする.

*情報通信技術を活用した面接を含む.

④支援Ａと支援Ｂの区別を廃止

①アウトカム評価導入【第４期】

| | | |
|---|---|---|
| アウトカム評価 | 2cm・2kg | 180p |
| | 1cm・1kg | 20p |
| | 食習慣の改善 | 20p |
| | 運動習慣の改善 | 20p |
| | 喫煙習慣の改善(禁煙) | 30p |
| | 休養習慣の改善 | 20p |
| | その他の生活習慣の改善 | 20p |
| プロセス評価 | 個別支援* | ・支援1回当たり70p<br>・支援1回当たり最低10分間以上 |
| | グループ支援* | ・支援1回当たり70p<br>・支援1回当たり最低40分間以上 |
| | 電話支援 | ・支援1回当たり30p<br>・支援1回当たり最低5分間以上 |
| | 電子メール・チャット等支援 | ・1往復当たり30p |
| | 健診当日の初回面接 | 20p |
| | 健診後1週間以内の初回面接 | 10p |

②アウトカム評価は，腹囲・体重と行動変容

③プロセス評価は，時間に比例したポイントを見直し，介入1回ごとの評価

⑤早期介入を評価

図１　積極的支援における継続支援の第３期と第４期の評価体系の比較

た．こうしたことを踏まえて，時間に比例したポイント配分を見直し，早期の介入開始を評価するため，健診実施日や早期に初回面接（分割も含む）を実施することを可能とする等の見直しをしている．

## 3. 見える化の推進

見える化は保険者等ごとに，アウトカムの達成状況等を把握のPDCAサイクルを回すことを通じて対象者に質の高い保健指導を還元していくことを目的として導入された考え方である．第４期においては，保険者ごとに，特定保健指導の終了者のうち成果の達成による者の数や行動変容が見られた者の数等を把握して，健診翌年の特定保健指導対象者の数等を把握することとしている．

見える化に関連して，重要な点が２点ある．一つは，特定健診・保健指導の翌年に渡る成果を指標としており，3ヵ月程度の特定保健指導の終了のタ

JCOPY 498-01219

イミングだけではなく，セルフケアの獲得を通じて，介入の結果が翌年の健診の結果にどうつながっているかを指標としており，裏返すと，実施者には特定健診・特定保健指導による介入の効果が，翌年の健診まで継続性をもつような介入が求められるということになる．もう一点は，制度として，保険者ごとに，保健指導の効果が一層可視化されていくという点である．もちろん，保健指導の成果は，対象者の特性に依存する面があり，保険者間でその対象者の構成（例えば，保健指導にアクセスしにくい被扶養者が多い）が異なるため，保険者間や施設間でみだりに優劣をつけるために用いるべきではなく，昨年度の自身の結果等を参照に改善のために使う必要があることには留意が必要である．

### 4. ICT 活用の推進

ICT 活用については，特に COVID-19 流行中に普及した遠隔保健指導が，これまでに保健指導を受けることが難しかった職種に対して効果的だったことが確認されている．こうした取組を一層進めることで，利便性を向上させ，特定健診・保健指導に直接的，間接的に受診率を向上することが期待される．

## C 特定健診・保健指導のこれから

新たな評価体系は，これまでのような画一的な介入以外の様々な保健指導の実施が可能となる．保険者は，軽度な介入で効果が期待される対象者へのリソースをより介入が必要な対象者に割り振ることができるようになった．服薬しているため特定保健指導対象とならない被保険者等も含めた形で，広く人的リソースを介さないアプローチを実施することにより，より多くの被保険者等に実施することも考えられる．個別の保健指導実施者にとっても，人的な介入による成果が見込まれる対象者に対し，より専門性を活かした保健指導がその評価へと結びつくこととなり，対象者にとって成果を見据えた形での特定保健指導を受けられることになる．保険者，実施機関，保健指導実施者においては，それぞれ成果を意識し，効率的な保健指導が実施される

**表1 今後取り組むべき事項**

①安定的運用のための取組
- 特定保健指導の評価体系におけるアウトカム評価とプロセス評価の各項目については，データを積み重ね，メタボリックシンドローム該当者及び予備群を減少させる効果の有無等を検証する．
- アウトカム評価体系の客観性担保として，国は保険者や保健指導実施者等と連携して運用状況を把握し，課題が明確になった場合は，第４期計画期間中においても運用上の見直しを行う．

②質向上のための取組
- 保健指導実施者による創意工夫やセルフケアを高めるためのアプリケーション等を活用し，効率的な取組について，好事例を収集して横展開を行う．
- 保険者や保健指導実施機関には，効果的な保健指導の事例検討や研修を行うことで特定保健指導に関わる専門職の資質向上や特定保健指導の質の向上が期待される．

③その他の取組
- 特定保健指導の対象者特性に応じた介入のため「見える化」を推進．保険者や学識経験者等が年齢・地域・事業者ごと等に，独自の課題を検証することも期待される．
- リピーターへの介入方法等について検討を進める．
- 国が「見える化」指標等のデータ分析を進めるだけでなく，保険者等が国への報告項目にはない詳細な情報を独自に収集・分析することも同時に推進し，特定保健指導の効率的・効果的な実施方法について引き続き検討を進める．

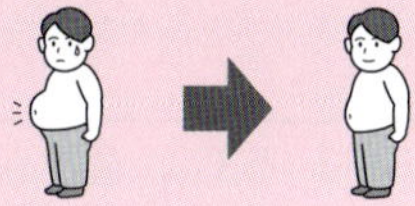

ような創意工夫を進めることが期待される．

こうした見直しによる変化等を踏まえ，国としても今後も取り組むべき事項をまとめている（表1）．見直し後も制度が安定的に運用されているかどうかや，何度も特定保健指導の対象となる方（リピーター）についての介入方法の検討，今回の見直しで期待される保健指導実施者による成果を出すための創意工夫の収集等を進めていく．

〈堤　雅宜〉

# 5 日本のがん対策について ―過去・現在・未来―

## A 過去―老人保健法（1983）によるがん検診を中心としたがん対策

わが国の国レベルのがん対策は，1983 年に老人保健法の保健事業として胃がん・子宮頸がん検診が導入されたことに始まる 表1 ．当時，自治体レベルで試行的に実施されていた胃がん・子宮頸がん検診を，国・都道府県・市町村が一体となって実施する仕組みとして，老健法第 1 次 5ヵ年計画として全国的に導入した．以来，1987 年の第 2 次 5ヵ年計画で肺がん・乳がん（視触診），1992 年の第 3 次計画で大腸がん検診が導入され，がん検診を中心としたがん対策が展開された．

保健事業として補助金が自治体に支給される形で導入されたため，市町村

表1 わが国のがん対策の経緯

| | |
|---|---|
| 1962（S37）： | 国立がんセンター設置 |
| 1981（S56）： | 悪性腫瘍が死因の第一位 |
| **1982（S57）：** | **老人保健法施行** |
| 1983（S58）： | 老健法第 1 次 5ヵ年計画　胃・子宮頸がん検診導入 |
| 1987（S62）： | 老健法第 2 次 5ヵ年計画　肺・乳・子宮体がん検診導入 |
| 1992（H4）： | 老健法第 3 次計画　大腸がん検診導入 |
| 1998（H10）： | がん検診が老健法保健事業から一般財源化 |
| 2000（H12）： | マンモグラフィーによる乳がん検診導入（第 4 次計画） |
| 2001（H13）： | 久道班「新たながん検診手法の有効性の評価」報告書 |
| 2005（H17）： | がん対策推進本部（本部長：厚生労働大臣）の設置 |
| **2007（H19）：** | **がん対策基本法施行** |
| 2007（H19）： | がん対策推進基本計画（第 1 期） |
| 2012（H24）： | がん対策推進基本計画（第 2 期） |
| 2013（H25）： | がん登録推進法が成立 |
| 2015（H27）： | がん対策加速化プラン |
| 2016（H28）： | がん対策基本法改正 |
| 2018（H30）： | がん対策推進基本計画（第 3 期） |
| 2023（R5）： | がん対策推進基本計画（第 4 期） |

は厚労省に対して実施状況についての報告義務があり，厚労省は健康診査実施マニュアルを示して，老人保健事業報告を通じて標準化された精度管理を推進した．この体制は，当時の諸外国のがん検診実施状況と比較してもかなり先進的な取り組みであったと思う．ところが，1998年にがん検診が補助金による老健法保健事業から一般財源化（地方交付税として財源を支給）された．当時，地方分権の推進が叫ばれ，目的の限定された補助金を，自治体が自由に活用できる地方交付税に移管すべしという流れに乗っての施策であったが，これはがん検診のように，自治体側に専門的・技術的ノウハウが乏しく，国の指示で統一した質を保つべき事業においては，適切な政策判断だったとは思えない．一般財源化以降，がん検診は法的根拠をもたない事業となったが，2002年からは健康増進法に基づく市町村事業として実施され，地域保健事業報告として市町村から実施状況は報告されてはいるが，厚労省からの指示が義務的なものではないため，市町村との関係性にずれが生じている印象は否めない．

一方，1990年代には，がん検診の有効性について，当該がんの死亡率減少効果を確認することなく政策導入されたことに対する批判があったが，2001年に久道班「新たながん検診手法の有効性の評価」報告書が公表され，導入されていたがん検診については，後追いの形ではあったが有効性が確認されて，それ以降同様の議論は生じていない．この活動は，その後，国立がん研究センターによる「有効性評価によるがん検診ガイドライン」により継続されており，新規がん検診方法の政策導入の際に，科学的根拠を提供する資料となっている．

この時期のがん対策として，「対がん10ヵ年総合戦略」（第1〜第3次 1984〜2013年）を掲げる場合があるが，これは研究費配分の仕組みの1つであって，がん対策そのものとは異なる．

## B 現在—がん対策基本法（2006）とがん対策推進基本計画（第1期2007，第2期2012，第3期2017）

2005年にがん対策推進本部（本部長：厚生労働大臣）が設置され，地域がん診療拠点病院の指定（2001年に開始）など，今後のがん対策推進のための取り組みが，厚労省として始動していた．こうした流れとは別に，がん患者の声として「地方に住むがん患者は，標準的ながん治療を地元の病院で受けられない」との訴えが全国各地であり，これが集約されて2005年に大阪で「第一回がん患者大集会－がん難民！　そんな言葉をなくしたい！－」が開催された．この活動に対応して，民主党から議員立法の形で法案が提出され，2006年にがん対策基本法が成立した．このように，がん対策基本法は，厚労省が準備した法律ではなく，がん患者の声に端を発する法律である．その内容は，国ががん対策推進基本計画を策定し，計画に従ってがん対策を総合的に実施すべし，というものであり，基本的施策として，①がんの予防及び早期発見の推進，②がん医療均てん化の促進，③研究の推進，④「がん患者の就労，⑤がんに関する教育の推進，があげられているが，がん患者の声が結集して成立した法律であるだけに，「がん医療均てん化の推進」が政策の中心となる．また，計画策定の際には，がん対策推進協議会の意見を聞くことになっており，協議会の委員には，がん患者及びその家族または遺族を代表する者を含むことが法律に明記されている．実際，2007年に策定された第1期がん対策推進基本計画策定の際には，協議会の患者委員が大きな役割を担い，その後も，協議会における議論の中心的な役割を果たしている．

第1期基本計画（2007）では，全体目標として，①がんによる死亡者の減少，及び，②すべてのがん患者及びその家族の苦痛の軽減並びに療養生活の質の向上，が掲げられた．がんによる死亡者の減少については，がんの年齢調整死亡率（75歳未満）を今後10年間（2005～2015年）に20％減少，という数値目標が設定された．一方，すべてのがん患者及びその家族の苦痛の軽減並びに療養生活の質の向上については，具体的な指標は設定されなかった．2002年にWHOが刊行している「National Cancer Control Program」にも，がん対策の目的は，①がんの罹患と死亡を減少させること，②がん患者とその家族のQOLを向上させること，の2点が掲げられており，前者が量的な視点，後者が質的な視点として，多くの疾病対策に共通した目的である．ただし，後者についての指標設定は，国際的にも課題となっている．全体目標を達成するための対策として，分野別施策が列記されたが，今から見ると，項目の羅列に留まっている印象がある 表2 ．

こうした施策を展開するための仕組みとして，がん診療連携拠点病院（全国461ヵ所）と国立がん研究センターがん対策情報センター（現，がん対策研究所）が整備されている．がん対策情報センターが事務局となって，都道府県がん診療連携拠点病院連絡協議会が開催され，がん登録部会，情報提供・相談支援部会，緩和ケア部会等が活動している．

第2期基本計画（2012）では，全体目標に③がんになっても安心して暮らせる社会の構築，が追加され，分野別施策として，小児がん，がんの教育・普及啓発，がん患者の就労を含めた社会的な問題，が追加されたが，大きな枠組みの変更はなかった．

第3期基本計画（2018）は，がん対策加速化プラン（2015）の流れを受けて，分野別施策の構成が，①がん予防，②がん医療の充実，③がんとの共生，の3つに大別され，個別施策が体系的に記述されるようになった．ところが，全体目標が，①科学的根拠に基づくがん予防・がん検診の充実，②患者本位のがん医療の実現，③尊厳を持って安心して暮らせる社会の構築，となって，分野別施策の項目をそのままスライドさせたような設定となった．全体目標が目的であり，分野別施策は目的を達成させるための手段である，という区別を混乱させる結果となっている．このため，大阪府など一部の都道府県は，第2期までの全体目標の枠組みを変えずに第3期の全体目標として採用している．

2013年には，悉皆性のあるがん登録を法律に基づく事業として全国で行う旨のがん登録推進法が成立した．これは，2006年のがん対策基本法成立の時には条文に含まれず，附帯決議として記載されていたものが，その後，がん患者団体からの「不足するがんの実態に関する情報を充実させるために自分たちの情報を使ってほしい」との後押しがあって，成立に至ったものである．2016年罹患例から登録が開始され，全国がん登録の登録精度は諸外国並みに改善されたが，利活用が思ったようには進んでいない．また，がん

**表2 第1期から第3期の「がん対策推進基本計画」の全体目標および分野別施策の項目**

| 第1期　がん対策推進基本計画（H19年6月） | 第2期　がん対策推進基本計画（H24年6月） | 第3期　がん対策推進基本計画（H30年3月） |
|---|---|---|
| **全体目標**<br>1. がんによる死亡者の減少<br>2. 全てのがん患者及びその家族の苦痛の軽減並びに療養生活の質の維持向上 | **全体目標**<br>1. がんによる死亡者の減少<br>2. 全てのがん患者とその家族の苦痛の軽減と療養生活の質の維持向上<br>3. がんになっても安心して暮らせる社会の構築 | **全体目標**<br>1. 科学的根拠に基づくがん予防・がん検診の充実<br>2. 患者本位のがん医療の実現<br>3. 尊厳を持って安心して暮らせる社会の構築 |
| **分野別施策と個別目標**<br>1. がん医療<br>2. 放射線療法及び化学療法の推進並びに医療従事者の育成<br>3. 緩和ケア<br>4. 在宅医療<br>5. 診療ガイドラインの整備<br>6. 医療機関の整備等<br>7. がん医療に関する相談支援及び情報提供<br>8. がん登録<br>9. がんの予防<br>10. がんの早期発見<br>11. がん研究 | **分野別施策と個別目標**<br>1. がん医療<br>(1) 放射線療法，化学療法，手術療法の更なる充実とチーム医療の推進<br>(2) がん医療に携わる専門的な医療従事者の育成<br>(3) がんと診断された時からの緩和ケアの推進<br>(4) 地域の医療・介護サービス提供体制の構築<br>(5) 医薬品・医療機器の早期開発・承認等に向けた取組<br>(6) その他（希少がん・病理診断・リハビリテーション）<br>2. がんに関する相談支援と情報提供<br>3. がん登録<br>4. がんの予防<br>5. がんの早期発見<br>6. がん研究<br>7. 小児がん<br>8. がんの教育・普及啓発<br>9. がん患者の就労を含めた社会的な問題 | **分野別施策と個別目標**<br>1. 科学的根拠に基づくがん予防・がん検診の充実<br>(1) がんの1次予防<br>(2) がんの早期発見及びがん検診（2次予防）<br>2. 患者本位のがん医療の実現<br>(1) がんゲノム医療<br>(2) がんの手術療法，放射線療法，薬物療法及び免疫療法の充実<br>(3) チーム医療の推進<br>(4) がんのリハビリテーション<br>(5) 支持療法の推進<br>(6) 希少がん及び難治性がん対策（それぞれのがんの特性に応じた対策）<br>(7) 小児がん，AYA世代のがん及び高齢者のがん対策<br>(8) 病理診断<br>(9) がん登録<br>(10) 医薬品・医療機器の早期開発・承認等に向けた取組<br>3. 尊厳を持って安心して暮らせる社会の構築<br>(1) がんと診断された時からの緩和ケアの推進<br>(2) 相談支援及び情報提供<br>(3) 社会連携に基づくがん対策・がん患者支援<br>(4) がん患者等の就労を含めた社会的な問題（サバイバーシップ支援）<br>(5) ライフステージに応じたがん対策<br>4. 支える基盤の整備<br>(1) がん研究<br>(2) 人材育成<br>(3) がん教育・がんに関する知識の普及啓発 |

医療の質評価には，全国がん登録以上に重要なため，法律で促進が記述された院内がん登録全国収集データの個人情報保護法上の取り扱いが混乱しており，利活用も進んでいない．

## C 未来―第4期基本計画（2023）と今後のがん対策

2021年に第3期基本計画の中間評価報告書が公開され，これを受けて第4期計画の策定が開始された．策定期間が約半年と短期間であったため，大きな変更は難しかったが，全体目標は「誰一人取り残さないがん対策を推進し，全ての国民とがんの克服を目指す」として，スローガン的な役割を持たせ，分野別目標に目的を記述するという構成になった 図1．また，すでに一部の県で採用されていたロジックモデルを国の計画にも採用した．ロジックモデルとは，事業や組織が最終的に目指す変化・効果の実現に向けた道筋を体系的に図示化したもので，個別施策，アウトプット，中間アウトカム，最終アウトカムなどの構成を矢印でつなげて作成する．今回の全国版ロジックモデルは，完成度としては不十分なところもあるが，今後の中間評価の際にデータの利活用を促すツールとして期待される．

今後のがん対策を展開するうえで，これまで以上に強化すべき点は，データの利活用の推進である．これまでの基本計画でも，人口動態統計による死亡率，全国がん登録（地域がん登録）による罹患率・生存率，国民生活基礎調査・地域保健事業報告によるがん検診受診率・がん検診精度管理指標，また，第3期基本計画からは，患者体験調査や遺族調査による患者や遺族からの評価指標を使って，計画の立案・評価が行われてきた．これらを継続するとともに，院内がん登録全国収集データ，診断群分類包括評価（DPC），匿名医療保険等関連情報データベース（NDB），介護保険などを使って，特に，医療の質評価について quality indicator などを指標として開発し，実測データの蓄積と，その評価への利用を強く推進する必要がある．すでに，沖縄県で実施されているように，この計測を年に数回の頻度で行い，県レベルでの拠点病院間で施設別指標値の共有を行うことで，医療の質改善の取り組みを推進することが考えられる．さらに，NDB，介護保険，遺族調査など

## 第 1. 全体目標と分野別目標／第 2. 分野別施策と個別目標

### 全体目標：「誰一人取り残さないがん対策を推進し，全ての国民とがんの克服を目指す．」

**「がん予防」分野の分野別目標**
がんを知り，がんを予防すること，がん検診による早期発見・早期治療を促すことで，がん罹患率・がん死亡率の減少を目指す

**「がん医療」分野の分野別目標**
適切な医療を受けられる体制を充実させることで，がん生存率の向上・がん死亡率の減少・全てのがん患者及びその家族等の療養生活の質の向上を目指す

**「がんとの共生」分野の分野別目標**
がんになっても安心して生活し，尊厳を持って生きることのできる地域共生社会を実現することで，全てのがん患者及びその家族等の療養生活の質の向上を目指す

**1. がん予防**
(1) がんの 1 次予防
①生活習慣について
②感染症対策について
(2) がんの 2 次予防（がん検診）
①受診率向上対策について
②がん検診の精度管理等について
③科学的根拠に基づくがん検診の実施について

**2. がん医療**
(1) がん医療提供体制等
①医療提供体制の均てん化・集約化について
②がんゲノム医療について
③手術療法・放射線療法・薬物療法について
④チーム医療の推進について
⑤がんのリハビリテーションについて
⑥支持療法の推進について
⑦がんと診断された時からの緩和ケアの推進について
⑧妊孕性温存療法について
(2) 希少がん及び難治性がん対策
(3) 小児がん及び AYA 世代のがん対策
(4) 高齢者のがん対策
(5) 新規医薬品，医療機器及び医療技術の速やかな医療実装

**3. がんとの共生**
(1) 相談支援及び情報提供
①相談支援について
②情報提供について
(2) 社会連携に基づく緩和ケア等のがん対策・患者支援
(3) がん患者等の社会的な問題への対策（サバイバーシップ支援）
①就労支援について
②アピアランスケアについて
③がん診断後の自殺対策について
④その他の社会的な問題について
(4) ライフステージに応じた療養環境への支援
①小児・AYA 世代について
②高齢者について

**4. これらを支える基盤**
(1) 全ゲノム解析等の新たな技術を含む更なるがん研究の推進
(2) 人材育成の強化
(3) がん教育及びがんに関する知識の普及啓発
(4) がん登録の利活用の推進
(5) 患者・市民参画の推進
(6) デジタル化の推進

## 第 3. がん対策を総合的かつ計画的に推進するために必要な事項

1. 関係者等の連携協力の更なる強化
2. 感染症発生・まん延時や災害時等を見据えた対策
3. 都道府県による計画の策定
4. 国民の努力
5. 必要な財政措置の実施と予算の効率化・重点化
6. 目標の達成状況の把握
7. 基本計画の見直し

図 1　第 4 期がん対策推進基本計画（2013 年 3 月 28 日閣議決定）概要

のデータをもとに，高齢がん患者の医療や生活の質改善，さらに，患者家族の視点を含めた看取りの問題にも，データに基づいて対策を展開することが期待される．

〈祖父江友孝〉

# 6 産業保健と健診

## A 社会情勢の変遷と産業保健

戦後79年が過ぎ，重工業や建設業，製造業による高度経済成長期（企業戦士24時間働けますか世代）を経て，バブルの崩壊やリーマンショック（就職氷河期世代）など経済は大きく揺れ，不況好況を繰り返してきた．近年，急激なグローバル化や情報通信技術（IT）産業の台頭など産業構造が大きく変化し，企業は根本的な体質改善を求められている．適応できる企業とそうでない企業との二極化が顕在化している．

○ わが国の総人口は，2004年をピークに，今後100年間で100年前（明治時代後半）の水準に戻っていく．この変化は，千年単位で見ても類を見ない，極めて急激な減少．

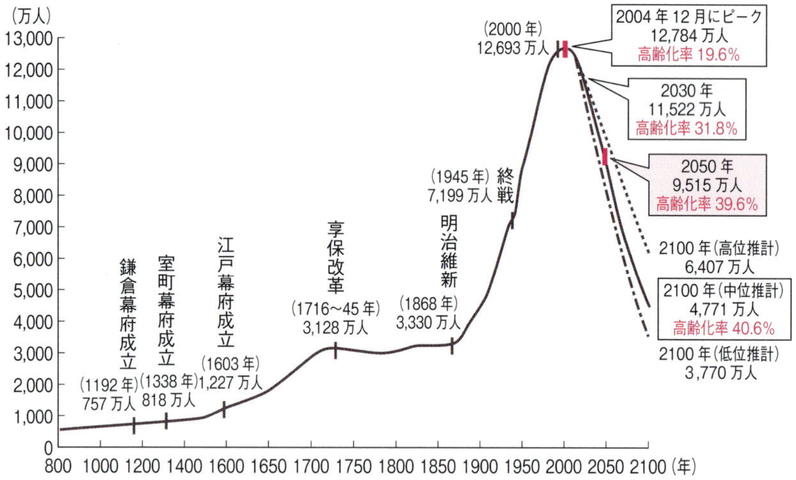


図1 我が国における総人口の長期的推移〔「国土の長期展望」中間とりまとめ概要（平成23年2月21日国土審議会政策部会長期展望委員会）https://www.soumu.go.jp/main_content/000273900.pdf〕

2023年10月に国際通貨基金（International Monetary Fund：IMF）が発表した国・地域別のGDPランキングでは，日本はドイツに抜かれ世界4位に後退している．また，2023年10月IMF発表の世界の一人当たりのGDPランキングでは，日本は34位である．日本のGDPは世界でトップクラスであるが，一人当たりのGDPは比較的低い順位となっている．これは日本の人口が世界12位で約1億2,330万人（2023年）と他国と比して多いためである．2023年にインドの人口は約14億2,860万人となり中国を抜いて世界1位となった．一方，日本は人口減少を避けられず2050年には推定9,515万人となり，今後は一人当たりの生産性の向上やリスキリングなどにより，70歳まで就労継続を促進することが国力維持のためには必要とされている 図1．

わが国は「少子高齢化に伴う生産年齢人口の減少」「育児や介護との両立など，働く人のニーズの多様化」などの状況に直面している．こうしたなか，投資やイノベーションによる生産性向上とともに，就業機会の拡大や意欲・能力を存分に発揮できる環境を作ることが重要な課題になっている．この解決のため，働く人の置かれた個々の事情に応じ，多様な働き方を選択できる社会を実現し，労働者一人ひとりがよりよい将来の展望を持てるようにすることを目指して，2018年7月6日厚労省から働き方改革を推進するための関係法律の整備に関する法律 QR1 が公布され，『働き方改革』（一億総活躍社会の実現に向けて）を日本社会の骨子として掲げられている．

QR1

このような国内状況のなか，2019年12月中国湖北省武漢市で確認された新型コロナウイルス感染症の世界流行（パンデミック）は社会経済活動に劇的な変化をもたらした．労働時間法制の見直しや在宅勤務（リモートワーク）など，ある意味で『働き方改革』を推進せねばならない必然性が生じたとも言える．2022年2月24日，国際法を無視したロシアによるウクライナ侵攻があり，世界は民主主義と専制主義との闘いの様相を呈し，戦闘は遷延している．2023年10月7日パレスチナのイスラム組織ハマスはイスラエルに対し激しい奇襲攻撃を行った．これを契機にイスラエルのガザ侵攻が始まり，ユダヤ人とアラブ人の宗教対立が世界中に拡散している．ユダヤ教徒とイスラム教徒の宗教戦争に留まらず，世界の民主主義国家と専制主義国家の利害関係までもが，複雑に絡み合い，極めて不安定な国際社会に陥っている．それぞれの戦闘により，原油や天然ガスなどエネルギー供給に不均衡が生じ，わが国でも生産活動に深刻な影響を与えた．材料および燃料価格の高騰は物価高を誘発し，1 ドル 160 円以上の歴史的な円安（円弱）や株高を招いている．

不安定な経済社会においては，労働者の健康を最優先に考え，適切な労働環境を整備し，働く人々が心身ともに健康で，意欲を持って働ける職場を作り上げることが必要であり，まさしく『働き方改革』を推し進めることが持続的成長と国力維持につながる．その原動力は人であり，働く人の健康確保の重要性は今後も普遍的課題である．すなわち，どんな時代でも，どんな企業でも，『人あっての企業』であり，心身ともに健全な労働者によって持続可能な生産活動が維持できるのである．

産業医は『働く人の健康確保』に関する産業保健の実践者として期待されている．医師として労働衛生に関する専門的知識や経験により，健康障害の予防だけでなく，労働者の心身の健康保持増進，快適な職場環境の形成に関する助言や指導が一層求められている．今後は情報通信技術の著しい進歩と拡大，女性労働者の職場での躍進，生産年齢人口の急速な減少，就労形態の多様化が進み，さらに職場ストレスの増大など社会環境が悪化し，業務による過労死，過労自殺に象徴される身体的障害や精神的障害の増加が予測される．

『健診・人間ドックハンドブック』にて産業保健との関わりをテーマと取り上げることは，産業保健領域における健診のあるべき姿を示すうえで画期的である．産業保健政策を進める場合の基礎データとして職域健診があり，その活用が産業保健の質的向上に大きく寄与することは明白である．本稿では産業保健と健診の関わりをその実践者としての産業医の視点からレビューする．

## B 産業保健の指針としての第 14 次労働災害防止計画

QR2

2018 年 4 月 1 日～2023 年 3 月 31 日の前回の第 13 次労働災害防止計画 QR2 における労働災害発生状況は，死亡者数の減少を図ることができた．しかし，中小事業者や第三次産業における安全衛生対策の取り組みが必ずしも進んでおらず，また，60 歳以上の労働者の割合が増加した影響により，死傷者数が増加した．また，中高年齢の女性を始めとして労働者の作業行動に伴う転倒等の労働災害が約 4 割（37%）を占める．

QR3

第 14 次労働災害防止計画 QR3 は，労働災害の防止に関し基本となる目標，重点課題等を厚生労働大臣が定める 5ヵ年計画で，2023 年 4 月 1 日から 2028 年 3 月 31 日までの 5ヵ年間にわたり実施される．

この計画の目的は，厳しい経営環境等さまざまな事情があったとしても，安全衛生対策に取り組むことが事業者の経営や人材確保・育成の観点から重要であると認識し，そのための環境整備を進めることである．

第 14 次労働災害防止計画の具体的な取り組みは以下の 8 つの重点対策に基づいている．

1. 自発的に安全衛生対策に取り組むための意識啓発：社会的に評価される環境整備，災害情報の分析強化，DX の推進
2. 労働者（中高年齢の女性を中心に）の作業行動に起因する労働災害防止対策の推進
3. 高年齢労働者の労働災害防止対策の推進
4. 多様な働き方への対応や外国人労働者等の労働災害防止対策の推進
5. 個人事業者等に対する安全衛生対策の推進
6. 業種別の労働災害防止対策の推進：陸上貨物運送事業，建設業，製造業，林業
7. 労働者の健康確保対策の推進：メンタルヘルス，過重労働，産業保健活動

8. 化学物質等による健康障害防止対策の推進：化学物質，石綿，粉じん，熱中症，騒音，電離放射線

これらの取り組みは，労働者の安全と健康を守り，労働災害に伴う生産設備の停止や各種費用による経済的損失を回避し，人材の確保・育成を始めとする組織の活性化，業績向上，社会的価値の向上を目指している．これは，「コスト」ではなく「人的投資」と位置づけられる．

具体的な施策は，各事業場の実情に応じて適切に実施されねばならない．また，この計画はSDGs（持続可能な開発目標）の目標8.8にも対応している．これは，移住労働者，特に女性の移住労働者や不安定な雇用状態にある労働者など，すべての労働者の権利を保護し，安全・安心な労働環境を促進することを目指している．

産業医の役割は，各々事業所が持つ業務特性や作業環境を考慮し，リスクアセスメントを通して労働者本来の力を発揮できるよう支援することである．具体的には，労働者の健康状態を考慮した職場環境の整備，労働者のメンタルヘルス対策，過重労働防止対策，産業保健活動などがある．

## C 産業保健の現状―労働者の健康問題の多様化・深刻化

一般定期健康診断の有所見率が平成20年には5割を超え年々増加している 図2 ．厚労省の労働安全衛生調査（実態調査）では，仕事や就業生活に“強い”不安・ストレスを感じる割合も8割を超えている 図3 ．

このように労働者の健康に関する身体的及び精神的な状況は悪化を示している．

## D 令和5年版　過労死※1 等防止対策白書

QR4 は令和4年度　わが国における過労死等の概要及び政府が過労死等

※1 「過労死等」とは，過労死等防止対策推進法第2条において，「①業務における過重な負荷による脳血管疾患若しくは心臓疾患を原因とする死亡若しくは②業務における強い心理的負荷による精神障害を原因とする自殺による死亡又は③これらの脳血管疾患若しくは心臓疾患若しくは精神障害をいう．」と定義されている．

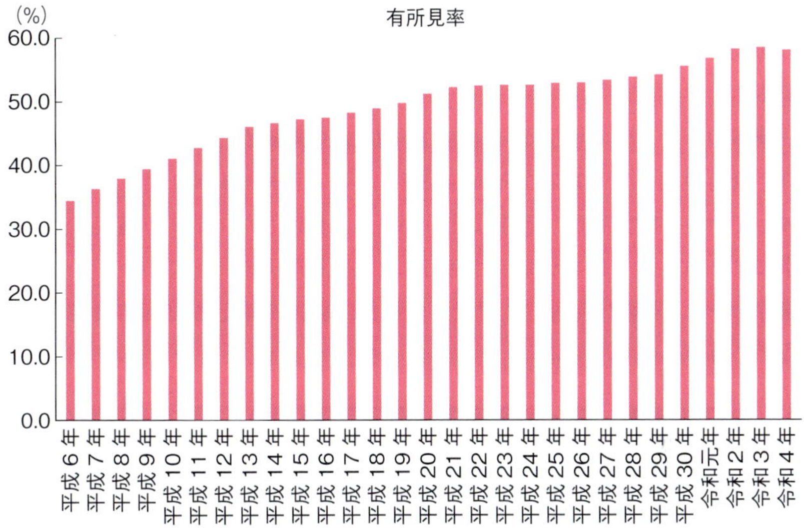


図2 年次別定期健康診断実施結果（2022年）厚労省

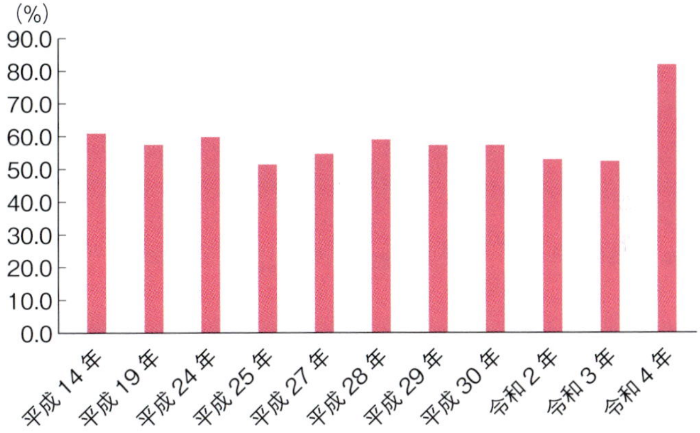


図3 仕事や職業生活に関することで強い不安，悩み，ストレスを感じている労働者の割合

注意）平成14年，19年，24年は厚生労働省「労働者健康状況調査」．令和4年調査から本設問の形式を変更した．令和3年調査までは，最初にストレスの有無を選択させ，「ある」を選択した場合にストレスと感じる事柄（10項目）から3項目以内を選択させる設問形式としていたが，令和4年調査は，ストレスの有無の選択を前置せず，ストレスと感じる事柄（10項目）から3項目以内で選択する設問形式としており，1つでも選択した場合に，ストレスが「ある」に該当するものとしている．そのため，令和3年以前との単純比較はできない．（https://www.mhlw.go.jp/content/11200000/001154314.pdf）

の防止のために講じた施策の状況（過労死等防止対策白書）である．

QR4

健診の有所見率の増加から身体的不調状況の継続がうかがわれ，職場の強いストレスから職場環境における精神的不調が持続している．厚労省は，過重な仕事が原因で発症した①脳・心臓疾患や，仕事による強いストレスが原因で発病した②精神障害の状況について，労災請求件数や，「業務上疾病」と認定し労災保険給付を決定した支給決定件数※2などを毎年公表している．

## 1．令和４年度　脳・心臓疾患（過労自殺など）に関する事案の労災補償状況

（1）請求件数は 803 件（前年度比 50 件の増加）図 4

（2）支給決定件数（業務上と認定）は 194 件（前年度比 22 件増加）
うち死亡件数は前年度比 54 件（前年度比 3 件減少）図 5

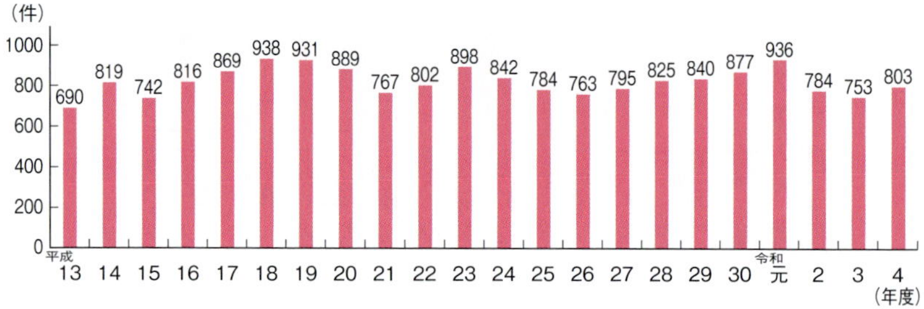


図 4　脳・心臓疾患に係る労災請求件数の推移
（厚生労働省「過労死等の労災補償状況」https://www.mhlw.go.jp/content/11200000/001154323.pdf より）

※2　支給決定件数は，令和 4 年度中に「業務上」と認定した件数で，令和 4 年度以前に請求があったものを含む．

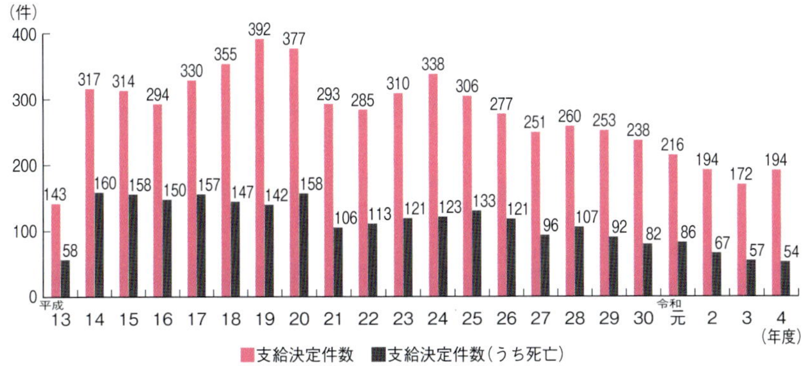


（注）労災支給決定（認定）件数は，当該年度内に「業務上」と認定した件数で，当該年度以前に請求があったものを含む．

**図 5　脳・心臓疾患に係る労災支給決定（認定）件数の推移**
（厚生労働省「過労死等の労災補償状況」https://www.mhlw.go.jp/content/11200000/001154323.pdf より）

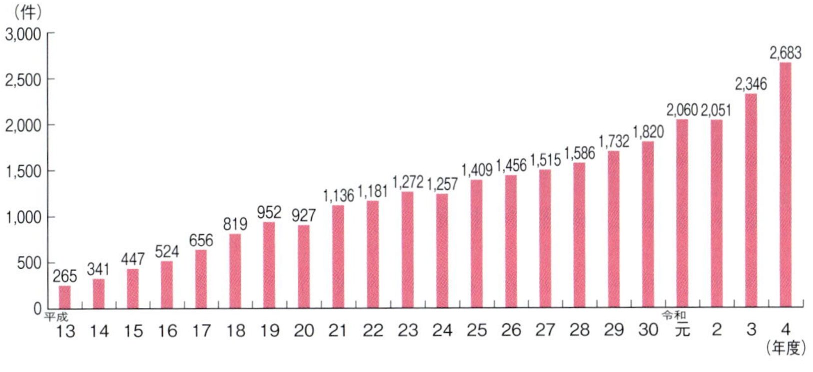


**図 6　精神障害に係る労災請求件数の推移**
（厚生労働省「過労死等の労災補償状況」https://www.mhlw.go.jp/content/11200000/001154323.pdf より）

## 2. 令和 4 年度　精神障害（過労自殺など）に関する事案の労災補償状況

（1）請求件数は 2,683 件（前年度比 337 件の増加）図 6
（2）業務上と認定された支給決定件数は 710 件（前年度比 81 件の増加）

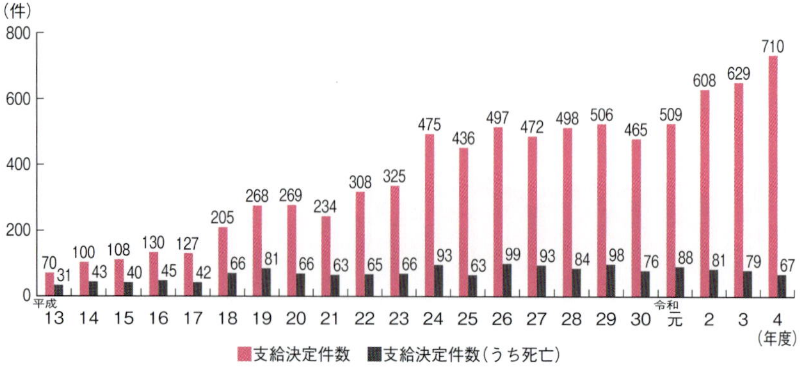


(注)労災支給決定(認定)件数は，当該年度内に「業務上」と認定した件数で，当該年度以前に請求があったものを含む.

図7 精神障害に係る労災支給決定（認定）件数の推移

精神障害等に係る労災認定件数は，高い水準で増加傾向を認める.
※就労形態の多様化に伴い増加している派遣労働者やパートタイム労働者などの非正規雇用労働者は，正規雇用労働者と比べて職場における健康管理上の問題をより多く抱えている.
(厚生労働省「過労死等の労災補償状況」https://www.mhlw.go.jp/content/11200000/001154323.pdf より)

うち未遂を含む自殺の件数は 67 件（前年度比 12 件の減少）図7

## 3. 過労自殺など自殺者数の状況

1990 年代初頭から 2000 年代初頭まで平成不況と少し遅れて 1998 年から完全失業率が 3.0%を超え 2000 年には 5%を超えた. 1998 年から年間 3 万人以上の自殺者が続いていた. 2010 年以降からアベノミクスなど経済対策により失業率が低下し，2019 年まで自殺者数が減少し続け 2 万 169 人まで低下した. コロナ禍にて経済状況が一変し 2020 年の自殺者数はやや増加し 2023 年の自殺者数は 21,837 人である 図8.

# E 産業保健の重要性

企業は各々事業活動を通して社会へ貢献しているが，その源泉はそこで働く労働者（人）である.『労働者（人）が心身ともに健康で安心して働ける

○令和 5 年の自殺者数は 21,837 人で，前年と比べ 44 人（0.2％）減少．
○男女別にみると，男性は 2 年連続で増加したが，女性は 4 年ぶりに減少した．また，男性の自殺者数は，女性の約 2.1 倍となっている．

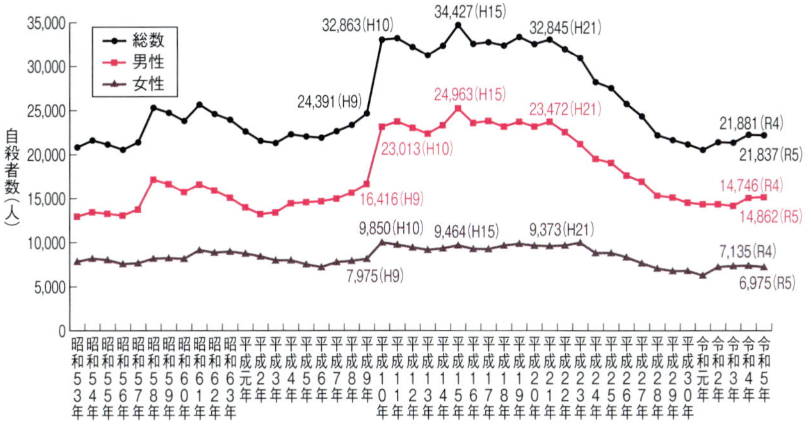


図 8　2023 年　自殺者数の年次推移
（警察庁自殺統計原票データより厚生労働省作成 https://www.mhlw.go.jp/content/001236073.pdf）

職場づくり』こそが，産業保健の目標であり，これは企業や組織の発展には欠くべからざるものである．

万一，産業保健を軽んじ，労働災害（過労死，過労自殺を含む）が職場で発生すれば，それに関わる有形無形の負担は膨大で計り知れない．人事担当者・労務担当者・当該職場の管理監督者の労務負担は当然のことながら，同僚のストレスマネージメント，労働損失に対する人的補充，さらに組織的な問題が認定されれば企業の社会的責任（Corporate Social Responsibility: CSR）を問われ，企業イメージの失墜，求人求職への悪影響も避けられない．さらに莫大な損害賠償（民事・刑事）という経営上の重大リスクにもさらされる．すなわち経営者自ら産業保健の重要性を認識することが，産業保健をすすめる上で最も重要である．

実際に安全衛生・健康管理活動の費用対効果に関する研究（https://www.ohpm.jp/healthaccounting/jirei/index.html）において，企業における産業保健への投資の有用性は示されている．経営者は直接生産に寄与しない間接部

QR5

門（産業保健部門など）を削減するのではなく，新たな成長のための基盤として，生産性向上に直結する基幹投資として，積極的に産業保健に取り組むことが今こそ求められている．近年，経済産業省が主導して健康経営[※3]優良法人認定制度（健康銘柄，ホワイト500，ブライト500）QR5 など企業が率先して産業保健への組織的な投資をして，競ってその認証を取得している．

## F 事業者の直接の指揮監督下の産業医

産業医とは，事業場において労働者の健康管理等について，専門的な立場から指導・助言を行う医師を言う．労働安全衛生法第13条第1項により，一定の規模の事業場は産業医を選任し，『事業者の直接の指揮監督下』で，専門家として労働者の健康管理等に当たらせることを義務づけている．正義感に満ちた産業医のなかには『事業者の直接の指揮監督下』ではなく，医学的正論により産業医自身の意見を主張することにより，会社との関係性が悪化する場合がある．産業医はあくまでも事業者に対して指導，助言をする立場であり，最終判断や決定は事業者責任で行うものである．結果的に産業医の主張が正しかったが，会社の決定により社員に労働安全衛生的問題が発生したとしても，その課程が明文化（カルテ記載の重要性）されていれば産業医に全く責任は及ばない．

## G 伝家の宝刀　産業医の勧告権

『産業医は労働者の健康を確保するために必要があると認めるときは，事業者に対し，労働者の健康管理等について必要な勧告をすることができる』

---

※3　健康経営とは，従業員等の健康管理を経営的な視点で考え，戦略的に実践すること．企業理念に基づき，従業員等への健康投資を行うことは，従業員の活力向上や生産性の向上等の組織の活性化をもたらし，結果的に業績向上や株価向上につながると期待される．
健康経営は，日本再興戦略，未来投資戦略に位置づけられた「国民の健康寿命の延伸」に関する取り組みの一つ．

労働安全衛生法第13条第3項（事業者に対する勧告権）が付与されている．また労働安全衛生法第13条第4項で事業者は産業医からの勧告を受けたときはこれを尊重することを求められている．

さらに，産業医からの勧告などを理由として，産業医に対し，解任その他不利益な取扱いをしないようにしなければならない（労働安全衛生規則第14条第4項）と地位保全が明記されている．このように産業医には職務遂行上の事業者への勧告権があり，事業者に都合の悪い勧告をしても不利益にならないように法令で定められているが，その勧告内容は，医学的専門的根拠が担保されねばならず，それには相応の責任も課せられる．

## H 産業保健と産業医

企業において産業保健活動の一翼を担って実践しているのが産業医である．一人の医師（産業医）が企業の産業保健活動にどこまで影響を及ぼすことができるかは，大仰かつ不遜に思われがちである．しかしながら，一人の産業医が熱意を持ってその会社の経営者や組織に対し医学的知見に基づき産業保健の重要性を啓発し続けた結果，驚くほど労働衛生レベルが上昇した事例を数多く経験した．

ただし下記①～④に分類される経営者の姿勢により産業医の役割も活動も変化する．

① 経営者が産業保健の重要性を認識して，部署を作り，積極的活動している会社
　→産業保健スタッフと産業医が共同してさらに高い労働衛生レベルを目指し活動

② 産業保健の重要性を認識しているが，部署（担当者）が不十分な会社
　→経営者が積極的ならば産業医が中心となって産業保健スタッフを教育し活動

③ 産業保健の重要性を認知していないが，労基署の行政指導により取り組む会社
　→経営者の積極性がないなら嘱託産業医は危険，あるなら組織（担当

者）作りから

④ 産業保健の重要性を認知していないが，各種届け出書類の産業医署名を欲する会社

→名義貸しのみ産業医契約は極めて危険で辞退した方がよい

産業医の具体的な職務は，後述のごとく労働安全衛生規則第14条第1項に明記されて多岐に渡る．厳格な意味において，事業所の嘱託産業医として契約した以上，それら職務を遂行せねばならない．労働安全衛生上の問題が発生した場合，逆に会社から産業医が債務不履行で訴えられる可能性すらある．

## I 専属産業医，嘱託産業医，厚生労働省令で定める医師

企業の産業医の選任基準については労働安全衛生規則第13条第1項1〜3号に規定されている．わが国の企業数は0.3%の大企業と99.7%の中小企業（従業員数は大企業：中小企業＝31.2%：68.8%）からなっている．一般に常時1000人以上の大企業では『専属産業医』が必要であり，企業の常勤社員として産業医業務をすることが多い．

したがって国全体の産業保健レベルを向上させるために，圧倒的に多い中小企業の産業保健対策が重要となる．中規模事業場（50人以上1000人未満）は『嘱託産業医』と契約し産業保健活動を推進できる．しかし産業医の選任義務のない事業場（50人未満）の労働者の健康管理等が課題となるため，『厚生労働省令で定める者』に健康管理等を行わせるよう努力義務を事業者に課したのである．『厚生労働省令で定める者』として産業保健の知識を有した医師等（国が郡市区医師会に委託した地域産業保健推進センター事業に登録した医師等）が該当する．産業医の選任義務のない事業者の健康管理等に関する努力義務は，特定の医師を選任して労働者の健康管理等を行わせることが望ましいが，経済的（報酬支払い），物理的（面談場所など），時間的理由など困難な場合が多いため，実情に合わせ必要な時期に必要な健康管理等を行わせると定めている（労働安全衛生法第13条の2，労働安全衛生規則第15条第1〜2項）．

## J 健診機関と産業医

健診機関は会社単位，健保組合単位，地区市町村単位で健康診断を請け負うことが多い．健診を実施している医療機関で働く医師が『嘱託産業医』や『郡市区医師会の地域産業保健推進センター登録の厚生労働省令で定める医師』として，中小規模事業場における健康管理等の産業保健活動に従事することは合目的的であろう．嘱託産業医として契約した場合は，健康管理のみならず，産業医の職務を果たすべく専門的知識の習得や，安全衛生委員会（衛生委員会）への参加や毎月の職場巡視などが法令上必要になる．その他，健診結果に基づく就労判定，長時間労働（過重労働）面談，ストレスチェックに伴う高ストレス者面談など産業医を目指して研修会に参加すれば一通りのスキルは容易に習得可能である．日本総合健診医学会では，産業医支援研修会を年 3（計 9 単位）回（計 6 単位）実施して活動している．

## K 産業医の要件

産業医となるためには，事業場において労働者の健康管理等を行う産業医の専門性を確保するため，①医師であることに加え，専門的医学知識について法律で定める一定の要件を備えなければならない．②厚生労働省令で定める要件を備えた者としては，労働安全衛生規則第 14 条第 2 項に次のとおり定められている．

QR6

日本医師会認定産業医の取得は，主に 表 1 の研修が必要である QR6 ．

## L 産業医の法令上の職務

産業医の職務は，労働安全衛生規則第 14 条第 1 項に規定されており，具体的には次の事項で，「医学に関する専門的知識を必要とするもの」と定められている．

1. 健康診断及び面接指導等（①安全衛生法第 66 条の 8 第 1 項に規定する面接指導及び②安全衛生法第 66 条の 9 に規定する必要な措置をいう）の実施並びにこれらの結果に基づく労働者の健康を保持するための措置に

**表 1 日本医師会 認定産業医**

労働者の健康管理等を行うのに必要な医学に関する知識についての研修であって厚生労働大臣の指定する者（日本医師会，都道府県医師会または産業医科大学が行う研修，社会医学系学会や地区産業保健推進センターなど法人が主催する産業医研修会など）が行うものを修了した者

基礎研修①～③の内容〔50 単位以上（ただし，1 時間の研修を 1 単位）〕

①前期研修：入門的研修（14 単位以上）

- ・総論　2 単位
- ・健康管理　2 単位
- ・メンタルヘルス対策　1 単位
- ・健康保持増進　1 単位
- ・作業環境管理　2 単位
- ・作業管理　2 単位
- ・有害業務管理　2 単位
- ・産業医活動の実際　2 単位

上記 8 項目の研修については，それぞれの単位の修得が必要

②実地研修（10 単位以上）

主に職場巡視などの実地研修，作業環境測定実習などの実務的研修

③後期研修（26 単位以上）

地域の特性を考慮した実務的・やや専門的・総括的な研修

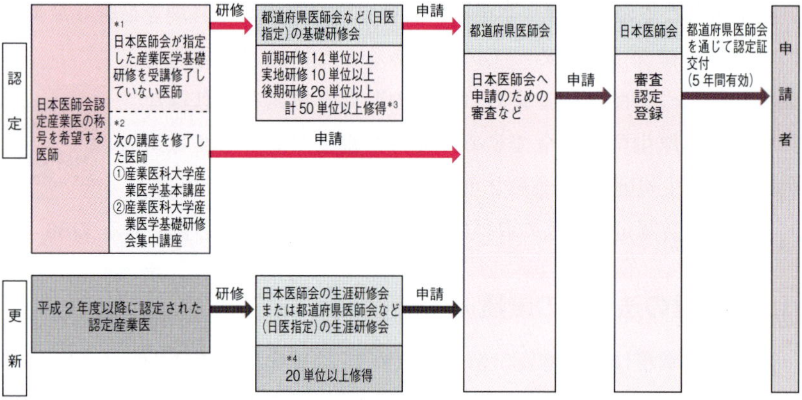


＊1: 基礎研修会受講時に都道府県医師会が産業医学研修手帳を交付
＊2: 基本講座また集中講座修了者の申請は，修了認定の日から 5 年以内に 1 回限り申請ができる
＊3: 基礎研修最終受講日から 5 年以内に 1 回限り申請できる
＊4: 20 単位以上とは更新研修 1 単位以上，実地研修 1 単位以上，専門研修 1 単位以上の合計 20 単位以上

**図 9 日本医師会認定産業医 制度フローチャート**
（認定産業医の手引き QR7 改訂版より）

QR7

関すること.

2. 作業環境の維持管理に関すること.
3. 作業の管理に関すること.
4. 前3号に掲げるもののほか，労働者の健康管理に関すること.
5. 健康教育，健康相談その他労働者の健康の保持増進を図るための措置に関すること.
6. 衛生教育に関すること.
7. 労働者の健康障害の原因の調査及び再発防止のための措置に関すること.
8. 産業医の職場巡視等について，労働安全衛生規則第15条第1項で定められている.

## M 嘱託産業医の具体的な実務

### 1. 健康診断実施後の事後措置（健診結果に基づく就労判定）

これは産業医として最も大切な職務で，労働基準監督署が企業の監査に入った場合，必ずチェックするポイントである．対象労働者と面接指導をして，かかりつけ医を受診させることが『健診後の事後措置』ではない点は重要である.

QR8

『健康診断結果に基づき事業者が講ずべき措置に関する指針（平成29年4月14日付け健康診断結果措置指針公示第9号）』 QR8 に基づき①通常勤務　②就労制限　③要休業を判定する.

年一回の定期健康診断は人間ドックと異なり，『会社が』労働安全衛生法66条に基づき，労働者が職場で通常に就労できる健康状態か否かを判断するために実施するものである（主語は『会社が』）．人間ドックは『個人が』自身の健康状態を調べるもので，主語は『個人が』となる．会社が実施した健診結果を産業医が確認し，現時点において労働者が通常就労が可能な状態か否かをカルテ（健診結果など）に記載することが肝要である.

JCOPY 498-01219

## 2. 職場巡視

産業医は少なくとも毎月1回作業場等を巡視し，労働者の健康障害防止のため必要な措置を講ずる（安全衛生規則第15条第1項）.

近年，過労死対策，メンタルヘルス対策，疾病・障害がある等の多様化する労働者の健康確保対策の重要性が増している状況で，産業医に求められる役割が変化し産業医が対応すべき業務が増加している.

平成29年6月1日施行された安全衛生規則の改正により，事業者から産業医に対して定期的（月1回以上）に労務状況の提供が義務付けられ，さらに事業者の同意を条件として，産業医の職場巡視頻度を，「毎月1回以上」から「2ヵ月以内ごとに1回以上」へ変更が可能となった．ただし今回の改正は，産業医の職務のうち「職場巡視の頻度」に関することだけであり，産業医の職務の変更（業務の軽減）が図られたのではない.

## 3. 衛生委員会（安全衛生委員会）の参加義務

事業者は，安全委員会及び衛生委員会を設けなければならない．また，それぞれの委員会の設置に代えて，労働安全衛生法第19条により安全衛生委員会を設置することができる．その頻度は毎月1回以上開催せねばならず（労働安全衛生規則第23条第1項），その必須構成員に産業医が含まれている（労働安全衛生法第18条，同法第19条）．事業者は，委員会における議事で重要なものに係る記録を作成して，これを3年間保存せねばならない.

## 4. 面接指導（産業医面談）

労働安全衛生法（昭和47年法律第57号）には，医師による面接指導の規定が2つある．1つは，第66条の8の規定に基づく長時間労働者（時間外・休日労働時間※4が1月当たり100時間以上の者で疲労の蓄積が認められる者）を対象とする面接指導であり，もう1つは，第66条の10の規定に基づく高ストレス者（ストレスチェックの結果，高ストレスであり，面接指導が

※4　一般的には「時間外・休日労働時間」とは，1週間当たり40時間を超える労働時間を対象とする.

必要であるとストレスチェックの実施者が判断した者）を対象とする面接指導である．

これらの面接指導は，過労やストレスを背景とする労働者の脳・心臓疾患やメンタル不調の未然防止（一次予防）を目的とするものであり，産業医は面接指導の場において対象労働者に指導を行うのみならず，事業者が就業上の措置を適切に講じることができるよう，医学的な見地から意見を述べることが極めて重要である．また，働きやすい職場づくりを進めるため，面接指導から得られた情報を職場改善につなげるための意見を述べることも求められる．

QR9

面接指導の具体的な手順や注意点，産業医が記載する報告書の書式やその記載方法に至るまで厚労省から『長時間労働者への医師による面接指導実施マニュアル』QR9 が示されている．

## 5. 復職時面談

疾病にて休職した労働者が復職する場合，主治医による復職可能の診断書だけで復職を判断してはいけない．メンタル不調者が長時間作用性の向精神薬を複数服用している状態で通常就労は難しい．また精神疾患には復職困難事例が多く存在する．『心の健康問題により休業した労働者の職場復帰支援の手引き～メンタルヘルス対策における職場復帰支援～』QR10 が示されている．

QR10

メンタル不調者の復職時面談をする際は，これに準拠して復職の準備，手続きを進めると，労働者が公平で平等かつ円滑な復職ができると考える．これには，企業としてのルール作り，産業保健スタッフの連携，人事担当者や受け入れ職場の管理監督者などがベクトルを合わせて取り組む必要がある．

## 6. 治療と仕事の両立支援

疾病を理由として1ヵ月以上連続して休業している従業員がいる企業の割合は，メンタルヘルスが38%，がんが21%，脳血管疾患が12%である．また，「令和4年国民生活基礎調査」に基づく推計によれば，仕事を持ちながら，がんで通院している者の数は，49.9万人に上っている QR11.

QR11

一方，近年の診断技術や治療の進歩により，かつては「不治の病」とされていた疾病においても生存率が向上し，「長く付き合う病気」に変化しつつあり，労働者が病気になったからと言って，すぐに離職しなければならないという状況が必ずしも当てはまらなくなってきた．たとえば，白血病，HIV感染（AIDS）は内服治療にて発病を抑制できる，胃がんや大腸がんは内視鏡手術が可能である．それぞれの疾病に対する労働者自身の不十分な理解や，職場の理解・支援体制不足により，離職に至ってしまう場合もみられる．近年では，厳しい経営環境のなかでも，労働者の健康確保や疾病・障害を抱える労働者の活用に関する取組が，健康経営やワーク・ライフ・バランス，ダイバーシティ推進，といった観点からも推進され，両立支援の重要性が推進されている．治療が必要な疾病を抱える労働者が，業務によって疾病を増悪させることなどがないよう，事業場において適切な就業上の措置を行いつつ，治療に対する配慮が行われるようにする．そのため，関係者（産業保健スタッフや人事，管理監督者）の役割，事業場における環境整備，個別の労働者への支援の進め方を含めた，事業場における取り組みを『事業場における治療と仕事の両立支援のためのガイドライン』QR12 としてまとめている．

QR12

## 7. 労働衛生教育

① 労働安全衛生を効果的に推進するためには，安全衛生教育を体系的にかつ組織的に進めていく必要がある．法定および法定外も含め，企業規模，業種，労働者の年齢構成などあらゆる視点から計画的に実施することが望ましい．

② 労働安全衛生法では教育を労働衛生教育と健康教育に分け，前者については政省令や指針等で対象者，教育の範囲や時間が示されている場合が多いが，これは狭義の安全衛生教育が事業者の責務として位置づけられていることによる．

③ 健康教育は法令では健康増進のための措置として位置づけられているが，一般的には健康管理に関連する教育を総称して用いているので，健康に配慮する職場の風土づくりに関する多様な啓発健康教育の職務がある．

- 生活習慣病予防に関する健康教育と健康教育に係る資料の作成および担当者の育成に関する職務
- 職場におけるメンタルヘルス，自殺予防の教育・研修に関する職務
- エイズ，ウイルス肝炎などについての一般的教育に関する職務
- 給食従事者への食中毒予防等についての教育に関する職務
- 健康診断結果の統計資料に基づく職場単位での健康づくり支援に関する職務
- 過重労働による健康障害についての教育に関する職務
- 喫煙についての教育に関する職務
- 労働衛生週間における教育講演等に関する職務

④ 事業者ならびに管理監督者の安全配慮義務を問う声が厳しく，関心が高いことを考慮すると，安全配慮義務の履行の対象となる労働者の自己健康管理についても注意義務を当然に求められる．したがって，「安全（健康）配慮義務および自己健康管理義務についての教育」が加えられている．

## 8. 産業医の職務遂行上の留意点

実務の展開にあたっては，『個々の産業医の経歴』や『事業場における業務分担に応じた職務』から始めることが多いが，それぞれの事業場の実態により，また労働衛生管理水準に応じて，系統的に段階を追って産業医の職務を遂行すれば良い．認定産業医を取得してすぐに全ての産業医の職務ができるはずはない．また，事業者の産業保健に対する理解がなければ職務を遂行することは到底できない．

QR13

産業医の職務の詳細に関しては，厚生労働省の指導のもとに，（財）産業医学振興財団に，産業医活動推進委員会が設置され，2005 年 3 月 28 日，同委員会の報告として「産業医の職務－産業医活動のためのガイドライン－」QR13 が作成されて

いるため，必要に応じて参照，確認して欲しい．

## N これからの産業保健の課題

厚労省では毎年7月1～7日まで全国安全週間，10月1～7日まで全国衛生週間が実施され，労働安全衛生の重要事項の周知確認，施行を呼び掛けている．

労働者の健康をめぐる近況について，2023年1～12月までの新型コロナウイルス感染症への罹患によるものを除いた労働災害による死亡者数は755人（前年比19人減）と過去最少となった．しかし休業4日以上の死傷者数は135,371人（前年比3,016人増）と3年連続で増加した．先述したとおり仕事や職業生活に関する強い不安，悩みまたはストレスを感じる労働者は8割を超えている．

過労死等を防止するには，①～③の取り組みが必須である．

### 1．働き方改革の推進

QR14

特設サイト QR14 にて業種別の具体的な取り組みを紹介している．

### 2．長時間労働による健康障害の防止対策

QR15

安全衛生法第66条の8の規定に基づく長時間労働者（時間外・休日労働時間が1月当たり40～100時間以上の者で疲労の蓄積が認められる者）を対象とする面接指導する． QR15 は長時間労働削減推進本部（厚労省）のウェブページである．

### 3．メンタルヘルス対策の推進 — 一次予防としてのストレスチェック制度の活用

安全衛生法第66条の10の規定に基づく高ストレス者（ストレスチェックの結果，高ストレスであり，面接指導が必要であるとストレスチェックの実施者が判断した者）を対象とする面接指導する．

QR16は労働安全衛生法に基づくストレスチェック制度実施マニュアル（2021年2月改訂）である.

QR16

## 4. 職場における感染症対策

業務中に感染しないようにすることや感染の拡大を防ぐことなど，感染症に対する理解を深める「衛生教育」の実施，陽性者や濃厚接触者が出た場合の対応に関する「規定の策定」「ワクチン接種の勧奨」など事業場が行う基本的な対策は必要である.

2023年5月8日から5類感染症（インフルエンザや新型コロナウイルス感染症等）の労働災害対策を継続する QR17 .

QR17

## 5. 高年齢労働者のための安全対策

高年齢労働者が安心して安全に働ける職場環境づくりや労働災害の予防的観点から，「高年齢労働者の安全と健康確保のためのガイドライン」（エイジフレンドリーガイドライン）等を推進する QR18 .

QR18

## 6. 病気を抱えた労働者の治療と仕事の両立への対応

病気を抱えた労働者の治療と仕事の両立への対応が必要とされることから，「事業場における治療と仕事の両立支援のためのガイドライン」QR19 により企業の意識改革や地域支援体制の強化を進める.

QR19

## 7. 化学物質の自律的な管理（化学物質リスクアセスメント指針）

化学物質による労働災害（がんなどの遅発性疾病は除く）は年間450件程度で推移し，法令による規制の対象となっていない物質を原因とするものは約8割を占める状況にある．化学物質に起因する労働災害を防止するため，各事業場におけるリスクアセスメント及びその結果に基づくリスク低減対策の実施を促進する.

※化学物質管理の大転換　法令準拠型から自律的な管理へ（背景・自律的な管理の概要・対応）QR20

※新たな化学物質管理（化学物質への理解を高め自律的な管理を基本とする仕組みへ）QR21

※化学物質等による危険性又は有害性等の調査等に関する指針（改正 2023 年 4 月 27 日 危険性又は有害性等の調査等に関する指針公示第 4 号）QR22

QR20

QR21

QR22

## 8. 石綿障害の予防

石綿による中皮腫・肺がんなどの職業がんの労災補償が年間 1,000 人を超えている．石綿含有建材による建築物の解体工事が 2030 年頃をピークと予想され石綿障害予防規則（2022 年 1 月 13 日さしかえ版）を改正し，ばく露防止を強化した．石綿による発ガン性が医学的に確立したため厚労省では「石綿総合情報ポータルサイト」を作成している QR23．

QR23

## 9. 個人から集団に向けたアプローチへ

2021 年 4 月 1 日から事業場における労働者の健康保持増進のための指針（通称 THP 指針 QR24）が大きく改正された．近年，健康経営優良認定など労働者へ健康投資を積極的に実施することによって生産性向上や組織の活性化を促す取り組みが活発になっている．労働者『個人』から『集団』へ健康保持増進活動を強化する．すなわち，労働者個人の健康状態の改善を進める『ハイリスクアプローチ』だけでなく事業場全体の健康状態を健康保険組合（保険者）などと事業者が連携し，コラボヘルスを利用して集団を評価しその結果に基づいて集団を改善させる『ポピュレーションアプローチ』へと進み始めた．

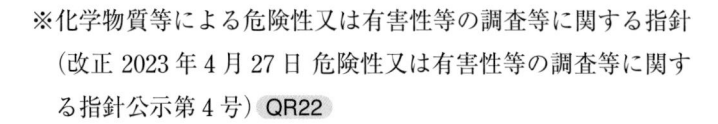

QR24

## 10. 情報機器作業における労働衛生管理

QR25

職場の VDT（Visual Display Terminals）機器を使用する作業が広く行われているが，タブレットやスマートフォン等の携帯用情報機器が急速に普及し，作業形態は多様化している．2019 年 7 月 12 日に「情報機器作業における労働衛生管理のためのガイドライン」QR25 が名称変更と改正された．

QR26

在宅勤務（自宅勤務）においては，事務所衛生基準規則や労働安全衛生規則および情報機器作業における労働衛生管理のためのガイドラインは一般に適応されない．そこで，管理監督者が適切に労務管理を行い，労働者が安心して働くことができる良質なテレワークを推進するため 2021 年 3 月 25 日に「テレワークの適切な導入及び実施の推進のためのガイドライン」（テレワークガイドライン）QR26 が公表された．

## 11. 労働安全衛生マネージメントシステム（OSHMS）

QR27

我が国では労働災害予防の管理手法として，リスクアセスメントを骨子とし，PDCA サイクルを回しスパイラルアップに繋げるという労働安全衛生マネージメントシステム（OSHMS）を推進してきたが，ISO45001（ISO 労働安全衛生マネージメントシステム）QR27 として国際規格として認められた．

## 12. 事務所における労働衛生対策

QR28

2021 年 12 月に事務所衛生基準規則の改正がなされた QR28．一般的な事務作業における作業面の照度 300 ルクス以上，便所の便房数の基本的考え方，更衣設備や休憩設備の在り方，一酸化炭素や二酸化炭素等検知管を用いた作業環境測定法から最新機器の使用許可等言及した．

## 13. 熱中症予防のための情報・資料サイト

近年，熱中症による死亡者数が急増する等，気候変動の問題は気候危機ともいうべき状況に至っている．熱中症が予防できる疾患であり，また，幅広い分野で対策が必要であることを踏まえ，熱中症対策推進会議を開催し必要な施策を進めている．

QR29

働く人の今すぐ使える熱中症ガイド（厚労省）QR29 は非常にわかりやすい教育資料である．

## 14. 職場における腰痛予防対策指針

職場における腰痛発生件数は，業務上疾病の 6 割を占めるが，1978 年をピークとして長期的に減少した．一方，社会福祉施設や医療保健業が含まれる保健衛生業においては，集計を開始した 1993 年以降，発生件数が増加を続けている．また保健衛生業の腰痛発生率（死傷年千人率）は全業種平均（0.1）を大幅に上回る 0.25 であることからも，介護・看護作業における腰痛予防対策の推進が重要な課題となっている．

QR30

厚生省と中災防の「腰痛を防ぐ職場の事例集」QR30 が参考として推奨できる．

## 15. 騒音障害防止対策

騒音障害防止対策が対象となる作業場において広く浸透しているとは言い難く，さらなる対策を進める必要がある．旧ガイドライン策定後における技術の発展や知見の蓄積もあり，騒音障害防止のためのガイドラインを 2023 年 4 月改訂された QR31 .

QR31

## O 健診機関で従事する医師が産業医として産業保健に取り組むべき理由

前述の 1. ～15. のどの項目もこれからの産業保健に必要であり，わが国の企業が国際競争力を維持するためにも将来に向けて取り組まねばならない重要な課題である．0.3％の大企業はこれら課題に挑戦し，改正THP制度など積極的に人材投資を増やしポピュレーションアプローチに邁進している．その大企業の労働者の健康管理を担うのは専属産業医を中心とした産業保健スタッフである．日本における大企業の割合は，企業の総数に占めて0.3％である．その一方で，99.7％の中小企業のうち，製造業で20人未満やサービス業で5人未満の小規模事業場の一部には，定期健診，夜勤者健診，有害業務従事者の特殊健診などにおいて不十分な健康管理レベルである可能性は否定できない．

大企業と中小企業の二極化が進む産業保健分野において，健診機関に従事する医師が産業医として産業保健に取り組むことは種々の観点から非常に有益である．健診では受診者『個人』の既往歴，現病歴，種々の検査データを経年的にかつ総合的に診断している．また健診機関では様々な職種や業種の集団健診を実施していることから，受診者の所属する組織や事業場の特徴を『集団』として把握しやすい．従来の生活習慣病対策のような個人の対応（ハイリスクアプローチ）から集団の対応（ポピュレーションアプローチ）など健康保持増進活動を導入することができやすく，さらに健診機関に所属する保健師，管理栄養士，運動療法士など組織的な対応に繋げることも容易に可能である．逆に産業保健の観点から，健診のあり方へのフィードバックも可能である．健診異常値に伴う就労制限の判定基準など，職場環境を理解している産業医ならば容易に診断することができる．

## P 産業医の働き方

産業医として様々な分野の業種と関わりを持つことで，必然的に国内外の社会情勢や経済状況に直接触れることができることも産業医として興味深い．さらに今回，嘱託産業医の具体的な職務などで紹介したとおり，全ての実務にガイドラインなど方法論から報告書の書き方まで厚労省や中央労働災害防止協会のホームページなどに整備されている．本稿では極力最新のデータをQRコードで示し，自律的に理解を深めやすくしている．

産業医の知識や経験を補う資料さえ検索できれば，事業者の求めに応じた職務をその事業場の労働衛生水準に合わせて段階的に進めることが可能である．最先端のISO45001（ISO労働安全衛生マネージメントシステム）と関わることも，職場のモラルハラスメントで悩む契約社員を救うことも，糖尿病や高血圧を放置している夜勤従事者を行動変容させるように指導することもできる．このように産業医にはそのスキルに応じた働き方が選択できるのである．企業の数だけ国内需要があるにも関わらず，圧倒的に絶対数の少ない産業医を，健診機関で従事する医師が取り組むことは，ライフワークとして新たなステージを望む医師にとっても，健診機関にとっても，受診企業にとっても，健康保険組合にとっても極めて有意義であると言える．

〈加藤秀平〉

# 7 産業保健に関する諸施策について
# 1）健康経営と健康経営優良法人認定制度について

健診・労働衛生機関およびその従事者は，健診受診者個人のみならず，個人が属する集団を対象とした健康管理を支援する役割を担っている．本稿では，近年，企業や自治体において導入が進む「健康経営®*」についての概要と，日本経済新聞社が運営する健康経営優良法人認定事務局ポータルサイト「ACTION！健康経営」から申請し，審査を受け，日本健康会議が認定を行う「健康経営優良法人認定制度」，「健康経営優良法人取得支援」について述べる[1~6]．

*「健康経営®」は，NPO 法人健康経営研究会の登録商標である．

## A 健康経営

「健康経営」とは，従業員などの健康管理を経営的な視点で考え，戦略的に実施する経営手法のことであり，従業員などへの健康投資を行うことで，従業員の活力向上や生産性の向上等の組織の活性化をもたらし，結果的に業績向上や株価向上につながると期待されている[1]．健診・労働衛生機関およびその従事者は，健康投資自体は目的ではなく，手段として行われることに留意して支援する．

### 1．健康経営支援のあり方

経営的な視点は，経営主体により様々である．刻々と変化する経営環境のなかで経営資源が変化するため，到達目標のレベルや指標はタイミングにより異なる．現実的な資源の制約を理解し，適切なタイミングで健康施策に関する対話を柔軟に行っていくことが肝要である[2]．例えば，期中予算削減が必要となり，健康施策が縮小されることがあるかもしれない．制約がある中での健康施策の優先度の検討には，法令遵守や健康管理の視点のみならず，総合的な経営判断が必要となる．健診・労働衛生機関およびその従事者は，企業にとっての身近な健康管理の専門家として，企業が行う健康経営の意義を理解し，対話を通じ，現実的な助言・指導を行い，実効的な予防医療・健康増進活動を支援することが望ましい．

## 2. 健康投資の見える化

健康投資では，実質的効果を優先し，企業等ごとに独自の判断で進められてきた．しかしながら，健康投資により，実際の結果として企業価値向上や社会的価値がもたらされるかどうかについては，各種健診などで測定される健康状態のような人的健康資源のみならず，企業内の内部環境としての企業風土などの環境健康資源，健康経営以外の要因，外部環境の変化，購買活動の促進，市場からの評価などが複雑に関係しているため，個別の健康施策による業績や生産性への介入効果を明確にすることは容易ではなかった．そこで，経済産業省は，健康経営を民間主導で活発に取り組みを進めることの一助として，2020年に「健康投資管理会計ガイドライン」を策定した．ガイドラインでは，健康経営戦略として一元管理し，健康投資とその効果について見える化を目指すため，健康投資，健康投資効果，健康資源，企業価値，社会的価値を構成要素とする「健康投資管理会計」を活用する考え方が示された[2)]．ガイドラインを参考に，健康経営戦略マップを定め，経営課題と健康課題を統合的に管理し，健康投資の効果検証や効率化に健康投資管理会計が活用されていくことが期待される．

## 3. 健康投資管理会計の情報開示

ガイドラインでは，健康経営の取り組みを十分に公表し，幅広いステークホルダーに理解されることで，外部からの評価向上といった恩恵が得られるという考えが示されている[2)]．開示手法は様々であり 表1 ，適切なガバナンス体制のもとで適切な議論を行い，実施可能な箇所から着手することが期待されている．健康経営では，経営課題と健康課題を統合的に管理すること

**表1 健康投資管理会計の開示手法の例**

| |
|---|
| 中期経営計画 |
| 統合報告書・アニュアルレポート |
| CSR 報告書・サステナビリティレポート |
| 投資家向け説明資料 |
| 有価証券報告書 |
| コーポレートガバナンス報告書 |
| 企業などの HP や企業などのチラシ |

（健康投資管理会計ガイドライン[2]より作成）

がポイントとなるため，健康課題の正確な把握は重要である．健診・労働衛生機関は，単なる健診データ提供のみならず，求めに応じ，健診データ分析や考察を行い，集団の健康課題の整理や直近で行った取り組み（介入）の結果（変化）に対する考察，効果が期待される健康施策の例示等を行うことにより，経営課題と健康課題の関係を考える際の助言者となることができる．また，社外の専門家としての立場で各企業等の健康経営の状況に対し中立性を保った意見を添えることにより，健康経営戦略を効率的に支援できる．ガイドラインでは，取り組みレベルに応じて丁寧なプロセスを踏まえて開示することが重要とされており，今後，各企業などでの取り組みレベルの熟度が高まるにつれ，健康投資管理会計に関する情報開示が普及すれば，企業等間の比較・検証や評価が行いやすくなっていく．具体的には，評価に資する取り組みを行う企業等の戦略やストーリーが社会的に着目されたり，他社の開示情報を参考に健康施策を予算化検討しやすくなったりすることにより，健康経営が推進される期待がある．

## 5. 健康経営と人的資本経営

2022 年に経済産業省が公表した人的資本経営の実現に向けた検討会報告書（人材版伊藤レポート 2.0）において，人的資本への投資・人材戦略の項目内の，社員のエンゲージメントを高めるための取り組みとして健康経営への投資と well-being の視点の取り込みが紹介された[7,8]．

関連し，サステナビリティ・トランスフォーメーション（SX）の実現に向けた経営強化と効果的な情報開示，建設的な対話を行うためのフレームワークとして，2022年に「価値協創のための統合的開示・対話ガイダンス2.0」が改訂されており，企業の中期経営戦略としての人的資本への投資や人材戦略における共通言語化を目指されている[9].

今後，人的資本への投資・人材戦略が長期戦略とどのように連動しているか人材戦略の進捗はどうなっているか，どのように中長期的な企業価値の向上につながっているか，定量的・定性的な情報を投資家に対し示すことが期待されており，健康投資においても，管理会計の活用等を通し，効果検証と開示が進んでいく[7].

## B 健康経営優良法人認定制度

### 1. 健康経営優良法人認定制度の概要

健康経営優良法人認定制度とは，特に優良な健康経営を実践している大企業や中小企業等の法人を顕彰する制度である[3].「健康経営優良法人」に認定されると，従業員や求職者，関係企業や金融機関などから「従業員の健康管理を経営的な視点で考え，戦略的に取り組んでいる法人」として社会的な評価が受けられる．また，年度ごとの「健康経営優良法人」ロゴマークの使用が可能となるほか，健康経営優良法人や健康経営に取り組む企業向けの自治体や金融機関等によるさまざまなインセンティブがある．

### 2. 制度ごとの認定主体

「健康経営優良法人認定制度」は，経済産業省健康・医療新産業協議会健康投資ワーキンググループにおいて設計された[4]．健康経営に係る各種顕彰制度として健康経営銘柄の選定と連携して制度運用されている．東京証券取引所と経済産業省が共同で健康経営銘柄を選定し，日本健康会議が健康経営優良法人の認定を行う．日本健康会議とは，少子高齢化が急速に発展する日本において，国民一人一人の健康寿命延伸と適正な医療について，民間組織が連携し行政の全面的な支援のもと実効的な活動を行うために組織された活動体である[5]．行政による支援の一環として，経済産業省が健康経営優良法人認定制度の認定基準開示や制度説明会を行っている[6]．

## 3. 健康経営優良法人認定の申請フロー

認定取得を目指す申請主体の規模により，大規模法人と中小規模法人に分類され，認定までの選定フローが異なっている 図1 [10]．大規模法人では，基準以上であれば健康経営優良法人が認定されることに加え，認定審査における上位500社を目処に，ホワイト500が認定される．東京証券取引所上場会社の場合，原則33業種ごとに1団体のみに健康経営銘柄が選定される．中小規模法人では，認定審査により健康経営優良法人に加え，上位500社を目処にブライト500が認定される．

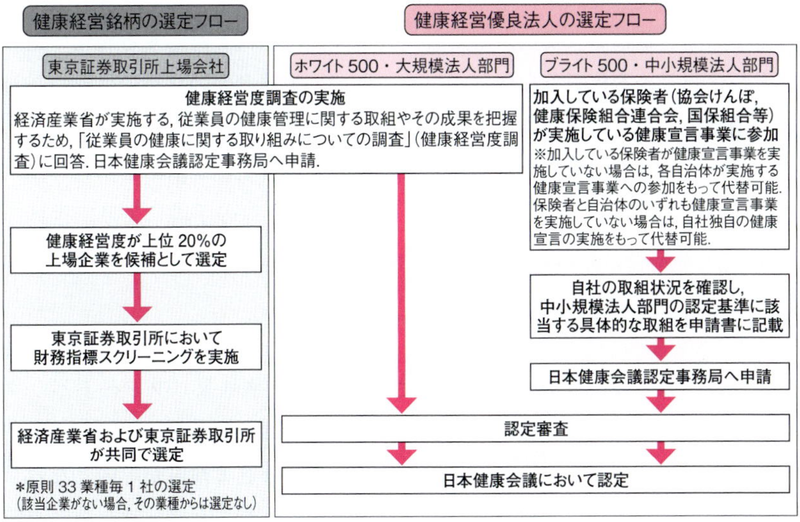


図1 健康経営優良法人認定制度のフロー
（健康経営優良法人認定事務局「申請から認定までの流れ」https://kenko-keiei.jp/application/[10] より）

## C 健康経営優良法人認定取得支援

健康経営度調査の項目や，健康宣言事業の参加条件は，年度ごとの申請に合わせて，最新の情報を確認することが必要となる．健康経営優良法人認定制度では，毎年評価項目が更新される．

大規模法人と中小規模法人で分けて必須評価項目と選択評価項目が開示されているため，項目ごとの評価基準を詳細に確認することで，年間計画の修正や，認定取得の見通しに役立つ表 2, 3.

### 1．産業医または産業保健師の関与

法人規模によらず，評価項目と認定基準に照らし，該当・非該当項目を確認し，追加の健康施策を提案していくことが効率的である．このとき，大規模法人では産業医または産業保健師が健康保持・増進の立案に関与することが必須項目であるため，産業保健スタッフと連携して検討を進めることが必要である．具体的な施策を年間の（安全）衛生計画に盛り込み，毎月少なくとも 1 回開催される（安全）衛生委員会にて評価項目と対応する施策の進捗状況が確認できる仕組みを作っておくことで，労働者側の意見の反映や委員会の議事録としての内部周知が可能となる．健診・労働衛生機関から産業医や産業保健師が定期訪問する契約がなくとも，申請主体が求める場合には，（安全）衛生委員会へオブザーバーとして参加する等の手段により，進捗を確認しつつ継続的に支援を行っていくことが望ましい．

### 2．大規模法人における支援

大規模法人では，業種ごとに開示されている評価結果（フィードバックシート）を参考に，取り組むべき項目について評価基準や健康管理担当者が感じる理想とのギャップ等から，効率的で効果的な施策検討が可能となる．保険者を通じて得られる健康スコアリングレポートをもとに，重点課題を明らかにし，保険者と連携して施策検討することも有効と考えられる．

**表2 健康経営銘柄 2024 選定基準及び健康経営優良法人 2024（大規模法人部門）認定要件**

| 大項目 | 中項目 | 小項目 | 評価項目 | 認定要件 | |
|---|---|---|---|---|---|
| | | | | 大規模 | 銘柄・ホワイト 500 |
| 1. 経営理念・方針 | | 健康経営の戦略，社内外への情報開示 | 健康経営の方針等の社内外への発信 | 必須 | |
| | | | 従業員パフォーマンス指標および測定方法の開示 | ー | 必須 |
| | | 自社従業員を超えた健康増進に関する取り組み | ①トップランナーとして健康経営の普及に取り組んでいること | 左記①〜⑯のうち 13 項目以上 | 必須 |
| 2. 組織体制 | | 経営層の体制 | 健康づくり責任者が役員以上 | 必須 | |
| | | 実施体制 | 産業医・保健師の関与 | | |
| | | 健保組合等保険者との連携 | 健保組合等保険者との協議・連携 | | |
| 3. 制度・施策実行 | 従業員の健康課題の把握と必要な対策の検討 | 健康課題に基づいた具体的な目標の設定 | 健康経営の具体的な推進計画 | 必須 | |
| | | 健診・検診等の活用・推進 | ②従業員の健康診断の実施（受診率 100％） | 左記①〜⑯のうち 13 項目以上 | 左記①〜⑯のうち 13 項目以上 |
| | | | ③受診勧奨の取り組み | | |
| | | | ④ 50 人未満の事業場におけるストレスチェックの実施 | | |
| | 健康経営の実践に向けた土台づくり | ヘルスリテラシーの向上 | ⑤管理職または従業員に対する教育機会の設定<br>※「従業員の健康保持・増進やメンタルヘルスに関する教育」については参加率（実施率）を測っていること | | |
| | | ワークライフバランスの推進 | ⑥適切な働き方実現および育児・介護の両立支援の取り組み | | |
| | | 職場の活性化 | ⑦コミュニケーションの促進に向けた取り組み | | |
| | | 仕事と治療の両立支援 | ⑧私病等に関する復職・両立支援の取り組み（⑭以外） | | |

**表2 つづき**

| | | | | | |
|---|---|---|---|---|---|
| | 従業員の心と身体の健康づくりに関する具体的対策 | 保健指導 | ⑨保健指導の実施及び特定保健指導実施機会の提供に関する取り組み<br>※「生活習慣病予備群者への特定保健指導以外の保健指導」については参加率（実施率）を測っていること | | |
| | | 具体的な健康保持・増進施策 | ⑩食生活の改善に向けた取り組み | | |
| | | | ⑪運動機会の増進に向けた取り組み | | |
| | | | ⑫女性の健康保持・増進に向けた取り組み | | |
| | | | ⑬長時間労働者への対応に関する取り組み | | |
| | | | ⑭メンタルヘルス不調者への対応に関する取り組み | | |
| | | 感染症予防対策 | ⑮感染症予防に関する取り組み | | |
| | | 喫煙対策 | ⑯喫煙率低下に向けた取り組み | | |
| | | | 受動喫煙対策に関する取り組み | 必須 | |
| 4. 評価・改善 | | 健康経営の推進に関する効果検証 | 健康経営の実施についての効果検証 | 必須 | |
| 5. 法令遵守・リスクマネジメント | | | 定期健診を実施していること，50人以上の事業場においてストレスチェックを実施していること，労働基準法または労働安全衛生法に係る違反により送検されていないこと，等 | 必須 | |


JCOPY 498-01219

**表3 健康経営優良法人 2024（中小規模法人部門）認定要件**

| 大項目 | 中項目 | 小項目 | 評価項目 | 認定要件 | |
|---|---|---|---|---|---|
| 1. 経営理念（経営者の自覚） | | | 健康宣言の社内外への発信及び経営者自身の健診受診 | 必須 | |
| 2. 組織体制 | | | 健康づくり担当者の設置 | 必須 | |
| | | | （求めに応じて）40歳以上の従業員の健診データの提供 | 必須 | |
| 3. 制度・施策実行 | (1) 従業員の健康課題の把握と必要な対策の検討 | 健康課題に基づいた具体的な目標の設定 | 健康経営の具体的な推進計画 | 必須 | |
| | | 健康課題の把握 | ①定期健診受診率（実質100%） | 左記①～③のうち2項目以上 | ブライト500は左記①～⑮のうち13項目以上 |
| | | | ②受診勧奨の取り組み | | |
| | | | ③50人未満の事業場におけるストレスチェックの実施 | | |
| | (2) 健康経営の実践に向けた土台づくり | ヘルスリテラシーの向上 | ④管理職または従業員に対する教育機会の設定 | 左記④～⑦のうち1項目以上 | |
| | | ワークライフバランスの推進 | ⑤適切な働き方実現に向けた取り組み | | |
| | | 職場の活性化 | ⑥コミュニケーションの促進に向けた取り組み | | |
| | | 仕事と治療の両立支援 | ⑦私病等に関する両立支援の取り組み（⑬以外） | | |

**表3 つづき**

| | | | | | |
|---|---|---|---|---|---|
| | (3) 従業員の心と身体の健康づくりに関する具体的対策 | 具体的な健康保持・増進施策 | ⑧保健指導の実施または特定保健指導実施機会の提供に関する取り組み | 左記⑧〜⑮のうち4項目以上 | |
| | | | ⑨食生活の改善に向けた取り組み | | |
| | | | ⑩運動機会の増進に向けた取り組み | | |
| | | | ⑪女性の健康保持・増進に向けた取り組み | | |
| | | | ⑫長時間労働者への対応に関する取り組み | | |
| | | | ⑬メンタルヘルス不調者への対応に関する取り組み | | |
| | | 感染症予防対策 | ⑭感染症予防に関する取り組み | | |
| | | 喫煙対策 | ⑮喫煙率低下に向けた取り組み | | |
| | | | 受動喫煙対策に関する取り組み | 必須 | |
| 4. 評価・改善 | | | 健康経営の取り組みに対する評価・改善 | 必須 | |
| 5. 法令遵守・リスクマネジメント(自主申告)※誓約書参照 | | | 定期健診を実施していること，50人以上の事業場においてストレスチェックを実施していること，労働基準法または労働安全衛生法に係る違反により送検されていないこと，等 | 必須 | |

## 3. 中小規模法人における支援

中小規模法人では，必須要件に「健康宣言を社内外へ発信すること」がある．健康宣言事業は，保険者ごとに行われており，保険者独自に要件設定されていることが多く，要件ごとに具体的な助言を行い，健康宣言を支援することが望ましい．保険者によっては，健康宣言事業が行われていない場合もある．加入している保険者が健康宣言事業を実施していない場合は，各自治体が実施する健康宣言事業への参加で代替可能であり，保険者と自治体のいずれも健康宣言事業を実施していない場合は，自社独自の健康宣言の実施をもって代替可能である．自社独自の健康宣言の実施を支援する場合は，宣言のハードルを上げすぎないこととのバランスをとりながら，特定健診や特定保健指導，がん検診，ストレスチェックの実施と集団分析・職場環境改善の取り組み等を項目とすることも一案といえる．

## おわりに

健康経営とは，健康投資を手段とし，結果として業績向上や株価向上を期待する経営手法である．健康投資管理会計の導入と開示により，経営課題と健康課題の統合的な管理を目指す健康経営戦略が比較検証されやすくなっていく．また，健康経営とwell-beingの視点の取り組みを開示する人的資本経営の取り組みに注目が高まり，どのように中長期的な企業価値の向上につながっているかについて，定量的・定性的な情報を示すことが期待されている．健康経営優良法人認定制度の申請において，健診・労働衛生機関およびその従事者は，取得支援を求められることがある．求めに応じ，対話を重ね，身近な健康管理の専門家として役割を担うことが重要である．

### ■文献

1）経済産業省「健康経営」. https://www.meti.go.jp/policy/mono_info_service/healthcare/kenko_keiei.html

2）経済産業省. 商務・サービスグループ ヘルスケア産業課「健康投資管理会計ガイドライン」（令和2年6月12日）. https://www.meti.go.jp/policy/mono_info_service/healthcare/downloadfiles/

kenkoutoushi_kanrikaikei_guideline.pdf
3) 経済産業省「健康経営優良法人認定制度」. https://www.meti.go.jp/policy/mono_info_service/healthcare/kenkoukeiei_yuryouhouzin.html
4) 経済産業省「健康経営銘柄」. https://www.meti.go.jp/policy/mono_info_service/healthcare/kenko_meigara.html
5) 日本健康会議「日本健康会議について」. https://kenkokaigi.jp/about/index.html
6) 経済産業省「健康経営の推進について」(令和6年3月). https://www.meti.go.jp/policy/mono_info_service/healthcare/downloadfiles/240328kenkoukeieigaiyou.pdf
7) 一橋大学イノベーション研究センター. 日本企業の人的資本経営. 持続的な企業価値向上のためにすべきこと. 東洋経済新報社. 2023; 71
8) 経済産業省「人的資本経営の実現に向けた検討会報告書〜人材版伊藤レポート 2.0〜」(令和4年5月). https://www.meti.go.jp/policy/economy/jinteki_shihon/pdf/report2.0.pdf
9) 経済産業省「価値協創のための統合的開示・対話ガイダンス 2.0 (価値協創ガイダンス 2.0) —サステナビリティ・トランスフォーメーション (SX) 実現のための 価値創造ストーリーの協創—」(令和4年8月) https://www.meti.go.jp/policy/economy/keiei_innovation/kigyoukaikei/Guidance2.0.pdf
10) 健康経営優良法人認定事務局「申請から認定までの流れ」https://kenko-keiei.jp/application/

〈田村拓也　中牟田ありさ〉

# 7 産業保健に関する諸施策について 2）データヘルス計画と健康増進への取り組み

1986年に男女ともに平均寿命世界一を達成し，高齢化率28%（2018年）の超高齢社会を迎えた長寿国・日本．政策の目標は長寿を目指すことから健康寿命を延ばすことに変わり，働き盛り世代を含む国民の健康増進を目指す「データヘルス計画」の役割は重要である．

人生100年時代には国民の健康状態も多様化していく．また，就学，就職，退職という単純なライフステージではなく，転職や再就学，復職等を繰り返す“マルチステージ”の人生が当たり前となる．さらに，人口減少に伴い，仕事をしながら子育てや親の介護，地域活動をする“マルチタスク”でなければ社会の維持が難しくなっていく．母子保健，学校保健，産業保健，地域保健といった縦割で対応する施策や画一的な保健事業では，こうした多様性に対応することは難しい．

「データヘルス計画」は国民皆保険制度の持続的運営の視点から創設された仕組みで，医療保険者がその主体となっていることから，産業保健をはじめとした公衆衛生活動には無縁と思われがちだが，すべての国民の健康の維持・増進を追求するための具体的なアクションとしては公衆衛生活動の推進にほかならない．そして，健診・人間ドックで目指す予防医学に活用できる重要な健康政策のひとつである．

## A「データヘルス計画」の特長

### 1.「データヘルス計画」導入の背景

「データヘルス計画」登場の背景には，“治療から予防へ”という政策の潮流がある．起点となったのは，2005年10月の厚生労働省「医療制度構造改革試案」[1)]と，同年12月の政府・与党医療改革協議会「医療制度改革大綱」[2] である．この改革試案と大綱に沿って，2006年に「高齢者の医療の確保に関する法律」[3] が制定され，2008年に特定健診・特定保健指導がスタートした．特定健診制度では，レセプトデータに加えて，特定健診・標準的質問票・特定保健指導に関するデータの電子的標準化が図られ，全国で共通の分析，結果の比較が可能になった．これが「データヘルス計画」の基盤となっている．

その後，「日本再興戦略（2013年）」[4] において，「データヘルス計画」が国民の健康寿命の延伸のための予防・健康管理に資する新たな仕組みとして掲げられ，「全ての健康保険組合に対し，レセプト等のデータの分析，それに基づく加入者の健康保持増進のための事業計画として「データヘルス計画」の作成・公表，事業実施，評価等の取組を求める」とされた．さらに，政府の「経済財政運営と改革の基本方針（骨太方針）2016」[5] により，「データヘルス計画」は働き盛り世代の健康増進と労働生産性の向上にも寄与する仕組みとして位置づけられた．実際に，日本企業を対象とした私たちの研究ユニットによる研究によっても，労働者の健康が労働生産性にプラスに影響する構造であることが示された[6]．

東京大学では厚生労働省，健康保険組合連合会との共創のもと2018年より，保険者による「データヘルス計画」の策定および保健事業の実施・評価・見直しを支援する「データヘルス・ポータルサイト」（https://datahealth-portal.jp/）を運営してきた．ポータルサイトは，骨太方針2020で掲げられた「データヘルス計画」の標準化を進めるプラットフォームとしても全国の健康保険組合で活用されており，健保組合と事業所（専門職を含む），健診・人間ドック機関など外部委託機関は必要に応じて「データヘルス計画」を共有できる．ポータルサイトは2022年に東京大学から社会診療報酬支払基金に移管され，運営が継続されている．また，国民健康保険向けの計画様式としては，東京大学が「データヘルス計画標準化ツール®」を開発し，2020年以降，全国の10余りの都道府県で適用されている[7]．

## 2.「データヘルス計画」の狙い

「データヘルス計画」の主な狙いは，①職場・地域の健康課題を可視化することで健康増進活動を促す，②計画のPDCAサイクルをまわすことで健康増進活動を進化させる，の2つである．

### a. 健康課題の可視化で人と組織を動かす

健康課題が“見える化”されると個人も組織でも問題意識が醸成されやすい．また，関係機関相互に健康課題を共有することで，必要な連携がとれるといった利点もある．集団の健康度とその背景である環境や働き方，生活習慣，食文化等を関係者で確認することで，より具体的な課題解決策の検討につながる．

加えて，皆保険制度下の「データヘルス計画」では，ほかの職場・地域との比較が全国的に可能となるため，自職場・地域の状況が客観化され，健康課題の優先順位づけがしやすい．

さらに，職場・地域の特徴に応じた施策を進めやすくなるというメリットもある．わが国では国民の健康度を向上させるという共通の課題に対して全国一律の施策が実施されてきた．これにより，各種健康指標の向上や平均寿命の延伸が図られたことは言うまでもない．しかし，生活の質向上を目指し，健康寿命の延伸にチャレンジしていく時代には，多様な健康課題に応じた取り組みを追求することが必要となる．その点，「データヘルス計画」では健康課題が明示されることで，“国民の健康課題を解決する”という事業目標が明確になる．つまり，事業ありきではなく，社員や住民のために何を目指すべきか，事業の中身に価値が置かれる．

### b. PDCAサイクルのプロセスで保健事業は進化する

PDCAサイクルのプロセスを実際に経験すると，うまくまわらないことや想定していなかったことが出てくる．そのときに，成功要因・失敗要因を抽出し，どこが良かったか，悪かったかを考えることで，対象の設定や方法・体制の工夫が生まれ，取り組みがブラッシュアップされる．

特に，健康課題が可視化される「データヘルス計画」では，健康課題の解決度を測る「評価指標」も設定しやすくなる．したがって，「データヘルス計画」でPDCAサイクルをまわしていくと，課題を解決するために実施した取り組みの結果を毎年測定でき，効果に寄与した方法・体制に関するノウハウが蓄積され，次に打つべき手が見えてくる．

## B「データヘルス計画」の活用

### 1．社会資源による活用

近年の少子高齢化の進展に伴って，雇用期間の延長や労働力の流動化，働き方の変化が進んでいる．これらを背景として多様化する健康課題に対応する際に鍵となるのが，国民の健康増進を支援する様々な社会資源の共創を通じて健康増進活動のノウハウを共有することや，取り組みの実行性（実施率）を上げることだ．そのためには，「データヘルス計画」の枠組みを活用することで，それぞれの組織や担当者の中で蓄積している暗黙知を明文化し，皆で共有し活用することが有用である．たとえば，健保組合の「データヘルス計画」に，健診・人間ドック機関や産業保健の専門職が持っている暗黙知を併せることで，健康状況の背景にある働き方や生活習慣，職場環境といった，データには表れにくい特性を補完することができる．また，「データヘルス計画」のレセプト・健診データに基づく形式知が専門職の活動の効果や問題点を客観的に示すことで，次の活動に生かせるというメリットも生まれる．

最近，それらを「データヘルス計画」に蓄積し，企業の健保組合や自治体の国民健康保険といった保険者と健診・人間ドック機関が共有しながら効果的な方法・体制を抽出することで，健診・ドック受診後の特定保健指導の実施率を大幅に向上させた優良事例も出ており，健康増進活動の質向上に寄与することが期待されている．保険者や健診・人間ドック機関からは「データヘルス計画」を通じた取り組みで，「健康教育や保健指導に使う教材や記録様式，指導方法をブラッシュアップできた」，「実際の取組事例を通じて知識が得られた」といった意見が挙がっており，スキルアップにも有用であることがうかがえる．

一方,「地域・職域連携推進ガイドライン - 改訂版 - (2019年)」[8] では,働き盛り世代へのアプローチ・ルートの拡大のための地域・職域の連携を推奨している. 福島県では2018年より,保健所と健診・ドック機関,事業所が連携して,働き盛り世代のメタボリック・シンドローム,高血圧という健康課題の解決に向けて施策をスタートした. 毎年の職場健診で事業所との関係がある健診・ドック機関や健康経営アドバイザー[9] が起点となり,経営者に健康増進活動の必要性を提示した上で,保健所や地域の関係機関が健康経営の取り組みを支援するというやり方である. このような地域の社会資源の協働によって,事業所の社員のメタボの減少というアウトカムを達成した[10].

## 2. 健康増進活動のバトンをつなぐ「データヘルス計画」

健康寿命の延伸という視点では,働き盛り世代から高齢世代へ健康増進活動のバトンをつなぐことも大切である. 現行制度下では退職後,地域に戻った際に特定健診の受診率が大幅に下がる構造となっているが,生活習慣病が重症化する時期とも重なることから,健康管理活動を低下させない取り組みが必要だ.

自治体を対象とした研究[11] では,企業や健保組合に対して働き盛り世代の健診・保健指導の受診状況の共有や地域保健活動の周知を要望していることが示された. そこで,複数の健保組合の共同事業[12] では,社員の居住市町村の地域保健のメニューを退職前に周知し,健康管理の継続を促すリーフレットを自治体と共に作成した. その雛形は全国の自治体,健保組合等で活用できるよう,データヘルス・ポータルサイト上で公開している.

2024年度にスタートした「第3期データヘルス計画」では,標準化を先行してきた健康保険組合に加えて,国民健康保険,後期高齢者医療など全国の医療保険者で「計画様式」,「評価指標」,「保健事業」の標準化を進めることとなった[13,14]. 標準的な「計画様式」は,職場・地域の健康課題をより明確にし,対策を立てやすくなる. 共通の「評価指標」の導入により,健診・人間ドックを起点とした保健事業のPDCAサイクルの進捗や効果を客観的に捉えやすい. そして,効果的な知見を抽出及び共有することで,健康課題を解決する「標準予防」を実現することが可能となる．国民皆保険制度に導入された「データヘルス計画」は，今後，職場・地域の健康増進活動のプラットフォームとしての活用が期待される．

■文献

1）厚生労働省. 医療制度構造改革試案. 2005 年 10 月 https://www.mhlw.go.jp/topics/2005/10/tp1019-1c.html
2）政府・与党医療改革協議会. 医療制度改革大綱. 2005 年 12 月 https://www.mhlw.go.jp/bunya/shakaihosho/iryouseido01/pdf/taikou.pdf
3）厚生労働省. 高齢者の医療の確保に関する法律. 2006 年 6 月 https://www.mhlw.go.jp/bunya/shakaihosho/iryouseido01/pdf/hoken83b.pdf
4）内閣府. 日本再興戦略. 2013 年 6 月 https://www.kantei.go.jp/jp/singi/keizaisaisei/pdf/saikou_jpn.pdf
5）内閣府. 経済財政運営と改革の基本方針 2016. 2016 年 6 月 https://www5.cao.go.jp/keizai-shimon/kaigi/cabinet/2016/2016_basicpolicies_ja.pdf
6）古井祐司, 他. 中小企業における労働生産性の損失とその影響要因. 日本労働研究雑誌. 2018; 695: 49-61.
7）データヘルス計画を標準化 保健事業が比較可能に 都道府県の市町村支援 WS 開催. 国保新聞, 2021.4.1 https://ifi.u-tokyo.ac.jp/wp/wp-content/uploads/2021/04/dh_210401kokuho.pdf
8）厚生労働省. 地域・職域連携推進ガイドライン - 改訂版 -. 2019 年 9 月 https://www.mhlw.go.jp/content/000551063.pdf
9）東京商工会議所. 健康経営アドバイザー. 2016 年 https://www.tokyo-cci.or.jp/kenkokeiei-club/03/
10）村松賢治, 他.『元気で働く職場』応援事業から見えた効果. 第 77 回日本公衆衛生学会総会抄録集. 2018. 65: 115.
11）小池創一, 他. 定年退職等により新たに国民健康保険の被保険者になった者の特徴および国保連が行う保険者支援に関する実態調査. 厚生の指標. 2019; 66: 1-7.
12）厚生労働省. 平成 30 年度高齢者医療運営円滑化等補助金における「レセプト・健診情報等を活用したデータヘルスの推進事業」. 2019 年 8 月
13）厚生労働省. 国民健康保険保健事業の実施計画（データヘルス計画）策定の手引き. 2023 年 5 月
14）厚生労働省, 健康保険組合連合会. データヘルス計画作成の手引き（第 3 期改訂版）. 2023 年 6 月

〈古井祐司　中尾杏子〉

# 8 ストレスチェック制度

労働安全衛生法（安衛法）の改正により 2015 年 12 月，定期健康診断とは別に心の健康に関する「ストレスチェック健診」が始まった．本制度は，労働者を対象にメンタルヘルス不調者の発症を予防（一次予防）することを目的に自記式評価票を用いたストレスチェックを行い，ストレスへの気づきを促し，その程度を評価し，高ストレスと判断された労働者からの申し出を受けて，医師による面接指導を行い，さらに職域の集団分析を行う．その結果からそれぞれの就業場所の変更，労働時間の短縮，時間外労働の制限，深夜業の回数制限などの事後措置を行うとともに 10 名以上の職場では，職場ストレスの程度を評価して，その職場全体のメンタルヘルス改善を目指す制度である．

現在のところ罰則規定はないが，安衛法に基づく法律であるので産業医が専任されている 50 人以上の職場では本制度が義務づけられている．なお，本制度では一般健診と同様に最低 1 年に 1 回は行い，高ストレス者の数や面接指導の結果などを労働基準監督署に報告しなければならない[1~4]．

本稿では，この制度成立の背景，枠組み，今後の課題などについて簡単に述べる．

## A ストレスチェック制度成立の背景

わが国では心の病によって，休職している人，仕事に支障がある人が 1990 年代後半から急激に増加した．特に，職場の人間関係，仕事の量・質の変化がストレスとなって悩んでいる労働者は，この 25 年余り継続して 6 割以上になっており，身体疾患で悩む人を超えている．そして，臨床の現場では，適応障害やうつ病の人が増えて，休職する人の増加や企業の生産性低下などが問題になっている．実際，高血圧，糖尿病，心筋梗塞，脳卒中などの身体疾患による労災認定者はほぼ一定数で変化していないが，精神障害等で労災申請をする人や労災認定される人は，右肩上がりに増加傾向を示している．

1998年，わが国の完全失業率はアジア通貨危機など経済不況の影響を受けて大企業の倒産が続いたこともあり，大幅に上昇した．この年には自殺者が前年に比べて8千人余り増えて3万人を超えた．当時は，蓄積疲労から過労，過労自殺などの社会医学用語もできた時期である．また，わが国の産業構造が第一次，第二次産業から第三次産業中心へと転換した時期でもある．そして，裁量労働制の導入，ICT（情報通信技術）革命が起こった．また規制緩和により非正規雇用社員が大幅に増加し，特に若い労働者のなかには職場への従属意識が低い人が増加して，労働観にも変化が起こってきたと思われる．ところで，うつ状態・うつ病などの最悪の結果は自殺であるが，増加した自殺者の多くは，働き盛りの男性であり，わが国の社会や経済にとっても大きな損失となった．その後もリーマンショックなどの経済不況が続いたこともあって，14年間連続して年間3万人以上の自殺者が続いた．増加した自殺に対しては様々な取り組みがなされ，自殺対策基本法なども制定されて年間2万人台に減少したが，いまだに交通事故による死者数の6倍程度の状況が続いており，自殺対策は，新型コロナウイルス感染症流行による影響もあり，社会的にも大きな課題である．特に，自殺者の半数は健康問題による自殺であり，その半数はうつ病であるため，精神科医にとっては，うつ病の早期発見，早期介入は重要な課題である．また，自殺者全体のおよそ4割は勤労者であり，職場における自殺対策も重要である．

このような背景から，労働者のメンタルヘルス対策は，様々な方策がとられてきた．たとえば，大企業では健診項目の中に精神疾患を見出すための問診が入れられたり，厚生労働省も「心の健康問題により休業した労働者の職場復帰支援の手引き（2004年，2009年改訂）」を作成したり，「長時間労働に対する面接指導制度」を設けた．また4つのケアを含む「労働者の心の健康の保持増進のための指針（2006年3月31日健康保持増進のための指針公示第3号）」，さらに労働時間とは関係なくパワーハラスメントやセクシャルハラスメントに対する罰則規定を強化した「心理的負荷による精神障害の労災認定基準の改訂（2011年12月）」も行った．このように企業側にとっても安全配慮義務の観点からメンタルヘルス対策の必要性が高まり，長い間，健診の中に精神的不調者を早期に見出し，対応する方法が議論されてきた．そこで自殺対策と関連づけて2010年には内閣府を中心に精神的不調者，特にうつ病の早期発見を目的とした議論が進められていたが，精神疾患に対する偏見が強く，職場の中で精神疾患を早期発見することに対する抵抗が強く，「精神的健康に着目した職場のリスク評価」という一次予防を目的とした法案が取りまとめられたが，民主党から自民党に政権が交代して，一旦本法案は廃案となった．しかし，すぐに厚生労働省から再提出され，その枠組みは前政権と同様に長時間労働に対する面接指導と同じ枠組みになった 図1 [1~4]．そして，本制度は明確にストレスの気づきを目的とした一次予防を目指したもので，57項目からなる職業性ストレス簡易調査票を基本と

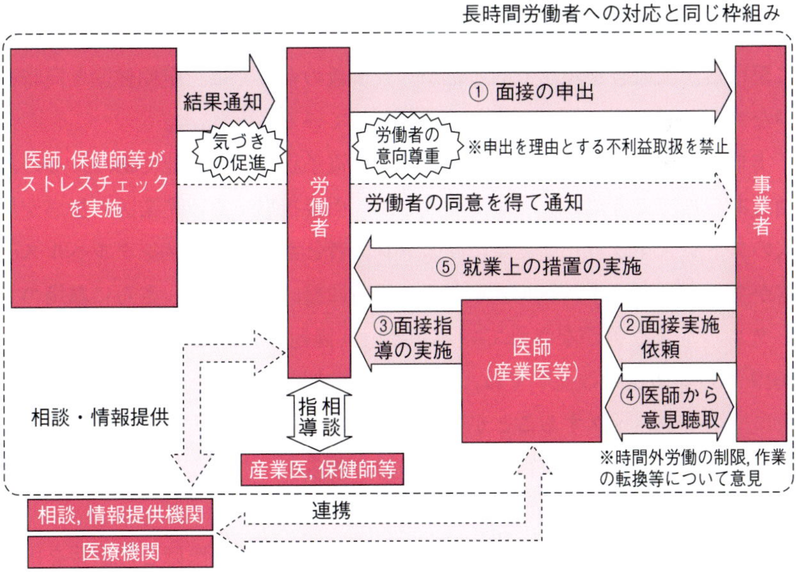


図1 ストレスチェック制度の流れ

したストレスチェック項目を用いることになったが，ストレスによる，①心身の反応だけでなく，②上司や同僚の支援の有無，③仕事の量や質，裁量権の有無など仕事のストレス要因を含めた3項目が入ったものをストレスチェック項目とすることになった．現在は，80項目とした，より細かな項目を加えたストレスチェックが推奨されている[5]．そして，個人のストレスの程度を把握し，高ストレス者には医師による面接指導という事後措置がされることになった．さらにある一定の数の労働者がいる職場では職場全体のストレス度を評価して職場のメンタルヘルス改善を目指す法案となった．繰り返すが，本制度はストレスチェックおよび面接指導の実施，その後の対応を含めた法律全体を指している．

## B ストレスチェック制度の実際と課題

健診には，現在，ストレスチェック健診の他に3種類，すなわち安衛法による定期健診，長時間労働者に対する面接指導，高齢者医療確保法による特定健診（メタボ健診）があるが，これまでの定期健診でさえ健診率100%ではなかったので，本健診の健診率が向上し，真に職場のメンタルヘルス改善に繋げるかは大きな課題であったが，大多数の企業では，定期健診と同時に少なくとも個人のストレスチェックはされている[5]．

実務的にはストレスチェックそのものは電子媒体でも可能であり，その評価もある程度できていると考えられるが，面接指導による産業医の指導が個人のストレスを改善し，実際に高ストレス者とされた人のメンタルヘルス改善ができて，メンタルヘルス不調者の予防に繋げているか，さらに職場のメンタルヘルス改善がなされているかという課題は依然として残っている．2019年の安衛法の改正[6]では，産業医面談結果による企業側の対応を産業医にフィードバックすることが明記されたが，まだまだ実行されていないのが実情である．そもそも精神疾患が予防できるか，そのようなエビデンスがあるかということも提起されている．

本制度がより成果を上げるためには，高ストレス者が医師との面接を円滑に申し出できる環境づくりがなされ，適切な時期，内容がある面接指導ができるかが重要である．そのためには，職場の実情を把握した産業医が必要な精神医学の知識を十分持って面接指導を行い，それぞれの職場の実情に合わせた対応をしなければならない．本制度が施行されてほぼ10年が経過して，中小企業を含めてもほとんどの企業でストレスチェックがなされて，個人への対応は，地域産業保健センターやEAP機関の関与などにより，かなり積極的にできてきたが，職場全体の評価を行って，職場ストレスを軽減できたという成果は未だに報告されていない．

ストレスチェックによって，ある職場で高ストレス者が多くを占めていた場合，面接指導を希望する労働者はかなり多くなる可能性がある．その際の産業医の負担増や逆に申し出をする高ストレス者が少ない場合は，ストレスチェック項目が十分なものかを吟味する必要がある．

本制度には多くの課題があるが，実際にストレスチェックを行って，その結果から職場のメンタルヘルス不調者を減少させる方策を見つけ，そのような好事例を各企業で共有していくことが本制度を円滑に運用する上では重要になると思われる．

## おわりに

ストレスチェック制度が円滑に運用されるためには，産業医が精神医学への理解をより深め，産業医と治療者との連携を図ることが必要と思われる．その前段階として，企業経営者は精神疾患に対する偏見を持たず，本制度の目的を十分理解して，企業で本制度に取り組むことを労働者に宣言する必要がある．

2018年には労働基準法，労働安全衛生法，労働時間などの設定の改善に関する特別措置法，じん肺法，雇用対策法，労働契約法，短時間労働者の雇用管理の改善等に関する法律，労働者派遣事業の適正な運営の確保及び派遣労働者の保護等に関する法律など計8本のわが国の労働法をまとめて改正したいわゆる「働き方改革一括法」や，2017年から始まった経済産業省の優良な健康経営を実践している企業を評価する「法人健康経営優良法人認定制度」などとも相まって，職場のメンタルヘルスへの対策がさらに強化された．そして，ストレスチェック制度も安衛法の一部であるため，これらの施策に含まれることになった．

また，2019 年 12 月頃から始まった新型コロナウイルス感染症の流行は，テレワーク，在宅勤務や時差出勤などが職種によっては推奨されており，新型コロナウイルス感染症が 2 類から 5 類へと移行した後も，労働者の働き方には多様な変化が起こり，新たなメンタルヘルス対策の課題もでてきている．したがって，今後は，ストレスチェックの方法自体も多様な方法を模索しなければならなくなっているのではないかと思われる．

## ■文献

1）厚生労働省. ストレスチェック制度導入マニュアル 2015. http:// www.mhlw.go.jp/bunya /roudoukijun/anzeneisei12/pdf/150709-1.pdf

2）ストレスチェック等を行う医師や保健師等に対する研修事業, ストレスチェック制度に関するマニュアル作成委員会. 労働安全衛生法に基づくストレスチェック制度実施マニュアル. 厚生労働省労働基準局安全衛生部労働衛生課産業保健支援室: 2015. p.31.

3）改正労働安全衛生法に基づく「ストレスチェック制度」の具体的な運用方法を定めた省令. http://www.mhlw.go.jp/stf/houdou/000082587.html

4）労働安全衛生法の一部を改正する法律の施行に伴う厚生労働省令の整備に関する省令. 厚生労働省; 2015. https://www.mhlw.go.jp/file/06-Seisakujouhou-11300000-Roudoukijunkyokuanzeneiseibu/0000181835.pdf

5）厚生労働省. ストレスチェック制度の効果的な実施と活用に向けて. 2022 年 3 月. https://www.mhlw.go.jp/content/000917251.pdf

6）働き方改革関連法による「産業医・産業保健機能」強化（厚生労働省，2019 年 3 月発表の資料）働き方改革〜一億総活躍社会の実現に向けて〜. https://www.mhlw.go.jp/content/000474499.pdf

〈中村　純〉

# 9 歯科健診（検診）の現状と目標

## A わが国の歯科健診（検診）体制について

わが国の歯科健診（検診）の体制を表1に示す．歯科健診（検診）で義務づけられているのは，母子保健法に基づく1歳6ヵ月並びに3歳児，学校保健安全法に基づく幼稚園児並びに小中高等学校の児童生徒，労働安全衛生法に基づき塩酸・硫酸・硝酸などを取り扱う労働者に限られており，歯科の場合は医科と違って職域での健診の義務づけはない．成人期以降の歯科検診については，歯周病予防を中心に健康増進法で定められた歯周疾患検診として，20歳，30歳，40歳，50歳，60歳，70歳といった区切りで自治体により実施されている．高齢期については，後期高齢者医療の保険者に対する歯科健診を保険者である広域連合が補助事業という形で行っている．成人期以降，歯周病を有する者の割合が高いにもかかわらず，一部を除き職域での歯科健診がなく，受診率が低いことが，わが国の歯科健診の大きな課題である．就労世代の歯科口腔保健の推進を図るため，効果的な歯科健診・受診勧奨の方法の確立が急務となっている．

## B 歯周疾患検診の現状

歯の喪失防止を目的として，1995年度から老人保健事業に基づく総合健康診査の一つとして歯周疾患検診が導入され，2000年度からは40歳および50歳を対象に開始された．その後，2004年度からは対象者が60歳及び70歳にも拡大された．2008年度からは，健康増進事業の一環として実施されており，2024年度からは，対象者が20歳，30歳にも拡大されている．

健康増進法に基づく歯周疾患検診の実施主体は市町村であるが，令和4年度のデータでは，全国1,737の市町村のうち1,417の市町村で実施されてお

表1 各ライフステージにおける現行の歯科健診（検診）の体制

| | 健診（検診） | 根拠法 | 実施主体 | 対象年齢 | 備考 |
|---|---|---|---|---|---|
| 乳幼児 | 乳幼児歯科健診 | 母子保健法 | 市町村 | 1歳6ヵ月・3歳 | ◆市町村が実施義務を負う |
| 児童・生徒等 | 学校歯科健診 | 学校保健安全法 | 学校<br>※保育所等の児童福祉施設は，児童福祉法に基づき，学校保健安全法に準じた健診を行う． | 毎学年実施 | ◆学校が実施義務を負う<br>（※大学を除く） |
| ～74歳 | 歯周疾患検診 | 健康増進法 | 市町村 | 20，30，40，50，60，70歳 | ◆健康増進法に基づく健康増進事業として市町村が実施する<br>◆「歯周病検診マニュアル2015」を参考に実施 |
| ～74歳 | 労働安全衛生法に基づく歯科特殊健診 | 労働安全衛生法 | 事業者 | 塩酸・硫酸・硝酸等を取り扱う労働者 | ◆事業者が実施義務を負う |
| 75歳以上 | 後期高齢者医療の被保険者に係る歯科健診 | 高齢者の医療の確保に関する法律 | 後期高齢者医療広域連合 | 後期高齢者 | ◆後期高齢者医療制度事業費補助金等の補助メニューである<br>◆「後期高齢者を対象とした歯科健診マニュアル」（2018年）を参考に実施 |

り，実施率は81.6%となっている[1] 図1．都道府県別に実施市町村割合をみると地域格差が認められ，低い県では46.2%となっている一方で，宮城県，栃木県など14の府県で100.0%となっている 図2．

このように歯周疾患検診を実施している市町村の割合がかなり高い一方で，対象となる人の受診率は，令和4年度のデータで全国平均の推計が5.2%となっている．一番高い香川県でも13.4%，低い県では1%台となっており，地域格差とともに，受診率は非常に低い 図3．

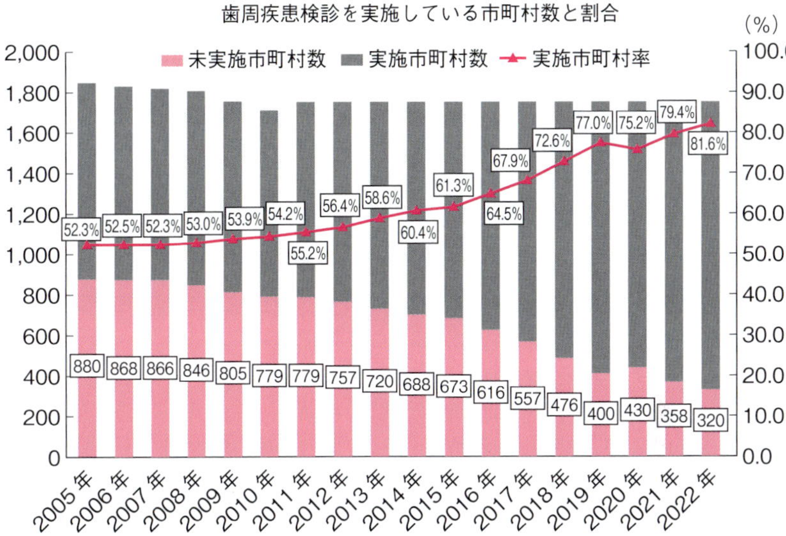


図1　歯周疾患検診の実施状況
〔地域保健・老人保健事業報告（平成17年～平成19年），地域保健・健康増進事業報告（平成20年～令和4年）より〕

詳細なデータが示されている直近の2021年度のデータを詳しくみると，歯周疾患検診受診者のうち要精密検査者の割合は全国で66.7%で，年齢が高くなるにつれて割合が高くなる傾向であった．また，要精密検査と判定された者のうち実際に要精密検査を受けた者は，約40%で，がん検診の精密検査受診率が70%を超えることと比較するとかなり低い結果である 図4．

最大の問題は，実施主体の自治体が要精密検査と判定された人がその後どうなったかを十分に把握していないことであり 図5，検診の精度管理が重要となってくる．

自治体が行う歯周疾患検診の受診率は5%程度であるが，国が5年に1度行っている「歯科疾患実態調査」の2022年度の結果では，この1年間に歯科検診を受けたと回答した人は58.0%であった．ほとんどの年齢層で男性より女性のほうが受けた割合が高く，男性では特に30歳から50歳未満の年齢階級で低い傾向にあるという問題点も指摘されている．

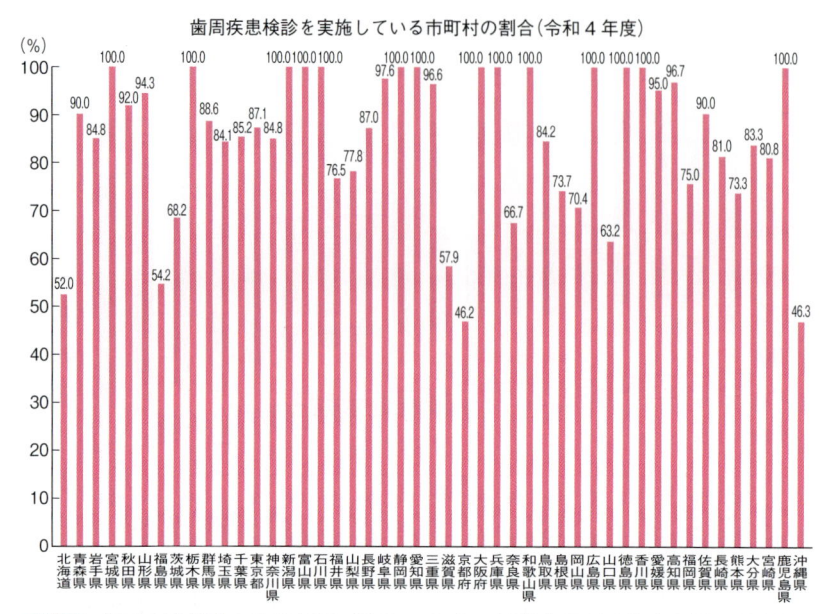


図2 歯周疾患検診の実施状況（令和4年度 / 都道府県別実施市町村の割合）
（令和4年度地域保健・健康増進事業報告より）

## C 国の政策における歯科健診（検診）の位置づけ

「経済財政運営と改革の基本方針」いわゆる「骨太の方針」は，国の政策や翌年度の予算編成の基本的な方向性を示している．この「骨太の方針2024」において，「生涯を通じた歯科健診（いわゆる国民皆歯科健診）に向けた具体的な取組の推進」が明確に記載されている．この方針を受け，国民皆歯科健診を推進するための事業が予算化されている．その一つの例が，前述した歯周疾患検診の対象年齢の拡大に係る予算措置である．その他，歯科疾患のリスク評価が可能なスクリーニングツール（簡易検査キットや診断アプリ等）の開発等にも予算措置が行われており，歯科健診の推進は，国の施策として明確に位置づけられている．

一方，2011年に施行された「歯科口腔保健の推進に関する法律」の第12条の第1項において，厚生労働大臣は歯・口腔保健の推進に関する基本的事

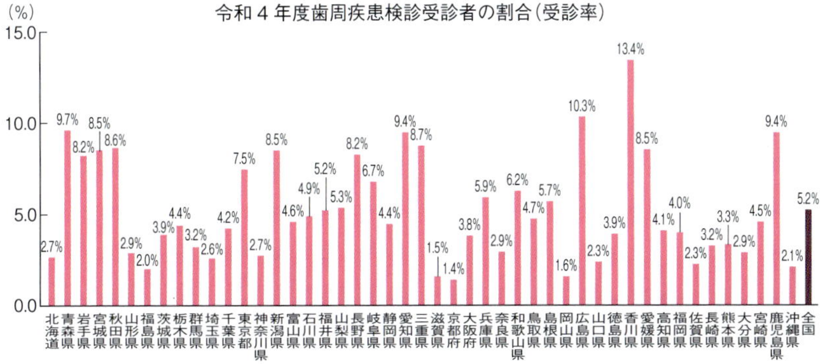


$$\text{歯周疾患検診受診者の割合}=\frac{\text{(40,50,60,70 歳の歯周疾患検診受診者数)}}{\text{(40,50,60,70 歳の推定人口)}}$$

<歯周疾患検診受診者数>　令和４年度地域保健・健康増進事業報告
<人口推計から算出した「人口の推計値に基づく受診割合」>

ステップ 1：人口推計より，40～44, 50～54, 60～64, 70～74 歳における 40, 50, 60, 70 歳の人口割合をそれぞれ算出

ステップ 2：「住民基本台帳に基づく人口，人口動態および世帯数の５歳刻みの人口データに対してステップ１で求めた割合をかけることで，各年齢の推定人口を求める．

ステップ 3：各年齢における歯周疾患検診受診者数（地域保健・健康増進事業報告）を，各年齢の推計人口で割ることで，人口の推計値に基づく受診割合を算出

引用：矢田部尚子，古田美智子，竹内研時，他．歯周疾患検診の推定受診率とその地域差に関する検討 口腔衛生会誌．2018; 68:92-100.

図３　歯周疾患検診の実施状況（令和４年度 / 都道府県別歯周疾患検診受診者の割合）
（令和４年度地域保健・健康増進事業報告より）

項を定めることとしている．

2024 年度から 2035 年度までの 12 年間の「歯科口腔保健施策の推進に関する基本的事項」（第２次）は，「歯・口腔の健康づくりプラン」として，歯科口腔保健に関する国及び地方公共団体の施策を総合的に推進するための基本的事項[2]を定めることになっており，国の目標の一つとして「歯科検診の受診者の増加」が掲げられており，国全体として歯科健診の更なる充実という大きな目標に向かっている．

## D 全身の健康と口腔の健康の関連性について

口腔の健康と全身の健康の関連性については，口腔衛生状態と誤嚥性肺炎や歯周疾患と糖尿病等の基礎疾患の関係性が指摘されている．また，高齢者の残存歯数と４年後の要介護状態の発生リスクについて調べた研究でも，ま

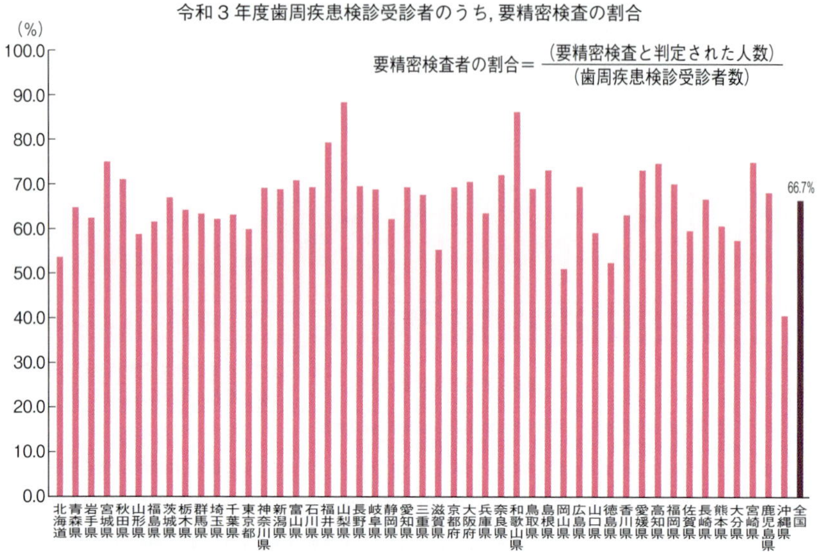


図 4　要精密検査者の割合（令和３年度）
（令和 4 年度地域保健・健康増進事業報告より）

た，自分の歯が 19 本以下だった人は 20 本以上あった人に比べ 4 年後に要介護状態になるリスクが 1.21 倍高かったという結果も示されている[3]．

国が策定する「健康寿命延伸プラン」[4] においても「歯周病等の対策の強化」が掲げられており，健康寿命の延伸に向けて歯科分野からどのような形で寄与できるのかが，非常に重要であり，歯・口腔の健康づくりの取組をさらに強化していくことが求められる．

## おわりに

人生 100 年時代を迎え，国民が健康で生き生きと暮らすことができる健康長寿社会の実現が望まれている．より長く元気に暮らしていくための基盤として，健康の重要性はより高まってきている．歯・口腔の健康は，全身の健康に重要な役割を果たしているとともに，食事をする機能とその喜びや会話の楽しさを保つ上で重要であり，社会生活の質の向上に大きく寄与すること

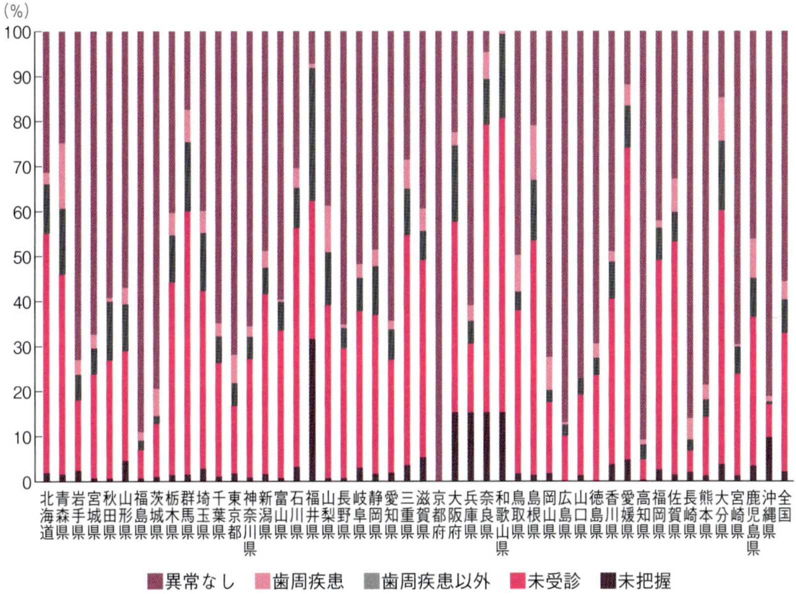


図5 要精密検査者の検査結果（令和３年度）
（令和４年度地域保健・健康増進事業報告より）

がわかってきた.

「国民皆歯科健診」の目的は，単に国民の歯科健診（検診）の機会を増やし，受診率を100％とすることではない．国民が生涯を通じて切れ目のない歯科健診を受診し，その結果，国民が自分の口腔内に関心をもち，必要な場合は適切な歯科医療を受診し，自律的な予防方法を身につけることであり，ひいては健康寿命の延伸に寄与することであろう.

## 文献


1）政府統計の総合窓口. 令和4年度地域保健・健康増進事業報告. https://www.e-stat.go.jp/stat-search/files?page=1&layout=datalist&toukei=00450025&tstat=000001030884&cycle=8&tclass1=000001216080&tclass2=000001216085&tclass3=000001216086&tclass4val=0

2）厚生労働省. 歯科口腔保健の推進に関する基本的事項の全部を改正する件（令和5年厚生労働省告示289号）. https://www.mhlw.go.jp/

content/001154213.pdf
3) Aida J, Kondo K, Hirai H, et al. Association between dental status and incident disability in an older Japanese population. J Am Geriatr Soc. 2012; 60: 338-43.
4) 厚生労働省. 第 2 回 2040 年を展望した社会保障・働き方改革本部 資料 1. 2040 年を展望した社会保障・働き方改革本部のとりまとめについて. https://www.mhlw.go.jp/content/12601000/000513520.pdf

〈田口円裕〉

# 10 学校保健の現状と課題

わが国における健康診断に関する保健事業は，母子保健，学校保健，産業保健，そして地域保健の4種類に分けられる．地域や職域で行われている健診や検診は，疾病の早期発見と早期治療を目的とした二次予防である．学校における健康診断も広い意味では二次予防である．学校における健康診断は，学校教育法第12条と学校保健安全法第1条と第13条に明記されている．学校における健康診断の目的は他の健診と異なり，①学校生活を送るに当たり支障があるかどうかについて，疾病をスクリーニングし健康状態を把握する，②学校における健康課題を明らかにして，健康教育に役立てる，こととされている．つまり，個人の疾病を早期に発見し予防・治療することが主ではなく，学校生活が送れる状態であるか否かを判断することが主な目的である．

児童生徒を対象とした定期健康診断の項目は学校保健安全法施行規則に規定されている 表1 ．毎年，定められた項目を6月30日までに実施することとされている．専門的な項目が含まれているため，多くの学校では内科・

表1 児童生徒に対する学校定期健康診断の必須項目（2023年時点）

1）身長及び体重
2）栄養状態
3）脊柱及び胸郭の疾病及び異常の有無並びに四肢の状態
4）視力及び聴力
5）目の疾病及び異常の有無
6）耳鼻咽喉科疾患及び皮膚疾患の有無
7）歯及び口腔の疾病及び異常の有無
8）結核の有無
9）心臓の疾病及び異常の有無
10）尿
11）その他の疾病及び異常の有無

小児科医，耳鼻咽喉科医，眼科医が学校医として就任している．運動器検診が加わったことから整形外科医が関与している学校もある．検査としては，尿の検査と心臓検診がある．尿の検査は毎年全学年に実施されているが，心臓検診は小学校 1 年，中学 1 年，高校 1 年生が義務化されている．

学校保健安全法では，第 15 条に学校の設置者は教職員の健康診断を行わなければならないことが規定されており，また同法施行規則第 22 条に，学校医が行う業務のひとつとして，（市町村の教育委員会または）学校の設置者の求めに応じて教職員の健康診断に従事することが規定されている．一方，労働安全衛生法においては，常時 50 人以上の労働者を使用する事業場は産業医を配置することが義務付けられており，学校も同法上の事業場にあたるため，教職員が 50 人以上の学校は産業医の配置が義務となっており，産業医が教職員の健康管理を行うことになる．しかし，49 名以下の学校ではその義務はないことになる．

現状の学校医の勤務状況をみると，地域における医師数の偏在と専門医の偏在がある 表 2 ．内科・小児科医師は，概ね一人 1 校の学校を担っている

**表 2　学校医一人当たりの受け持ち学校数と児童生徒数（日本医師会調査．2018）**

| 専門科目 | 集計項目 | 平均値 | 中央値 | 最大値 | 最小値 |
|---|---|---|---|---|---|
| 内科<br>小児科 | 学校医一人当たりの受け持っている学校数 | 1.8 | 1 | 17 | 1 |
| | 学校医一人当たりの受け持っている児童生徒数 | 549.5 | 455 | 3,262 | 18 |
| 眼科 | 学校医一人当たりの受け持っている学校数 | 5.8 | 5 | 39 | 1 |
| | 学校医一人当たりの受け持っている児童生徒数 | 1,790.3 | 1,587 | 7,219 | 30 |
| 耳鼻<br>咽喉科 | 学校医一人当たりの受け持っている学校数 | 6.9 | 5 | 33 | 1 |
| | 学校医一人当たりの受け持っている児童生徒数 | 2,047.5 | 1,752 | 16,047 | 20 |

が，眼科や耳鼻咽喉科校医は，複数校を兼任している．

眼科学校医，耳鼻咽喉科学校医の地域偏在を確認するため，日本眼科医会A会員数，日本臨床耳鼻咽喉科医会A会員数と各都道府県の小中学校数との割合を算出した．眼科医の場合，学校数/A会員の全国平均は5.21校，最小値2.74校，最大値13.10校であった．A会員とB会員を加えた場合は，全国平均が2.41校，最小値1.09校，最大値5.34校で都道府県間に大きな差がみられた．耳鼻咽喉科医では，学校数/A会員数の全国平均は7.67校，最小値4.19校，最大値16.74校，A会員とB会員を加えた場合は，平均値が4.64校，最小値2.44校，最大値12.63校で，都道府県間においても大きな差がみられた 表3 ．

学校健康診断における課題は山積している．学校医の成り手不足，学校医報酬の格差，学校健診項目や時期の見直し，健康診断の精度管理，健診陽性者の二次健診受診率の低さ，脱衣等の健診時の環境整備，メンタルヘルス対策，検診結果のデータ管理，健診結果に基づく健康教育，特別支援教育や医療的ケア児への対応，小児生活習慣病予防健診，49名以下の学校における教職員の健康管理等である．

学校医報酬は概して産業医の契約等に比して低いと思われる．さらに，本来の診療以外の時間に学校医業務を行う負担感や責任感の重さが学校医の就業を妨げている．現在の学校医は，“医療者の献身的な努力”という精神論

表3 耳鼻咽喉科医と眼科医と学校数の比

| | 日本眼科医会<br>会員一人当たりの学校数 | | 日本臨床耳鼻咽喉科医会<br>会員一人当たりの学校数 | |
|---|---|---|---|---|
| | 学校総数<br>/A会員 | 学校総数<br>/A+B会員 | 学校総数<br>/A会員 | 学校総数<br>/A+B会員 |
| 全国平均 | 5.21 | 2.41 | 7.67 | 4.64 |
| 最少<br>都道府県 | 2.74 | 1.09 | 4.19 | 2.44 |
| 最大<br>都道府県 | 13.10 | 5.34 | 16.74 | 12.63 |

JCOPY 498-01219

で何とか支えられている状態に近いと考えられる．そのためには報酬だけでなく，学校医の負担感の軽減や学校医を担う意欲が向上する取組みが必要となる．学校医の負担の軽減には，「チームとしての学校」の管理体制を整備し学校医が全体を俯瞰し，養護教諭や学校における看護師，スクールソーシャルワーカー，スクールカウンセラー等と連携する体制が望ましい．学校医が多くの実務を行うのではなく全体を俯瞰して関係者に適切な指示を与えるシステムが望ましい．学校医の意欲を向上させるために，日本医師会では，令和6年5月に，学校医の業務内容や社会的必要意義を記した冊子「学校医のすすめ～そうだったのか学校医」を発刊した．

心臓検診や尿の検査，運動器検診等で指摘された有所見者の二次検診受診率が低いことが以前より指摘されている．心臓検診は比較的高い受診率であるのは，保護者が「心臓の異常は早期に解決する必要がある」という印象を持っているためと思われるが，それ以外の検診結果には，さほど危機感を持っていないように思われる．養護教諭による受診勧奨を進めるとともに健康教育等で，早期の受診が有益であることを啓発していくことが重要である．

小児生活習慣病予防健診は，多くの自治体で実施されているが実施内容は統一されていない．対象学年を全員採血する健診，肥満度や成長曲線を参照し，リスクが高い児童生徒を二次検査として採血などを行う健診などである．また，健康教育や情報の利活用にも自治体ごとに差がある．その理由は，小児生活習慣病予防健診が学校保健安全法に基づいたものではないからである．生活習慣病予防のために早期介入する重要性は以前から指摘されており，心臓検診や尿の検査のように全国統一したプロトコールで法に基づいた健診として実施されることが望ましい．

学校における健康診断の精度管理には，一次検診と二次検診，最終結果を検討し偽陽性，偽陰性の割合を分析する手法と各項目の有所見率を自治体ごとに開示し比較することで，過剰判定しているか見落としているかを判断する手法がある．しかし，学校健康診断情報を教育委員会と医師会が共有できていない地域がある．また，各自治体の検診結果を集計し開示するシステムになっていないため精度管理が組織的に行われていない．これらの精度管理を行うには，健診情報のデジタル化が必要である．心臓検診や小児生活習慣病予防健診等，全ての健診データをデジタル化し，Personal Health Record（PHR）として乳幼児期から成人期まで一元的に管理できるようになれば，ヘルスリテラシーの向上に大きく寄与できる．

近年，いじめや自殺，不登校，オーバードーズ等の問題行動が増加している．現在の学校健康診断の項目にはメンタルに関する項目が含まれていない．事案が発生してから対応したのでは後手に回るだけでなく予防ができない．事前に児童生徒のメンタルの不調を発見する体制が望まれる．身体所見が中心となっている現行の学校健康診断の項目は，社会情勢や社会環境に応じて見直していく必要がある．また，問題行動を予防したり，発生した場合の体制整備も考慮しなければならない．発達障害等配慮を要する児童生徒が増加しているが，個別最適な学びを実践するためには，それに対応できる教職員の能力の向上とマンパワーの充実が必須である．一般校における医療的ケア児の通学も増えているがそれを支援する体制整備を充実させなければ保護者の負担は軽減できない．

学校教職員は，上記の児童生徒の対応以外に，安全管理や自己研修等により過剰労働の傾向があり，他職種に比して精神疾患の罹患率が高く休業率も高い傾向が続いている．教職員の健康管理ができなければ，児童生徒への教育もままならない．49名以下の学校においても教育委員会が派遣する等，産業医の配置による健康管理体制を充実させる必要がある．

学校保健というと，児童生徒に目が行きがちだが，「チームとしての学校」を構成するすべての関係者の健康管理を学校医は学校と連携し総合的に担っていく必要がある．

〈松本吉郎〉

# 11 航空身体検査

航空身体検査という概念は，航空機の登場とともに始まっている．

陸海空の交通手段の運用には，操縦する機械やシステムと人との関わりが前提で，操縦する人にも一定の要件が求められる．

## A 航空医学の歴史

人が初めて空を飛んだのは1783年のフランス，いくつかの気球による試行の後に複数の人たちによる有人飛行がなされたとされているが，その時，すでに地上とは違う上空での環境に，体の変化が起こったとの記載がある．さらに，気球による高高度への挑戦が続き，低圧，低酸素等の体験から地上でのシミュレーションを含めた航空医学の研究が始まっている．

その後，飛行船，グライダーの開発を経て，翼の研究とガソリンエンジンの搭載により，1903年12月17日にノースカロライナ州キティホークでライト兄弟による人類初の動力飛行がなされたことはあまりにも有名である．しかし，5年後の1908年には墜落による死亡事故も発生しており，航空医学の重要な分野をなす航空事故調査の歴史の始まりにもなった．

## B 航空身体検査の歴史

ヨーロッパで開発されたブレリオ機，ファルマン機を調査し，日本に持ち帰って初飛行を行ったのは1910年，この第一次世界大戦前の時期（1910年代）に，事故も多発し医学論文の発表や適性検査の必要が叫ばれるようになった．

筆者が知る限り，わが国では1914年に航空身体検査基準が制定されており，「分遣将校ハ，身体強健，視力確実，性質沈着，注意周到ニシテ，決断力ニ富ミ，且ツ，数学及ビ物理学ノオアル者ニシテ，志願ノ者ヨリ選抜ス」

とある.

第一次，第二次世界大戦で航空機は飛躍的に発達したが，敗戦国となった日本では，1951 年の民間航空事業の再開を待つことになる.

1953 年，日本は国際民間航空機関（International Civil Aviation Organization：ICAO）に加盟し，その前年の 1952 年に 航空法と航空身体検査基準を制定した後，1970 年に基準を改正，同年 12 月から航空身体検査証明審査会（以後，審査会：後述）が発足して今日に通ずる制度が確立した.

## C 航空身体検査制度

今日の航空機の発達を待つまでもなく，航空機は自国内だけでなく国際的な移動運送手段で，機械，人を問わずそのためのいかなる保障も各国に共通することが前提で，航空身体検査証明も例外ではない．身体検査は技能の証明に比べるとその即時性から，証明期間は短い間隔に区切られている.

規定はまず，航空法に定められている.

航空法では，航空機に乗り組んで航空業務（自家用を含む）を行う航空機乗組員（以後，乗員）について，第 22，24 条で航空機の種類などによる資格を分けて航空従事者技能証明を有する者とし，第 28，67 条でその全ての者が操縦を行う際には有効期間（第 32 条）付きの航空身体検査証明書を携帯していなければならないとしている．この証明書を発行するために，国土交通大臣（当時は運輸大臣）の認可を受け乗員の検査を行うのが，第 31 条に規定された指定航空身体検査医（以下，指定医）と称される医師である.

法律の組み立ての常として航空法の下に施行規則があり，そのなかに，指定医の職務と，運用に関する記述のほか，「身体検査基準」として適合となる乗員の心身の状態を網羅した基準が別表第 4 に示されている.

この基準は国際基準であるが，あくまで総論を述べるに止まり，年々変化する検査方法や判定の仕方については，別途手引きの役割をなす「航空身体検査マニュアル」（航空局長通達）が用意されている．原則 5 年毎に見直し作業を行い，更に必要に応じて具体的な検査方法や判断の仕方等を知らせる際には，部長，課長通達で通知してこれを補完している.

## D 医師（指定医）の仕事

ここで，航空身体検査の判断の背景に触れる．

診察時には，

①基準，マニュアルへの抵触の有無

②操縦中に起こる急性機能喪失（incapacitation：インキャパシテーション）の除外

③証明の有効期間内に見込まれる心身状態の劣化の評価

が求められる．

このような背景は，第一次，二次予防を担う労働安全衛生法の定期健康診断や特定健康診断，さらには一般的な人間ドックと明らかに目的が異なっている．

最も困難であり，最も重要なのは，②に該当する事態で，例えば心筋梗塞，脳卒中は言うまでもなく，急性狭隅角緑内障や突発性難聴等の感覚器の異常，精神的変調や，内科領域でも腹痛や下痢，結石による痛み等，もし操縦中に発症したら単独飛行では最悪の事態も避けられない急性疾患が該当する．

過去事例から学んでいかに基準・マニュアルの表現に吸収するか，防衛的になり過ぎずに適正な安全基準足りうるか，ここが最も航空身体検査制度に求められるところである．

とはいえ，次の証明申請までの期間の心身の変化は，点に等しい受検時の断面検査だけでは予測できるものではない．そこで③について，法の精神としての大きな前提を指摘しつつ，その運用面で最近とられた対策を紹介する．

航空法第71条には，法の精神として，乗員の心身の状態は自己責任に基づく自己申告を前提にすると述べられている．すなわち，受検者本人である乗員は，検者である指定医に対して有効期間内の出来事を報告するばかりでなく，その有効期間内にあっては，身体検査基準に適合しなくなったときは，航空業務を行ってはならないと明記されている．

操縦しようとする者にとって，これは医学領域の判断でありながらも自ら判断せよということであり，周囲の環境は指定医以外に航空機操縦や航空身体検査を熟知している医師が極めて少ないのが実態であった．そこで当局は，2016年に「航空機乗組員の健康管理に関する基準」という課長通達を発し，大きな旅客機を運航する航空運送事業者に対して，日常の健康管理を担当する「乗員健康管理医」と，その業務に関係する事務方の配置を求め，特に有効期間内の出来事について相談を受けたり，乗務を控えるなどして対応できるよう，点と点を結ぶ線の役割を担うバックアップ体制の運用を開始した．

例えば，このために有効活用が期待される資料の例として，操縦のパフォーマンスへの影響が心配される医薬品や市販薬の通達がある．2023年7月21日に改正された「航空機乗組員の使用する医薬品の取扱いに関する指針」がそれで，これまでも有識者で定期的に見直してきているが，改めて関係者へのいっそうの周知を図ろうとしている．

## E 指定医制度と審査会

指定医になるには，5年間の臨床経験と，国土交通大臣が行う講習会に3年毎に出席することに加えて，同大臣が指定する医療機関（指定医療機関，医師と併せて二重指定と呼んでいる）に所属することが前提となる．厚生労働省で言う施設基準であり，もちろん，感覚器に関わる検査も多く，一部の検査については届け出をすれば他医へ依頼することが可能となっている．

さて，指定医療機関を訪れて航空身体検査を受検した結果，担当する指定医が上述した基準に適合していると判断した場合は，その者に対して航空身体検査証明書を発行しなければならないとされる（法第31条）．一方，基準・マニュアルに抵触するかその可能性があると判断した場合，指定医に証明書を出す権限は一切なく（誤った発行には法149条の罰則規定がある），その都度，国土交通大臣に事由（説明のための検査データであることが多い）を付して提出し審議を仰ぐことになる．

このようにして提出された書類の医学審査を，国土交通大臣に代わって毎月一回行っているのが審査会（従って大臣判定と呼んでいる）である．14

名の委員で構成されており，臨床系の委員は12名，最近の処理件数は年間1,600件に及ぶ（同一人による複数回の申請を含む）．審査会の大臣判定は，見方を変えれば，今日的な産業衛生で言う就労支援に他ならない．審査会で不合格になる率は，世界でほぼ等しく数％である（もちろん，再申請も可能）．

指定医は，そもそも受検者に対しては法定の検査しか行ってはならず，審査会に付議する場合の状況説明に限って，本人の承諾のもといわゆる精密検査を実施することになる．

その結果，審査会では，内容に応じてライセンスの有効期間を短縮したり，次回申請時の追加検査の提出を求めたりしている．

## F 今後の検討課題

以上，空中業務を行う操縦士の心身の評価の歴史と，今日的な方法論を述べたが，まだ多くの問題点もある．

1) わが国は1985年頃より，パイロット数の国際動向やその需給関係を睨み，また高齢化社会，人材活用を視野に，当時の大手航空会社乗員の就業年齢の問題に医学的見地から取り組んできた．当該乗員の年齢上限が60歳未満であった当初より，段階的に引き上げて2004年には65歳とし，2012年には同世代の正副操縦士による乗務（互乗と称する）も可，さらに2015年からは68歳未満に引き上げた．これら世代の乗員を「加齢乗員」と称し，臨床的な追加検査（付加検査）を課して適否の判定に供しており，いわば通達による限定的な対応で今日に至っている．今や，これまでに蓄積したデータの総括と，世界に先駆けて医学的に対応してきた就労年齢に関わる先進的な見解を総括して世界に発信する時期にきている．

2) 航空身体検査基準・マニュアルについて，ICAOに準じた基準の表現はさておき，どのような検査を行って判断するかについて欧米との違いは明らかで，各国の医療文化が反映されていると言わざるを得ない．具体例は多々あるが，例えばOECDの集計をみると，わが国のX線CTやMRIの普及率は，一般臨床検査に近い高い普及率となっており，欧米に比して多用している傾向がある．
国際標準である身体検査と健康診断や国民皆保険制度を背景にした日本人の健康文化の，有機的な結びつきを求めたい．

3）最近の技術的進歩で，ドローンの運航について航空法の改正（法第1条 2021年6月）がなされている．今話題となっている空飛ぶクルマは，人が操縦する可能性も高く航空身体検査の要件も生じうる．人が空中に上がった瞬間から空中意識とその錯覚（空間識失調 Spatial Disorientation：SD）が生じかねず，視覚錯覚や眩暈等の事象を含めて，慎重な検討が求められる．

以上は，著者の見解の一部であるが，今後の民間航空医学の分野が更なる発展を遂げ，より安心，安全な航空移送の実現に貢献していくことを願ってやまない．

〈津久井一平〉

# B

# ガイドラインに準拠した健診結果の読み方と対応

# 1 肥満

## A 肥満に関する健診結果の読み方

### 1. Body mass index

肥満とは「体脂肪組織に脂肪が過剰に蓄積した状態」と定義されるが[1]，日常臨床では体脂肪量を正確にかつ簡便に測定する方法がないため，肥満の判定基準としてわが国をはじめ国際的にBMI〔body mass index，BMI＝体重（kg）/ 身長（$m^2$）〕が用いられている．BMIは体脂肪量，ウエスト周囲長，dual-energy X-ray absorptiometry（DXA）法などの体脂肪指標との間に高い相関を認めるほか，冠動脈疾患や脳血管障害などの肥満に関して発症する健康障害や死亡リスクに関連する．

WHO（World Health Organization）では，BMI 25以上を過体重（overweight），BMI 30以上を肥満（obesity）と定義しているが，日本人では軽度の肥満でも健康障害に繋がりやすいため，日本肥満学会ではBMI 25以上を肥満と定め，25≦BMI＜30を肥満1度とし，BMIがさらに5上がるごとに2度，3度，4度と分類し，BMI≧35（肥満3度以上）を高度肥満と定義している[1]．

医学的に治療すべき肥満である「肥満症（obesity disease）」は，肥満（BMI≧25）のうち，①肥満に起因ないし関連し，減量を要する（減量により改善する，または進展が抑制される）健康障害を有するもの，または②健康障害を伴いやすい高リスク肥満（ウエスト周囲長によるスクリーニングで内臓脂肪蓄積を疑われ，腹部computed tomography（CT）検査によって確定診断された内臓脂肪型肥満）のいずれかの条件を満たす場合を指し，疾患単位として取り扱う．

さらにBMI 35以上を高度肥満と呼び，肥満症の診断と同様に医学的な観点から減量治療が必要な対象を「高度肥満症」と判定する．高度肥満症では特に注意すべき合併症としては，呼吸障害，運動器疾患，肥満関連腎臓病，心不全，静脈血栓，皮膚疾患さらに精神的問題などがある．また，高度肥満では原発性肥満に加え，その病因が明らかである，①内分泌性肥満，②遺伝性肥満，③視床下部性肥満，④薬物による肥満などの二次性肥満との鑑別も重要である．

高齢者においても肥満や肥満症は若い人と同じ基準で診断するが，高齢者では身長が減少するためBMIが実際よりも高値となることや，低栄養，心不全，腎不全を合併し，浮腫等によりBMIが体脂肪量を正確に反映しないことも少なくないため注意を要する[2)]．また中年期や高齢期の肥満は，高齢期のADLの低下リスクとなる一方で，BMI高値（過体重や肥満）は認知症や心血管疾患発症のリスクに必ずしもならないといった報告が少なくなく，死亡リスクは逆に減少するというobesity paradoxが存在する．むしろ高齢者のBMI低値や体重減少は認知機能低下や認知症のリスク因子であり，肥満高齢者では減量による利益とリスクを勘案し慎重に減量を行う．

## 2. 内臓脂肪量

内臓脂肪は腹腔内大網や腸間膜周囲に存在する代謝活性の高い組織である．内臓脂肪が過剰に蓄積すると，過剰な遊離脂肪酸を門脈中に放出するだけではなく，レプチンやアディポネクチンなどのアディポサイトカインの分泌異常が生じ，インスリン抵抗性や高血糖，脂質代謝異常，血圧高値だけではなく，心血管疾患の発症に繋がる．この内臓脂肪蓄積が中心的な役割を果たし，糖代謝異常，脂質代謝異常，高血圧症など心血管疾患の危険因子が重積した状態が「メタボリックシンドローム」である 表1 [1)]．メタボリックシンドロームは心血管疾患の発症リスクを増加させ，全死亡率も上昇させる．日本人では非肥満者（BMI＜25）でも内臓脂肪が蓄積した例が相当数存在しており，BMIのみならず内臓脂肪の評価は動脈硬化性心疾患の予防の面において重要である．

**表1 メタボリックシンドロームの診断基準**

| | | |
|---|---|---|
| 1. 必須項目 | 内臓脂肪（腹腔内脂肪）蓄積 | ウエスト周囲長<br>男性≧85cm<br>女性≧90cm<br>（内臓脂肪面積男女とも≧100cm$^2$に相当） |
| 2. 上記1に加え，以下の3項目のうち2項目以上を満たすものをメタボリックシンドロームと診断する | | |
| 1）脂質異常 | トリグリセライド値　≧150mg/dL<br>かつ/または<br>HDL-C値　<40mg/dL（男女とも） | |
| 2）血圧高値 | 収縮期血圧　≧130mmHg<br>かつ/または<br>拡張期血圧　≧85mmHg | |
| 3）高血糖 | 空腹時血糖値　≧110mg/dL | |

*CTスキャンなどで内臓脂肪量測定を行うことが望ましい.
*ウエスト径は立位，軽呼気時，臍レベルで測定する.
脂肪蓄積が著明で臍が下方に偏位している場合は肋骨弓下縁と上前腸骨棘の中点の高さで測定する.
*メタボリックシンドロームと診断された場合，糖負荷試験が薦められるが診断には必須ではない.
*高トリグリセライド血症，低HDL-C血症，高血圧，糖尿病に対する薬物治療をうけている場合は，それぞれの項目に含める.
*糖尿病，高コレステロール血症の存在はメタボリックシンドロームの診断から除外されない.
（メタボリックシンドローム診断基準検討委員会. 日内会誌. 2005; 94: 794-809）

内臓脂肪蓄積の基準は，人間ドック施設受診者を対象としたJ-VFS studyにおいて，高血圧，脂質異常，高血糖の3つの危険因子の平均合併数1以上に対応する内臓脂肪面積（visceral fat area: VFA）が100cm$^2$以上であったことを根拠として，日本肥満学会では男女ともVFAが100cm$^2$以上を内臓脂肪蓄積の基準に設定している．内臓脂肪量の評価法にはCT法，magnetic resonance imaging（MRI）法，ウエスト周囲長，生体インピーダンス法などがある．MRI法やCT法による腹腔内の内臓脂肪体積は，臍レベル断面のVFAと高い相関を認める．MRI法はCT法に比べて被曝の問題がないものの，時間や費用の問題から一般的にCT法が用いられている．またウエスト周囲長は身体計測指標のなかで男女ともにVFAと最も高い相関を認め，非侵襲的で簡便に評価できるため健診・診療の場を問わず最も一般的に用いられている．先述したJ-VFS studyにおいてVFA 100cm$^2$に相当するウエスト周囲長は男性84.4cm，女性92.5cmであったことから，内臓脂肪蓄積を推定するウエスト周囲長の基準値は男性85cm，女性90cmと定めている．

## B 肥満症への対応

肥満症の治療は，体重を目標体重（BMI 22）まで落とすことではなく，病態の根本にある内臓脂肪を減少させて肥満に伴う健康障害を解消あるいは軽減し，健康障害の発症を予防することである．

### 1. 減量目標

肥満症治療ガイドライン2006では，ウエスト周囲長または体重の5％減とされていた[3]．わが国の特定保健指導の対象者のうち肥満症に対して積極的支援を6ヵ月間行った約3,500人の調査結果では，1～3％の体重減少によってトリグリセライド，HDL-C，LDL-C，HbA1c，肝機能（AST，ALT，γ-GTP）が有意に改善し，3～5％の体重減少ではそれらに加えて収縮期血圧，拡張期血圧，空腹時血糖，尿酸値も有意な改善を認めた[4]．この結果から減量の目標として，肥満症では3～6ヵ月で現体重の3％以上の体重低下が，臨床上意義のある減量と考えられる．一方で，糖尿病の発症予防を目的とした米国の生活介入研究DPPでは，期間中にリバウンドがみられた群では糖尿病の発症が増加し，心血管危険因子（インスリン抵抗性・収縮期血圧・空腹時血糖・トリグリセライド）が増悪したことが報告されている．そのため減量目標体重は，治療効果だけではなく，患者が維持可能な体重を考慮して設定することも大切である．

高度肥満症では現体重の5～10％以上の体重減少を目標とする．高度肥満症の減量に関する治療目標のエビデンスはきわめて限られているが，AHA/ACC/TOSのガイドラインでは，心血管リスクのあるBMI≧25の患者について，BMI≧35の場合を分けることなく3～5％の持続的減量および当初6ヵ月間で5～10％の減量を推奨している．また，2型糖尿病患者を長期間追跡し，生活習慣介入による減量の心血管疾患に対する有効性を検討したLook

AHEAD 研究〔平均 BMI 36，追跡期間 9.6 年（中央値)〕では，7%の減量を目指した生活習慣強化介入群（1 年後体重－8.6%，試験終了時－6.0%）と通常糖尿病指導群（同－0.7%，－3.5%）の比較が行われ，心血管疾患の罹患率や死亡率に関しては有意差を認めなかったものの，体重，腹囲，HbA1c，収縮期血圧，HDL が強化介入群で有意に改善していた．死亡率や心血管疾患イベントの抑制には長期間，減量した体重を維持する必要があると思われる．

## 2. 食事療法

肥満者の食事療法の基本は摂取エネルギーの適正化であり，内臓脂肪の減少のためには摂取エネルギーを消費エネルギーより少なくする必要がある．肥満症では 25kcal/kg×目標体重 / 日以下を目安とし，栄養素配分は，50～60%を糖質，15～20%を蛋白質，20～25%を脂質から摂取することを基本とする．糖質摂取制限が体重減少に対する有効性が報告されているが，長期継続が困難であり安全性も確認されていないことから，極端な制限は望ましくない．

高度肥満症では 20～25kcal/kg 目標体重 / 日以下を目安とした低エネルギー食（low calorie diet：LCD），もしくは 600kcal/ 日以下の超低エネルギー食（very low calorie diet：VLCD）を選択する．VLCD 療法は重度の睡眠時無呼吸症候群がある場合や，急激な減量が求められる際に適応となる．VLCD 中の副作用として，空腹感，嘔気などの消化器症状のほか，ケトン体や尿酸の増加，低血糖，不整脈が生じやすく，心筋梗塞・脳梗塞の発症時および直後，重症不整脈およびその既往，冠不全，重篤な肝腎障害，インスリン治療中の糖尿病，悪性腫瘍罹患患者，うつ病およびその既往，妊婦および授乳中の女性は禁忌となる．VLCD 療法は禁忌例を除外し，副作用に注意して実施する必要があり入院管理下で開始されるべきである．継続期間は 1～3 週間が一般的であり，中止する際は LCD に徐々に戻していく．一般に，1,000kcal/ 日未満の食事療法では，蛋白質，ビタミン，ミネラルが不足しやすく，栄養障害のリスクを高める．フォーミュラ食は，糖質と脂質が少ない一方で蛋白質を十分摂取でき，必要なビタミンやミネラル，微量元素を含んだ調整品であり，VLCD 療法を安全かつ簡便に行う上で有効である．

## 3．運動療法

運動療法は減量や減量後の体重の維持に有用である．運動療法を行うことにより，体重減少が3%未満の場合でも肥満に合併するHDL-C，血中インスリン，血圧などの代謝指標の改善や糖尿病の発症予防効果が期待できる．さらに食事療法を併用し3～5%の減量を維持することで血圧，糖質，脂質代謝指標の改善が認められる．運動の種類は，有酸素運動を主体とし，レジスタンス運動，ストレッチなどを併用するのが望ましいが，運動療法による体重減少はエネルギー消費量に依存するため，仕事や通勤，家事労働などの日常の生活活動でもエネルギー消費を増加させることにより肥満合併症の改善が期待できる．

## 4．行動療法

日本肥満学会では，米国国立衛生研究所（NIH）の肥満症治療ガイドラインの行動療法[5]をもとに，わが国の治療条件に合わせて７つの留意点（①セルフモニタリング，②ストレス管理，③先行刺激のコントロール，④問題点の抽出と解決，⑤修復行動の報酬による強化，⑥認知の再構築，⑦社会的サポート）を示している．「食行動質問表」の意義は食行動が異常か健常かといった判断をするものではなく，食習慣における感覚の「ずれ」や食行動の「くせ」について質の程度と強さを認識することにある．質問内容は肥満症患者が実際に発した言葉や感想をまとめて作成されており，質問に答える過程で自分の食行動の問題点に気付くことができる．また体重変動をグラフ化した「グラフ化体重日記」は，体重波形から体重の増減がなぜ起こったかについて食事や運動内容を振り返ることで，食行動上の問題点の抽出と解決，セルフモニタリングの実施と継続に繋がる．一方で適正行動の持続には，治療成果（報酬）による減量意欲（適正行動の強化）を高めていくことが重要であり，体重や検査値の改善だけではなく，医療者や家族・知人からの肯定的な言葉がけも心理社会的な報酬として意義深く，心理的な支援も忘れてはならない．

## 5. 減量・代謝改善手術

高度肥満症に対する外科治療の有効性は，減量手術としてだけではなく，糖尿病を含めた減量・代謝改善手術（metabolic surgery）として注目されている．手術術式には，調節性胃バンディング術，胃スリーブバイパス術，ルーワイ胃バイパス術，スリーブ状胃切除術および十二指腸空腸バイパス術などがある．術式により減量・代謝改善効果は異なるが，一般的に肥満外科手術の成功は，超過体重減少率〔% EBL＝手術後の体重減少（kg）/ 手術前の体重（kg）－目標体重（kg）×100〕≧50%とされている．わが国では2014年4月に腹腔鏡下スリーブ状胃切除術が保険収載され，2024年現在，6ヵ月以上の内科的治療によっても十分な効果が得られない，① BMI が35kg/m$^2$以上の肥満症の患者であって糖尿病，高血圧症，脂質異常症，閉塞性睡眠時無呼吸症候群，非アルコール性脂肪肝炎を含めた非アルコール性脂肪性肝疾患のうち1つ以上を合併しているもの，② BMI 32～34.9の肥満症の患者であって，HbA1c が8.0%以上の糖尿病，高血圧症，脂質異常症，閉塞性睡眠時無呼吸症候群，非アルコール性脂肪肝炎を含めた非アルコール性脂肪性肝疾患のうち2つ以上を合併しているもの，が対象となっている 表2．2021年には，日本肥満症治療学会，日本糖尿病学会，日本肥満学会の3学

**表2 腹腔鏡下スリーブ状胃切除術の保険適応**

| |
|---|
| ア　6ヵ月以上の内科的治療によっても十分な効果が得られないBMIが35以上の肥満症の患者であって，糖尿病，高血圧症，脂質異常症，閉塞性睡眠時無呼吸症候群または非アルコール性脂肪肝炎を含めた非アルコール性脂肪性肝疾患のうち1つ以上を合併しているもの． |
| イ　6ヵ月以上の内科的治療によっても十分な効果が得られないBMIが32～34.9の肥満症の患者であって，ヘモグロビンA1c（HbA1c）が8.0%以上（NGSP値）の糖尿病，高血圧症，脂質異常症，閉塞性睡眠時無呼吸症候群，非アルコール性脂肪肝炎を含めた非アルコール性脂肪性肝疾患のうち2つ以上を合併しているもの． |

会合同委員会より「肥満2型糖尿病患者に対する減量・代謝改善手術に関するコンセンサスステートメント」が発表され，日本人肥満2型糖尿病の治療として食事・運動・薬物，そして手術が選択肢に加わった[6]．

肥満症外科治療の実施にあたっては，周術期の安全確保に加え，内科医・外科医・精神科医などの医師のほか，看護師・管理栄養士などの医療関係者が協働して治療を進めるチーム医療が不可欠である．栄養管理では，術後は食事摂取量が著しく減少するため，低栄養を回避する食事の工夫が必要である一方で，吸収障害をきたさない術式では術後経過に伴い小胃症状が改善し食事量が徐々に増えていくためリバウンドにも注意が必要である．また術後は体格の変化や食べづらさといった身体感覚の変化に伴う心理的変化も生じるため，可能な限り長期にわたり医療者と繋がりを継続することが望ましい．

## 6. 薬物療法

肥満症治療薬として持続性GLP-1受容体作動薬セマグルチド（商品名ウゴービ®皮下注）が，肥満症に効能または効果がある薬剤として2023年11月22日に薬価収載され，2024年2月22より保険適応となった．同一成分であるセマグルチド（商品名オゼンピック®皮下注）はかねてより2型糖尿病治療薬として使用されているが，これとは独立した臨床試験において，肥

**表3 肥満の診断に必要な健康障害**

| |
|---|
| 1. 耐糖能障害（2型糖尿病・耐糖能異常など） |
| 2. 脂質異常症 |
| 3. 高血圧 |
| 4. 高尿酸血症・痛風 |
| 5. 冠動脈疾患 |
| 6. 脳梗塞・一過性脳虚血発作 |
| 7. 非アルコール性脂肪性肝疾患 |
| 8. 月経異常・女性不妊 |
| 9. 閉塞性睡眠時無呼吸症候群・肥満低換気症候群 |
| 10. 運動器疾患（変形性関節症：膝関節・股関節・手指関節，変形性脊椎症） |
| 11. 肥満関連腎臓病 |

（日本肥満学会，編．肥満症診療ガイドライン2022．東京：ライフサイエンス出版；2022[1]より）

満症に対する効果と安全性の検証プロセスを経て上市された製剤である．本剤は高血圧・脂質異常症・2型糖尿病のいずれかを有し，食事療法・運動療法を行っても十分な効果が得られず，①BMIが27kg/m²以上で2つ以上の肥満に関連する健康障害 表3 を有する，または②BMIが35kg/m²以上の症例が対象となる．本剤は肥満症治療薬であり，適応となる肥満症に対する十分な理解のもと，安全・適正に使用されることが望まれる．

## 7. 減量の経過

食事療法や運動療法を開始すると，時間の経過に伴って体重減少速度が漸減し，やがて体重が変化しなくなる．脂肪細胞1gがおおよそ7kcalを有すると仮定すると，100kcal/日のエネルギー摂取量の減少は14.3g/日の体重減少，つまり，1年で5.21kgの体重減少が期待できる．しかし実際にエネルギー消費量と体重の関係を求めた検討では，エネルギー消費量（＝エネルギー摂取量）を10%減少させた場合に期待される体重の減少はおよそ7%となった[6]．この関係を用いると，先述した100kcal/日の負エネルギー出納による体重減少は，計算上2年間で2kgの体重減少で平衡状態に達することとなる 図1 [7]．この理論と実際の差の背景には，体重減少に伴い総エネル

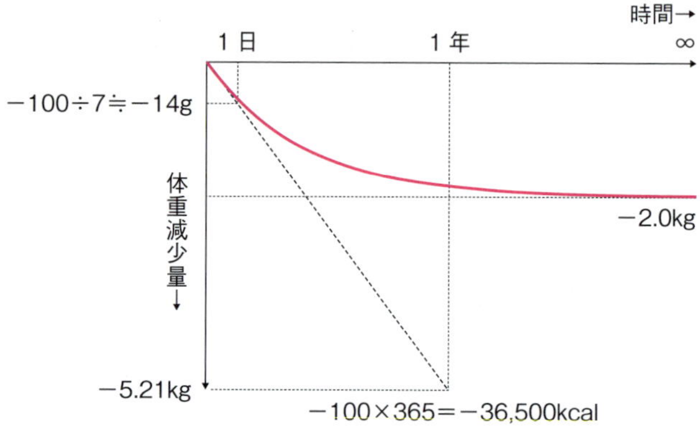


図1 エネルギー摂取量を減少させたときの体重の変化（理論計算結果）
（厚生労働省. 日本人の食事摂取基準. 2020年度版. 2020. p.63[7] より）

ギー消費量が減少することや，減量に伴ってエネルギー摂取量が増加する（食事制限が緩む）こと等が考えられている．このようなことから，減量中は定期的に体重を測定し，減量スピードに応じて，食事療法（制限するエネルギー量）や運動療法（消費するエネルギー量）を適宜見直すことが重要である．

■文献

1）日本肥満学会, 編. 肥満症診療ガイドライン 2022. 東京: ライフサイエンス出版; 2022.
2）日本老年医学会. 高齢者肥満症診療ガイドライン 2018. 日老医誌. 2018; 55: 464-538.
3）日本肥満学会肥満症ガイドライン作成委員会. 肥満症治療ガイドライン 2006. 肥満研究. 2006; 12（臨時増刊）: 1-19.
4）Muraoka A, Matsushita A, Kato A, et al. Three percent weight reduction is the minimum requirement to improve health hazards in obese and overweight people in Japan. Obes Res Clin Pract. 2014; 8: e466-75.
5）日本肥満学会. 肥満症の治療—行動療法を積極的に取り入れるために. 肥満症治療ガイドラインダイジェスト版. 東京: 日本肥満学会, 協和企画; 2007. p.60-78.
6）日本人の肥満 2 型糖尿病患者に対する減量・代謝改善手術の適応基準に関する 3 学会合同委員会. 日本人の肥満 2 型糖尿病患者に対する減量・代謝改善手術に関するコンセンサスステートメント. 肥満研究. 2021; 27: 1-74.
7）厚生労働省. 日本人の食事摂取基準. 2020 年度版. 2020. p.63.

〈窪田直人　門脇 孝〉

# 2 高血圧

## A 血圧計の選択

臨床の現場で血圧測定は日常的に行われているが，高血圧と診断するためには，正しい血圧測定を行うことが必要である．高血圧治療ガイドライン2019[1]（以下 JSH2019）では，「血圧の測定は診察室（外来）においては聴診法，あるいは認知された評価法で精度検証された自動血圧計を用いて行う」[1] とされており，2021 年に製造，輸出入が禁止された水銀血圧計は使用すべきでないことが示されている．なお，水銀血圧計の代替手段として電子式のアナログ柱を用いた電子圧力柱（疑似水銀）血圧計またはアネロイド血圧計を用いた聴診法による測定，および上腕式自動血圧計による測定が推奨[1] されている．

血圧計は構造や血圧値決定の方法から，圧力トランスデューサーを使う電子血圧計，アネロイド圧力計を使う機械式血圧計，機械が血圧値を決める自動血圧計，人が血圧値を読み取る非自動血圧計に区分できるが，いずれも JIS，ISO，IEC の規格認証が行われている．

PMDA（独立行政法人 医薬品医療機器総合機構）のサイトには，自動電子血圧計等の認証基準をはじめ，日本規格協会，JIS，ISO，IEC の関連サイトへのリンクが示されている．血圧計を調達する際は，日本高血圧学会のウェブサイトに公表されている第三者による臨床評価状況を確認することが望ましい．

医療機関で使用する血圧計は高頻度使用による測定精度悪化を避けるため，耐久性の担保された医用の電子血圧計を用いることが推奨される．

自動巻き付け式血圧計を待合室などに設置し，受診者（患者）に自己測定させている医療機関があるが，カフが肘関節にかからないこと，カフと心臓の高さが一致すること，極端な前傾姿勢にならない[1]など，十分な指導と管理の下で測定されなければ大きな誤差が生じうることに留意すべきである．

俗にウェアラブル血圧計とされる腕時計型の測定デバイスが，家電店やインターネット販売で入手可能になっている．2024年現在，数機種のウェアラブル血圧計が医薬品医療機器等法（薬機法）の管理医療機器の認証を受けている．これらは血圧測定の精度に問題がないとしても，得られた血圧値をどのように評価するかを含め，臨床的判断に関するエビデンスは十分とは言えない．

## B 標準的な診察室血圧測定法

表1に標準的な診察室血圧測定法を示す．JSH2019[1]では，この診察室血圧測定法を順守できる十分に訓練された聴診者による測定を必須とし，それが困難な場合は，自動血圧計による測定が望ましいとしている．なお，自動血圧計の精度検定成績は日本高血圧学会のウェブサイトに示されている．

診察室血圧測定においては，血圧計の定期的点検，および耐用年数・測定回数を考慮した使用が必要であり，特に，アネロイド血圧計は衝撃や経年変化により誤差が生じやすいため，劣化が疑われる場合は速やかな破棄・交換が必要[1]である．

不整脈（期外収縮）がある場合，聴診法による血圧測定は収縮期血圧の過大評価，拡張期血圧の過小評価が起こりうる．また心房細動では，正確な血圧測定が困難な場合も多いが，徐脈傾向がなければ，自動血圧計に使われているカフ・オシロメトリック法により比較的平均的な測定値が得られる．こうした不整脈（期外収縮や心房細動）がある場合は，3回以上繰り返し測定し，その平均値を用いることで不整脈の影響を軽減する必要[1]がある．

## C 成人における血圧値の分類

わが国を含め，世界のほとんどの国のガイドラインで共通して診察室血圧140/90mmHg以上を高血圧としている．成人における血圧値の分類（JSH2019）[1]を表2に示す．「診察室血圧値による血圧分類は，降圧薬非服

表1 診察室血圧測定法

| | |
|---|---|
| 1. 装置 | a. 電子圧力柱（擬似水銀）血圧計またはアネロイド血圧計を用いた聴診法による測定，および上腕式の自動血圧計による測定が用いられる*1.<br>b. 聴診法では，カフ内ゴム嚢の幅 13cm，長さ 22～24cm のカフを用いる．上腕周 27cm 未満では小児用カフ，太い腕（腕周 34cm 以上）で成人用大型カフを使用する. |
| 2. 測定時の条件 | a. 静かで適当な室温の環境.<br>b. 背もたれつきの椅子に脚を組まずに座って数分の安静後.<br>c. 会話をかわさない.<br>d. 測定前に喫煙，飲酒，カフェインの摂取を行わない. |
| 3. 測定法 | a. 前腕を支え台などに置き，カフ下端を肘窩より 2～3cm 上に巻き*2，カフ中央を心臓の高さ（胸骨中央あるいは第 4 肋間）に維持する.<br>b. 聴診法では橈骨動脈あるいは上腕動脈を触診しながら急速にカフを加圧し，脈拍が消失する血圧値より 30mmHg 以上高くして聴診器をあてる.<br>c. カフ排気速度は 2～3mmHg/ 拍あるいは秒.<br>d. 聴診法ではコロトコフ第Ⅰ相の開始を収縮期血圧，第Ⅴ相の開始*3 を拡張期血圧とする. |
| 4. 測定回数 | 1～2 分の間隔をあけて少なくとも 2 回測定．この 2 回の測定値が大きく異なっている場合*4 には，追加測定を行う. |
| 5. 判定 | a. 安定した値*4 を示した 2 回の平均値を血圧値とする.<br>b. 高血圧の診断は少なくとも 2 回以上の異なる機会における血圧値に基づいて行う. |
| 6. その他の注意 | a. 初診時には，上腕の血圧左右差を確認．以後は，測定側（右または左）を記載.<br>b. 厚手のシャツ，上着の上からカフを巻いてはいけない．厚地のシャツをたくし上げて上腕を圧迫してはいけない.<br>c. 糖尿病，高齢者など起立性低血圧の認められる病態では，立位 1 分および 3 分の血圧測定を行い，起立性低血圧の有無を確認.<br>d. 聴診法では，聴診者は十分な聴力を有する者で，かつ測定のための十分な指導を受けた者でなくてはならない.<br>e. 脈拍数も必ず測定し記録. |

*1 電子圧力柱（擬似水銀）血圧計とは，水銀柱の代わりに電子式のアナログ柱を用いた血圧計である．アネロイド血圧計とは，バネ式の針が円弧状に動く血圧計である．自動血圧計は，定期的な点検，および各機器の添付文書に記載の耐用年数・測定回数を考慮した使用が必要である．アネロイド血圧計は原理的に衝撃や経年変化で誤差が生じやすいため，耐用年数を超えた使用後や劣化が疑われる場合は速やかに破棄・交換が必要である．自動巻き付け式血圧計を待合室などで使用する場合，十分な指導と管理の下で測定されなければ大きな誤差が生じる.

*2 カフは緩くなく，またきつくないように巻く．緩く巻いた場合，血圧は高く測定される．添付文書に記載のある機器では，記載通りに巻く.

*3 第Ⅴ相の開始とは，コロトコフ音の消失時（disappearance）をいう．これは，欧米のガイドライン（ESH2018，ACC/AHA2017）と共通の定義である.

*4 異なった値あるいは安定した値の目安は，およそ 5mmHg 未満の測定値の差とする.

（日本高血圧学会高血圧治療ガイドライン作成委員会．高血圧治療ガイドライン 2019．ライフサイエンス出版．p.14．表 2-1[1] より著者改変）

**表2 成人における血圧値の分類**

| 分類 | 診察室血圧（mmHg） | | | 家庭血圧（mmHg） | | |
|---|---|---|---|---|---|---|
| | 収縮期血圧 | | 拡張期血圧 | 収縮期血圧 | | 拡張期血圧 |
| 正常血圧 | ＜120 | かつ | ＜80 | ＜115 | かつ | ＜75 |
| 正常高値血圧 | 120〜129 | かつ | ＜80 | 115〜124 | かつ | ＜75 |
| 高値血圧 | 130〜139 | かつ/または | 80〜89 | 125〜134 | かつ/または | 75〜84 |
| I 度高血圧 | 140〜159 | かつ/または | 90〜99 | 135〜144 | かつ/または | 85〜89 |
| II 度高血圧 | 160〜179 | かつ/または | 100〜109 | 145〜159 | かつ/または | 90〜99 |
| III 度高血圧 | ≧180 | かつ/または | ≧110 | ≧160 | かつ/または | ≧100 |
| （孤立性）収縮期高血圧 | ≧140 | かつ | ＜90 | ≧135 | かつ | ＜85 |

（日本高血圧学会高血圧治療ガイドライン作成委員会．高血圧治療ガイドライン 2019．ライフサイエンス出版．p.18．表 2-5[1] より転載）

用下で，少なくとも 2 回以上の異なる機会における血圧値によって行う．各機会における血圧値は，1〜2 分の間隔をおいて複数回測定し，安定した値（測定値の差が 5mmHg 未満を目安）を示した 2 回の平均値とする」．120〜139/80〜89mmHg では，生涯のうちに高血圧へ移行する確率が高いことが明らかにされており，120/80mmHg 以上の血圧値を正常血圧と表記するのは適当とはいい難い．

「収縮期血圧と拡張期血圧はそれぞれ独立したリスクであるので，収縮期血圧と拡張期血圧が異なる分類に属する場合には高いほうの分類に組み入れる」[1]．

JSH2019 に示されている血圧測定と高血圧診断手順を 図1 に示す．健診時の診察室血圧測定値にかかわらず，家庭血圧の測定が推奨されている．診察室血圧が 140/90mmHg 以上の場合，①家庭血圧測定ができない場合と，②家庭血圧が 135/85mmHg 以上の場合に高血圧確定診断となる．また，診察室血圧が 140/90mmHg 以上でも家庭血圧が 135/85mmHg 未満であれば白衣高血圧となる．一方，診察室血圧が 140/90mmHg 未満でも家庭血圧が

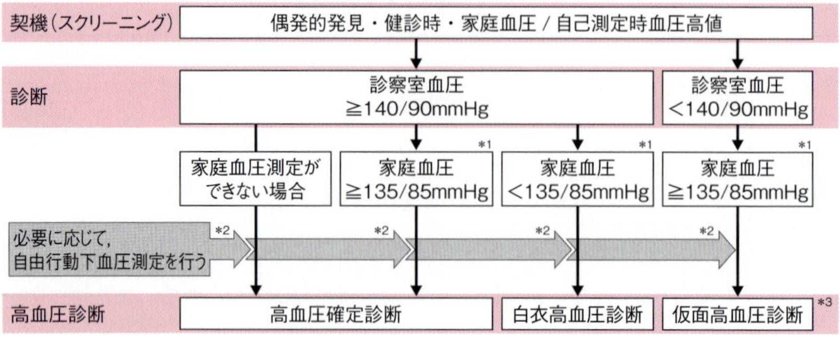


図 1　血圧測定と高血圧診断手順

＊1 診察室血圧と家庭血圧の診断が異なる場合は家庭血圧の診断を優先する．自己測定血圧とは，公衆の施設にある自動血圧計や職域，薬局などにある自動血圧計で，自己測定された血圧を指す．

＊2 自由行動下血圧の高血圧基準は，24 時間平均 130/80mmHg 以上，昼間平均 135/85mmHg 以上，夜間平均 120/70mmHg 以上である．自由行動下血圧測定が実施可能であった場合，自由行動下血圧値のいずれかが基準値以上を示した場合，高血圧あるいは仮面高血圧と判定される．またすべてが基準値未満を示した場合は正常あるいは白衣高血圧と判定される．

＊3 この診断手順は未治療高血圧対象にあてはまる手順であるが，仮面高血圧は治療中高血圧にも存在することに注意する必要がある．

（日本高血圧学会高血圧治療ガイドライン作成委員会．高血圧治療ガイドライン 2019. ライフサイエンス出版. p.20. 図 2-1[1] より転載）

135/85mmHg 以上であれば，仮面高血圧となる．

## D 診察室外血圧値による分類

わが国ではすでに 4,000 万台の家庭血圧装置がある一方で，自由行動下血圧測定装置は数万台が稼働している程度であり，また，自由行動下血圧測定装置は高額であり，装着者の精神的・身体的負担も大きく，JSH2019[1] では家庭血圧測定を重視している．

### 1．家庭血圧値による分類

JSH2019 では家庭血圧値で 135/85mmHg 以上を高血圧としている．家庭血圧による血圧分類には，朝・晩それぞれの測定値 7 日間（少なくとも 5 日間）の平均値を用いる．また，これらは朝の家庭血圧平均値，晩の家庭血圧平均値のいずれか，あるいは両者があてはまる場合の基準である．家庭血圧の高血圧診断基準は確立されている．高血圧は受診者（患者）の診察室血圧および家庭血圧レベルによって診断される．この際，両者に較差がある場合，家庭血圧による高血圧診断を優先する．なぜならば，家庭血圧の予後予測能は診察室血圧値よりも高いことが明らかであり，後述する白衣高血圧，仮面高血圧の診断と治療への応用には，診察室外血圧測定値による測定が優先されている[1]からである．

### 2. 24時間自由行動下血圧値による分類

JSH2019[1]では，24時間自由行動下血圧（ABPM）による24時間血圧が130/80mmHg以上，昼間血圧が135/85mmHg以上，夜間血圧が120/70mmHg以上を高血圧と提唱している．

## E 白衣高血圧，仮面高血圧

診察室血圧値と家庭血圧値，24時間自由行動下血圧値とは必ずしも一致しない．血圧は，診察室血圧と診察室外血圧により，非高血圧，白衣高血圧，仮面高血圧，持続性高血圧の4つに分類できる．仮面高血圧に含まれる病態とその因子について 図2 に示す．白衣高血圧，仮面高血圧は健診の場だけでは診断し得ない．しかしながら，白衣高血圧，仮面高血圧は放置しておいてよいものではなく，その臨床的重要性と管理については知っておくべきである．

白衣高血圧は，診察室で測定した血圧が高血圧であっても，診察室外血圧では非高血圧を示す状態である．白衣高血圧という用語は，本来未治療患者に用いられる．白衣高血圧は診察室血圧が140/90mmHg以上と診断された者の15～30%がこれに相当し，その割合は高齢者で増加する．白衣高血圧は診察室外血圧も高い持続性高血圧と比較した場合，臓器障害は軽度で脳心血管病予後も良好とする報告が多いが，いまだに議論のあるところである．JSH2019[1]では，非高血圧（正常血圧，正常高値血圧，高値血圧）と比較し

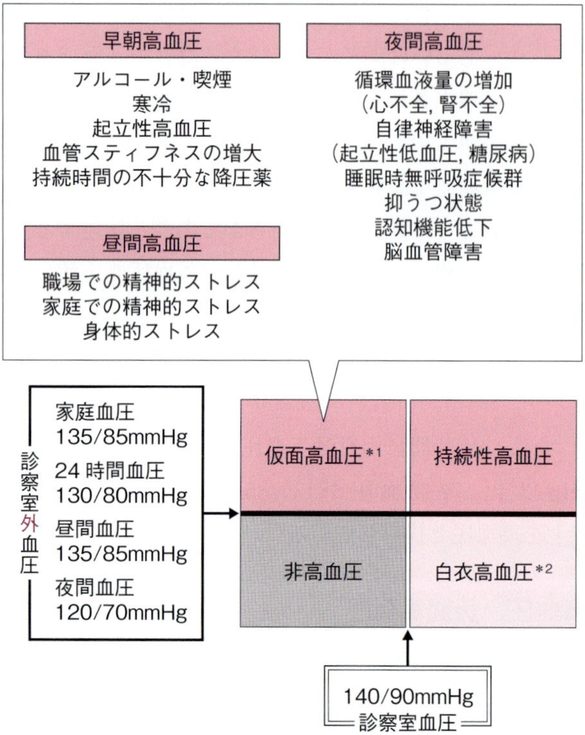


図2　仮面高血圧に含まれる病態とその因子

*1 治療中患者の仮面高血圧は治療中仮面高血圧と記載される. 仮面コントロール不良高血圧と記載される場合もある.
*2 治療中の場合は, 白衣現象または白衣効果を伴う高血圧と記載される.
(日本高血圧学会高血圧治療ガイドライン作成委員会. 高血圧治療ガイドライン 2019. ライフサイエンス出版. p.21. 図 2-2[1] より転載)

た場合は, 将来的な脳心血管病イベントリスクが高いため注意深いフォローが必要であると結論付けられている. 具体的に治療前の白衣高血圧の場合, 血圧に対する薬物療法をすぐには行わず, 将来高血圧に進展する可能性が高いことをしっかりと説明し, 家庭血圧測定と生活習慣修正を指導して定期的に経過観察を行う.

仮面高血圧は, 診察室血圧が非高血圧であっても, 診察室外の血圧では高血圧を示す状態である．非高血圧の一般住民の10～15%，診察室血圧が140/90mmHg未満にコントロールされている降圧治療中の高血圧患者の9～23%にみられる．

健診での血圧値が140/90mmHg未満であった場合，家庭血圧にまで踏み込んで介入する場合はほとんどない．しかしながら，未治療仮面高血圧の脳心血管病リスクは持続性高血圧と同程度であり，高血圧と考えるべきである．したがって，健診時の血圧値の如何にかかわらず，自動血圧計を所持する健診受診者には家庭血圧測定を行うことを啓発すべきである．また，治療中仮面高血圧がある場合は，治療を強化するだけではなく，二次性高血圧が見逃されていないか，改善すべき生活習慣がないかなどの原因究明も重要である．

## F AOBP (automated office blood pressure)

近年，欧米では患者を一人静かな環境下において，自動診察室血圧計により複数回測定した血圧（AOBP）が用いられるようになってきている．AOBPは手動での血圧値測定よりも正確な測定値をもたらし，白衣効果が排除できることが示されている．また，AOBPの収縮期血圧120mmHg未満を目標とした積極的降圧治療により，脳心血管病イベント発生率および全死亡率が低下することが示され，注目されている．

一方，スペースの確保や患者指導のハードルがあるなど，わが国では現時点でAOBPはほとんど普及しておらず，通常の診察室血圧，家庭血圧との相関性，差異，予後予測能など臨床的意義は定まっていない．日本高血圧学会の日本版SPRINT検討研究ワーキングによる研究成果[2]（COSAC study）によると，AOBPと家庭血圧とは全体の血圧平均値が近似しているものの，相関性はなく，一方，診察室血圧とAOBPとの相関性が比較的高く，AOBPは診察室血圧に近い指標であることが示されている．このことから，AOBPは家庭血圧の代替指標とはならないことが示唆される．AOBPを健診に導入するかについては解決すべき課題がある．

## ■文献

1）日本高血圧学会高血圧治療ガイドライン作成委員会．高血圧治療ガイドライン 2019．東京：ライフサイエンス出版；2019.

2）Asayama K, Ohkubo T, Rakugi H, et al. Japanese Society of Hypertension Working Group on the COmparison of Self-measured home, Automated unattended office and Conventional attended office blood pressure（COSAC）study. Hypertens Res. 2019; 42: 1726-37.

〈髙橋敦彦　久代登志男〉

# 3 血液検査

血球検査とCRP検査の基準範囲は日本臨床検査標準協議会の共用基準範囲を採用した．共用基準範囲はすでに多くの医療施設で利用されているが，健診の受診者には，自覚症状をもたないが基礎疾患が存在する方々やすでに治療中の疾患を持つ方々も含まれるため，結果の判定は基準範囲だけでなく，臨床判断値や個々の受診者の固有の状況に対応することも重要である．

## A 赤血球

赤血球に関する検査項目は赤血球数，血色素（ヘモグロビン）量，ヘマトクリット，赤血球恒数（平均赤血球容積，平均赤血球血色素量，平均赤血球血色素濃度）がある．これらの検査項目は精度管理調査において，施設間差が少なく，施設間で検査値を直接比較することができる．

**表1 赤血球関連共用基準範囲**

| 項目名称 | 項目略称 | 単位 | 性別 | 下限 | 上限 |
|---|---|---|---|---|---|
| 赤血球数 | RBC | $10^6/\mu L$ | M<br>F | 4.35<br>3.86 | 5.55<br>4.92 |
| 血色素（ヘモグロビン）量 | Hb | g/dL | M<br>F | 13.7<br>11.6 | 16.8<br>14.8 |
| ヘマトクリット | Ht | % | M<br>F | 40.7<br>35.1 | 50.1<br>44.4 |
| 平均赤血球容積 | MCV | fL | — | 83.6 | 98.2 |
| 平均赤血球血色素量 | MCH | pg | — | 27.5 | 33.2 |
| 平均赤血球血色素濃度 | MCHC | g/dL | — | 31.7 | 35.3 |

〔日本臨床検査標準協議会基準範囲共用化委員会，編．日本における主要な臨床検査項目の共用基準範囲―解説と利用の手引き―（2022/10/01 版）[1] より〕

## 1. 赤血球増加症

末梢血の赤血球数，ヘモグロビン量，ヘマトクリットのいずれかが基準範囲を超えて増加し，判定基準を満たしている状態である．赤血球増加症の判定基準としては表2の基準が一般的である．

赤血球増加症は，表3のように，A）絶対的赤血球増加症として真性多血症やエリスロポエチンを産生する腫瘍またはその産生を促進する疾患により発生したり，B）相対的赤血球増加症として脱水症など偽性赤血球増加症がある．これらは重大な基礎疾患を有す可能性もあり，慎重な対応が必要である．また，高度な赤血球増加は血液粘度の増加により血栓症（心筋梗塞や脳梗塞等）のリスクを高めるため注意が必要である．

## 2. 赤血球減少症（貧血）

貧血は末梢血の血色素（ヘモグロビン）量が減少した状態である．ヘモグロビン量の基準範囲は性・年齢によって異なる表4．貧血の発生機序としては，①失血（過剰な出血），②赤血球の産生不足，③赤血球の過剰な破壊の3つがある．

### a. 赤血球恒数による貧血の分類表5

貧血の理解には赤血球恒数，とくに平均赤血球容積（MCV）が大切である．MCV低値（<80fL）を示す小球性貧血の大半は鉄欠乏性貧血である．しかし，ここには鉄剤投与が禁忌の貧血が含まれるため小球性を示す他の貧血の鑑別は非常に大切である．血清フェリチンの測定は重要で，低値を示せば鉄欠乏性貧血であるが，鉄欠乏をきたした原因（胃がん，消化管出血，大腸ポリープ，大腸がん，過多月経などの基礎疾患）を検索し，適切な対応を行う必要がある．

表2 赤血球増加症の判定基準

| | 男性 | 女性 |
|---|---|---|
| RBC | >600×$10^4$/μL | >550×$10^4$/μL |
| Hb | >18g/dL | >16g/dL |
| Ht | >55% | >50% |

**表3 赤血球増加症の分類**

| | | |
|---|---|---|
| A）絶対的赤血球増加症 | | |
| 1）原発性赤血球増加症 | | |
| 骨髄増殖性疾患 | 真性多血症 | JAK2 チロシンキナーゼ遺伝子変異の関与<br>血中 Epo は正常か低下<br>白血球増加，血小板増加を伴うことがある<br>急性白血病へ転換する可能性あり |
| 先天性遺伝性疾患 | 家族性赤血球増加症 | Epo 受容体遺伝子の異常，受容体下流のシグナル伝達に関わる遺伝子の異常，ヘモグロビンの酸素親和性に関わる遺伝子の異常等が原因 |
| 2）二次性赤血球増加症 | | |
| 正常酸素状態での Epo 産生亢進 | Epo 産生腫瘍（腎がん，Wilms 腫瘍，褐色細胞腫，脳腫瘍，肝がん，小脳血管芽細胞腫，子宮筋腫等）<br>Epo 産生疾患（囊胞腎，水腎症，腎移植，Bartter 症候群，腎臓動脈の狭窄等）<br>テストステロン注射 | 血中 Epo が高値 |
| 組織低酸素による Epo 産生亢進 | 心疾患，心内右左シャント，慢性肺疾患，肝硬変，肥満低換気症候群（Pick-wick 症候群）等の疾患，<br>高地滞在，喫煙，肥満等の生活環境 | 組織の酸素欠乏により Epo 産生分泌が亢進される<br>健診ではしばしば喫煙や肥満による赤血球増加がみられる<br>喫煙は血中一酸化炭素ヘモグロビン濃度が上昇するために組織の低酸素症を生じる<br>肥満は機械的呼吸障害が影響する |
| その他 | ストレス多血症 | 肥満，高血圧，睡眠，喫煙，アルコール，脂質異常，循環血漿量の低下，慢性疾患の合併等多くの要因が関係している<br>血中 Epo が正常範囲のことが多い |
| B）相対的赤血球増加症 | | |
| 偽性赤血球増加症 | 脱水症，熱傷，嘔吐，下痢，水分摂取不足，利尿薬投与等 | 血中 Epo は正常 |

Epo：エリスロポエチン

**表4 貧血診断のためのヘモグロビン値（海面高にて）[g/dL]**

| 集団 | 非貧血 | 貧血 | | |
|---|---|---|---|---|
| | | 軽度 | 中等度 | 重度 |
| 小児 6〜59ヵ月 | 11.0 以上 | 10.0〜10.9 | 7.0〜9.9 | 7.0 未満 |
| 小児 5〜11 歳 | 11.5 以上 | 11.0〜11.4 | 8.0〜10.9 | 8.0 未満 |
| 小児 12〜14 歳 | 12.0 以上 | 11.0〜11.9 | 8.0〜10.9 | 8.0 未満 |
| 非妊娠女性（15 歳以上） | 12.0 以上 | 11.0〜11.9 | 8.0〜10.9 | 8.0 未満 |
| 妊娠女性 | 11.0 以上 | 10.0〜10.9 | 7.0〜9.9 | 7.0 未満 |
| 男性（15 歳以上） | 13.0 以上 | 11.0〜12.9 | 8.0〜10.9 | 8.0 未満 |

〔Haemoglobin concentrations for the diagnosis of anaemia and assessment of severity. World Health Organization, 2011, WHO reference number: WHO/NMH/NHD/MNM/11.1（和訳：著者）https://www.who.int/vmnis/indicators/haemoglobin.pdf〕

**表5 赤血球恒数による貧血の分類**

| | 小球性低色素性貧血 | 正球性正色素性貧血 | 大球性正色素性貧血 |
|---|---|---|---|
| MCV | 80 以下 | 81〜100 | 101 以上 |
| MCHC | 30 以下 | 31〜35 | 31〜35 |
| 鑑別疾患 | 鉄欠乏性貧血，鉄芽球性貧血，サラセミア，無トランスフェリン血症，慢性疾患による貧血（ACD），慢性出血による貧血，慢性炎症による貧血，過多月経，易出血性病変を伴う疾患群（胃がん，大腸がん，潰瘍性大腸炎，大腸ポリープ，痔核等） | 溶血性貧血，急性失血性貧血（外傷性出血，消化管出血等），腎性貧血，再生不良性貧血，骨髄異形成症候群，続発性貧血 | 巨赤芽球性貧血（悪性貧血），ビタミン B12 または葉酸欠乏，胃切除後巨赤芽球性貧血，アルコール性貧血，核酸合成障害（薬剤性），再生不良性貧血，慢性肝障害，偽性大球性変化*〔溶血性貧血の一時期，急性出血後，鉄欠乏性貧血治療開始後，自己血貯血中（エリスロポエチン投与時）等，網状赤血球・新生赤血球急増時等〕 |

*偽性大球性変化：網状赤血球等の容積が大きい新生赤血球急増によりMCVが見かけ上高値となる状態

## B 白血球

### 1. 白血球増加症（白血球数 10×10³/μL 以上） 表6

健診で遭遇する例は無症状で喫煙や肥満による場合が多いが，時に軽度の感染等への生体反応の場合や副腎皮質ステロイドに代表される薬剤による生体反応による場合があり，症状やその他の検査結果を総合して判断する．ただし，100×10³/μL を超える場合は白血病等の急を要する疾患による増加が疑われる．10×10³/μL 以上では慎重な対応が必要で，特に幼若な白血球や異常な白血球が発見された場合は，迅速な精査が必要である．類白血病反応では，原因疾患があり，50×10³/μL 以上で幼若白血球が末梢血に出現する．

**表 6a 白血球数の共用基準範囲**

| 項目名称 | 項目略称 | 単位 | 性別 | 下限 | 上限 |
|---|---|---|---|---|---|
| 白血球数 | WBC | 10³/μL | ― | 3.3 | 8.6 |

〔日本臨床検査標準協議会基準範囲共用化委員会，編．日本における主要な臨床検査項目の共用基準範囲―解説と利用の手引き―（2022/10/01 版）[1] より〕

**表 6b 白血球分画の基準範囲**

| 分画名 | 割合（%） |
|---|---|
| 好中球 | 44.0〜72.0 |
| 好酸球 | 0〜10.0 |
| 好塩基球 | 0〜3.0 |
| 単球 | 0〜12.0 |
| リンパ球 | 8.0〜59.0 |

〔水野秀明，他．矢冨 裕，監修．岡田浩一，他，編集．日医師会誌．2021; 150（特別号）: 57-61[2] より〕

### a. 顆粒球増加症

#### 1）好中球増加症

血液中の好中球が異常に多くなった状態であり，健診で遭遇する例は無症状で喫煙や肥満による場合が多いが，ときに軽度の感染症などへの生体反応の場合もある．病的原因として，感染症，外傷，炎症性疾患や白血病などの血液疾患，副腎皮質ステロイド等薬剤の影響などがある．幼若な好中球（骨髄芽球等）が出現している場合，血液疾患を疑い，赤血球や血小板の異常を伴う場合は血液内科の受診等迅速な対応が必要である．成熟好中球のみが増加している場合は症状やCRPなど他の検査所見を総合して感染症や炎症性疾患の可能性を判断する．喫煙者には禁煙を推奨する．

#### 2）好酸球増加症

好酸球は末梢血液中にて100～500/μL存在し，アレルギー反応，喘息などのアレルギー性疾患，寄生虫感染，ホジキンリンパ腫や白血病等骨髄増殖性疾患で増加することがある．寄生虫への免疫防御機能，アレルギー疾患の炎症の原因にもなり，好酸球性肺炎等を発症する．1,500/μL以上では白血病の可能性があり，また，好酸球増加症候群では体重減少，発熱，寝汗，疲労，せき，胸痛等の症状が出現し，心臓，肺，肝臓等に障害を起こすことにより，放置すると重篤な状態になることがある．

#### 3）好塩基球増加症

甲状腺機能低下症，真性多血症や骨髄線維症等骨髄増殖性疾患で好塩基球の数が著しく増加することがある．

#### 4）単球増加症

単球は骨髄でつくられ，末梢血液中で200～600/μL存在している．

血液中の単球数の増加は，慢性感染，自己免疫疾患，血液疾患，悪性腫瘍等でみられる．

### b. リンパ球増加症

リンパ球が増加する原因は，ウイルス感染（伝染性単核球症等），結核等の細菌感染，リンパ腫，急性または慢性のリンパ性白血病，バセドウ病やクローン病等がある．幼若なリンパ球の増加やリンパ節の腫脹や貧血等関連した検査に異常がある場合は悪性リンパ腫などを疑い迅速な対応が必要である.

## 2. 白血球減少症（白血球数　3,000/μL 以下）

白血球の大部分は顆粒球中の好中球であり，白血球減少症の多くの場合は顆粒球減少症（好中球減少症）である.

### a. 顆粒球減少症 表 7, 8

1）好中球減少症（好中球数　2,000/μL 以下）

① 著明な好中球減少は，抗甲状腺剤，抗生物質等の薬剤による急性顆粒球減少症．抗がん剤による骨髄抑制，白血病，再生不良性貧血等にみられる．鉄欠乏性貧血はしばしば白血球は減少傾向にある．女性にみられる軽度の白血球減少症は経過観察し，抗生物質や抗甲状腺薬の服用の有無に注意する．肝硬変症等に伴う脾機能亢進では好

**表 7　顆粒球減少症（好中球減少症）の分類　（著者の意見）**

| 重症度 | 範囲 | リスクと対応 |
|---|---|---|
| 軽度 | 1,000〜1,500/μL | 経過観察 |
| 中等度 | 500〜1,000/μL | 易感染傾向となるので早期受診 |
| 重度 | ＜500/μL | 重症感染症発症の危険あり迅速に受診，要感染予防治療 |
| 危険 | ＜100/μL | 重症感染症発症の危険が迫っている，要感染予防治療 |

**表 8　顆粒球減少症の原因**

| 骨髄でつくられる好中球が減少する場合 | 好中球の急速な消費や破壊 |
|---|---|
| がん，インフルエンザなどのウイルス感染症，結核などの細菌感染症，ビタミン B12 欠乏症，葉酸欠乏症．放射線療法，毒性物質（ベンゼンや殺虫剤），薬剤〔フェニトイン，サルファ剤，抗甲状腺薬（メルカゾール），がん治療化学療法〕，骨髄線維症，再生不良性貧血，遺伝性疾患（周期性好中球減少症，慢性良性好中球減少症，重症先天性好中球減少症） | 細菌感染，アレルギー疾患，自己免疫性疾患（抗好中球抗体），脾腫 |

中球が脾臓に貯留することにより減少する．特に重度の好中球減少症（<500/μL）になると，感染のリスクが大幅に上昇するので，迅速に血液内科等を受診し感染症の発症を予防する必要がある．

2）好酸球減少症

クッシング症候群，敗血症，コルチコステロイドによる治療でみられることがある．好酸球が減少しても，体調には問題が生じないため，何らかの理由で血算を行ったときに偶然発見されることが多い．

3）好塩基球減少症

甲状腺中毒症，急性の過敏反応，感染等でみられることがある．

4）単球減少症

敗血症（血流感染症），化学療法，骨髄増殖性疾患のような白血球の総数を低下させる状態で発生する．

MonoMAC 症候群はまれな遺伝性疾患で，単球数が極端に減少し，特定の種類のリンパ球数も減少し，マイコバクテリウム・アビウムコンプレックス（MAC）と呼ばれる抗酸菌群，ヒトパピローマウイルス（HPV），真菌などの感染が起きやすく，白血病を発症する可能性がある．

b. リンパ球減少症

リンパ球は通常は全白血球の 20〜40％であるが，絶対数が重要で成人で 1,500/μL 以上，小児で 3,000/μL 以上である．リンパ球数の減少はウイルス感染や低栄養で発生する．インフルエンザなどの急性のウイルス感染症では突然発生し，通常は短期間で自然に回復するが，長期的に減少が続く場合は，ストレス，空腹，全身性エリテマトーデス，関節リウマチ，重症筋無力症，先天性免疫不全症（DiGeorge 奇形，Wiskott-Aldrich 症候群，重症複合免疫不全症候群，毛細血管拡張性運動失調症等），HIV 感染症，結核（粟粒結核），白血病，リンパ腫 等の疾患や副腎皮質ステロイド，がんの化学療法や放射線療法の影響がある．

## C 血小板

### 1. 血小板数増加症（血小板数＞$400 \times 10^3/\mu L$）表9

**a. 軽度〜中等度増加**（$400〜700 \times 10^3/\mu L$）

感染症，慢性炎症（慢性関節リウマチ，炎症性腸疾患等），外傷，急性出血，鉄欠乏性貧血，真性多血症，慢性骨髄性白血病.

**b. 高度増加**（＞$700 \times 10^3/\mu L$）

本態性血小板血症．慢性骨髄性白血病.

血小板が常に $500 \times 10^3/\mu L$ を超えているような場合は血栓症のリスクを抑えるために低用量アスピリンが処方されることがある．また，本態性血小板血症，慢性骨髄性白血病の可能性があり血液内科の受診を勧める．血小板数が $1{,}000 \times 10^3/\mu L$ を超える例では血小板数を少なくする薬が必要になる.

**表9 血小板数の共用基準範囲**

| 項目名称 | 項目略称 | 単位 | 性別 | 下限 | 上限 |
|---|---|---|---|---|---|
| 血小板数 | PLT | $10^3/\mu L$ | ― | 158 | 348 |

〔日本臨床検査標準協議会基準範囲共用化委員会，編．日本における主要な臨床検査項目の共用基準範囲—解説と利用の手引き—(2022/10/01 版)[1] より〕

### 2. 血小板減少症（＜$100 \times 10^3/\mu L$）表10

末梢血液中の血小板数が減少する原因は骨髄での産生障害，血中での破壊の亢進と分布異常が考えられる．産生障害は再生不良性貧血，がんの骨髄転移，急性白血病，骨髄異形成症候群，伝染性単核球症，ヒト免疫不全ウイルス感染症，薬剤や放射線障害による骨髄抑制等がある．破壊の亢進としては自己免疫性疾患（特発性血小板減少性紫斑病，抗リン脂質抗体症候群，全身性エリテマトーデス），血栓性血小板減少性紫斑病，溶血性尿毒症候群，ヘパリン起因性血小板減少症，播種性血管内凝固症候群，HELLP 症候群等がある．分布異常には正常妊娠，肝硬変症，脾機能亢進症，また，そのほか

表10 血小板減少と重症度（著者の意見）

| 重症度 | 血小板数 | 症状 | 取扱い |
|---|---|---|---|
| 軽症 | 100～150×$10^3$/μL | 無症状 | 経過観察，原因検索 |
| 中等症 | 50～100×$10^3$/μL | 紫斑・軽度出血傾向 | 確定診断を要す |
| 重症 | 50×$10^3$/μL 未満 | 広範な紫斑・出血傾向 | 至急，確定診断と治療を要す |
| 危険 | 10×$10^3$/μL 未満 | 重大な出血の危険が高い | 大至急，確定診断と治療を要す |

EDTA 採血管で血小板凝集が起こり低値を示す偽性血小板減少症や，巨大血小板の産生により，測定器で白血球として算定され血小板が低値となる遺伝性疾患の May-Hegglin 異常症や Bernard-Soulier 症候群がある．

## 4. C 反応性蛋白（CRP）

C 反応性蛋白はインターロイキン 6 の刺激により主に肝細胞で産生される急性期反応物質の 1 つである．臨床検査では炎症マーカーとして使われている．共通基準範囲は表11の通りであるが，0.3～1.0mg/dL は軽度の炎症性疾患や炎症の初期あるいは終息期を示す他，動脈硬化性変化による心血管系障害等の危険因子の可能性もある．健診で遭遇する無症状例には喫煙による呼吸器系の軽度の炎症がある．

### a. CRP が高値に増加する疾患

感染症（細菌，ウイルス，真菌），リウマチ性疾患（慢性関節リウマチ，若年性特発性関節炎，脊椎関節炎，強直性脊椎炎，乾癬性関節炎，全身性血

表11 共用基準範囲

| 項目名称 | 項目略称 | 単位 | 性別 | 下限 | 上限 |
|---|---|---|---|---|---|
| C 反応性蛋白 | CRP | mg/dL | ― | 0.00 | 0.14 |

〔日本臨床検査標準協議会基準範囲共用化委員会，編．日本における主要な臨床検査項目の共用基準範囲―解説と利用の手引き―（2022/10/01 版）[1] より〕

管炎，リウマチ性多発筋痛症，その他の全身性炎症性疾患，炎症性腸疾患（クローン病，潰瘍性大腸炎），心筋梗塞，外傷，悪性腫瘍等がある．

■文献

1）日本臨床検査標準協議会 基準範囲共用化委員会, 編. 日本における主要な臨床検査項目の共用基準範囲—解説と利用の手引き—(2022/10/01 版). https://www.jccls.org/wp-content/uploads/2022/10/kijunhani20221031.pdf

2）水野秀明, 黒川峰夫. 白血球数・白血球分画・血液像. 臨床検査を使いこなす. 矢冨　裕, 監修. 岡田浩一, 黒川峰夫, 編. 日医師会誌. 2021; 150 特別号: 57-61.

〈萩原 剛　福武勝幸〉

# 4 脂質異常症（高脂血症）

## A 診断

我が国の死因統計では，その多くが動脈硬化性疾患に起因する心疾患と脳血管障害による死亡を合わせると，第一位の悪性新生物による死亡と比肩するレベルに達する．そして現在の欧米化したライフスタイルにより，今後もますます動脈硬化性疾患の発症頻度は増加していくものと予測される．周知のとおり，LDL コレステロール（LDL-C）やトリグリセライド（TG）が高いほど，また HDL コレステロール（HDL-C）が低いほど，動脈硬化性疾患の発症頻度が高まることが欧米のみならず日本の疫学研究からも示されており，脂質異常症を適切に診断して管理することが重要である．

動脈硬化性疾患予防ガイドラインでは，動脈硬化性疾患発症予防の観点に基づいた脂質異常症のスクリーニング基準値を提唱してきている．最新の2022 年版では，随時採血での TG 値もリスクとなることが疫学研究から示されていることを踏まえ，2017 年版の基準値（LDL-C 140mg/dL 以上，HDL-C 40mg/dL 未満，空腹時 TG 150mg/dL 以上）に加え，随時 TG 175mg/dL 以上も脂質異常症診断基準値に採用された．また，一次予防における高リスク病態（糖尿病，慢性腎臓病，末梢動脈疾患）合併症例を考慮して，これら症例に適応する値として，従来通り，LDL-C 120～139mg/dL を境界域高 LDL-C 血症と設定している．LDL-C は，空腹時採血で総コレステロール（TC），HDL-C，TG を測定して Friedewald の式（F 式：LDL-C＝TC − HDL-C − TG/5）で LDL-C を算出することを基本とするが，LDL-C 直接法で測定した値での評価も可能であり，特に TG が 400mg/dL 以上や食後採血の場合は LDL-C 直接法での測定，あるいは non-HDL-C（TC − HDL-C）での評価を行うこととしている．Non-HDL-C は（TC − HDL-C）

表1 脂質異常症診断基準

| | | |
|---|---|---|
| LDLコレステロール | 140mg/dL以上 | 高LDLコレステロール血症 |
| | 120～139mg/dL | 境界域高LDLコレステロール血症** |
| HDLコレステロール | 40mg/dL未満 | 低HDLコレステロール血症 |
| トリグリセライド | 150mg/dL以上（空腹時採血*） | 高トリグリセライド血症 |
| | 175mg/dL以上（随時採血*） | |
| Non-HDLコレステロール | 170mg/dL以上 | 高non-HDLコレステロール血症 |
| | 150～169mg/dL | 境界域高non-HDLコレステロール血症** |

* 基本的に10時間以上の絶食を「空腹時」とする．ただし水やお茶などカロリーのない水分の摂取は可とする．空腹時であることが確認できない場合を「随時」とする．

** スクリーニングで境界域高LDL-C血症，境界域高non-HDL-C血症を示した場合は，高リスク病態がないか検討し，治療の必要性を考慮する．

- LDL-CはFriedewald式（TC−HDL-C−TG/5）で計算する（ただし空腹時採血の場合のみ）．または直接法で求める．
- TGが400mg/dL以上や随時採血の場合はnon-HDL-C（=TC−HDL-C）かLDL-C直接法を使用する．ただしスクリーニングでnon-HDL-Cを用いる時は，高TG血症を伴わない場合はLDL-Cとの差が+30mg/dLより小さくなる可能性を念頭においてリスクを評価する．
- TGの基準値は空腹時採血と随時採血により異なる．
- HDL-Cは単独では薬物介入の対象とはならない．

（日本動脈硬化学会，編．動脈硬化性疾患予防ガイドライン2022年版．2022．p.22[1]より）

で求める値であり，LDL-CとともにVLDL-Cおよび動脈硬化惹起性のレムナント（IDL）コレステロールも含む値である．Non-HDL-Cの基準値はLDL-Cに30mg/dLを加えた値で設定されている表1．

人間ドック・健診における脂質異常症基準値は各施設により判定区分が定められているが，上記の値を用いて行うのが勧められる．境界域高LDL-C血症・境界域高non-HDL-C血症も，高リスク病態を合併する一次予防症例の治療必要性を検討する基準として用いるのが適切である．ただし，これらの値はあくまでも診断基準であり，管理目標値は次項に示す通り，個々の症例の背景を考慮して個別に設定する．

## B 管理目標値の設定

動脈硬化性疾患予防ガイドライン 2012 年版以降，日本の疫学調査研究をベースとしたリスク評価チャートを用いて，冠動脈疾患一次予防患者あるいは動脈硬化性疾患一次予防患者のリスクを絶対リスクで評価し，個々人の管理目標値を設定する方式が採用されている．2012 年版では，「今後 10 年間の冠動脈疾患死亡率」を予測する NIPPON DATA 80 の疫学調査研究に基づいた評価法を採用していたが，2017 年版では，「今後 10 年間の冠動脈疾患発症率」を評価する「吹田スコア」を採用していた．そして 2022 年版[1] では，「冠動脈疾患とアテローム血栓性脳梗塞を合わせた今後 10 年間の発症率」を評価する久山町スコアを採用している．それに伴い二次予防疾患は，冠動脈疾患とアテローム血栓性脳梗塞をあわせた動脈硬化性疾患と設定されている．なお，二次予防症例および高リスク病態を有する一次予防症例は久山町スコアでは評価せず，それぞれ「二次予防」「高リスク」のカテゴリーで評価して管理目標値を設定する．図 1 に管理目標値設定のためのカテゴ

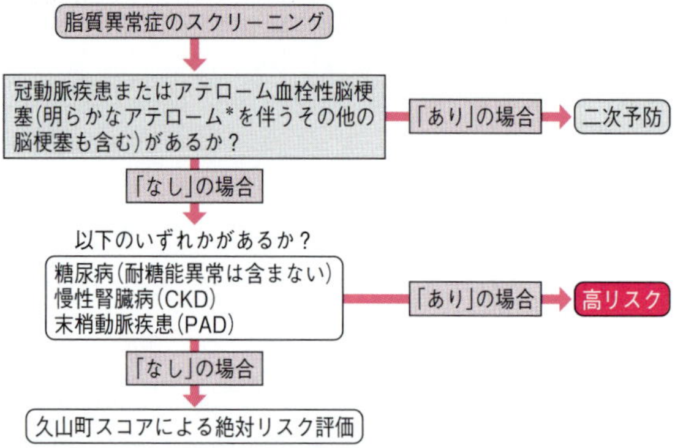


図 1 脂質管理目標値設定のためのカテゴリー分類方法
*頭蓋内外動脈に 50％以上の狭窄，または弓部大動脈粥腫（最大肥厚 4mm 以上）
（日本動脈学会, 編. 動脈硬化性疾患予防ガイドライン 2022 年版. 2022. p.69[2] より）

リー分類方法のフローチャートを示す.

「久山町スコア」は，7つの危険因子（年齢，性別，喫煙の有無，収縮期血圧，HDL-C値，LDL-C値，糖代謝異常の有無）をその値・状態で点数化し，その合計得点等を求めることで低リスク，中リスク，高リスクにカテゴリー分類する予測モデルである 図2 . 10年間の動脈硬化性疾患発症率が2%未満を低リスク，2%以上10%未満を中リスク，10%以上を高リスクとして分類し，各カテゴリーに応じた脂質管理目標値 表2 を設定している. ただし，動脈硬化性疾患のリスクの高い家族性高コレステロール血症においては以上のカテゴリー分類は適応せず，別に考慮する（LDL-C管理目標値：二次予防では70mg/dL未満，一次予防では100mg/dL未満）. また，一次予防糖尿病症例の中で，細小血管合併症またはPADを合併している症例や喫煙している症例は，そうでない症例よりもより厳格な管理目標値（LDL-C値100mg/dL未満）を目標とすることとしている. ただし，これらの値はあくまで達成目標値であって，薬物治療開始の基準ではないことに留意する. また，80歳以上の後期高齢者の一次予防症例ではカテゴリー化は適応できず，個々の症例ごとに判断する. なお，繁忙な外来臨床の場のことを考慮し，上記7項目の値を入力することで容易に10年間の動脈硬化性疾患発

| ①性別 | ポイント |
|---|---|
| 女性 | 0 |
| 男性 | 7 |

| ②収縮期血圧 | ポイント |
|---|---|
| <120mmHg | 0 |
| 120～129mmHg | 1 |
| 130～139mmHg | 2 |
| 140～159mmHg | 3 |
| 160mmHg～ | 4 |

| ③糖代謝異常（糖尿病は含まない） | ポイント |
|---|---|
| なし | 0 |
| あり | 1 |

| ④血清LDL-C | ポイント |
|---|---|
| <120mg/dL | 0 |
| 120～139mg/dL | 1 |
| 140～159mg/dL | 2 |
| 160mg/dL～ | 3 |

| ⑤血清HDL-C | ポイント |
|---|---|
| 60mg/dL～ | 0 |
| 40～59mg/dL | 1 |
| <40mg/dL | 2 |

| ⑥喫煙 | ポイント |
|---|---|
| なし | 0 |
| あり | 2 |

過去喫煙者は⑥喫煙はなしとする.

| ①～⑥のポイント合計 | 点 |
|---|---|

右表のポイント合計より年齢階級別の絶対リスクを推計する.

| ポイント合計 | 40～49歳 | 50～59歳 | 60～69歳 | 70～79歳 |
|---|---|---|---|---|
| 0 | <1.0% | <1.0% | 1.7% | 3.4% |
| 1 | <1.0% | <1.0% | 1.9% | 3.9% |
| 2 | <1.0% | <1.0% | 2.2% | 4.5% |
| 3 | <1.0% | 1.1% | 2.6% | 5.2% |
| 4 | <1.0% | 1.3% | 3.0% | 6.0% |
| 5 | <1.0% | 1.4% | 3.4% | 6.9% |
| 6 | <1.0% | 1.7% | 3.9% | 7.9% |
| 7 | <1.0% | 1.9% | 4.5% | 9.1% |
| 8 | 1.1% | 2.2% | 5.2% | 10.4% |
| 9 | 1.3% | 2.6% | 6.0% | 11.9% |
| 10 | 1.4% | 3.0% | 6.9% | 13.6% |
| 11 | 1.7% | 3.4% | 7.9% | 15.5% |
| 12 | 1.9% | 3.9% | 9.1% | 17.7% |
| 13 | 2.2% | 4.5% | 10.4% | 20.2% |
| 14 | 2.6% | 5.2% | 11.9% | 22.9% |
| 15 | 3.0% | 6.0% | 13.6% | 25.9% |
| 16 | 3.4% | 6.9% | 15.5% | 29.3% |
| 17 | 3.9% | 7.9% | 17.7% | 33.0% |
| 18 | 4.5% | 9.1% | 20.2% | 37.0% |
| 19 | 5.2% | 10.4% | 22.9% | 41.1% |

図2 久山町スコアによる動脈硬化性疾患発症予測モデル
（日本動脈学会，編. 動脈硬化性疾患予防ガイドライン2022年版. 2022. p.69[1] より）

JCOPY 498-01219

**表2 リスク区分別脂質管理目標値**

<table>
<tr><th rowspan="2">治療方針の原則</th><th rowspan="2">管理区分</th><th colspan="4">脂質管理目標値（mg/dL）</th></tr>
<tr><th>LDL-C</th><th>Non-HDL-C</th><th>TG</th><th>HDL-C</th></tr>
<tr><td rowspan="3">一次予防<br>まず生活習慣の改善を行った後薬物療法の適用を考慮する</td><td>低リスク</td><td>＜160</td><td>＜190</td><td rowspan="4">＜150（空腹時）***<br>＜175（随時）</td><td rowspan="4">≧40</td></tr>
<tr><td>中リスク</td><td>＜140</td><td>＜170</td></tr>
<tr><td>高リスク</td><td>＜120<br>＜100*</td><td>＜150<br>＜130*</td></tr>
<tr><td>二次予防<br>生活習慣の是正とともに薬物治療を考慮する</td><td>冠動脈疾患またはアテローム血栓性脳梗塞（明らかなアテローム****を伴うその他の脳梗塞を含む）の既往</td><td>＜100<br>＜70**</td><td>＜130<br>＜100**</td></tr>
</table>

- *糖尿病において，PAD，細小血管症（網膜症，腎症，神経障害）合併時，または喫煙ありの場合に考慮する．
- **「急性冠症候群」，「家族性高コレステロール血症」，「糖尿病」，「冠動脈疾患とアテローム血栓性脳梗塞（明らかなアテロームを伴うその他の脳梗塞を含む）」の4病態のいずれかを合併する場合に考慮する．
- 一次予防における管理目標達成の手段は非薬物療法が基本であるが，いずれの管理区分においてもLDL-Cが180mg/dL以上の場合は薬物治療を考慮する．家族性高コレステロール血症の可能性も念頭に置いておく．
- まずLDL-Cの管理目標値を達成し，次にnon-HDL-Cの達成を目指す．LDL-Cの管理目標を達成してもnon-HDL-Cが高い場合は高TG血症を伴うことが多く，その管理が重要となる．低HDL-Cについては基本的には生活習慣の改善で対処すべきである．
- これらの値はあくまでも到達努力目標であり，一次予防（低・中リスク）においてはLDL-C低下率20～30％も目標値としてなり得る．
- ***10時間以上の絶食を「空腹時」とする．ただし水やお茶などカロリーのない水分の摂取は可とする．それ以外の条件を「随時」とする．
- ****頭蓋内外動脈の50％以上の狭窄，または弓部大動脈粥腫（最大肥厚4mm以上）

（日本動脈硬化学会，編．動脈硬化性疾患予防ガイドライン2022年版．2022．p.71[1]より）

**1. PC で使用する場合**

日本動脈硬化学会ホームページ https://www.j-athero.org/jp/general/ge_tool2/ にアクセスする.

**2. スマホなどでアプリで使用する場合**

で検索する，または「App Store」や「Google Play」で「動脈硬化」で検索して，

「動脈硬化性疾患発症予測・脂質管理目標値設定ツール」を入手する.

図 3　動脈硬化性疾患発症予測ツール

**表 3　成人（15 歳以上）FH の診断基準**

| |
|---|
| 1. 高 LDL-C 血症（未治療時の LDL-C 値 180mg/dL 以上） |
| 2. 腱黄色腫（手背，肘，膝等またはアキレス腱肥厚）あるいは皮膚結節性黄色腫 |
| 3. FH あるいは早発性冠動脈疾患の家族歴（第一度近親者） |

- 他の原発性・続発性脂質異常症を除外した上で診断する.
- すでに薬物治療中の場合，治療のきっかけとなった脂質値を参考にする.
- アキレス腱肥厚は X 線撮影により男性 8.0mm 以上，女性 7.5mm 以上，あるいは超音波により男性 6.0mm 以上，女性 5.5mm 以上にて診断する.
- 皮膚結節性黄色腫に眼瞼黄色腫は含まない.
- 早発性冠動脈疾患は男性 55 歳未満，女性 65 歳未満で発症した冠動脈疾患と定義する.
- 2 項目以上を満たす場合に FH と診断する.
- 2 項目以上を満たさない場合でも，LDL-C が 250mg/dL 以上の場合，あるいは 2 または 3 を満たし LDL-C が 160mg/dL 以上の場合は FH を強く疑う.
- FH 病原性遺伝子変異がある場合は FH と診断する.
- FH ホモ接合体が疑われる場合は遺伝学的検査による診断が望ましい．診断が難しい FH ヘテロ接合体疑いも遺伝学的検査が有用である.
- この診断基準は FH ホモ接合体にも当てはまる.
- FH と診断した場合，家族についても調べることが強く推奨される.

（日本動脈硬化学会, 編. 動脈硬化性疾患予防ガイドライン 2022 年版. 2022. p.160[1] より）

症率とそのカテゴリー，および管理目標値を提示するツールが作成されている 図 3 ．健診施設などでは健診データを自動的に抜きだして計算するプログラムを組めばカテゴリーを容易に判定して管理目標値を出すことが可能なので，工夫されたい.

## C 治療

脂質異常症の治療の基本は，禁煙，食事療法，運動療法といった生活習慣の改善である．しかし，生活習慣の改善を十分に行っても脂質管理目標値の達成が不十分な場合には，薬物療法を考慮する．ただし，二次予防症例や高リスク症例では，早期から生活習慣改善のみならず薬物療法による LDL-C 管理を考慮するのがよい．また，一次予防においては，生活習慣改善後も LDL-C が 180mg/dL 以上の場合には家族性高コレステロール血症（FH）を念頭において診断を見直すとともに，FH である場合には動脈硬化の評価とともに早期からの薬物療法を開始する．FH 診断基準を表3に記す．従来の診断基準からの大きな変更点は，X 線撮影によるアキレス腱肥厚の基準が，男女一律 9mm から，男性 8mm，女性 7.5mm に変更されたことである．なお，続発性脂質異常症の原因となる疾患の有無は必ず念頭に置いて鑑別を行い，原因疾患がある場合はその疾患の治療を優先する．

### 1．食事療法

BMI が 25 以上であれば，摂取カロリー制限を行う．その際の目安として，総エネルギー摂取量（kcal）＝目標体重（kg）×（身体活動量に応じた係数：軽い労作で 25～30，普通の労作で 30～35，重い労作で 35～）が推奨される．また，食習慣・食行動の適正化（3 食を規則的な時間で摂取する，就寝前 2 時間は摂食しない，よく噛んで食べる，まとめ食いやながら食いを避ける，等）も重要である．食事の内容としては，卵黄や飽和脂肪酸（肉の脂身，動物脂，乳製品），トランス脂肪酸（スナック菓子，マーガリンなど）の摂取を控え，n-3 系多価不飽和脂肪酸（魚や大豆）の摂取を増やし，食物繊維や植物ステロールを含む野菜，海藻，きのこ，未精製穀類の摂取も増やすことが推奨される．糖質，特に果糖を多く含む清涼飲料水や菓子は制限し，高 TG 血症症例で飲酒量の多いものに対しては節酒，時に断酒を勧める．食物繊維を多く含む果物や植物ステロール含有量の多いナッツ類の摂取も勧められるが，カロリーオーバーとならないよう，適量の摂取を指導する．塩分の摂取も制限する．以上をまとめると，塩分を控えたThe Japan Diet（日本食パターン）ということになる．なお，急性膵炎のリスクが高い異常高値の高TG血症が持続する症例では脂肪摂取制限を行うが，まずは40g/日未満で開始し，反応を見ながら20g/日以下の制限，そして中鎖脂肪酸接種の推奨なども行う．

いずれにしても，各個人のライフスタイルを把握して可能な範囲で始めていくことが肝心であり，また高齢者においては，過度な食事制限による低栄養を招かないように注意する．

## 2. 運動療法

身体活動の増加は，体力の維持・増加につながるとともに，脂質の改善，血圧低下，耐糖能の改善，さらには精神ストレスや認知機能改善に結び付くので，推奨される．身体活動量は心血管病による死亡と負の相関が認められるのみならず，がんでの死亡率低下，そして総死亡率低下にもつながることが示されている．

脂質改善には，有酸素運動が有効である．中等度以上の強度〔①心拍数（＝138－年齢/2），または②自覚的に「楽である」～「ややきつい」運動〕の有酸素運動を，一日合計30分以上，週3回以上（できれば毎日），または週に150分以上行うことを指導する．また，運動療法以外の時間もこまめに歩くなど，できるだけ座ったままの生活を避けるように指導する．レジスタンス運動も筋量・筋力の維持・増強に効果があり，身体機能維持・インスリン抵抗性改善に寄与するので，有酸素運動とともに推奨する．なお，心臓疾患や腎疾患などでは運動制限が必要な症例もあるので，患者背景には留意する．

## 3. 薬物療法 表4

動脈硬化性疾患予防のための薬物療法の原則は，まずはLDL-C値の低下を達成することであり，各種薬剤のなかでも数多くの大規模臨床試験のエビデンスが存在するスタチン（HMG-CoA還元酵素阻害薬）が第一選択薬とな

**表4 脂質異常症治療薬**

| 分類 | LDL-C | TG | HDL-C | non-HDL-C | 主な一般名 |
|---|---|---|---|---|---|
| スタチン<br>LDL-C低下作用により層別化して標記 | ↓↓ | ↓ | −～↑ | ↓↓ | プラバスタチン，シンバスタチン，フルバスタチン |
| | ↓↓↓ | | | ↓↓↓ | アトルバスタチン，ピタバスタチン，ロスバスタチン |
| 小腸コレステロールトランスポーター阻害薬 | ↓↓ | ↓ | ↑ | ↓↓ | エゼチミブ |
| 陰イオン交換樹脂 | ↓↓ | ↑ | ↑ | ↓↓ | コレスチミド，コレスチラミン |
| プロブコール | ↓ | − | ↓↓ | ↓ | プロブコール |
| PCSK9阻害薬 | ↓↓↓↓ | ↓～↓↓ | −～↑ | ↓↓↓↓ | エボロクマブ |
| MTP阻害薬* | ↓↓↓ | ↓↓↓ | ↓ | ↓↓↓ | ロミタピド |
| フィブラート系薬 | ↑～↓ | ↓↓↓ | ↑↑ | ↓ | ベザフィブラート，フェノフィブラート，クロフィブラート |
| 選択的PPARα修飾薬 | ↑～↓ | ↓↓↓ | ↑↑ | ↓ | ペマフィブラート |
| ニコチン酸誘導体 | ↓ | ↓↓ | ↑ | ↓ | ニコモール，ニコチン酸トコフェロール |
| n-3系多価不飽和脂肪酸 | − | ↓ | − | − | イコサペント酸エチル，オメガ-3脂肪酸エチル |

*ホモFH患者が適応
↓↓↓↓：−50%以上，↓↓↓：−50～−30%，↓↓：−20～−30%，↓：−10～−20%，↑：10～20%，↑↑：20～30%，−：−10～10%
（日本動脈硬化学会，編．動脈硬化性疾患予防ガイドライン2022年版．2022．p.120[1]より）

る．スタチンにてLDL-Cの管理目標値が達成できない場合は，エゼチミブ（小腸コレステロールトランスポーター阻害薬），陰イオン交換樹脂（レジン），プロブコールの併用を考慮する．これら薬剤のうち，スタチンとの併用で動脈硬化抑制のエビデンスが報告されているのはエゼチミブである．通常の症例ではこれらの経口薬をしっかりと投与（スタチンは最大耐用量まで増量）することで管理目標値を達成できる場合がほとんどであるが，FH，特にFH二次予防症例では達成できない症例が多い．そのような場合は，スタチンとの併用で平均60〜70%の更なるLDL-C低下作用を有し，かつ動脈硬化抑制のエビデンスのあるPCSK9阻害薬の使用を検討する．PCSK9阻害薬はスタチンとの併用が必須であるが，スタチン不耐の場合にはスタチンとの併用は行わなくても投与は可能である．なお，表4には掲載していないか，ガイドライン2022年版発刊後にインクリシラン（PCSK9 siRNA）およびFHホモ接合体のみに適応のあるエビナクマブ（抗ANGPTL3抗体）が使用可能となっている．

高TG血症に対してはフィブラート系薬，選択的PPARα修飾薬（SPPARMα），ニコチン酸誘導体，n-3系多価不飽和脂肪酸が選択される．SPPARMα以外は以前に行われた臨床試験で動脈硬化抑制を示すエビデンスはあるが，フィブラート系薬とイコサペン酸エチルは近年のスタチンとの併用試験，あるいは高TG血症・低HDL-C血症患者を対象としたサブ解析にて動脈硬化抑制効果が示されている．

なお，高度の高TG血症（500 mg/dL以上）では急性膵炎のリスクがあるので，アルコール多飲などの明らかな因子がなければ，生活習慣改善と同時にフィブラート系薬やSPPARMαなどの投与を早期に行う．もっとも，高TG血症がごく軽度で，かつ高LDL-C血症が存在する場合は，表4に示す通りスタチンやエゼチミブにもある程度TGを低下させる作用があるので，まずはスタチンやエゼチミブを投与して経過をみることも考慮する．

脂質管理で気をつけなければならないのは，症状がないために治療へのアドヒアランスが不良になりやすいこと，クリニカルイナーシャで適切な管理が遅れること，FHであってもスタチンである程度の脂質改善効果があるのでFHであることを見落として緩やかな管理となってしまうこと，等である．患者に対して治療の必要性を十分に説明してアドヒアランスを上げる工夫をするとともに，治療にPDCAサイクルの概念を導入して臨床的惰性を避けること，そしてFHは見落とさないように常に配慮することも重要である．

## ■文献

1）日本動脈硬化学会, 編. 動脈硬化性疾患予防ガイドライン 2022 年版. 日本動脈硬化学会; 2022.
2）日本動脈硬化学会, 編. 動脈硬化性疾患予防のための脂質異常症治療ガイド 2023 年版. 日本動脈硬化学会; 2023.

〈塚本和久　寺本民生〉

# 5 動脈硬化検査

日本人の死因の1位はがんであるが，動脈硬化性疾患である心および脳血管病変を合わせると，その割合はがんに匹敵する．そのため人間ドックや健診の最大の目的はがん対策と動脈硬化対策であるといえるが，従来の検査に加えて，どのような検査を動脈硬化対策の基本検査として実施するべきかについてはまだ確立されていない．筆者は，動脈硬化健診のあり方についての試案をはじめて作成した[1]．その際に，施設間の機器や測定手技の精度の違い，検査にかかる時間や費用なども考慮に入れ，全国の健診施設で取り入れ可能な非侵襲的検査であることを重視した．また，その後も検査の実情やエビデンスの蓄積に応じて，論文や他の著書で，動脈硬化健診のあり方について改訂を加えて報告している[2-4]．

**表1 人間ドック・健診において動脈硬化対策として実施すべき検査**

| 血管機能および形態的変化を調べる非侵襲的検査 |
|---|
| 1. 血圧脈波<br>脈波伝播速度　baPWV，CAVI（壁硬化：arterial stiffness）<br>足関節上腕血圧比　ABI<br>2. 頸動脈エコー（粥状硬化：アテローム硬化）<br>3. 血流依存性血管拡張機能反応（血管内皮機能）<br>FMD（flow mediated dilatation）<br>RH-PAT（reactive hyperemia peripheral arterial tonometry）<br>4. 冠動脈（単純）CT（動脈硬化性石灰化） |
| **動脈硬化リスク評価のためのバイオマーカー検査** |
| 5. 内臓脂肪（面積）測定〔CT，（Dual）BIA 法〕<br>6. 空腹時インスリン値（インスリン抵抗性）<br>7. 尿中微量アルブミン<br>8. 高感度 CRP（hs-CRP）<br>9. 酸化ストレス（活性酸素産生能，抗酸化能） |

（福井敏樹. 人間ドック. 2016; 30: 809-21[3] より改変）

人間ドックや健診の動脈硬化対策において実施するべき検査については，自由診療という枠組みが利用できることも考慮しながら，一方で任意型の健診といえどもその大多数が自治体等の補助や企業・会社などの福利厚生のもとで実施されている現実も含めて考える必要もある．

動脈硬化対策検査としては，以前から報告を続けてきたように，血管機能や形態的変化を調べる検査法と，心・脳動脈硬化性血管疾患発症リスクを評価するバイオマーカー検査法を組み合わせて実施することが有効ではないかと考える 表1 ．現在考えうる人間ドックおよび健診における動脈硬化対策検査について，自施設での検討結果も加えながら概説する．今回は，紙面の都合で，動脈硬化リスクを評価するバイオマーカー検査についての詳細についての記述は割愛させて頂いた．本書内の関連項目および筆者既報の著書[1-4]や文献を参照頂ければと思う．

## A 血管機能および形態的変化を調べる検査

### 1. 血管内皮機能検査（FMD，RH-PAT）

Flow mediated dilatation（FMD）や reactive hyperemia peripheral arterial tonometry（RH-PAT）は近年血管拡張機能検査として用いられるようになり，2012 年には血管内皮機能検査として保険適用もあるが，まだ一般的に広く普及している検査とはいえない．

FMD は，被験者の上腕を 5 分間駆血し，解除後に血管平滑筋の弛緩による血管径増加率を超音波で計測する検査である．駆血解除後の血流量の増加により血管内皮細胞から血管拡張物質である一酸化窒素（NO）が放出され，血管が拡張するため，血管内皮機能（血流依存性血管拡張反応）を評価できるとされている[5]．検査は 12 時間以上の絶食の上，午前中の測定が望ましい．まだ明確な基準値は存在しないが，正常値は 7% 以上，4% 未満が血管内皮機能障害とされている[6,7]．男女差が存在すること，加齢に伴い減少すること，喫煙の影響を検出し得ることなど，わが国における結果がかなり蓄積されてきており[8]，大規模研究の結果も報告され，心血管イベント発症を予測しうる可能性がある[9,10]．しかしFMD値がベースラインの上腕動脈径に影響を受けることも報告され，測定値解釈の注意点の1つである[9]．わが国で開発された簡便な測定装置により測定精度は上がっているが，それでも測定時間が10分以上はかかることから多くの受診者へのスクリーニング検査として実施することは難しい．しかしながら，早期の動脈硬化性変化を評価できる可能性のある検査法として重要であり，国内種々の学会ガイドラインでも検査実施が推奨されてきている．

RH-PATは，左右の指に指尖血管容積脈波を検出する専用プローブを装着し，FMDと同様，再灌流刺激に反応する容積脈波の経時的増加から，血管の拡張機能を測定する検査法である[11,12]．検査専用の特殊プローブを必要とすることからランニングコストがかなりかかり，結果の蓄積がまだ十分ではない．またFMDとRH-PATの相関が弱いこと[13]，RH-PATはFMDに比べて自律神経活動の影響を受けやすいことなども報告されている[14]．

## 2. 血圧脈波検査

わが国で開発された医療検査機器である足関節上腕血圧比（ankle-brachial index：ABI）および上腕足首間脈波伝播速度（brachial-ankle pulse wave velocity：baPWV）あるいは心臓足首血管指数（cardio-ankle vascular index：CAVI）を同時に測定する検査である[15,16]．

ABIの正常範囲は0.9〜1.4とされており，0.9未満になると動脈閉塞の疑いがある．閉塞性動脈硬化症（arterio sclerosis obliterans：ASO）をはじめとする末梢動脈疾患（peripheral arterial disease：PAD）を発見するために非常に有用な指標である．しかしながら，人間ドックや健診の受診者においてこれらの疾患が見つかることはまれで，主にはbaPWV値やCAVI値を動脈硬化の評価や指導に用いることとなる．

脈波伝播速度（pulse wave velocity：PWV）測定は，頸動脈大腿動脈間PWV（carotid-femoral PWV：cfPWV）として昔から行われており，脳・心血管疾患との関連も証明されているが[17]，その計測手技に熟練が必要で，簡便性に欠けるという欠点があった．その欠点を補い，cfPWVとの強い相関が保たれ，しかも簡便に再現性よく測定可能で，四肢の血圧とABIが同時に測定できるため，baPWV値がわが国では広く普及している[15]．baPWV値は，血圧や脈拍をはじめとする種々の要因により影響を受けるので，それらに十分留意して測定する必要がある．現在，1,400cm/sec以上が動脈硬化ありと判断する1つの基準で[18]，1,800cm/sec以上が心血管疾患発症を予測するカットオフ値として考えられている[19]．ただしABIが0.9未満の場合には，baPWV値は信頼性が低下するので除外する必要がある．

筆者らの施設においてはすでに20年以上baPWVを人間ドック健診に取り入れており，これまでbaPWV測定の有用性について報告を続けている[20-25]．特に動脈硬化の危険因子の重積との良好な相関関係を示すことは，人間ドックや健診における動脈硬化検査として継続的に実施するべき検査となる大きな根拠の1つと考えている[21, 23, 25]．

CAVIはbaPWVと同様に脈波伝播速度を計測した数値である．baPWV値が血圧の影響を強く受けるという問題点を改善するために，血管の弾性係数であるstiffness parameter $\beta$を導入し，CAVI値を計測できる装置としてこれもわが国で開発された[16]．我々は，実際にbaPWVとCAVIを同時に測定し，直接比較を行った結果を報告している．たしかにCAVIは血圧との相関は認めるものの弱いものであった．しかしながら，動脈硬化の危険因子の重積との相関は明らかにbaPWVの方が良好で，メタボリックシンドロームの有無での測定値の違いはbaPWVの方が優れていた[22]．CAVI値としては，8.0以下が正常範囲と判断する基準値と考えられている．

baPWV値高値であることが動脈硬化性疾患のイベント発症や生命予後に関与するという研究結果は数多く報告されており，それらをメタ解析した結果も報告されている[19, 26, 27]．一方，CAVI値に関する結果は非常に少なく，さらに最近，stiffness parameter $\beta$を導入してCAVI値として使用することにメリットはないことも報告されている[28]．

我々は10年以上にわたって測定した延べ2万人以上のデータ解析を改めて行い，動脈硬化の危険因子の重積とbaPWV値の関係について報告した．従来のイベント発症や予後を評価した研究ではなく，より若年層における

10年以上にわたる変化を解析した結果は，人間ドックや保健指導による継続的介入が，加齢に伴うbaPWV値の増加を抑制する可能性が示唆される結果と考えられる[23]．さらに最近，全国の人間ドック実施施設における前向き共同研究を実施した．3年連続で人間ドックを受診し，baPWV値を測定した約15,000名の対象者についてbaPWV値の経年変化や動脈硬化症疾患発症リスクスコアである吹田スコアと久山町スコアとの関連について解析した結果を報告した[25]．

まだ世界的にはcfPWVがスタンダードであるため，baPWVが標準検査としてのコンセンサスが得られるための努力が続けられており，さらに研究成果を発信していくことが重要であると考える．

## 3. 頸動脈エコー

動脈は外膜，中膜，内膜の3層で形成されており，内膜と中膜を合わせた厚さを内膜中膜複合体厚（intima-media thickness：IMT）と呼ぶ．またプラークとは，血管内腔に限局的に突出した1.1mm以上の隆起性病変のことで，アテローム（粥腫）ともいわれる．頸動脈は動脈のなかでは比較的太い血管であるにもかかわらず体表から浅いところを走っているので観察しやすい．動脈硬化の進行は全身的に進行すると考えられるため，非侵襲的に測定できる頸動脈IMTやプラークは全身の動脈硬化の程度を推定する指標となる．頸動脈IMTは加齢により肥厚していくが，日本人における正常上限値は1.0mmと考えられており，1.1mm以上のIMTは肥厚ありと判断される[29]．また，プラークの評価は大きさや数のほかエコー輝度，均一性，表面性状，可動性の有無により行われている．その他，ドップラー検査により総頸動脈，内頸動脈，椎骨動脈の血流速度などを調べることができる．

IMTの肥厚が予後に関係する結果も数多く報告されている．頸動脈病変と虚血性脳血管病変との関連があるという報告も多いが[30,31]，頸動脈が直結している脳血管病変発症よりむしろ冠動脈イベント発症との相関があるという報告も多い[31~33]．わが国では2001年より高血圧，糖尿病，高脂血症，肥満のリスクをすべて有する人に対して労災二次健康診が実施されているが，その検査項目に頸動脈エコー検査が導入されている[34]．2002年には，日本脳神経超音波学会から「頸動脈エコーによる動脈硬化病変評価のガイドライン（案）」[35]が，2009年には日本超音波学会から「超音波による頸動脈病変の標準的評価法」[36]が出され，頸動脈硬化病変の標準計測項目としてmax IMTやmean IMTを測定することが定められた．

世界中で数多くの報告がなされているにもかかわらず，統一された測定方法は確立されておらず，スクリーニング検査としての頸動脈エコー実施の意義については逆に否定的な報告も多い．特に米国予防医学専門委員会（US Preventive Services Task Force：USPSTF）から，一般成人に対する無症候性頸動脈狭窄スクリーニングの実施を否定する勧告も報告された[37]．しかしながら，検査機器の精度の向上により，単にプラークの形態を見るだけでなく，プラークの性状をより詳細に観察できるようになってきていることや，頸動脈の血流も計測できることなどから，非侵襲的な動脈硬化検査としての実施価値は十分にあるのではないかと思われる．エビデンス構築の障害と指摘されていた検査法の統一も徐々に浸透し，わが国でも「超音波による頸動脈病変の標準的評価法2017」が策定されている[38]．

また最近，無症候性アテローム硬化症についての非盲検無作為化比較試験において，頸動脈超音波検査結果を実際に提示して指導することで，1年後の心血管疾患リスクが低下，または上昇が抑制されることが報告された[39]．アテローム硬化などの血管壁の形態異常を実際に視覚的に見せて指導できる意義は，人間ドックや健診において今後も十分に大きいものと考えられる．

## 4. 冠動脈（単純）CT検査

冠動脈造影CT検査は，X線被曝やヨード造影剤による副作用等のリスクがあり，非侵襲的とはいえないため，任意型の健診である人間ドックや法定の健康診断などに使用することは推奨されていない．慢性冠動脈疾患診断ガイドライン（2018年度改訂版）でも冠動脈疾患の中・高リスク者にのみ推奨されているので，ハイリスク者に限定して実施を考慮すべき検査である[40]．一方非造影CT検査である，冠動脈単純CT検査は，造影剤を使用することなく，X線被曝も少なくてすむ．冠動脈壁狭窄の正確な把握に用いることはできないが，かなりの精度で石灰化を計測することが可能であることがわかってきている．従来から欧米ではAgatston score[41]に代表される冠動脈石灰化（coronary artery calcification：CAC）スコアが心血管イベント発症と相関するという多くの結果が報告されている[42-44]．

動脈血管壁の石灰化は，アテローム硬化による新生内膜のプラークに起こる石灰化（動脈硬化性石灰化）と加齢や糖尿病，慢性腎不全（透析を含む）などに伴う中膜の石灰化（メンケベルグ型中膜石灰化）が知られていて，この中膜石灰化は，動脈壁硬化の増加に関与すると考えられており，baPWVと正の相関を示すことも報告されている[45]．

最近では2018年，米国の新しいコレステロール管理ガイドラインで，CACスコアによるリスク層別化が推奨に加えられた[46]．わが国でも胸部疾患のスクリーニングで実施されている胸部CT検査時に同時に計測した際の結果報告が蓄積しつつある[47]．また冠動脈単純CTは，冠動脈石灰化のほかに，内臓および心臓周囲脂肪，心筋の脂肪変性などの評価も可能であり，今後，心臓冠動脈の形態的な異常（特に石灰化）に非侵襲的にアプローチする動脈硬化検査の1つとなっていく可能性がある．

## B 動脈硬化リスクを評価するバイオマーカー検査

人間ドックや健診における動脈硬化対策として，血管の機能や形態的変化を調べる検査とともに補完的に実施するべきバイオマーカー検査の一覧を示す 表1 ．紙面の都合で，今回は検査項目を列挙するのみで，個々の検査の詳細については，本書内の関連項目および筆者既報の著書[1-4]や文献を参照頂きたいと思う．

## おわりに

動脈硬化の経時的な進展という観点から考えると，FMDやRH-PATにより測定可能な血管内皮機能障害から，血管の器質的な変化を測定するbaPWVやCAVIによる血管のスティフネスの異常をきたし，頸動脈エコーによるアテローム性変化やCTによる冠動脈の石灰化などの血管の形態的な異常に進展していくわけであるが，FMD値やbaPWV値がともに正常範囲であっても頸動脈エコーで明らかなアテローム性変化や狭窄を認める症例もあることをしばしば経験している．もちろんそれぞれの検査で測定する動脈の部位も異なり，血管の解剖学的構造や機能も同じではない．また，1つだけで万能な検査は存在しないので，できればこれらのすべての血管検査を補完的に実施すべきである．そして動脈硬化リスクを評価するバイオマーカー検査の結果も合わせて評価することで，従来行われている生活習慣病対策検査以上に精度良く動脈硬化の進展にアプローチできることが重要であり，受診者への検査結果説明には，細心の注意を払う必要がある．将来的にはオーダーメイド的に個々の受診者に応じてこれらの検査の組み合わせを提供していくことも考えられる．

利益相反：執筆内容に関する利益相反はない．

■文献

1）福井敏樹. 動脈硬化ドック. In: 後藤由夫, 奈良昌治, 監. 健診判定基準ガイドライン改訂版. 東京: 文光堂; 2008. p.195-203.
2）福井敏樹. 人間ドック健診における動脈硬化診断の重要性と新しい検査方法について. 人間ドック. 2010; 24: 1288-93.
3）福井敏樹. 人間ドック健診における動脈硬化対策に実施するべき検査. 人間ドック. 2016; 30: 809-21.
4）福井敏樹. 動脈硬化ドック・抗加齢ドック. In: 日本人間ドック学会, 監. 篠原幸人. 編. 人間ドック健診の実際. 東京: 文光堂; 2017. p.201-4.
5）Corretti MC, Anderson TJ, Benjamin EJ, et al. International Brachial Artery Reactivity Task Force: Guidelines for the ultrasound assessment of endothelial-dependent flow-mediated vasodilation of the brachial artery: a report of the International Brachial Artery Reactivity Task Force. J Am Coll Cardiol. 2002; 39: 257-65.
6）Tanaka A, Tomiyama H, Maruhashi T, et al. Physiological diagnosis criteria for vascular failure. Hypertension. 2018; 72: 1060-71.
7）Maruhashi T, Kajikawa M, Kishimoto S, et al. Diagnostic criteria of flow-mediated vasodilation for normal endothelial function and nitro-

glycerin-induced vasodilation for normal vascular smooth muscle function of the brachial artery. J Am Heart Assoc. 2020; 9: e013915.
8) Tomiyama H, Matsumoto C, Yamada J, et al. The relationships of cardiovascular disease risk factors to flow-mediated dilataion in Japanese subjects free of cardiovascular disease. Hypertens Res. 2008; 31: 2019-25.
9) Tomiyama H, Kohro T, Higashi Y, et al. Reliability of measurement of endothelial function across multiple institutions and establishment of reference values in Japanese. Atherosclerosis. 2015; 242: 433-42.
10) Maruhashi T, Soga J, Fujimura N, et al. Endothelial dysfunction, increased arterial stiffness, and cardiovascular risk prediction in patients with coronary artery disease: FMD-J (flow-mediated dilation Japan) study A. J Am Heart Assoc. 2018; 7: e008588.
11) Kuvin JT, Patel AR, Sliney KA, et al. Assessment of peripheral vascular endothelial function with finger arterial pulse wave amplitude. Am Heart J. 2003; 146: 168-74.
12) Bonetti PO, Pumper GM, Higano ST, et al. Noninvasive identification of patients with early coronary atherosclerosis by assessment of digital reactive hyperemia. J Am Coll Cardiol. 2004; 44: 2137-41.
13) Lind L. Relationships between three different tests to evaluate endothelium-dependent vasodilation and cardiovascular risk in a middle-aged sample. J Hypertens. 2013; 31: 1570-4.
14) Tomiyama H, Kohro T, Higashi Y, et al. Sub-group study of FMD-J: Autonomic nervous activation triggered during induction of reactive hyperemia exerts a greater influence on the measured reactive hyperemia index by peripheral arterial tonometry than on flow-mediated vasodilatation of the brachial artery in patients with hypertension. Hypertens Res. 2014; 37: 914-8.
15) Yamashina A, Tomiyama H, Watanabe G, et al. Validity, reproducibility, and clinical significance of noninvasive brachial-ankle pulse wave velocity measurement. Hypertens Res. 2002: 25: 359-64.
16) Yambe T, Yoshizawa M, Saijo Y, et al. Brachio-ankle pulse wave velocity and cardio-ankle vascular index (CAVI). Biomed Pharmacother. 2004; 58: s95-8.
17) Lehmann ED. Clinical value of aortic pulse-wave velocity measurement. Lancet. 1999; 354: 528-9.
18) Tomiyama H, Matsumoto C, Yamada J, et al. Predictors of progression from prehypertension to hypertension in Japanese men. Am J Hyper-

tens. 2009; 22: 630-6.
19） Ninomiya T, Kojima I, Doi Y, et al. Brachial-ankle pulse wave velocity predicts the development of cardiovascular disease in a general Japanese population: the Hisayama Study. J Hypertens. 2013; 31: 477-83.
20） 福井敏樹, 桃井篤子, 安田忠司, 他. 軽症 2 型糖尿病における baPWV/ABI 測定の意義. 健康医. 2003; 18: 159-62.
21） Fukui T, Momoi A, Yasuda T. Attention for the interpretation of measurements of brachial-ankle pulse wave velocity. Ningen Dock. 2005; 19: 29-32.
22） 福井敏樹, 安部陽一, 安田忠司, 他. 動脈硬化検査における上腕足首間脈波伝播速度（baPWV）と心臓足首血管指数（CAVI）値の比較. 人間ドック. 2008; 23: 70-6.
23） Fukui T, Yamauchi K, Maruyama M, et al. Ten-year longitudinal study on brachial-ankle pulse wave velocity（baPWV）in middle-aged Japanese males-analysis of relationship with clustering of atherosclerosis risk factors-. Ningen Dock International. 2015; 2: 70-5.
24） 福井敏樹, 山内一裕, 松村周治, 他. 10 年間の喫煙が大血管スティフネス指標である脈波伝搬速度（baPWV）に及ぼす影響. 人間ドック. 2020; 35: 578-85.
25） Fukui T, Ishizaka Y, Masuda I, et al. The correlation between brachial-ankle pulse wave velocity（baPWV）and atherosclerosis risk factors, as well as the risk score for development of atherosclerotic diseases in Ningen Dock health checkup: a prospective collaborative study at six health checkup facilities. Ningen Dock International. 2024; 11: 47-54.
26） Turin TC, Kita Y, Rumana N, et al. Brachial-ankle pulse wave velocity predicts all-cause mortality in the general population: findings from the Takashima study, Japan. Hypertens Res. 2010; 33: 922-5.
27） Vlachopoulos C, Aznaouridis K, Terentes-Printzios D, et al. Prediction of cardiovascular events and all-cause mortality with brachial-ankle elasticity index: a systematic review and metaanalysis. Hypertension. 2012; 60: 556-62.
28） Tomiyama H, Ohkuma T, Ninomiya T, et al. Brachial-ankle pulse wave velocity versus its stiffness index β-transformed value as risk marker for cardiovascular disease. J Am Heart Assoc. 2019; 8: e013004.
29） Homma S, Hirose N, Ishida H, et al. Carotid plaque and intima-media thickness assessed by b-mode ultrasonography in subjects ranging from young adults to centenarians. Stroke. 2001; 32: 830-5.
30） Handa N, Matsumoto M, Maeda H, et al. Ischemic stroke events and

carotid atherosclerosis. Results of the Osaka follow-up study for ultrasonographic assessment of carotid athrosclerosis (the OSACA study). Stroke. 1995; 26: 1781-6.
31) Hodis HN, Mack WJ, LaBree L, et al. The role of carotid arterial intima-media thickness in predicting clinical coronary events. Ann Intern Med. 1998; 128: 262-9.
32) O'Leary DH, Polak JF, Kronmal RA, et al. Carotid-artery intima and media thickness as a risk factor for myocardial infarction and stroke in older adults. Cardiovascular Health Study Collaborative Research Group. N Engl J Med. 1999; 340: 14-22.
33) Lorenz MW, Markus HS, Bots ML, et al. Prediction of clinical cardiovascular events with carotid intima-media thickness: a systematic review and meta-analysis. Circulation. 2007; 115: 459-67.
34) 日本医師会, 監. 高瀬佳久, 高田 昜, 編. 二次健康診断項目と特定保健指導のガイドライン―労災保険における二次健康診断給付事業について―. 労働調査会; 2001. p.17-24.
35) 日本脳神経超音波学会 頸動脈エコー検査ガイドライン作成委員会, 編. 頸動脈エコーによる動脈硬化性病変評価のガイドライン (案). Neurosonology. 2002; 15: 20-33.
36) 日本超音波医学会用語・診断基準委員会, 編. 超音波による頸動脈病変の標準的評価法. 超音波医学. 2009; 36: 502-18.
37) LeFevre ML; U.S. Preventive Services Task Force. Screening for asymptomatic carotid artery stenosis: U.S. Preventive Services Task Force Recommendation Statement. Ann Intern Med. 2014; 161: 356-62.
38) 日本超音波医学会用語・診断基準委員会, 頸動脈超音波診断ガイドライン小委員会. 超音波による頸動脈病変の標準的評価法. 2017.
39) Näslund U, Ng N, Lundgren A, et al. Visualization of asymptomatic atherosclerotic disease for optimum cardiovascular prevention (VIPVIZA): a pragmatic, open-label, randmised controlled trial. Lancet. 2019; 393: 133-42.
40) 慢性冠動脈疾患診断ガイドライン (2018年度改訂版). https://www.j-circ.or.jp/cms/wp-content/uploads/2018/10/JCS2018_yamagishi_tamaki.pdf
41) Agatston AS, Janowitz WR, Hildner FJ, et al. Quantification of coronary artery calcium using ultrafast computed tomography. J Am Coll Cardiol. 1990; 15: 827-32.
42) O'Rourke RA, Brundage BH, Froelicher VF, et al. American college of cardiology/American heart association expert consensus document on

electron-beam computed tomography for the diagnosis and prognosis of coronary artery disease committee members. J Am Coll Cardiol. 2000; 36: 326-40.
43) Greenland P, Bonow RO, Brundage BH, et al. ACCF/AHA 2007 clinical expert consensus document on coronary artery calcium scoring by computed tomography in global cardiovascular risk assessment and in evaluation of patients with chest pain: a report of the American College of Cardiology Foundation Clinical Expert Consensus Task Force (ACCF/AHA Writing Committee to Update the 2000 Expert Consensus Document on Electron Beam Computed Tomography) developed in collaboration with the Society of Atherosclerosis Imaging and Prevention and the Society of Cardiovascular Computed Tomography. J Am Coll Cardiol. 2007; 49: 378-402.
44) Budoff MJ, Shaw LJ, Liu ST, et al. Long-term prognosis associated with coronary calcification: observations from a registry of 25,253 patients. J Am Coll Cardiol. 2007; 49: 1860-70.
45) Mitsutake R, Miura S, Saku K. Association between coronary artery calicification score as assessed by multi-detector row computed tomography and upstroke time of pulse wave. Intern Med. 2007; 46: 1833-6.
46) Patel J, Pallazola VA, Dudum R, et al. Assessment of coronary artery calcium scoring to guide statin therapy allocation according to risk-enhancing factors: The multi-ethnic study of atherosclerosis. JAMA Cardiol. 2021; 6: 1161-70.
47) Ohmoto-Sekine Y, Yanagibori R, Amakawa K, et al. Prevalence and distribution of coronary calcium in asymptomatic Japanese subjects in lung cancer screening computed tomography. J Cardiol. 2016; 67: 449-54.

〈福井敏樹〉

# 6 糖代謝検査

## A 「軽度」糖代謝異常にはどう対応するべきか？

健康診断や人間ドックでは，糖代謝検査として血糖値とHbA1c値の測定が行われているが，しばしばこれらが基準範囲外となる受検者が見られる．そしてこれらが基準範囲上限を超えて増加している場合，自覚症状が全く見られないにもかかわらず糖尿病といった糖代謝異常状態に陥っている可能性が高く，医学的対応が必要となる．しかし，特に基準範囲からの超過が大きくない場合，「軽度」糖代謝異常の疑い，といった診断がなされ，受検者・医療者ともに特段の対応を行わず，結果として放置されてしまう「糖尿病放置病」に陥っていることが少なくない．

しかし，これらの血糖やHbA1cの値は，単なる数値の上下ではなく，生命にとって必須であるエネルギーおよび栄養の全身における制御，すなわち食物摂取から消化吸収，そして肝臓を経た全身への循環，そして中枢および末梢臓器での利用，という様々な過程を経た結果として現れるものであり，それはまた極めて多彩な要因が複雑ながらも見事に連携し，恒常性が維持されている．それゆえ，測定された血糖値やHbA1c値が基準範囲外となった場合，たとえ「軽度」に見えてもそれに至る様々な要因と病態が潜んでいると考えなければいけない．そして「軽度」の異常にとどまるうちからその背景病態を明らかにし，適切な対応と軌道修正により理想的な代謝環境まで回復させ，そして将来の致死的な疾病の発症を予防することができる．一方，「軽度」と考えていたわずかな異常がその後着実に進行し，病態の大きな悪化とともに全身への悪影響が早期に顕在化することもある．すなわち，少しでも異常所見が見られる場合，積極的に糖代謝異常の存在を疑い，対応することが医療者には求められる．

## B 健康診断・人間ドックにおける糖代謝検査の重要性

糖代謝異常の代表的疾患は糖尿病であり，医学的な重要性はもちろん，全世界的な爆発的増加による社会問題はすでに常識ともなっている．不十分な糖尿病治療は明らかな自覚症状がなくとも，全身において多様かつ重篤な合併症を引き起こす．以前より問題視されてきた網膜症・腎症・神経障害といった特有の合併症に加え，脳心血管疾患につながる動脈硬化，壊疽といった足病変，悪性腫瘍の増加，感染症の悪化，認知症など枚挙にいとまがない．これらに加え，糖尿病はブドウ糖（グルコース）以外にも脂質，そして近年はアミノ酸の代謝にも影響することが判明し，包括的栄養代謝疾患とも考えられる．そしてこれらを介したサルコペニアやフレイルといった筋肉および全身性疾患の誘引としての重要性も増している．

すなわち健康診断および人間ドックにおいては，糖代謝検査を行ってそれを正しく評価し，たとえ「軽度」であっても放置せず，早期の対応を開始して多くの合併症といった悲劇的結末を予防することが，受検者の健康維持に大きく貢献するところであり，これこそが悪性疾患の検索に並ぶ最大の意義ともいえる．

## C 血糖とは何か

「血糖」とは血液中を循環するブドウ糖を指し，ヒトの生命活動における最重要のエネルギー源として全身に供給され，臓器や細胞にて利用されている．しかし，このブドウ糖の血中濃度は血液中で自律的に増減するものではなく，全身のエネルギー需要と供給のバランスに基づき，様々な過程を経て決定されるものといえる．まず，ブドウ糖源となる炭水化物，アミノ酸からなる蛋白質，そして脂質は①食物として摂取される．これらは②消化器系による消化吸収を経て，栄養素として門脈系から肝臓へと運搬される．③肝臓では取り込んだブドウ糖をはじめとする各栄養素を全身のエネルギー需要に合わせて適宜大循環へ放出し，一部余剰分はグリコーゲンといった形で貯蔵する．そして④放出されたブドウ糖は循環器系により全身のブドウ糖消費臓器へと運搬され，⑤末梢臓器での様々な生命活動の源となる．そしてこれらの一連のエネルギー源の「流れ」の結果として，血中ブドウ糖濃度すなわち血糖値が表される 図1 ．そして，ヒトの恒常性維持機能によりこれら各段階は協調的に調整され，食後といったエネルギー源摂取時，逆に絶食や運動といったエネルギー必要時にも各臓器が適宜ブドウ糖の出し入れを行うことにより，全身のエネルギー収支は保たれ，その結果として血中のブドウ糖

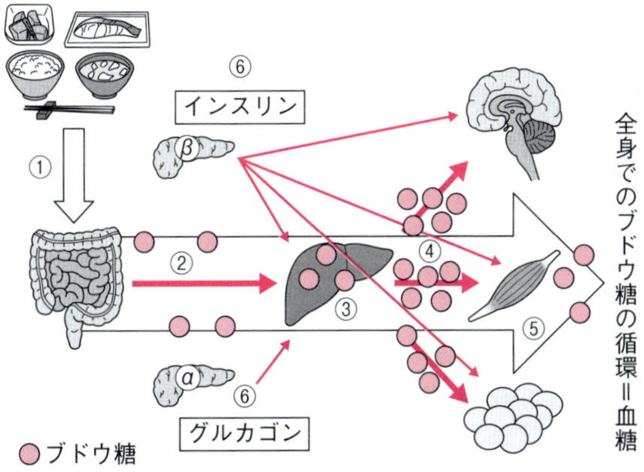


図1 全身の栄養素とエネルギー源の流れ

表1 インスリンとグルカゴンの栄養代謝に関する主な臓器への作用

| | 肝臓 | 脂肪組織 | 骨格筋 | 血糖への影響 | エネルギー代謝の方向 |
|---|---|---|---|---|---|
| インスリン | ブドウ糖放出↓<br>グリコーゲン合成↑<br>脂質合成↑<br>蛋白質合成↑ | ブドウ糖取り込み↑<br>脂質合成↑ | ブドウ糖取り込み↑<br>グリコーゲン合成↑<br>蛋白質合成↑ | 血糖↓ | 利用<br>同化 |
| グルカゴン | ブドウ糖放出↑<br>ブドウ糖新生↑<br>アミノ酸分解↑<br>脂質分解↑<br>ケトン体合成↑ | 脂質分解↑<br>熱産生↑ | なし | 血糖↑ | 供給<br>異化 |

JCOPY 498-01219

表2 血糖調節に影響する因子

| | ①摂食 | ②消化器系 | ③肝臓 | ④循環系 | ⑤末梢臓器 | ⑥膵内分泌系 |
|---|---|---|---|---|---|---|
| 影響する因子の例 | 食欲<br>過食<br>飢餓<br>咀嚼 | 消化機能<br>消化酵素<br>吸収機能 | 肝予備能<br>飲酒 | 循環機能<br>血流<br>血管 | 運動<br>筋肉量<br>内臓脂肪<br>肥満 | 分泌機能異常<br>膵内分泌腫瘍 |

量，すなわち血糖値は極めて狭い範囲に維持されることとなる．この一連のエネルギー調整の過程において重要な役割を担うのが，⑥膵内分泌系からのインスリンとグルカゴンであり，それぞれ血糖調節臓器に作用することにより，血糖恒常性維持に寄与している表1.

一方，この血糖恒常性維持機構において，上記①～⑥のどの段階に不具合が生じても，その結果は血糖値の異常というかたちにて現れることとなる表2. 加えて感染や悪性腫瘍罹患といった全身状態，甲状腺や副腎といった内分泌系も大きな影響を有する．すなわち，血糖値の上下とは単なる数値的なものではなく，様々な病態的要因を孕んでいると理解する必要がある．なかでも糖尿病ではこれら「ブドウ糖と栄養素の流れ」が破綻している状態と捉えられ，「血中ではブドウ糖が過剰」となり血管他での合併症発症につながる一方で，「細胞や臓器内ではエネルギーや栄養素が不足」して細胞・臓器障害につながるという二面性を有しているといえよう．

## D 検査結果の読み方：血糖値と HbA1c

健康診断および人間ドックにおいては，ときおり糖尿病治療中や既往を有する受検者もいるが，大多数はこれまで糖代謝異常を指摘されていない受検者となる．そのため，この段階において重要なことは，自覚症状がない糖代謝異常を見落とさず，また軽度の逸脱であってもきっちりと拾い上げ，適切な対応により受検者の放置につなげない，といったことである．

日本人間ドック・予防医療学会による糖代謝検査の基準を表3に示す．血糖値は全身の様々な状況に合わせて刻々と変化し，摂食状態に加えストレスや感染といった他疾患，また検体採取時間など，多くの要因による影響を

表3 日本人間ドック・予防医療学会による糖代謝検査の基準

| | 基準範囲 | 要注意 | 異常 |
|---|---|---|---|
| 空腹時血糖値（mg/dL） | 99 以下 | 100～125 | 126 以上 |
| HbA1c（NGSP，%） | 5.5 以下 | 5.6～6.4 | 6.5 以上 |

受ける．そのため，血糖値とともに測定時前約2ヵ月間の血糖状況の指標である HbA1c 値を合わせて糖代謝の状況を想定することとなる．

空腹時血糖値と HbA1c 値がともに基準範囲内の場合，糖代謝異常が存在する可能性は低いといえる．一方，空腹時血糖値と HbA1c 値がともに異常値を呈する場合は糖尿病と診断され，可及的速やかに治療を開始することが必要である．日本糖尿病学会による糖尿病診断チャートを 図2 に示す．一方でこれらいずれかが異常値となる場合は糖尿病型となり，チャートに従った診断プロセスを行う．糖尿病と診断されなかった場合は「糖尿病疑い」となるが，3～6ヵ月以内に血糖値と HbA1c 双方の再検査を行うことが必要である．

一般的には血糖値と HbA1c 値は連動するが，健診といった一回限りの検査ではしばしば乖離を伴い，その判断に難渋することがある．まず空腹時血糖値が低値にもかかわらず HbA1c 値が高い場合，空腹時検査では捉えられない食後過血糖といった糖代謝異常が存在する可能性がある．このような血糖スパイクとも呼ばれる過血糖は合併症進展に関わることが示されており，75g 経口糖負荷試験（OGTT）による精密検査が推奨される．OGTT においては血糖の時間的経過に加え，同時に血清インスリンを評価することにより，ブドウ糖応答性インスリン分泌能の評価が可能となり，より詳細な病態の把握と治療方針の選択に有用となる．逆に空腹時血糖値が高値にもかかわらず HbA1c 値が低い場合は，まずは絶食・食後といった測定条件，検査前日の活動状況の確認を行う．正しく空腹時血糖が測定されているにもかかわらず血糖高値を呈している場合，前述の要因による一時的な高血糖の可能性

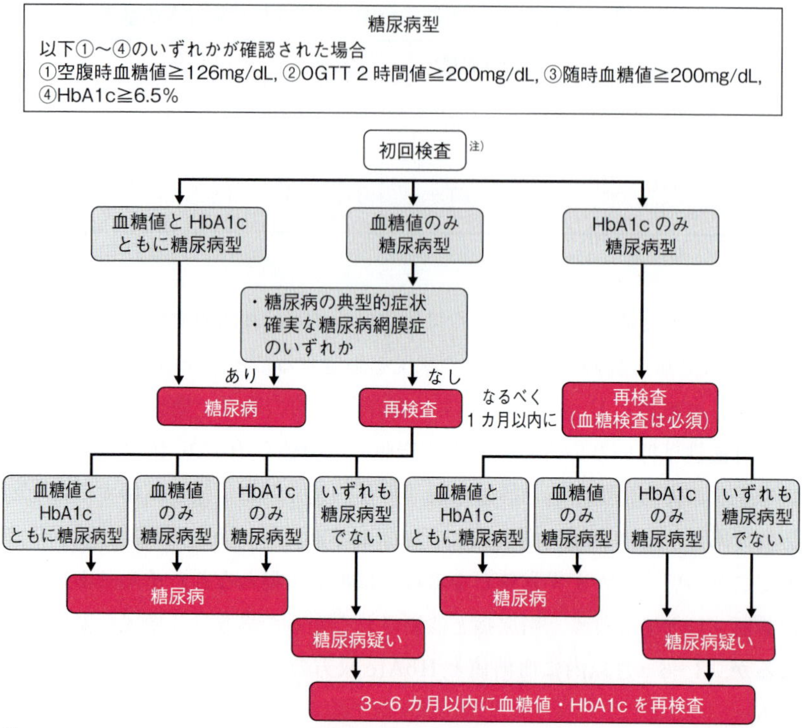


注) 糖尿病が疑われる場合は, 血糖値と同時に HbA1c を測定する. 同日に血糖値と HbA1c が糖尿病型を示した場合には, 初回検査だけで糖尿病と診断する.

**図 2　日本糖尿病学会による糖尿病診断のフローチャート**
(日本糖尿病学会, 編著. 糖尿病治療ガイド 2024. 東京: 文光堂; 2024. p.16, 日本糖尿病学会「糖尿病の分類と診断基準に関する委員会報告 (国際標準化対応版)」. 糖尿病. 2012; 55: 494 より)

も考えられるが，急激に発症した糖尿病の可能性を考慮すべきである．また，HbA1c の偽性低値を呈するものとして，胎児ヘモグロビン（HbF）高率による偽性低値も散見されるが，特に出血や溶血による貧血時や，貧血治療時の回復過程でも低値を呈する．貧血の要因は様々であるが，赤血球寿命の短縮が存在する場合，相対的に赤血球 Hb が血糖にさらされる時間が短くなるため，糖化 Hb である HbA1c は低値を呈する．言い換えると，HbA1c 値の判断は Hb 値を踏まえて行うことが必要である．また，このように

HbA1c 値の血糖指標としての有効性が疑問視される場合，測定時前約2週間の血糖状況の指標であるグリコアルブミンの評価を同時に行うことが正しい血糖状況を把握する上で有用となるため，測定を考慮すべきである．

## E 検査結果を踏まえた対応

血糖値および HbA1c 値の検査結果を正確に判断し，「要注意」や「異常」といった所見が見られた場合，たとえそれが「軽度」と判断されても必ず対応を行い，特に受検者がこれら結果を軽んじて放置しないように，状況や方針を医学的見地から正しく伝えることが必要である．健康診断および人間ドックの趣旨を考えると，この点が最も重要といえ，糖尿病に対しては速やかな治療へ進行するのはもちろん，境界型の糖代謝異常に対しても定期的な検査とともに，食事や運動といった生活習慣や体重管理など，その異常を引き起こしている要因へ対策を行い，健常への回復に努めることを意識させるべきである．また，悪性腫瘍や全身疾患といった様々な併存症が糖尿病や糖代謝異常の発現に関わることがあるため，これらの可能性を意識し，慎重に対応することも求められる．

### 1. 糖尿病と診断されたら

糖尿病治療目標は，高血糖に起因する代謝異常を改善することに加え，糖尿病に特徴的な合併症，および高血糖に起こり得る併発症の発症，増悪を防ぎ，糖尿病がない人と変わらない生活の質（QOL）と寿命を実現することである[1]．そのためには個々の病態を正しく把握して適切な治療を行うとともに，心理面・社会面における対応も必要となる．したがって診断されたら速やかに医療介入を開始することが求められ，また専門的診療が可能な医療機関への紹介を考慮すべきである．ときに1型糖尿病の発症直後といった，重篤な病態に陥っており，緊急対応を要することがある．

病態の認識においてはまず，既往歴や家族歴，治療されているのか否かという現況の確認とともに，呈している糖代謝異常の程度により，入院加療の必要性も考慮する．また，合併症や併存症の評価，特に悪性疾患や代謝環境に大きく関与する内分泌疾患を見落とさず，治療につなげていくことも重要である．そして脂質異常症や肥満をはじめとする他の代謝疾患の評価を行い，食事や身体活動の乱れといった生活習慣の影響を評価して適切な指導を行うとともに必要ならば薬物療法を開始し，これらの取り組みを継続して常に改善を目指していく姿勢が大切である．糖尿病治療は個々の病態や環境により多岐にわたるため，各種成書を参照されたい．

## 2. 糖代謝異常の存在が疑われたら

糖尿病の診断には至らなくとも，なんらかの糖代謝異常の存在が疑われたときも，病態を正しく評価して対応を開始するべきである．検査結果を吟味し，現状の病態の要因を明らかとして受検者へ説明するとともに，特に科学的根拠に則った食事の適正化や身体活動増加といった生活習慣の改善指導を行い，現状の糖代謝異常が糖尿病へ進行することを極力抑制することが必要である．たとえ疾病の定義にはあてはまらなくとも，限りなくそれに近い状態にあることを受検者に認識させ，糖代謝異常を呈さない状態まで回復させるべく，意識変容と自覚をもたせることが大切である．

空腹時血糖値や HbA1c 値に加え，詳細な糖代謝病態の評価には 75g 経口糖負荷試験（OGTT）が極めて有用である．まず，空腹時血糖値が 110〜125mg/dL の場合は境界型となり，75gOGTT 施行が強く推奨される．また，血糖値が 100〜109mg/dL の正常高値の場合や，高血圧・脂質異常症・肥満といった動脈硬化リスクを有する受検者においても施行が望ましい．HbA1c 値では 6.0〜6.4％の場合に施行が強く推奨され，5.6〜5.9％の場合では施行が望ましい．75gOGTT においては，糖質を 150g 以上含む食事を 3 日間以上摂取したのち，10〜14 時間の絶食を行い，早朝空腹時に施行する．施行前空腹時と負荷 2 時間後の血糖値は正常型，境界型，糖尿病型の判定に必須である．また，これらとともに負荷後 30 分および 60 分時の血糖値，同じく血清インスリン値を測定することにより，インスリン初期分泌能の指標が得られ病態把握に有用であるとともに，今後の糖尿病への進行，発症リスクの評価が可能である．75gOGTT の判定区分と判定基準を 図 3 に示す．

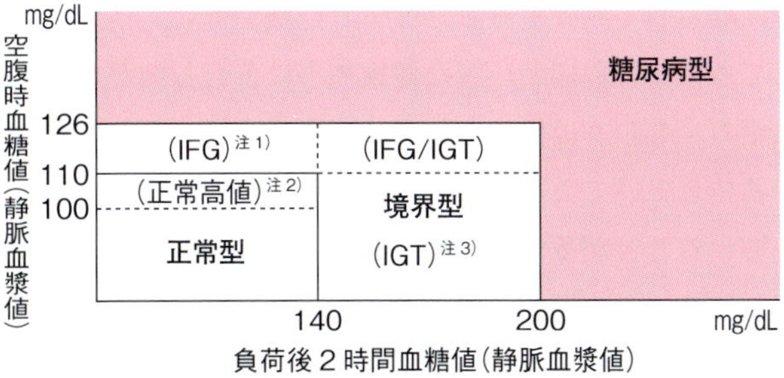


図3 75g経口糖負荷試験（OGTT）の判定区分と判定基準

注1）IFGは空腹時血糖値110～125mg/dLで，2時間値を測定した場合には140mg/dL未満の群を示す（WHO）．ただしADAでは空腹時血糖値100～125mg/dLとして，空腹時血糖値のみで判定している．

注2）空腹時血糖値が100～109mg/dLは正常域ではあるが，「正常高値」とする．この集団は糖尿病への移行やOGTT時の耐糖能障害の程度からみて多様な集団であるため，OGTTを行うことが勧められる．

注3）IGTはWHOの糖尿病診断基準に取り入れられた分類で，空腹時血糖値は126mg/dL未満，75gOGTT2時間値140～199mg/dLの群を示す．

（日本糖尿病学会, 編著. 糖尿病治療ガイド. 東京: 文光堂; 2024. p.18[1] より）

## 3. 血糖値やHbA1c値が異常低値を呈したら

日本人間ドック・予防医療学会による判定基準には設けられていないが，ときに血糖値やHbA1c値が異常低値を呈する可能性もある．これらの場合，単に少食といった医学的に明らかな要因が見られない場合も多いが，総合的な栄養代謝障害に陥っている可能性を見逃してはいけない．飢餓や低栄養といった全般的なブドウ糖不足に加え，摂食障害，甲状腺機能低下症や下垂体機能低下症といった内分泌疾患，肝硬変，またインスリノーマによる持続的低血糖などの可能性を考慮し，他検査所見を参照しながら総合的に判断を行い，場合によっては医療的対応を行うことが望まれる．

## おわりに

健康診断や人間ドックの普及により，本邦では早期に，また極めて多くに糖尿病や糖代謝異常が発見されるようになった．しかし，これらが見出され，せっかく対応して回復・改善する機会があるにもかかわらず，医療者・

受検者ともに軽んじて放置することにより好機を逃し，結果として病態が大きく悪化して多様な合併症といった健康被害に苦しむ例が多い．様々な疾病ではそれに至る，もしくは何らかの症状が出現するはるか前から異常が見られ，それが蓄積していくことにより，発症時すでに回復が難しい点まで進行してしまっていることが多い．予防医学においては，これら疾病自体の発症のみならず，それに至る道から引き返させることが重要であり，その点において健康診断と人間ドックは医学的に，また社会的にも大きな役割を担っている．特に自覚症状のないまま，多種多様な血管合併症のみならず，悪性腫瘍・認知症・サルコペニアといったQOLを大きく低下させる疾病の強力な誘引となる糖尿病，そして糖代謝異常は，発見時点での受検者の健康状態への影響がたとえ少なくても，後々必ず大きな問題へと進展する．早期よりこれらを見出し，適切な対応を行うことは，受検者の未来に対する健診・人間ドックに関わる医療者の責務ともいえ，十分な認識が求められている．

■文献

1）日本糖尿病学会，編・著．糖尿病診療ガイドライン 2024. 東京: 南江堂; 2024.

〈河盛 段　河盛隆造〉

# 7 血清尿酸値

プリン骨格を有する物質をプリン体といい，プリン塩基，プリンヌクレシド，ATPなどのプリンヌクレオチドやDNAやRNAといった核酸の構成物質となっている．ヒトではプリン体の最終代謝産物が尿酸である．高尿酸血症の発症は遺伝因子や生活習慣病などの様々な因子の影響を受けるが，本邦で高尿酸血症・痛風患者が増加している．痛風は明治時代には100例に満たない報告数であったが，2022年の国民栄養基礎調査では痛風患者が135万人に，その原因である高尿酸血症患者は成人男性の20～25%に認められ1,000万人に上るとされている[1]．一方で血清尿酸値2mg/dL以下は低尿酸血症と診断され，本邦では人口のおよそ1%に低尿酸血症患者が認められる[2]．本稿では「高尿酸血症・痛風の治療ガイドライン第3版」並びに追補版[3]と「腎性低尿酸血症診断ガイドライン」を踏まえて血清尿酸値の読み方と対応について述べる[2]．

## A デシジョンレベル

複数回測定して男女問わず，血清尿酸値が7mg/dLを超える場合を高尿酸血症と診断する[1,3]．これは血清尿酸値が7mg/dLを超えると尿酸塩結晶が析出し痛風のリスクとなるゆえである．高尿酸血症と診断した場合，7.1～7.9mg/dLでは生活習慣の改善を行い血清尿酸値の経過観察を行う．合併症がある場合は8mg/dL以上で，ない場合は9mg/dL以上で生活習慣修正と尿酸降下薬を投与する．血清尿酸値が男性で6～7mg/dL，女性で5.5～7mg/dLであれば生活習慣病の存在を示すマーカーとして考える．一方で血清尿酸値が男女問わず2mg/dL以下の場合を低尿酸血症と診断する[2] 表1a．

## B 高尿酸血症・低尿酸血症の基準値

血清尿酸値の基準値は 2.1〜7.0mg/dL である 表 1b．血清尿酸値には著明な性差があり，男性では小児期から 20 歳くらいまで上昇後にプラトーに達しその後に緩やかに上昇する．女性は男性に比して 1.0〜2.0mg/dL 程度低いが閉経以降に上昇し男性の値に近づく．血清尿酸値は外因性のプリン体摂取，内因性プリン体からの産生及び腎臓や腸管からの尿酸排泄より規定される．血清尿酸値の基準値は施設によって異なるが，男性 3.7〜7.0mg/dL，女性で 2.5〜5.8mg/dL などが用いられている．男女問わず，血清尿酸値が 7mg/dL を超えると体液における尿酸の飽和度を上回り，尿酸が結晶として関節や臓器に析出しやすくなる．その結果，結晶による痛風関節炎，尿路結

**表 1 血清尿酸値のディシジョンレベルと基準値**

a：血清尿酸値のディシジョンレベル

<table>
<tr><th>血清尿酸値</th><th>方針</th><th>高頻度に見られる疾患</th><th>否定できない主要疾患</th></tr>
<tr><td>2mg/dL 以下</td><td>低尿酸血症の精査を行う</td><td>腎性低尿酸血症・キサンチン尿症</td><td>その他の代謝異常疾患や悪性腫瘍や薬剤性等の二次性低尿酸血症</td></tr>
<tr><td>男性 6〜7mg/dL</td><td rowspan="2">生活習慣病の精査を行う</td><td rowspan="2">生活習慣病・臓器障害</td><td rowspan="2">尿酸値正常の痛風，脱水と飢餓・ストレス・運動の影響</td></tr>
<tr><td>女性 5.5〜7mg/dL</td></tr>
<tr><td>7.1mg/dL〜7.9mg/dL</td><td>高尿酸血症と診断し生活習慣を修正し血清尿酸値の経過を観察する．</td><td rowspan="3">産生過剰型・排泄低下型・腎外排泄低下型等の一次性高尿酸血症・痛風</td><td rowspan="3">二次性高尿酸血症・痛風</td></tr>
<tr><td>8mg/dL〜</td><td>生活習慣病があれば尿酸降下薬の投与を行う</td></tr>
<tr><td>9mg/dL〜</td><td>尿酸降下薬の投与を行う</td></tr>
</table>

b：血清尿酸値の基準値

| | 基準値 | 慣用単位 |
|---|---|---|
| 血清尿酸値 | 2.1〜7.0 | mg/dL |

石や痛風腎などの臓器障害をきたしやすくなる．痛風を起こしていない高尿酸血症はその1割程度が痛風を発症する予備軍であるが，臓器障害や生活習慣病を合併しやすい．そこで高尿酸血症・痛風の治療ガイドラインでは，7mg/dLを高尿酸血症診断の際の正常上限の基準値とする[1,3]．低尿酸血症に関しては血清尿酸値が2mg/dL以下では運動後急性腎不全や尿路結石症の発症リスクとなる場合があるので，腎性低尿酸血症診断ガイドラインでは2.1mg/dLを低尿酸血症診断の際の正常下限の基準値とする[2,4]．低尿酸血症の主な原因は尿酸トランスポーターの機能低下をきたす腎性低尿酸血症や先天性プリン代謝異常症であるキサンチン尿症などが含まれる．

## C 血清尿酸値の測定条件と日内並びに季節変動

尿酸測定法には，酵素法（ウリガーゼ・ペルオキシダーゼ法），還元法（リンタングステン酸法），分離分析法（高速液体クロマトグラフィー；HPLC），電極法（ウリガーゼ固定化法），ドライケミストリー（多層フィルム法）がある．酵素法はアスコルビン酸による負の測定誤差は回避され，さらに除蛋白，検体盲検が不要であるため，現在本邦のほとんどの医療施設が尿酸測定法として採用している．還元法は検体中の他の物質による還元作用の影響により，大きな正の測定誤差を生じるため，現在はほとんど使用されていない．分離分析法は，煩雑なことが難点であるが，精密度の点で優れており，正確度の判定には適している．

尿酸値の正常と異常を判断するには血清尿酸値の生理的変動も考慮する必要がある．血清尿酸値は食事，運動，精神活動，脱水と飢餓，ストレスなどで変動し，日内変動，日差変動，季節変動も観察される．普通食を摂取している健常者には，明け方に高値，夕方に低値となり1.0mg/dL以内の日内変動があるとされ，これに伴って痛風発作も明け方に頻発する．高尿酸血症患者では，測定時刻，食前・食後の条件を揃えても，先述の食事，水分摂取，運動などの要因により尿酸の日差，季節変動が大きくなる可能性がある．血清尿酸値は夏場に上昇する季節変動があり，痛風の頻度も夏場に多い．血清尿酸値はプリン体，大豆摂取や飲酒の後に上昇し，動物性蛋白の摂取後にわずかに低下する．高尿酸血症ならびに低尿酸血症はともに一過性のものが存在するので，スクリーニングを目的とする場合に，採血時期は食事を考慮せずに随時でよいが，恒常的な高尿酸血症や低尿酸血症の判定は「複数回測定」した結果で下すべきである[4]．

## D 検査で何がわかるか：高尿酸血症の病型分類

定常状態の血清尿酸値は体内の尿酸プールを反映し，尿酸プールの大きさは約 1,200mg と言われ，尿酸の合成と排泄のバランスにより決まる．体内の尿酸の大部分は体内でプリン体から代謝されたもので，尿酸排泄の約 2/3 は腎臓から，残りはほとんど消化管から行われる．高尿酸血症は，機序により病型分類が行われ，腎臓からの尿酸排泄効率が低下する尿酸排泄低下型（50～60％），尿中尿酸排泄量が増加する腎負荷型（約 10％）と両者の特徴を持った混合型（25～30％）に分類される[1,5] 図1．腎負荷型には尿酸の産生量が増える尿酸産生過剰型と腸管からの尿酸排泄が低下する腎外排泄低

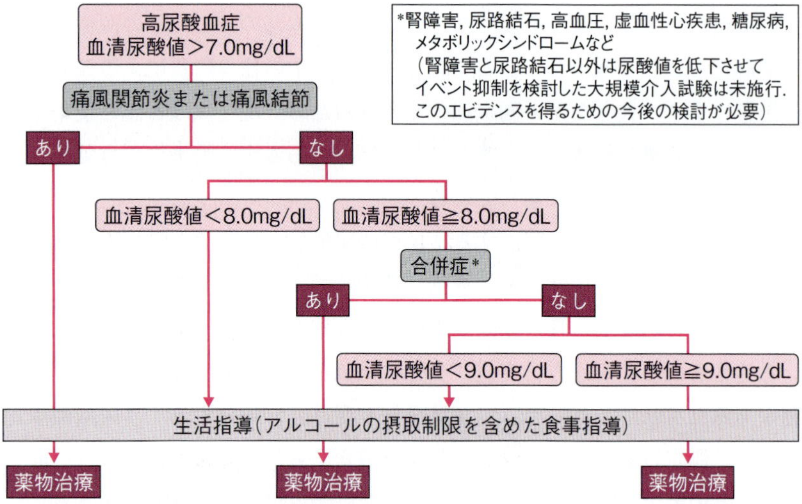


図1 高尿酸血症・痛風の診療アルゴリズム
（日本痛風・尿酸核酸学会ガイドライン改訂委員会，編．高尿酸血症・痛風の治療ガイドライン第3版．東京：診断と治療社；2018．p.22 より）

下型が存在する．高尿酸血症の病型は腎臓の尿酸クリアランス（$C_{UA}$）および尿中尿酸排泄量（$U_{UA}$）により決定される．代表的な分類法では，$C_{UA}$＜7.3mL/min/1.73m$^2$ を尿酸排泄低下型，$U_{UA}$＞0.51mg/kg/時を腎負荷型とし，両方の特徴を持っている場合には混合型とする．低尿酸血症は，機序により尿酸排泄亢進型（尿酸クリアランス: $C_{UA}$＞14.7mL/min/1.73m$^2$）と尿酸産生低下型（$U_{UA}$＜0.48mg/kg/時）に分類される．

## E どういうときに検査がいるか

高尿酸血症は尿酸塩結晶が関節にでき痛風関節炎や痛風結節のリスクとなる．また高尿酸血症では尿中尿酸濃度の増加により尿酸結晶が析出し痛風腎や尿路結石のリスクとなる．尿酸はインスリン抵抗性や炎症と関連するために生活習慣病のリスクでありマーカーとなる．一方で尿酸は抗酸化物質として作用するために，血清尿酸値の過度な低下は酸化ストレスの増加に繋がり腎動脈攣縮のリスクであるので，特に腎性低尿酸血症は運動後急性腎障害合併のリスクとなる．また，腎性低尿酸血症では尿酸トランスポーターの欠損による尿細管での尿酸再吸収ができないために尿中尿酸濃度が過度に増加し尿路結石症や尿細管障害のリスクとなる．そこで以下の場合は検査が必要である[4]．①痛風関節炎を診断する．②痛風と鑑別を要する疾患（偽痛風・回帰性リウマチ・蜂窩織炎・外反母趾・単関節性リウマチ・変形性関節炎）を診断する．③尿酸結晶に伴う尿路結石症を診断する．④高尿酸血症を合併する生活習慣病や臓器障害の管理が必要な場合に検査をする．⑤血清尿酸値が低く腎性低尿酸血症を含む低尿酸血症を診断する．

## F 検査値が異常となる疾患 / 異常となる薬物

高値: 高尿酸血症（診断基準: 7mg/dL を超える）[1]

1. 一次性（原発性）: 尿酸産生過剰型，尿酸排泄低下型，腎外排泄低下型（小腸の ABCG2 トランスポーターを介しての便中への尿酸排泄が低下することで生じる），混合型
2. 二次性（続発性）:

① 尿酸産生過剰型：遺伝性代謝疾患（Lesch-Nyhan 症候群，ホスホリボシルピロリン酸合成酵素亢進症，先天性筋原性高尿酸血症），細胞増殖の亢進・組織破壊の亢進（悪性腫瘍他），甲状腺機能低下症，高プリン食摂取，薬剤性（テオフィリン，ミゾリビン，リバビリン）

② 混合型：1 型糖原病，肥満，妊娠中毒症，飲酒，運動負荷，熱傷・外傷，ニコチン酸，ニコチン酸アミド

③ 尿酸排泄低下型：腎疾患（慢性腎疾患，多発性嚢胞腎，鉛中毒・鉛腎症，Down 症候群等），代謝性・内分泌性疾患（高乳酸血症，脱水），薬剤性（利尿薬，少量のサリチル酸，抗結核薬，免疫抑制薬）

低値：低尿酸血症（診断基準：2mg/dL 以下）[1)]

1. 尿酸排泄亢進型：腎性低尿酸血症（RHUC），Fanconi 症候群，Wilson 病，抗利尿ホルモン不適合分泌症候群，悪性腫瘍，糖尿病，薬物（ベンズブロマロン，プロベネシド），妊娠，難治性下痢
2. 尿酸産生低下型：キサンチン尿症（タイプⅠ，タイプⅡ），モリブデンコファクター欠損症，プリンヌクレオシドホスホリラーゼ欠損症，PRPP 合成酵素活性低下症，特発性尿酸産生型低尿酸血症，重症肝障害，薬物（アロプリノール），るい痩

## G 検査の総合評価

血清尿酸値はリスクとマーカーの両面から総合評価を行う．

1）高尿酸血症を認めた場合は痛風や臓器障害のリスクとして総合評価を行う：血清尿酸値が 7mg/dL を超えると尿酸塩結晶が関節や腎臓に蓄積し痛風関節炎や痛風結節並びに痛風腎のリスクとなるために関節や腎臓の検査を行う．痛風関節炎や痛風結節を発症している場合は 図 1 に従って治療を開始する．無症候性高尿酸血症の場合は生活習慣病の有無と血清尿酸値の値により治療開始基準が異なる．また血清尿酸値と血清クレアチン値とともに尿中尿酸値並びに尿中クレアチニン値を測定し，高尿酸血症の病型分類を行う[1,3,4)]．

2）血清尿酸値が基準内の場合は生活習慣病のマーカーとして総合評価を行

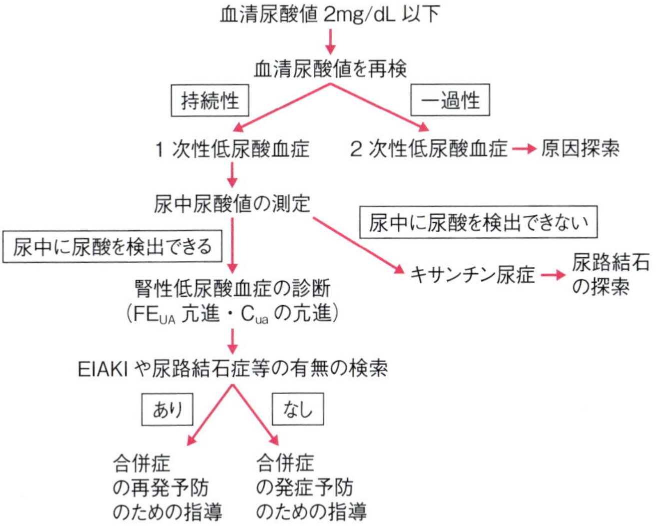


図 2 低尿酸血症の診療アルゴリズム
(日本痛風・核酸代謝学会, 編. 腎性低尿酸血症治療ガイドライン. 東京: メディカルレビュー社; 2017. p.21 より改変)

う: 男性尿酸値 6〜7mg/dL, 女性 5.5〜7mg/dL の人ではその背景に生活習慣病や臓器障害が合併する場合が多いため, 背景疾患の有無を検索する. 高血圧・糖尿病・脂質異常症・糖尿病・腎障害・動脈硬化性疾患(虚血性心臓病・心不全・脳血管疾患)並びに心房細動などが合併していないかを検討する[1,3,4].

3) 低尿酸血症を認めた場合は尿路結石と運動度急性腎障害のリスクとして総合評価を行う. 図 2 に従って血清尿酸値とともに尿中尿酸値並びに尿中クレアチニン値を測定し尿中尿酸排泄率 ($FE_{UA}$) と $C_{UA}$ を計算し腎性低尿酸血症やキサンチン尿症の診断に用いる[2].

4) 一日尿酸排泄量が男性で 800mg/ 日, 女性で 700mg/ 日を超えると尿路結石のリスクとなるため高尿酸尿症と診断する.

## H 異常値がみられた場合の検査の進め方と治療方針[2,3]

複数回の測定で高尿酸血症を認めた場合は，図1 に従って検査を進める．痛風発作や痛風結節のある場合は血清尿酸値を測定して診断後に発作に対しての治療を開始する．痛風発作や痛風結節のない場合無症候性高尿酸血症に生活習慣病がある場合は，血清尿酸値が男女問わず 8mg/dL 以上の場合は尿酸降下薬の治療を開始する．無症候性高尿酸血症で生活習慣病のない場合は血清尿酸値が男女問わず 9mg/dL 以上の場合は尿酸降下薬を投与する．血清尿酸値が 7.1～7.9mg/dL の場合は経過を観察する．また男性尿酸値 6～7mg/dL，女性 5.5～7mg/dL では生活習慣病の合併を検索する．薬剤選択の前には必ず生活習慣改善として肥満の改善を目的とした運動や摂取カロリー制限とプリン体摂取の抑制，アルカリ食品の摂取促進などの食事療法および節酒などを行う．その上で必要なら薬物治療を行う．薬剤選択は基本

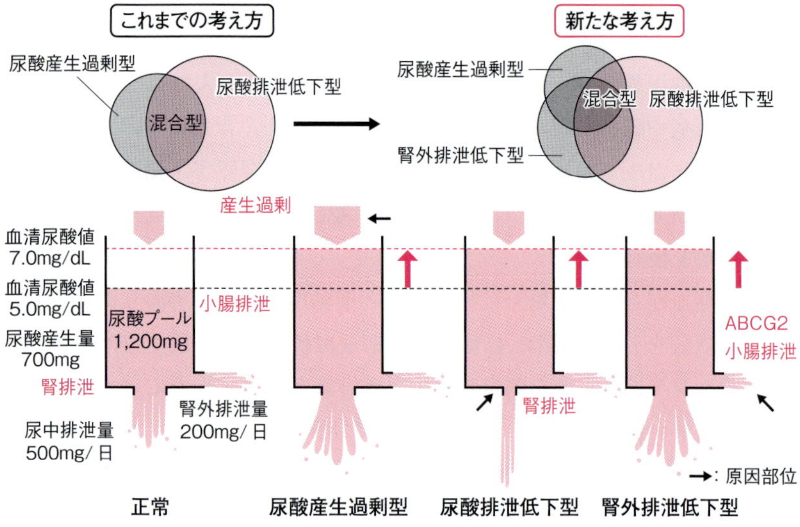


図3 高尿酸血症の病型分類
（日本痛風・尿酸核酸学会ガイドライン改訂委員会, 編. 高尿酸血症・痛風の治療ガイドライン第 3 版. 東京: 診断と治療社; 2018. p.96 より）

的には蓄尿または時間採尿により $C_{UA}$ と尿中尿酸排泄量を測定して病型に合わせて行う．簡易法として尿酸降下薬の選択は尿中尿酸並びにクレアチニンを測定し尿中尿酸・クレアチニン比（$U_{UA}/U_{cr}$）を求め薬剤を選択する．$U_{UA}/U_{cr}>0.5$ では腎負荷型高尿酸血症と診断しキサンチン酸化還元酵素阻害薬（フェブキソスタット，トピロキソスタット，アロプリノール）を投与し，$U_{UA}/U_{cr}<0.5$ では排泄低下型高尿酸血症と診断し排泄促進薬（選択的尿酸再吸収阻害薬のドチヌラドまたは非選択的尿酸再吸収阻害薬のベンズブロマロン，プロベネシド，ブコローム）を投与する．しかしフェブキソスタット，トピロキソスタット並びにドチヌラドは尿酸降下作用が強く，病型に関わらず血清尿酸値を低下できる．また尿路結石の既往や尿路結石を有している場合は尿酸生成抑制薬が適応となる．血清尿酸値のコントロール目標は6mg/dL 以下である．

低尿酸血症のほとんどは一過性であり原因検索を行う．複数回の測定で低尿酸血症を認めた場合は 図2 に従って検査を進める．尿中尿酸値を測定し0mg/dL であればキサンチン尿症を診断する．尿中尿酸値が測定できれば，$FE_{UA}$ または $C_{UA}$ を測定して腎性低尿酸血症と診断し，尿路結石症や運動後急性腎不全の合併を精査する．

## ■文献


1）日本痛風・尿酸核酸学会 ガイドライン改訂委員会, 編. 高尿酸血症と痛風の治療ガイドライン第 3 版. 東京: 診断と治療社; 2019.
2）日本痛風・核酸代謝学会. 腎性低尿酸血症診療ガイドライン. 痛風と核酸代謝. 2018; 42 suppl.
3）日本痛風・尿酸核酸学会 ガイドライン改訂委員会. 高尿酸血症と痛風の治療ガイドライン第 3 版［2022 年追補版］. 東京: 診断と治療社; 2022.
4）久留一郎. Dr. ヒサトメのかかりつけ医のための高尿酸血症・痛風診療 Q&A. 東京: 診断と治療社; 2021.
5）Ichida K, Matsuo H, Takada T, et al. Decreased extra-renal urate excretion is a common cause of hyperuricemia. Nat Commmun. 2021; 3: 764.


〈久留一郎〉

# 8 肝機能検査

肝臓は予備能力・再生能力がきわめて高く，自他覚症状をきたしにくい臓器である．したがって，人間ドック・健診では早急な治療が必要な肝疾患を拾い上げ専門医に紹介することに加え，無症状の初期段階で肝疾患を見つけ出し病状に応じた指導さらには治療を行うことも重要である．肝機能の評価は，まず血液・生化学検査などによりなされる．具体的には，肝細胞の障害(炎症，壊死)，肝での合成機能，肝での解毒・排泄機能などの検査により，肝機能は評価される．本稿では，人間ドック・健診で行われることの多い肝機能検査項目につき記し，その後の判定，生活指導，専門医紹介等につき示していく．

## A 肝機能検査の意義と検査項目

肝臓は，糖・蛋白・脂質の代謝，不要物あるいは有害物の分解解毒・排泄など，生命維持のためにきわめて重要な機能を果たしている．肝臓の特徴は予備能力・再生能力がきわめて高い点にある．すなわち，健康な肝臓は，その1/7，すなわち13%が働いていれば，生存は可能である．したがって正常肝にがんなどが発出した場合，肝の3/4の切除が行われ得る．このように肝は予備能力が大きいため，肝硬変にまで進行しないと症状がみられないことが多い．したがって，症状のみられない時期に肝障害を見つけ出し，対応していくことが肝要である．

2001年に日本消化器病学会肝機能研究班は，肝疾患発見のための肝機能検査法の選択基準を発表した[1]．集団検診では，必須がアスパラギン酸アミノトランスフェラーゼ（AST），アラニンアミノトランスフェラーゼ（ALT），γ-グルタミル-トランスペプチダーゼ（γ-GTP）であり，“できるだけ行う”がアルカリホスファターゼ（ALP）である．人間ドックでは，必

表1 肝疾患発見のための肝機能検査法

| 検討項目 | 集団健診，人間ドック健診での代表的検査 |
|---|---|
| 肝細胞の障害（炎症，壊死） | AST，ALT |
| 肝での合成機能 | アルブミン，総コレステロール，コリンエステラーゼ |
| 肝での解毒・排泄機能 | γ-GTP，ALP，総ビリルビン |
| 慢性炎症の程度，進行度 | 蛋白（グロブリン），ZTT，血小板数，<br>肝線維化マーカー〔Mac-2 結合蛋白糖鎖修飾異性体（M2BPGi），ヒアルロン酸など〕 |

須がAST，ALT，γ-GTP，ALP，総ビリルビン，アルブミン，総コレステロールであり，“できるだけ行う”が直接ビリルビン，総蛋白，ZTT，血小板数である．これらの検査値より，表1に示したような肝細胞の壊死・炎症，肝での合成能，解毒・排泄能，肝病変の進展度等が評価される[2)]．

## B 肝機能検査各論

### 1. トランスアミナーゼ（AST，ALT）

トランスアミナーゼはアミノ基の転移反応を触媒する酵素であり，ASTとALTの2種類が存在する．測定は自動分析装置（UV法）にて行われる．男性の方が女性より若干高く，また年齢では幼児は成人の2～3倍，小児期になって次第に成人期に下がってくる．食事の影響はなく，臥位では立位に比して約10%低値となる．

ASTは肝細胞のみならず心筋，骨格筋，あるいは赤血球など種々の臓器にも広く存在し，これらの細胞の障害により血中に逸脱してくる．ASTには細胞上清分画に存在するs-ASTとミトコンドリアに局在するm-ASTの2種類のアイソザイムが存在する．存在する量は前者がAST全体の85～90%を占め，半減期も後者の約10倍であることより，血液検査にて計測されるASTはほとんどが細胞上清由来である．

ALTは主に肝細胞内に存在する．したがって，ALTは肝特質性が高く肝細胞の破壊状態の程度を反映すると考えられる．肝内では，ASTは肝小葉全体の肝細胞に均等に分布するのに対し，ALTは肝小葉辺縁域の肝細胞に多く存在している．ALTは筋肉から肝に運ばれたアラニンをピルビン酸に変えて肝細胞内での糖新生に関与する．この糖新生は肝小葉辺縁域の比較的酸素濃度の高い領域でなされるため，ALTは肝小葉辺縁に多く存在していると考えられる．また，トランスアミナーゼの半減期は，それぞれs-ASTは11～15時間，m-ASTは1～3時間，ALTは40～48時間と異なっている．

AST・ALTの肝内での分布，半減期の違いにより，肝疾患の種類，病期等により血中のAST，ALT比率が異なる．この比率は肝疾患診断の大きな手助けとなる．正常肝ではASTがALTより多いが，肝小葉辺縁領域の障害をきたしやすいウイルス性の慢性肝炎あるいは過栄養による肥満型の脂肪肝等ではALTが優位になる．一方，肝小葉全体が障害された肝硬変，急性肝炎極期などではASTが多くなる．さらに肝小葉の中心が主に障害されるアルコール性肝炎，ショック肝，低酸素状態などでもASTが優位となる．

## 2. γ-グルタミルトランスペプチダーゼ（γ-GTP）

γ-GTPは，γ-グルタミルペプチドを加水分解し，N末端のγ-グルタミル基を他のペプチドまたはアミノ酸に転移させる作用を持つ酵素である．測定は自動分析装置（UV法）にて行われる．γ-GTPは種々の臓器に分布するが，特に腎の尿細管，膵臓，肝臓等に多く分布する．肝では肝細胞の小胞体で合成され，一部は肝細胞の毛細胆管膜や胆管上皮に分布する．腎，膵，精巣，小腸等にはγ-GTP活性が高いがこれらの臓器に障害があっても血清中へは遊出しにくい．したがって血清γ-GTPは主として肝由来である．血清γ-GTPの半減期は10～15日である．γ-GTPは主として以下に示す3つの病態で上昇する．

### a. 胆道障害

胆道腔内圧が上昇した際には，胆汁が胆毛細管腔から血中に逆流する．この際，γ-GTPが胆汁とともに肝細胞の毛細胆管膜や胆管上皮から血中に逆流し血中γ-GTP値が増加する．具体的には胆石，胆砂や胆道系悪性腫瘍などにより上昇する．胆道障害では，γ-GTPに加えALPも同時に異常値となっていることを確認する必要がある．

**b. 肝細胞障害**

慢性肝炎や肝硬変で活動性の高い状態のときには肝ミクロゾーム等に存在するγ-GTPが肝細胞膜破壊に伴い逸脱する．この際，γ-GTPはトランスアミナーゼと並行して高値となるが，トランスアミナーゼに比し上昇の程度は軽度で，低下するときもトランスアミナーゼに比べ半減期が長いため緩徐に低下する．

**c. 酵素誘導**

化学物質の作用等によりγ-GTP酵素の誘導，産生増加がみられる[3]．例としてアルコール，薬剤（抗てんかん薬，睡眠薬），肝臓がん，炎症性サイトカイン（IL-1, IL-6），インスリン抵抗性を背景としたメタボリック症候群（肥満，2型糖尿病，高血圧，高インスリン血症，脂肪肝）などである．アルコールの代謝産物であるアセトアルデヒド，メタボリック症候群でみられやすい活性酸素，薬物などから体を守るためにグルタチオン抱合が関与している．このグルタチオンはグルタミン酸，システイン，グリシンの3つのアミノ酸が肝細胞内でペプチド結合して生成される．γ-GTPは肝内でのグルタチオン生成に関与している．

γ-GTPは，グルタチオン生成を介して，種々の化学物質より体を保護する一面もあるが，体内に長期的に存在するとラジカル発生により長期的には酸化ストレスの負荷等いくつかの問題も指摘される．具体的には，心血管系病変，慢性腎臓病，糖尿病等の発症の促進に関与する[4,5]．

## 3. アルカリホスファターゼ（ALP）

ALPはリン酸モノエステルを水解する酵素である．細胞膜に局在し膜を通してリン酸の転送に関与している．特に肝臓，腎臓，骨芽細胞，胎盤，小腸粘膜上肢等の臓器に含まれており，アイソザイムが存在し，肝・骨・β1・小腸・原点などの分画に分かれ，各臓器由来のALPとして表現される．

ALPの主成分は肝型ALPと骨型ALPであるが，病的状態では種々のアイソザイムが増加する．

測定はp-ニトロフェニールリン酸を供与体基質，2-エチルアミノエタノール（EAE）を受容体基質とした日本臨床化学会（JSCC）勧告法が最も多く使用されていた．しかし，JSCC法では小腸型ALPの反応性が高く，特に血液型がB，O型でB，Oの各型物質が唾液，精液などに分泌されている分泌型の人（B，O型の約8割）では病気と無関係に血中に小腸型ALPが出現し，ALP高値を示す場合がしばしばみられた．そこで，日本臨床化学会（JSCC）では，国際臨床化学連合（IFCC）の基準測定操作法と同一の測定法（IFCC法）に変更した．IFCC法ではp-ニトロフェニールリン酸を供与体基質に対し，受容体基質をアミノ-2-メチル-1-プロパノール（AMP）が使われている．IFCC法では，ALPの生理的な上昇が軽減し，肝・骨疾患での臨床的意義が向上しているといえる．IFCC法は2020年4月1日より準備の整った施設から採用された．IFCC法での成人男女の基準値は38～113U/Lと発表されている．また，ALPが肝型と骨型の検体と仮定した場合の換算係数は以下となる．

- JSCC法測定値からIFCC法測定値に換算：0.35倍
- IFCC法測定値からJSCC法測定値に換算：2.84倍

ただし，小腸型ALPや胎盤型ALPが増加する症例では，換算値は実測値から乖離する．

ALPは成人では男性は女性より10～20％高値となる．小児は成人の2～3倍であり，これは主として骨型ALPの増加が関与し，小児期の骨の成長を反映する．また妊婦は妊娠後期に胎盤型のALPが増加するため，正常成人の2～4倍程度になる．妊娠後期のALP増加は分娩3週後には正常化している．脂肪食を摂取すると小腸型ALPが軽度上昇するといわれており，食前採血が原則である．

肝由来のALPはγ-GTPとともに胆道系酵素と呼ばれ，胆道系の閉塞（胆汁うっ滞）の際に上昇する．このときのALP上昇メカニズムは，肝でのALPの生成亢進とその排泄障害によると考えられている．

## 4. 総蛋白質

蛋白は生体を構成する物質で水に次いで第2位で約17%を占めている．その基準値は新生時，乳児期では成人に比し低値であり，その後増加し成人では6.5〜8.0g/dLが基準値である．60歳以上の高齢になると0.5g/dL程度低くなる．また，体位では立位に比して仰臥位の方が0.4〜0.8g/dL低くなり，激しい運動は約10%増加する．測定は，Biuret法（自動化学分析装置）で測定されることが多い．総蛋白質検査は，栄養状態，あるいは消化管の吸収，漏出，代謝亢進などの状態および免疫グロブリン異常の血液腫瘍等のスクリーニングとしての意義がある．通常蛋白濃度が8.5g/dL以上を高蛋白血症，6.5g/dL以下を低蛋白血症という．特に蛋白濃度が10g/dL以上であると多発性骨髄腫，マクログロブリン血症等の血液病が考え得るため，セルロース・アセテート膜電気泳動による蛋白分画等の精密検査を行う．また，低蛋白血症では主にアルブミンの減少による場合が多く，蛋白分画検査を行いネフローゼ特有な蛋白分画か否か等を検査する．

## 5. アルブミン

アルブミンは肝臓で合成される水溶性蛋白であり，その基準値は成人では4〜5g/dL程度である．乳幼児では1g/dL程度低下し，60歳以上の高齢でも0.5g/dL程低下する．測定法はブロムクレゾールグリーン法（BCG）を用いた比色法ないしこれを改良した改良BCP法にて行われることが多い．血清アルブミンの半減期は約20日弱と言われている．アルブミンが高値を示す場合には，通常脱水等血液濃縮による見かけ上の変化が主体である．一方低値を示すのは，1）体内への供給不足：経口摂取の絶対的不足や腸管での吸収不良，2）体内での合成低下：急性ないし慢性の肝不全，3）体外への喪失：尿中，便中，浸出液への喪失，4）体内での分布異常：胸腹水の大量貯留，全身浮腫等，5）著しい異化亢進；甲状腺機能亢進症，重症感染症，発熱など，である．異常がみられた場合には基礎疾患が存在するか否かということに注目して検査をする必要がある．

## C 診断方法

肝疾患の診断に際しては，次の点に注意して行う．

① 真に肝障害か否かを確認する．肝疾患がなくても，逸脱酵素等の異常がみられることがある．第1に，健診では運動後の筋由来の上昇あるいは溶血がときにみられる．この際には肝細胞内に多いALTに比し，筋・赤血球にも多いASTの上昇が目立つ．さらに筋・赤血球に多いLDHの増加がみられる．第2は，ASTが分子の大きい免疫グロブリンと結合しマクロASTを形成するマクロAST血症症例である．本症ではASTがALTに比べて10倍以上増加しているが，AST以外の肝機能酵素は正常範囲以内である．第3は，トランスアミナーゼ異常低下例を0.3％程度に経験する．トランスアミナーゼの低下がみられた際には，ビタミンB6を欠乏させやすくする病態を考える．主として栄養不足，吸収障害透析中あるいは何かしらの薬物等の関与等が考えられるため，その原因を究明することが肝要である．

② 発症状況・経過等より急性なのか慢性肝疾患なのかを考える．急激な肝障害がみられても慢性肝疾患経過中の急性増悪である可能性もある．

③ 肝障害の重症度・進行度を考える．まず，重症肝炎，劇症肝炎を念頭に重症度を判定する．進行度は肝線維化の程度を検討し，肝硬変まで進展しているかを判定する．

④ 原因を類推する．既往，家族歴，生活習慣，飲酒歴，肝炎ウイルス検査などより肝障害の原因を考える．健診にて，原因が特定しやすいのは，B・C型肝炎ウイルス，アルコール，肥満による脂肪肝などである．一方，病因が特定しにくいのは，自己免疫性，代謝性（ウィルソン病，ポルフィリン症，鉄沈着症等），薬物性，肝炎ウイルス以外のウイルス性（EBウイルス，サイトメガロ，麻疹，風疹等）などである．

## D 判定区分とフォローアップ・生活指導の実際・治療・専門医依頼の目安

人間ドック・予防医療学会より発表されている肝機能の判定区分を表2に示した[6].

### 判定区分Dへの対応

肝酵素で判定区分Dがみられた場合，最も多い原因は肥満による脂肪肝，アルコール性肝障害である．肝機能障害の原因がアルコール，肥満などが強く疑われ，無症状で肝障害による理学的所見がみられなければ，節酒，運動，肥満の是正，食事などの生活指導を行い，必要に応じて専門医紹介を考える．

肝酵素が判定区分Dで，急性肝障害が疑われ黄疸を伴っている場合は速やかに専門医を紹介する．劇症肝炎ないし総胆管閉塞がある場合には，体内のビリルビンは1日当たり4～5mg/dLで増加するので早急な治療が望まれる．またB型急性肝炎ではトランスアミナーゼが高いからといって，ステロイド剤あるいはグリチルリチン剤（強力ミノファーゲンシー）等を投与すると，ウイルスを排除しようとする生体の免疫能を抑制し，慢性化をきたしやすくすることがある．したがって，これらの薬剤は，肝炎の重症化・劇症

表2 肝機能の判定区分（2024年4月1日改定）

| | A（異常なし） | B（軽度異常） | C（要経過観察・生活改善） | D1（要治療）<br>D2（要精検） |
|---|---|---|---|---|
| AST（IU/L） | 0～30 | 31～35 | 36～50 | 51～ |
| ALT（IU/L） | 0～30 | 31～40 | 41～50 | 51～ |
| γ-GTP（IU/L） | 0～50 | 51～80 | 81～100 | 101～ |
| 総蛋白（g/dL） | 6.5～7.9 | 8.0～8.3 | 6.2～6.4 | ～6.1，8.4～ |
| アルブミン（g/dL） | 3.9～ | | 3.7～3.8 | ～3.6 |

〔日本人間ドック・予防医療学会. 2024年度判定区分表（2024年4月1日改定）[6]より〕

化を避ける場合にのみ使用するのが原則になっている.

慢性肝障害でウイルスマーカーが陽性ならば，専門医受診を勧める. HCVでは，2024年現在日本に多くみられるgenotype1ないし2は98～99%の確率でウイルス排除が行える. HBVはトランスアミナーゼが高くなくても，ウイルス量が多ければ発がんしやすいので，必要に応じてウイルス量を抑制する核酸アナログ製剤などの治療が必要になる. したがって，BおよびC型肝炎ウイルス陽性者は，治療の必要性等につき，専門医受診が望まれる.

判定区分Dで原因が特定しにくい場合にも専門医受診を勧める. 原因が特定しにくい疾患としては，自己免疫性（自己免疫性肝炎，原発性胆汁性胆管炎等），代謝性（ウィルソン病，ポルフィリン症，鉄沈着症など），薬物性，肝炎ウイルス以外のウイルス性（EBウイルス，サイトメガロ，麻疹，風疹など）などがある.

判定区分Cで肝炎ウイルスや薬剤性あるいは明らかな胆道系疾患が否定される場合は，生活指導を行う. 3～6ヵ月後に最終検査を行い再評価がCあるいはそれより改善した場合は生活習慣の習性を継続し次回の健診につなぐ. 再評価でさらに悪化している場合は精密検査の追加や専門医への紹介を考慮する.

■文献


1) 日本消化器病学会肝機能研究班. 肝機能検査法の選択基準. 日本消化器病学会雑誌. 2001; 98: 200-5.
2) 虎の門病院肝機能検査研究グループ. 肝機能検査. 東京: 診断と治療社. 2007.
3) 渡辺文太, 平竹　潤. グルタチオン代謝とチオールケミストリー, 化学と生物. 2015: 53: 354-61.
4) Arase Y, Suzuki F, Ikeda K, et al. Multivariate analysis of risk factors for the development of type 2 diabetes in nonalcoholic fatty liver disease. J Gastroenterol. 2009; 44: 1064-70.
5) Arase Y, Suzuki F, Kobayashi M, et al. The development of chronic kidney disease in Japanese patients with non-alcoholic fatty liver disease. Intern Med. 2011; 50: 1081-7.
6) 日本人間ドック・予防医療学会. 2024年度判定区分表（2024年4月1日

改定). 日本人間ドック・予防医療学会誌. 2024; 39: 75-7. https://www.ningen-dock.jp/wp/wp-content/uploads/2014/01/2024hanteikubun.pdf

〈荒瀬康司〉

# 9 ウイルス肝炎検査 1）B型肝炎

## A 検診・人間ドックにおけるB型肝炎ウイルス検査

肝炎ウイルスには，A型，B型，C型，D型，E型の5種類が認められているが，検診および人間ドックにおけるスクリーニング検査では，B型肝炎とC型肝炎ウイルスの検査が行われている．この2種類のウイルスは，血液などの体液を介して感染し，急性肝炎から慢性肝炎，肝硬変さらに肝がんの原因となる．慢性感染の場合，これらのウイルスが持続的に体内にいても自覚症状は少なく，採血による検査を行わないと，感染を証明できない．

わが国におけるB型肝炎ウイルス（HBV）の感染率は約1%である．出産時ないし乳幼児期においてHBVに感染するとワクチン接種を受けていない場合，9割以上の症例は持続感染に移行する．そのうち約9割は若年期にHBe抗原陽性からHBe抗体陽性へとHBe抗原セロコンバージョンを起こして非活動性キャリアとなり，ほとんどの症例で病態は安定化する．しかし，残りの約1割では，ウイルスの活動性が持続して慢性肝炎の状態が続き，年率約2%で肝硬変へ移行し，肝細胞がん，肝不全に進展すると考えられている[1)]．わが国では，1972年に日本赤十字社の血液センターにおけるHBs抗原のスクリーニング検査が開始された．さらに，1986年に開始された母子感染防止事業に基づく出生児に対するワクチンおよび免疫グロブリン投与により，垂直感染による新たなHBVキャリア成立が阻止され，若年者におけるHBs抗原陽性率は著しく減少した．さらに2016年から新生児に対するワクチン定期接種が開始されている．しかし，一方で性交渉に伴う水平感染によるB型急性肝炎の発症数は減少せず，近年では，肝炎が遷延し慢性化しやすいゲノタイプA型のHBV感染が増加傾向にある[1)]．このような背景から，B型肝炎ウイルスマーカーと病態について解説する．

## B B型肝炎ウイルスマーカー陽性の意味

### 1. HBs抗原陽性と感染経路

通常，健診・人間ドックにおけるB型肝炎ウイルスの検出はHBs抗原測定により行われる．HBs抗原陽性の場合，HBVが体内に存在することを意味している．HBV陽性時には，肝炎の状態（急性肝炎か？ 慢性感染状態か？）を把握する必要がある．

次に問診により感染経路を推定することも大切である．わが国では持続感染の多くは，免疫機構が未熟な新生児期の垂直感染（母子感染：産道感染）または新生児期から幼児期の水平感染と考えられている．このため，家族歴（両親や兄弟）の聴取が必要である．そのほか，急性肝炎が疑われる場合は，性行為，注射器の不適切使用，針刺し事故，輸血などについて聴取する．アルコール常用者では，病態の進展が加速されるため飲酒歴の聴取とともに，禁酒などの生活指導が必要である．

### 2. 肝炎の病態の把握

HBV感染と考えられた場合，無症候性キャリア，慢性肝炎，肝硬変などの病態を把握する必要がある．この場合，活動性（activity）と進展度（stage）を評価する．活動性は，肝細胞の破壊，すなわち炎症の程度を意味しAST，ALT値の上昇を認める．進展度は，炎症の持続による肝組織の線維化の程度を示し，採血では血小板数が1つの指標である．最終的な診断は肝臓の組織検査（肝生検）または画像検査（腹部超音波検査やCT検査など）によるが，採血結果も重要である．一般的にAST，ALT値が正常範囲内にある場合は肝臓に炎症を認めず，無症候性キャリアまたは非活動性キャリアである可能性が高い．一方，AST，ALT値が異常値である場合は，慢性肝炎や肝硬変の可能性がある．しかし，AST，ALT値は絶対的な指標ではなく，採血時点の炎症を意味しているため，画像診断を含めた総合的な検討が必要である．たとえば，肝硬変では採血で血小板数の低下，アルブミン値の低下，プロトロンビン（PT）値（INR）の上昇，画像診断では肝臓の萎縮，肝表面の凹凸，脾臓の腫大などが認められることが多い．

## 3. B 型肝炎ウイルスマーカー

検診および人間ドックでは，通常 HBs 抗原が化学発光免疫測定（CLIA）法や化学発光酵素免疫測定法（CLEIA）で測定されている．HBs 抗原は，HBV の外殻に存在する蛋白成分に対するマーカーで，陽性時には HBV が体内に存在していることを意味する．表 1 に HBV の診断や治療において使用するウイルスマーカーとその意味について示した．

HBs 抗体は，過去の B 型肝炎ウイルス感染を意味しており，感染防御抗体でもある．ただしワクチン接種後では，過去の感染を意味していない．HBe 抗原陽性は，B 型肝炎ウイルスの活動性が高い状態であり，HBe 抗体陽性は，B 型肝炎ウイルスの活動性が低いことを意味している．HBc 抗体が低抗体価で陽性である場合は，過去の感染を意味している．一方，HBc

**表 1 HBV の診断・治療に使用するウイルスマーカー**

| | |
|---|---|
| HBs 抗原 | B 型肝炎ウイルスの感染状態 |
| HBs 抗体 | 過去の B 型肝炎ウイルス感染，感染防御抗体 |
| HBe 抗原 | 血中（体内）B 型肝炎ウイルスの活動性が高い |
| HBe 抗体 | 血中（体内）B 型肝炎ウイルスの活動性が低い |
| HBc 抗体 | 低抗体価：過去の感染<br>高抗体価：B 型肝炎ウイルス感染状態 |
| HBc IgM 抗体 | 低抗体価：急性肝炎数ヵ月後，慢性肝炎の増悪期<br>高抗体価：急性肝炎 |
| HBV DNA 量（TaqMan PCR 法，AccuGene m-HBV） | 血中 B 型肝炎ウイルス量を示す，増殖のマーカー |
| HB コア関連抗原 | HBe 抗原，HBc 抗原，p22cr を測定<br>肝組織中の cccDNA 量を反映 |
| ゲノタイプ | 日本では C 型が最も多く，B 型，A 型の順 |

抗体が高抗体価の場合は，B型肝炎ウイルス感染状態を意味している．またHBcのIgM抗体が低抗体価陽性である場合は，急性肝炎数ヵ月後または慢性肝炎の増悪期であり，高抗体価である場合は，急性肝炎の可能性が高い．HBV DNA量は，血中B型肝炎ウイルス量を示し，ウイルス増殖の重要なマーカーである．新しい測定系であるHBコア関連抗原は，HBe抗原，HBc抗原，p22crを一括測定するウイルスマーカーである．B型肝炎ウイルスが肝細胞に感染すると，核内にcccDNA（covalently closed circular DNA）というウイルスDNAが形成され，ウイルスDNA複製の鋳型として存在している．HBコア関連抗原は，このcccDNA量を反映すると考えられ[2]，治療の効果判定や発がんとの関係が報告されている[3]．

またHBVにはタイプ（ゲノタイプ）が認められ，保険での測定が可能である．わが国ではC型が最も多く，B型，A型の順である．ゲノタイプA型のB型肝炎は成人後の感染で，持続感染者（キャリア）になる可能性があることが報告されている[4]．またゲノタイプにより，予後や治療（インターフェロンなど）に対する効果が違うことも明らかになっている[5]．

## C HBs抗原陽性者について

HBs抗原陽性者は，肝臓病の状態を把握することや今後の予後・治療について精査を必要とする．また治療を必要としない持続感染者でも，肝発がんのリスクがあるため定期的な検査と経過観察必要である．HBs抗原陽性者は，必ず肝臓専門医への受診を勧めていただきたい．

### ■文献

1）日本肝臓学会 肝炎診療ガイドライン作成委員会, 編. B型肝炎治療ガイドライン（第4版）. 2022. https://www.jsh.or.jp/lib/files/medical/guidelines/jsh_guidlines/B_v4.pdf
2）Suzuki F, Miyakoshi H, Kobayashi M, et al. Correlation between serum hepatitis B virus core-related antigen and intrahepatic covalently closed circular DNA in chronic hepatitis B patients. J Med Virol. 2009; 81: 27-33.

3) Hosaka T, Suzuki F, Kobayashi M, et al. Impact of hepatitis B core-related antigen on the incidence of hepatocellular carcinoma in patients treated with nucleos(t)ide analogues. Aliment Pharmacol Ther. 2019; 49: 457-71.
4) Suzuki Y, Kobayashi M, Ikeda K, et al. Persistence of acute infection with hepatitis B virus genotype A and treatment in Japan. J Med Virol. 2005; 76: 33-9.
5) Suzuki F, Arase Y, Suzuki Y, et al. Long-term efficacy of interferon therapy in patients with chronic hepatitis B virus infection in Japan. J Gastroenterol. 2012; 47: 814-22.

〈鈴木文孝〉

# 9 ウイルス肝炎検査 2）C 型肝炎

## A C 型肝炎の疫学

わが国の肝がんによる死亡数は漸減傾向が続いており，2014 年に初めて 3 万人を下回り，2019 年では 25,264 人（男性 16,750 人，女性 8,514 人）で部位別順位は男性で 5 番目，女性でも 7 番目に位置している．病因ウイルス別成因について，厚生労働省肝炎研究班の推定によると，2007 年の時点で HCV の持続感染に起因する割合は 65%と推定されている．

2020 年のノーベル医学生理学賞は「C 型肝炎ウイルスの発見」に授与された．hepatitis C virus（HCV）は，1989 年，米国の Choo らによって発見され，従来，非 A 非 B 型肝炎と診断されていた症例の 90%以上，アルコール性肝障害と診断されていた症例の 50%以上が HCV による肝障害であることが明らかとなった．現在，HCV キャリアは全世界で 1 億 7,000 万人，わが国で 100 万～150 万人存在すると推定されている．我々が PL 東京健康管理センターと共同で行った調査では，同センターにおいて 2007 年に人間ドックを受けた 42,003 人中 HCV 抗体陽性者は男性 1.00%，女性 1.03%であった．年齢の上昇とともに感染率が上昇した．感染者における肝障害発生率は男性 24.0%，女性 15.7%であった[1]．

C 型肝炎の特徴は HCV 感染がいったん成立すると，成人初感染であっても，急性の経過で治癒するものは約 30%であり，感染例の約 70%で HCV 感染が持続し，慢性肝炎へと移行する．慢性化した場合，ウイルスの自然排除は年率 0.2%とまれであり，HCV 感染による炎症の持続により肝線維化が惹起され，慢性肝炎から肝硬変，さらには肝がんを発生する．C 型肝炎治療の目標は，HCV 持続感染によって引き起こされる慢性肝疾患の長期予後の改善，肝発がんならびに肝疾患関連死を抑止することにある．この目標を達成するため抗ウイルス治療を行い，HCVを排除する．わが国では「肝炎対策基本法」（平成21年12月4日施行法律第九十七号），2016年に改定された肝炎対策基本指針（平成28年厚生労働省告示278号）によって予防と早期発見，早期治療によって肝硬変，肝がんの撲滅を目指している．

## B C型肝炎ウイルスマーカーの計測と臨床的意義

通常，健診・人間ドックにおけるC型肝炎ウイルスはHCV抗体により行われる．

### 1．HCV抗体（第３世代）

基準値：1.0 C.O.I. 未満（CLEIA法）

HCV複合抗原に対する抗体検出系である．スクリーニング法として用いられている．現感染しているか，既往感染者でも陽性となる．既往感染者は約10年以上抗体価が10.0以上の高値を示すことがある．年を経るごとに低下して2.0以下となれば低値陽性の既往感染者の可能性が高い．C型急性肝炎では遅れて陽性となることがあり，HCV抗体は陰性でも急性肝炎は否定できない．この可能性があるときは，HCV RNAを測定してみると陽性となる．

### 2．HCV RNA定量

基準値：検出せず．1.2～7.8Log IU/mL（real time PCR法）

抗ウイルス治療の効果判定などのときに測定される．HCV RNAが未検出ならHCVは体内から排除されたと判定する．HCV RNAが1.2Log IU/mL未満は未検出と判定．HCV RNAが5.0Log IU/mL以上は高ウイルス量と定義される．

### 3．HCVコア抗原

基準値：3.0未満 fmol/L（CLIA法）

HCVウイルス量の把握にはHCV RNA定量法が用いられるが，HCV RNA定量法と同様の動きをする検査法としてHCVコア抗原測定法が開発された．臨床現場において用いられている．HCV検診や輸血後の肝炎検査にも用いられている．HCVの構成蛋白質であるHCVコア抗原の血中の存在は現在HCVに感染していることを意味する．ただし，HCV感染の有無の判別に用いるにはまだ感度が十分ではなく，HCVコア抗原が陰性の場合，HCV RNA検査による確認が必要である．

## 4. HCV遺伝子型

HCVは複製課程でゲノム変異が高頻度に認められ，遺伝的多様性を有している．このため，宿主免疫系から逃れたり，抗ウイルス薬への薬剤耐性獲得に関与している．

現在HCVは8種類の遺伝子型（ゲノタイプ）と多種類の亜型（サブタイプ）が報告されている．わが国では1b型が70％と大部分を占め，残りが2a型，2b型である．

また，血清学的手法を利用してHCV遺伝子型と相関する検査としてHCV群別（グルーピング）がある．グループ1は遺伝子型1a，1b，グループ2は遺伝子型2a，2bを意味する．遺伝子型は保険適用はないが，群別は保険適用があるので臨床現場では群別を測定する．

HCV遺伝子型は感染源の同定や肝炎の病態解明，抗ウイルス薬の効果判定に有益な情報を与えてくれる．

# C HCV抗体陽性時の問題点と対策

HCVの感染経路として輸血用血液のスクリーニングとしてPCR検査が1999年より導入され輸血後C型肝炎はほとんど見られなくなった[2)]．

現在の感染原因は60％が不明である．原因がわかっているものとして針刺し事故，透析，移植，性的接触，違法薬物使用，刺青，ピアス，鍼治療などが推定されている．

慢性C型肝炎は症状がほとんどない場合が多く，健診や人間ドックで初めて肝機能異常を指摘されることが多い．知らないうちに肝炎が進展して慢性肝炎，肝硬変，ときには肝がんになって初めてHCV感染がわかった例も臨床現場では認められる．

肝がん発がんに関して，糖尿病の合併はC型慢性患者の発がんリスクを高めるとの報告[3]もあり，また肥満によりC型肝炎からの発がんリスクが上昇する[4]ことも知られている．

慢性C型肝炎の抗ウイルス治療としてインターフェロン（IFN）治療が長い間行われてきた．わが国では1992年から，C型肝炎に対するIFNの使用が開始された．IFN単独からリバビリン併用，さらにペグインターフェロン（pegylated interferon：Peg-IFN）とリバビリンの併用さらにはビタミンD追加療法等が行われHCV排除（sustained virological response：SVR）率は向上したが，難治性であるHCVゲノタイプ1型・高ウイルス量症例ではペグインターフェロン＋リバビリン併用においてもSVR率が40〜50％であり，約半数の症例ではHCVが排除できず，副作用で多くのC型肝炎の患者が苦しい思いをしていた．2014年にはウイルス学的な解析の進歩によりウイルス蛋白の機能が明らかになり，それらを直接標的とする抗HCV薬DDA（direct acting antiviral）が開発された．IFNフリーDAAであるNS3/4Aプロテアーゼ阻害薬と日本初のNS5A阻害薬の併用が認可され，従来抗ウイルス治療が困難であったIFN不適格例やIFN無効例に対する治療が可能となり，国内試験におけるSVR率は80〜90％であった．さらに，2015年に認可された第2世代IFNフリーDAA，NS5Bポリメラーゼ阻害薬とNS5A阻害薬配合錠の国内試験ではSVR率はなんと99％であり，副作用による投与中止例はなく，重篤な副作用も認めなかった．そして，2017年にはゲノタイプ1〜6型すべてに対して有効である（pan-genotype：パンジェノ型）IFNフリー製剤であるグレカプレビル／ピブレンタスビル配合錠が薬事承認され，治療期間は8週まで短縮される一方で，SVR率はほぼ100％という高い有効性が示された．さらに2019年にはソホスブビル／ベルパタスビル配合錠が承認され，非代償性肝硬変に対する抗ウイルス治療も可能となった．またNS3/4Aプロテアーゼ阻害薬とNS5A阻害薬は胆汁排泄であり，腎機能障害があっても使用可能であり透析患者にも良好なSVRが得られた．現在HCVはほぼ99％排除できる時代になった．よって健診，人間ドック健診でほかの肝機能検査が正常であってもHCV抗体が陽性の場合は既往歴や治療歴，専門医の受診歴など詳細な問診が不可欠であり，専門医の受診がないようであれば治療の必要性を十分に説明し，確実に専門医療機関の受診勧奨をすることが以前にもまして重要な時代となった．

このような状況において，日本肝臓学会は2023年6月に「奈良宣言2023」[5]を提唱した．人間ドック等で肝機能検査として血液検査で測定されているALT値を指標として，「ALT＞30」であった場合，まずかかりつけ医等を受診し，必要であれば専門医で精密検査を行いウイルス性肝炎や肝疾患の早期発見，早期治療に繋げることを目的としている．これはいままで述べたようにC型肝炎治療は劇的な進歩を遂げたが，まだ多くの国民が肝炎ウイルス検査未受検であり，陽性でも治療につながらない場合もいまだ多いと考えられ，人間ドック等で「ALT＞30」をきっかけに専門医療機関の受診へと導くことが重要であると考えられる．

健診，人間ドック健診からHCV撲滅への道が広く開かれることを切に願っている．

## ■文献

1）Motegi S, Nishizaki Y, Shiozawa H, et al. Study on causes and ratio of the liver function abnormalities in general health check-up. HEP. 2010; 37: 484-9.
2）Tanaka J, Koyama T, Mizui M, et al. Total numbers of undiagnosed carriers of hepatitis C and B viruses in Japan estimated by age-and area-specific prevalence on the national scale. Interviology. 2011; 54: 185-95.
3）Tazawa J,Maeda M, Nakagawa M, et al. Diabetes mellitus may be associated with hepatocarcinogenesis in patients in chronic hepatitis C. Dig Dis Sci. 2002; 47: 710-5.
4）Ohki T, Tateishi R, Sato T, et al. Obesity is an independent risk factor for hepatocellular carcinoma development in chronic hepatitis C patients. Clin Gastroenterol Hepatol. 2008; 6: 459-64.
5）第59回日本肝臓学会．奈良宣言特設サイト．https://www.jsh.or.jp/medical/nara_sengen/

〈高清水眞二　西﨑泰弘〉

# 10 電解質異常

健診・人間ドックで検査する主な電解質は，ナトリウム，カリウム，カルシウムなどである．健診・人間ドックでは緊急で治療を要する急性の症候性電解質異常に遭遇する可能性は低いものの，無症候性の電解質異常から隠れた疾患が発見されることがある．例えば，低カリウム血症では，二次性高血圧を含む内分泌疾患の手がかりとなることがあり，それらを見逃さないことが大切である．また，マグネシウムも，低カリウム血症や低カルシウム血症と関連していることがあり注意が必要である．この項では，健診・人間ドックで問題となる電解質異常の診断と病態について述べる．

## A ナトリウム濃度の異常

ナトリウムは，血漿浸透圧を規定する最大の因子である．正常では，体内総ナトリウム量の増減に並行して細胞外液量も増減し，血清ナトリウム濃度は一定の範囲 135～145mEq/L に保たれている．

### 1. 低ナトリウム血症

低ナトリウム血症は，高血糖などによる高張性低ナトリウム血症，高コレステロール血症やパラプロテイン血症などによる等張性（偽性）低ナトリウム血症，低張性低ナトリウム血症に分類されるが，そのほとんどを占め臨床的に問題となるのは，低張性低ナトリウム血症である．低張性低ナトリウム血症は，①細胞外液量減少，②細胞外液量正常，③細胞外液量増加の場合に分類される[1]．

#### a. 細胞外液量の減少を伴う低ナトリウム血症

自由水の喪失とそれを上回るナトリウムの喪失により生じる．低アルドステロン症，利尿薬投与など腎性ナトリウム喪失の場合，嘔吐，下痢など腎外性ナトリウム喪失の場合がある.

### b. 細胞外液量の著しい変化を伴わない低ナトリウム血症

調節系の異常により生じる. 抗利尿ホルモン (anti-diuretic hormone: ADH) 不適合分泌症候群 (syndrome of inappropriate anti-diuretic hormone secretion: SIADH) やミネラルコルチコイド反応性低ナトリウム血症 (mineralocorticoid responsive hyponatremia of the elderly: MRHE), 甲状腺機能低下症, 副腎皮質機能低下症, 水中毒などがある. SIADH は, 水制限とともに, 悪性腫瘍, 中枢神経系疾患, 肺疾患や身体ストレスなど原因検索が必要である. 一方, MRHE は加齢に伴うレニン - アンジオテンシン - アルドステロン系の反応性低下によるナトリウム保持機能低下が原因と考えられている. 水制限により病態悪化をきたす恐れがあるために注意を要する[2].

### c. 細胞外液量の増加を伴う低ナトリウム血症

循環血漿量の増加, もしくは有効循環血漿量の減少に引き続く組織間液の増加による, 希釈性の低ナトリウム血症であり, 浮腫を伴う. 原因として, 腎不全, 心不全, 肝硬変やネフローゼ症候群があげられる.

軽度の低ナトリウム血症は無症候性であることも多く, 健診・人間ドックで発見される可能性はある. 明らかな自覚症状がなくても, 歩行障害や注意力障害の原因となっている場合がある. また, 心不全を合併する者では, 低ナトリウム血症の是正により予後の改善も示されており, 症状が乏しくても低ナトリウム血症を発見する意義は大きい[3].

## 2. 高ナトリウム血症

高ナトリウム血症も, 低ナトリウム血症と同様に, ①細胞外液量減少, ②細胞外液量正常, ③細胞外液量増加の場合に分類される.

### a. 細胞外液量の減少を伴う高ナトリウム血症

臨床的には圧倒的に細胞外液量減少を伴うものが多い. しかし, 通常は体液量が減少すると, 口渇感による飲水行動のため血清ナトリウム濃度は正常化する. 高ナトリウム血症を呈する場合は, 口渇中枢の異常, 意識障害, もしくは小児や高齢者など自由に飲水できない状態であることなどが考えられる.

#### b. 細胞外液量の著しい変化を伴わない高ナトリウム血症

尿崩症やADH受容体拮抗薬の使用，高血糖やマンニトールなどによる浸透圧利尿が考えられる．尿崩症は中枢性と腎性に分類され，デスモプレシン負荷試験により，尿浸透圧が上昇すれば中枢性である[4]．発熱，下痢，熱傷などによる自由水の喪失も原因となるが，健診・人間ドックで遭遇する可能性は低い.

#### c. 細胞外液量増加を伴う高ナトリウム血症

海水溺水による高張食塩水摂取など，特殊な場合に限られる.

## B カリウム濃度の異常

体内のカリウムの約98%は細胞内に分布しており，骨格筋や赤血球などに多く存在する．残りのわずか1〜2%が細胞外液中に存在する．細胞内外のカリウム濃度勾配は細胞膜電位を形成し，筋収縮やイオン輸送に大きな役割を担っている．血清カリウム濃度は，主に食事による摂取，カリウムの細胞内外のシフト，排泄（尿，便，汗）により調節され，3.5〜5.0mEq/Lで維持されている[5-8]．腎糸球体で濾過されたカリウムは近位尿細管で再吸収され，皮質集合管で排泄される．この調節にはアルドステロン濃度が大きく関与し，ナトリウム再吸収と連動して起こる．血清カリウム濃度の異常は，①摂取量の異常，②排泄の異常，③細胞内外シフトの異常に分類される.

### 1．高カリウム血症

高カリウム血症は，血清カリウム濃度5.5mEq/L以上の場合である．心電図上，血清カリウム濃度6〜7mEq/Lではテント状T波，7mEq/L以上ではP波の消失などを呈し，そのまま放置すると心室頻拍から心停止に至る[5,6].

#### a. 摂取量の増加

通常の食事による1日カリウム摂取量は60〜120mEq程度である．カリウムを多量に摂取しても速やかに細胞外から細胞内への移動が生じ，やがて余剰分は細胞外液から尿中に排泄される．そのため，正常腎機能であれば，カリウム摂取許容量は15～500mEq/日と幅広く，摂取量増加のみで高カリウム血症をきたすことはほとんどない．

**b. 排泄の低下**

一般に，推算糸球体濾過量（estimated glomerular filtration rate：eGFR）が20mL/分/1.73m$^2$程度まで低下すると，通常程度の食事でも高カリウム血症が出現しやすくなる．ある程度腎機能が保たれていても，アルドステロンの作用不全によるⅣ型尿細管性アシドーシスの場合，高カリウム血症をきたす場合がある．糖尿病性腎症，ループス腎炎などで多く見られる．また，レニン-アンジオテンシン系阻害薬やミネラルコルチコイド受容体拮抗薬などにより高カリウム血症をきたすことが散見される[9]．

**c. 細胞内から細胞外へのシフト**

アシドーシス，インスリン欠乏，交感神経β受容体遮断薬などにより生じる．また，内出血，横紋筋融解症など，細胞破壊に伴い細胞内カリウムが細胞外に流出する場合も高カリウム血症となる．

## 2. 低カリウム血症

低カリウム血症は，血清カリウム濃度3.5mEq/L未満の場合である．筋力低下，テタニーなどの骨格筋症状，嘔吐，便秘，麻痺性イレウスなどの消化器症状，糖代謝異常，心電図異常（T波の平低化または陰性化，U波の増高など）や不整脈が出現する[5,6]．

**a. 摂取量の減少**

通常の生活で問題となることはほとんどない．しかし，集合管でのナトリウム再吸収のため尿中へのカリウム排泄をゼロにはできず，長期間の飢餓状態が続けば低カリウム血症が生じる．

**b. 排泄の亢進**

腎排泄の亢進と腎外排泄の亢進に分類される．腎排泄の亢進では利尿薬使用やアルドステロン作用亢進，尿細管性アシドーシス（Ⅰ型およびⅡ型）などが鑑別にあがる．アルドステロン作用の亢進には，二次性高血圧である原発性アルドステロン症，腎血管性高血圧などが含まれる[5,6]．腎外排泄の亢進は，嘔吐や下痢，イレウスなどの際に生じる．

c. **細胞外から細胞内へのシフト**

アルカローシス，甲状腺機能亢進症，インスリンの作用などで生じる．

高血圧に低カリウム血症や代謝性アルカローシスを合併している場合は，内分泌異常による二次性高血圧が隠れている場合があり，注意が必要である．また，誤ったダイエットとしての利尿薬や下剤の乱用，神経性食思不振症による低カリウム血症も少なくない．低カリウム血症が長期間遷延すると，尿細管の空胞変性により非可逆的な腎機能障害を生じる場合があり，注意が必要である．

## C カルシウム濃度の異常

カルシウムは細胞機能の維持調節とともに，内分泌や骨代謝において重要な役割を果たしている．体内のカルシウムの99%が骨に，残りの大部分は細胞内に分布しており，血中に存在するのはわずか0.1%ほどである．血清カルシウム値は8.6～10.0mg/dLで維持され，血清カルシウムの約40%はアルブミンと結合し，約50%がイオン化カルシウムとして実際の生理機能を担っている．通常の生化学検査では血清総カルシウム値を測定しているが，カルシウム濃度の異常を認める際は，イオン化カルシウムの測定も考慮する必要がある[10]．

なお，低アルブミン血症の際は，Payneの式による血清カルシウム値の補正が簡便であり，広く用いられている．

※補正カルシウム値(mg/dL)

　＝実測カルシウム値(mg/dL) ＋ 〔4 －血清アルブミン値(g/dL)〕[10]

ただし，アルカローシスの場合，カルシウムのアルブミン結合率上昇により，補正カルシウム濃度が正常でもイオン化カルシウム濃度が低下していることがあるため，注意が必要である．

## 1. 高カルシウム血症

血清カルシウム値が軽度上昇（血清カルシウム値 12mg/dL 程度まで）のとき，無症状もしくは倦怠感，便秘，抑うつなどの非特異的症状が多く，それ以上の上昇では，食思不振，悪心・嘔吐，多尿，脱水，筋力低下，知覚異常などをきたす．尿路結石，腎機能低下を生じることもある．心電図では，徐脈や QT 時間短縮などを示す[11]．

原因検索として，まず問診を行い，食事や薬剤によるカルシウムもしくはビタミン D の過剰摂取，サイアザイド利尿薬の服用がないか確認する．それらがなければ，血清 intact parathyroid hormone（PTH）値を測定し，高値の場合，原発性副甲状腺機能亢進症を考える．

血清 intact PTH 値が低値の場合，PTHrP が高値であれば，扁平上皮がんや悪性リンパ腫など悪性腫瘍が疑われる．低値の場合，$1,25(OH)_2D$ が高値であれば，サルコイドーシスが鑑別にあがる．胸部 X 線所見，血中 angiotensin converting enzyme（ACE）上昇などが参考になる．また，甲状腺機能亢進症や不動も高カルシウム血症の原因となることがある[12,13]．

入院患者においては悪性腫瘍の除外が特に重要であるが，健診・人間ドックでは原発性副甲状腺機能亢進症の可能性をまず念頭に置く必要がある．

## 2. 低カルシウム血症

低カルシウム血症では，筋肉痛，テタニー，けいれん，QT 延長や徐脈などの心電図異常を生じる．病歴や併存疾患，服薬歴の聴取が原因の鑑別に有用である．頸部の手術や放射線治療後の続発性副甲状腺機能低下症，低栄養や日照時間不足によるビタミン D 不足，低マグネシウム血症による PTH の分泌抑制と作用低下は,低カルシウム血症を生じる．

また，低カルシウム血症の病態を考える上で，血清リンの変化が鑑別に有用である．血清カルシウム値とともに血清リン値も低下している場合には腸管からの吸収低下や骨形成亢進に原因があると推察される．一方で，血清リン値が正常～高値の場合には，PTH の作用不全の可能性や，リンの細胞内から細胞外へのシフトによる高リン血症に引き続き，低カルシウム血症が生じた可能性が考えられる[4].

## D マグネシウム濃度の異常

血清マグネシウム濃度の異常は，カルシウム，カリウムなど他の電解質異常と関連することがある．

### 1．高マグネシウム血症

傾眠傾向，低血圧，徐脈，さらに進行すると低カルシウム血症，意識障害，心停止をきたす可能性がある．腎機能低下症例において，緩下薬などマグネシウム含有薬の摂取が原因となることが多い．症候性の場合，緊急で血液透析を考慮する必要がある[4,14].

### 2．低マグネシウム血症

脱力，けいれん，テタニーなどをきたす．原因は，下痢，アルコール，薬剤などが考えられる[15]．低マグネシウム血症では高頻度に低カリウム血症を合併する．腎皮質集合管主細胞のカリウムチャンネルが開き，カリウム排泄が亢進するためである．この場合，低カリウム血症を是正するためにマグネシウムの補充が必須である．また，低カルシウム血症も合併しやすい．これは，低マグネシウム血症に伴うPTH分泌低下と骨のPTHに対する反応性低下によるものであり，カルシウムや活性型ビタミンDの投与では改善せず，マグネシウムの補充が必須である[4].

## おわりに

健診・人間ドックでは，無症候性の電解質異常に遭遇することは稀にあり，思わぬ基礎疾患の発見につながる可能性がある．そのなかには，二次性高血圧など比較的頻度が高く，積極的に治療すべき疾患も含まれる．そのため，電解質異常を指摘された場合，自覚症状がなくても早期に原因を精査することが望ましい．

## ■文献


1）石川三衛. 水代謝異常. 日本内科学会雑誌. 2006; 95: 814-20.
2）土井　賢, 平田結喜緒. 低ナトリウム血症. In: 成瀬光栄, 他編. 内分泌代謝専門医ガイドブック. 4 版. 東京: 診断と治療社; 2016. p.12-4.
3）Licata G, Di Pasquale P, Parrinello G, et al. Effects of high-dose furosemide and small-volume hypertonic saline solution infusion in comparison with a high dose of furosemide as bolus in refractory congestive heart failure: long-term effects. Am Heart J. 2003; 145: 459-66.
4）深川雅史. 電解質異常をみたら. In: 小松康宏, 和田健彦, 編. 腎臓・水電解質コンサルタント. 2 版. 京都: 金芳堂; 2017. p.196-238.
5）武藤重明, 草野英二. カリウム代謝の考え方. 日腎会誌. 2008; 50: 84-90.
6）武藤重明. 血清 K 値の異常をどう読むか. 診断と治療. 2005；93：883-90.
7）Malnic G, Muto S, Giebisch G. Regulation of potassium excretion. In：Alpern RJ, Hebert SC, editors. Seldin and Giebisch's The Kidney: Physiology and Pathophysiology, 4th ed. San Diego: Elsevier; 2007. p.1301-48.
8）Muto S. Potassium transport in the mammalian collecting duct. Physiol Rev. 2001; 81: 85-116.
9）Palmer BF. Managing hyperkalemia caused by inhibitors of the renin − angiotensin − aldosterone system. N Engl J Med. 2004; 351: 585-92.
10）志水英明, 藤田芳郎, 伊藤恭彦, 他. カルシウム, マグネシウム代謝の考え方. 日腎会誌. 2008; 50: 91-6.
11）土井　賢, 平田結喜緒. 高カルシウム血症. In: 成瀬光栄, 他編. 内分泌代謝専門医ガイドブック 4 版. 東京: 診断と治療社; 2016. p.18-9.
12）Carroll MF, Schade DS. A practical approach to hypercalcemia. Am Fam Physician. 2003; 67: 1959-66.
13）Asadi F. Hypercalcemia: an evidence-based approach to clinical cases. Iran J Kidney Dis. 2009; 3: 71-9.
14）Weng YM, Chen SY, Chen HC, et al. Hypermagnesemia in a constipated female. J Emerg Med. 2013; 44 e 57-60.
15）Kieboom BC, Kiefte-de Jong JC, Eijgelsheim M, et al. Proton pump inhibitors and hypomagnesemia in the general population: a population-based cohort study. Am J Kidney Dis. 2015; 66: 775-82.


〈五十棲このみ　駒場大峰〉

# 11 尿検査

健診分野における尿検査の目的は，腎疾患を疑うべき異常を早期に発見し，いかに適切に効率よく腎専門外来に紹介できるかにある．腎疾患の大多数は無自覚に発生し，日常の診察で所見の少ないことから健診での検尿の機会に初めて発見されることが多い．

尿検査は，検査材料が被験者に痛みを伴うことなく採取でき，かつ全身の病態についての大きな情報源であることから総合健診医学会では尿蛋白，尿潜血反応，尿糖を優良施設の基準項目としている．日本臨床検査医学会では初期診療の基本的検査として上記項目にウロビリノーゲンが加わっている．検査は尿検査試験紙を用いるが，上記4項目以外にpH，ケトン体，ビリルビン，亜硝酸塩，比重，エステラーゼの検査が必要に応じて加えられたものが市販されている．

今回は健診分野での尿蛋白，尿潜血，尿糖の結果の読み方，対応の仕方，現状の問題点を中心に述べる．

## A 健診での異常出現率

2022年静岡県内での特定健診の結果では，尿蛋白（+）以上の割合は全受診者748,128人（男性400,075人，女性348,053人）の陽性者はそれぞれ4.0%，1.9%であった．年齢，性別による陽性率を 図1 に示すが，加齢とともに増加する傾向が見られた．

2023年度の静岡県学校腎臓健診では検尿者260,261人の一次検尿陽性率（尿蛋白，尿潜血，尿糖いずれかが陽性）は小学生1.13%，中学生4.64%で，男女別では小学生の陽性は男性0.56%，女性1.72%，中学生は3.25%，6.11%であった．また三次精密検査有所見者は0.14%で，無症候性血尿0.09%，無症候性蛋白尿0.02%，腎炎・腎炎疑い0.01%，糖尿病0.01%，そ

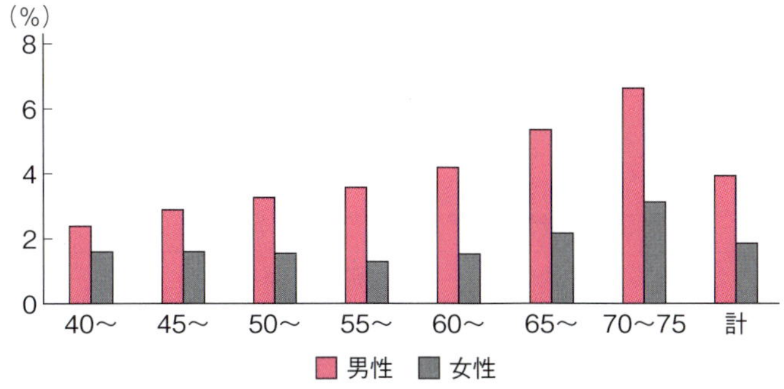


図1 年齢・性別尿蛋白陽性率（2022年度）

の他0.01%という結果で年度による大きな変動は認められない.

## B 健診での検査項目と結果の解釈

日本総合健診医学会では健診の標準基本検査項目を定めているが,「基本健診項目は医学の進歩, 疾病構造の変化, 社会のニーズの変化によって変わるべきである」という方針から, 日本総合健診医学会, 日本人間ドック学会が各学会の受診者疾病統計, 全国集計を基に健康保険組合連合会と毎年検討・協議をして選択決定されている.

尿試験紙法検査の判定には肉眼判定と機器判定がある. 2023年度総合健診医学会での精度管理調査（368施設）では肉眼判定試験紙法（目視判定）を行っている施設が7.1%, 機器判定試験紙法（機器判定）の施設が92.9%であった. 同様に2023年日臨技精度管理調査では診療機関と健診機関の4,082施設で目視判定は15.2%, 機器判定の施設は84.8%, 日本医師会精度管理調査では, 参加3,055施設で, 肉眼判定12.3%, 機器判定87.7%と報告されている. 健診分野では, ここ数年機器判定施設が増加してきている.

健診で実施される検査項目と検出される主要疾患を表1に示す.

### 1. 蛋白尿

健康人でも尿中に40〜80mg/日排泄されており, 約60%は血漿蛋白に由

**表1 尿試験紙検査項目と検出される主要疾患**

| 項目 | 主要疾患 |
|---|---|
| 蛋　白 | 腎前性: 多発性骨髄腫，単球性白血病，溶血，横紋筋融解<br>腎　性: 糸球体腎炎，糖尿病性腎症，間質性腎炎，中毒性腎障害<br>腎後性: 尿路系結石・炎症・腫瘍 |
| 潜　血 | 糸球体腎炎，IgA 腎症，腎結石<br>腎尿路系結石・腫瘍，腎盂腎炎，膀胱炎，出血性素因，溶血性疾患，挫滅性症候群 |
| ブドウ糖 | 糖尿病，腎性糖尿病，中枢神経障害 |
| ウロビリノーゲン | 肝障害，溶血性貧血，便秘 |
| ケトン体 | 重症糖尿病，飢餓状態 |
| 亜硝酸塩 | 尿路感染症 |

来し（70～80%はアルブミン），残り 40%は尿細管由来の組織蛋白である．定性反応が陽性である場合は，機能的蛋白尿〔良性蛋白尿：運動性蛋白尿，体位性（起立性）蛋白尿，生理的蛋白尿〕と病的蛋白尿があり後者は蛋白尿の出現，混入部位から腎前性，腎性，腎後性の 3 種類に分類される．出現機序，主な疾患，蛋白の種類を以下に述べる．

a. 腎前性：腎には器質的病変はなく，分子量の小さい蛋白が血中で異常増加し尿細管での再吸収量を超えて尿中に漏出したもの～多発性骨髄腫，溶血，白血病，横紋筋融解など（Bence Jones 蛋白，ヘモグロビン尿，ミオグロビン尿）．

b．腎性：糸球体基底膜障害から基底膜の透過性亢進が生じ血漿蛋白の一部が漏れ出るもの～糸球体腎炎，糖尿病性腎症，アミロイド腎など（アルブミン，$\alpha_1$-アンチトリプシン，ハプトグロビン，IgA，IgG）．

近位尿細管での再吸収障害～尿細管細胞障害により糸球体で濾過された蛋白が再吸収されないもの～間質性腎炎，中毒性腎障害，先天性尿細管疾患など（$\beta_2$-マイクログロブリン，$\alpha_1$-マイクログロブリン，レチノール結合蛋白，リゾチーム）．

c. 腎後性: 尿路性病変から浸出したもの～尿路系の結石, 炎症, 腫瘍など (Tamm-Horsfall 蛋白, 浸出性蛋白など).

**蛋白尿を認めたとき** 図 2

一般的に 1 日 150mg を超える場合, また持続的に蛋白尿が認められる場合に病的意義がある.

CKD 診療ガイドライン 2023 では健診受診者にかかりつけ医 (医療機関) への受診勧奨する基準が改訂され, 表 2 に示すように明確にされた. 蛋白尿 (1+) 以上は受診勧奨, 尿蛋白 (±) の場合は, 生活習慣病のリスク保持者の早期発見, 重症化予防の観点から, 微量アルブミン尿 (A2) 相当と考えられ, 翌年の健診結果で連続 (±) の場合には受診勧奨とする. eGFR 45mL/ 分 /1.73m² 未満は受診勧奨.

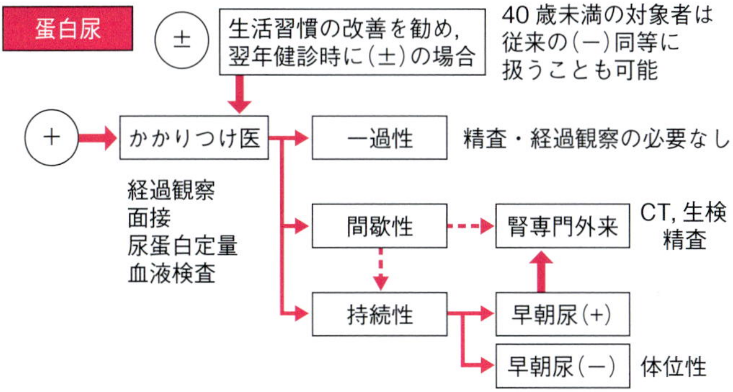


図 2 蛋白尿の対応①

**表 2 蛋白尿の対応②**

| |
|---|
| ＜健診受診者に医療機関への受診勧奨する基準＞ |
| 以下の 1～3 の場合を医療機関への受診勧奨とする. |
| 1. 蛋白尿 1＋以上. |
| 2. 尿蛋白 (±) が 2 年連続見られた場合. |
| 3. eGFR45mL/ 分 /1.73m² 未満 (CKD ステージ G3b 以降). 40 歳未満では eGFR60mL/ 分 /1.73m² 未満 (CKD ステージ G3a). |

(日本腎臓学会, 編. エビデンスに基づく CKD 診療ガイドライン 2023. 東京: 東京医学社; 2023[13] より)

かかりつけ医では尿蛋白（＋）の場合は，尿蛋白定量の再検，血液検査を行い CKD の診断基準に照らし合わせる．蛋白尿が一過性か，間歇性か，持続性かが問題となり，健診での 1 回の検尿で判断は困難であるため，再検査が必要となる．

一過性の場合は生理的蛋白尿のことが多く，原因として過激な運動，発熱，ストレスなどが考えられるため問診で確認する．

間歇性蛋白尿の大部分は 1g/日以下の蛋白排泄であり予後良好なので消失までの経過観察を続けるが，一部持続性に移行することがあるので，この時点で腎専門外来を紹介することもある．

持続性蛋白尿では，1 日の総蛋白排泄量を測定し，1g/日以上の場合は腎病変を疑う．進行性腎炎の可能性もあり，腎機能検査，CT，エコー，腎生検の適応と考えられるので腎専門外来に紹介する．3g/日以上の高度蛋白尿ではネフローゼ症候群，急性・慢性腎炎，膠原病，糖尿病，骨髄腫など，1～3g/日の中等度蛋白尿では薬剤アレルギー，循環障害，腎硬化症などが疑われる．

体位性蛋白尿の場合は間歇性，持続性の場合があるため，持続性の他の疾患と区別するために早朝起床時の尿検査が必要である．

## 2. 血尿

血尿とは 400 倍 1 視野当たり 5 個以上の赤血球を認めるときと定義される．血尿には 1L の尿に約 1mL 以上の血液の混入があった場合に尿の色調変化を認める肉眼的血尿と，尿検査ではじめて認められる顕微鏡的血尿がある．一般的に肉眼的血尿には泌尿器科的疾患が多く，顕微鏡的血尿には内科的疾患が多い．

a. 肉眼的血尿：薬物服用による着色尿，濃縮尿，ヘモグロビン尿との鑑別のため赤血球の確認が必要である．泌尿器科的疾患が多く，尿路系悪性腫瘍，尿路結石，膀胱炎，突発性腎出血，腎盂腎炎，腎結核などが疑われる．

b. 顕微鏡的血尿：持続する場合には IgA 腎症，急性腎炎，尿路感染症などが疑われる．

健診では試験紙法による尿潜血検査が一般的で，精密検査として尿沈渣を実施することが多い．両者を併用することで血尿かどうかの鑑別が可能である 図3 .

尿潜血陽性の場合は，まず精密検査として尿沈渣検査を実施する．試験紙法ではヘモグロビン尿，ミオグロビン尿，低張尿，古い尿，過酸化物の混入でも陽性となるので陽性イコール血尿ではないからである．

ヘモグロビン尿は血漿ヘモグロビン濃度が100mg/dL以上で生じ，鮮紅色〜暗褐色を呈し，遠心しても色調は変わらず，尿沈渣で赤血球はほとんど認められず血尿と区別できる．ミオグロビン尿は心筋，骨格筋由来で赤色調を帯び尿沈渣で赤血球はほとんど認められない．ヘモグロビン尿，ミオグロビン尿の鑑別は困難である．

尿沈渣ではまず弱拡大で赤血球，円柱の存在を確認し，次に赤血球の形態を観察する．糸球体由来の血尿では赤血球の変形率は80％以上，有棘赤血球が5％以上，あるいは赤血球円柱の出現が認められることが多く，尿路性血尿との鑑別が可能である．

健診では潜血反応陰性で尿沈渣を実施することは少ないが，高度蛋白尿で尿沈渣の検査を行うと赤血球沈渣（+），潜血反応（−）のことがある．同

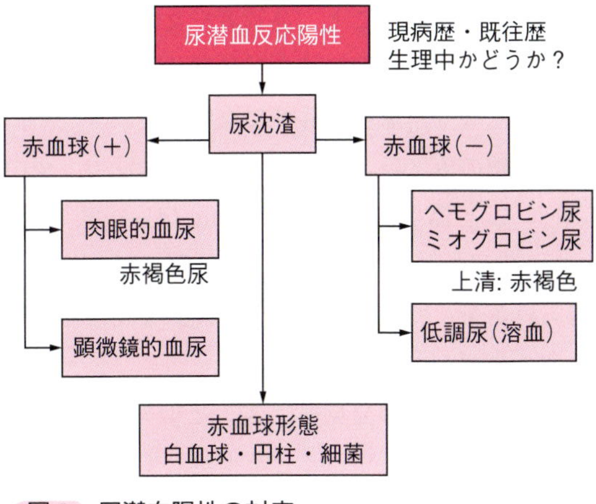


図3 尿潜血陽性の対応

様の解離はアスコルビン酸含有尿，試験紙の劣化のときにもみられるので注意する（アスコルビン酸は3mg経口負荷しても2時間後に25～100mg/dLが尿中に排泄されるので早朝尿の場合には影響は少ないと考えられる）.

女性が男性に比し陽性率が高いのは月経時採尿を含むためで，月経血の混入，不正性器出血の有無を確認する．また中高年者の単独陽性例には尿路系悪性腫瘍を念頭に置く必要がある．尿路性血尿で原因不明の場合，特に40歳以上では尿細胞診を半年毎に1回，泌尿器科的検査を1年に1回，3年間のフォローアップをすることが望ましい.

## 3. 尿糖

糖尿病だから尿糖が出て当たり前とはいえない．ブドウ糖は腎糸球体で濾過され，近位尿細管で再吸収される．尿糖の出現は血糖値が尿糖は尿糖排泄閾値を超えて高値であったことを示す．尿糖排泄閾値は個人差，年齢差があるが，血糖150～200mg/dLが尿糖（+）に対応する.

空腹時採尿による糖尿病のスクリーニングは，空腹時血糖（FPG）が高くない限り陰性となることから軽度糖尿病は見逃されていた可能性があり，糖尿病発見には適切であったとは言えない.

排泄閾値が先天的に低い場合，また血糖正常・尿糖陽性の腎性糖尿という治療を必要としない状態があること，高齢者や女性では尿糖排泄閾値の高いことがあることに注意する．糖尿病性糸球体硬化症などでは糸球体濾過率が低下すれば閾値は高くなり，尿糖が陽性にならない.

試験紙法はブドウ糖のみと特異的に反応する酵素法で，尿中に還元作用を持つ物質が存在すると偽陰性となる．50mg/dL程度の尿糖であれば，25mg/dLのアスコルビン酸（これは果物の摂取，ビタミン剤，ビタミンC投与で容易に得られる量）で陰性となるので問診または血糖値でのスクリーニングでカバーする必要がある.

尿糖検査による糖尿病患者の発見率は23%と低率であり，WHOは糖尿病のスクリーニングに尿糖で診断することを推奨していない．しかし，学校健診でのインスリン非依存性型糖尿病（I型）の早期発見と合併症の進展防止には効果がある．健診分野で軽症糖尿病早期発見のためには食後の尿糖検査，血糖検査を用いるのが最も合理的であるが，胃透視検査，中性脂肪などの検査のため早朝空腹時となっている．外来診療では必要に応じて随時血糖，尿糖を検査することもある．

糖尿病では糖尿病腎症の合併を考慮し，糖尿病改善の努力が必要となる．糖尿病性腎症は慢性的高血糖から引き起こされる細小血管症で，進行性に経過すると腎不全となり，現在新規透析患者の約30%，透析患者全体の約20%を占めるまでに増加している．臨床症状は微量アルブミン尿，蛋白尿，高血圧，浮腫である．

治療・観察中の受診者には経過観察と血糖，HbA1c等の糖尿病状態の精査について主治医と相談するように指導する．また最近の糖尿病治療薬として，腎の近位尿細管に作用し尿中グルコースの再吸収を阻害するSGLT2阻害薬が使用されることがあるので常用薬を確認する必要がある．

## C 健診の問題点

### 1．健診の有効性

腎疾患の診断決定は生検による病理診断が必要であるが，陽性者全員に精査（腎生検）はできないし，もちろん実施する必要もなく健診分野ではそのレベルまで要求されていない．それでは生検対象者をいかに選択していくかというと，その選択基準と手順が明確にされていない．このことが健診の有効性の評価，健診を受けた介入群と受けなかった非介入群との明らかな予後の差，経済効率について検討できない原因となっている．

健診受診者の追跡調査の結果，将来の腎不全予知スクリーニングとして尿蛋白陽性，特に2+以上の尿蛋白陽性，尿蛋白と潜血がともに陽性の場合に危険率が高くなると報告されている．また健診時の尿蛋白が1+から3+に増えるに従い末期腎不全に陥る頻度が高くなる．

近年の多数の臨床研究より，蛋白尿・アルブミン尿は末期腎不全，心血管死，全死亡などの重篤なイベントの強力なリスク因子であることが証明されている．慢性腎炎などは健診による検尿異常が発見の契機になることが多い．

## 2. 尿検査の評価基準・精度管理について

尿試験紙の評価基準については日本臨床検査標準協議会（JCCLS）が2004年に提案指針を出し，適切な尿検体採取法，保存法，取り扱いなどとともに各メーカー，関連学術団体，厚生労働省などの意見を調整し，定性値を付記する場合，ブドウ糖は100mg/dL，蛋白は30mg/dLを1＋とすることになっている（2005年）が，判定量値表記方法については定められておらず，メーカーによって異なる場合がある．尿潜血，尿蛋白・尿糖表示値の半定量値の早期統一が望まれる 表3 ．

精度管理については2018年12月から，検体検査の質の保証に関する医療法の一部改正が施行された．これはすべての医療機関，検査施設に対し検体検査の業務を行う施設には，構造設備，管理組織，精度の確保の方法等に，業務の適切な実施に必要なものとして厚労省令によって適合すべき基準を定めたものである．これにより各医療機関では検体検査の精度確保のために，内部精度管理の実施と外部精度管理調査の受検，適切な研修の実施が求められる．提供される検査結果が信頼できる結果であること，つまり精度保証された結果であることを証明し，公表することも求められている．

日本総合健診医学会は設立当初の1974年から精度管理委員会が設置さ

**表3 尿試験紙法の表記基準**

| 定性（1＋）の基準値 | |
|---|---|
| 項目 | 1＋ |
| 尿蛋白 | 30（mg/dL） |
| ブドウ糖 | 100（mg/dL） |
| 血尿　ヘモグロビン<br>赤血球 | 0.06（mg/dL）<br>20（個/μL） |

| 定量の基準値（参考） | | |
|---|---|---|
| 定性結果 | 定量値<br>アルブミン | 定量値<br>グルコース |
| ± | 5 | |
| ＋ | 30 | 100 |
| 2＋ | 100 | 250 |
| 3＋ | 300 | 500 |
| 4＋ | 1,000 | 2,000 |

れ，年4回の外部精度管理調査を開始し，年次報告を会誌に掲載している．2008年には画像診断部門と生理部門が追加され尿検査は年2回の実施となっているが，2023年度の調査では参加施設のほとんどが1管差以内Aランクの好評価である．

尿検査の内部精度管理は他項目に比して実施率が低いと言われているが，2018年の調査結果では約90％の施設で実施されている．実施しない理由として外部精度管理を受けている，メーカーのサーベイに参加している，メンテナンスを定期的に実施するなどが挙げられている．外部精度管理の結果が良好であっても，日常の内部精度管理が大切であり，内部精度管理が適切に行われ正確性が確認された施設においてのみ外部精度管理が活かされるものである．

## 3. 尿検査の基本的手技と注意点

尿検査（目視法・機器法）の場合最も重要なことは，正しい操作・正しい手技で行うということである．言い換えれば試験紙の添付文書に従って，基本的手技を守ることが正確度や精密度の高い結果を得ることにつながると言える．施設によっては独自の採尿法，また受診者への説明をされていることがあるが，基本的な尿検体の扱いに訂正すべきである．

JCCLSでは尿検査は早朝尿かつ中間尿が適しているとある．早朝尿とは，就寝前に排泄させ朝起きがけに採った尿と定義されている．酸性に傾き，濃縮されており，安静状態にあることから多くの尿検査に最適とされ，健診現場では検体採取，保存，搬送など検査実施までの検体取り扱いの不備が検査精度に大きく影響する．健診が目的の場合では，外来患者などの日常の尿検査と同様に，随時尿でほぼ十分であるが，尿は変質しやすく服用薬物や飲食物由来成分による検査妨害がみられるので，検査前工程とともに被検者の背景全般に注意を払わなければならない．

特に判定には，尿の撹拌後，試験紙を浸し判定するまでの，測定項目の判定時間を厳守することが大切である．機器による判定と目視による判定の差として，目視判定には近似選択法，切捨て法，切り上げ法があり，健診の場合では疑わしきは再検査の考え方から，目視判定では（−）を（±），（±）を（+）と判定することがあり，陽性率が高くなる傾向がある．

また検査試験紙は常温保存であり，簡便に用いられるため他の試薬に比べ保管に対する認識が低い．湿気，直射日光，高温を避け，密封保存する．使用期限を守り，開封後は使用日数による経時的変化に影響をうけることに注意する．

## D 異常所見の対応

健診分野における尿検査所見に対する対応は，慢性腎障害（chronic kidney disease：CKD）予防のための早期発見であり，いかに迅速にかつ効率よく腎専門外来に紹介できるかである．

現時点で，健診分野で腎専門外来に至るまでのプロセスを述べる．

病歴採取として過去の腎疾患を疑わせる病歴（学校検尿，職場健診，妊娠・出産時の尿所見など），腎障害指摘の有無と内容，家族歴，自覚症状（肉眼的血尿，浮腫，発熱，排尿時痛，腹痛），常用薬剤（医薬品，健康食品，民間療法）などについて問診を行う．現在腎疾患治療中の受診者に対しては健診結果をかかりつけ医に報告するように指導する．

かかりつけ医（医療機関）で二次検診，精密検査を行う場合の注意点を述べる．

1. 蛋白尿を認めた場合，一過性かどうかの判定を行う．具体的には（+）以上のときには再検査を行い，再検査で（+）以上の結果であれば，精密検査を受けるように指導する．（−）であっても年に1度，定期的検査を繰り返すように指導し，決して放置してはならない．

2. 尿潜血（+）の場合には再検査を行い，（+）であれば精密検査として尿沈渣検査を実施する．肉眼的血尿の有無確認のため尿の色調観察は必要である．

3. 尿糖の判定には血糖値測定のある場合は血糖値の判定を優先する．尿糖（+）の場合は精密検査として血糖値測定，HbA1cを追加する．

糖尿病患者の場合は（±）であっても再検査を行い，再検査で（±）以上で場合は糖尿病性腎症の可能性があるので医療機関で精密検査を受けるよう指導する.

## E 腎臓専門医への紹介

日本腎臓病学会は,CKDの早期発見,早期治療開始を目的として2007年に「CKD診療ガイド」を,さらにCKDの概念の普及・啓発,診療の標準化に伴い改訂され,2023年「エビデンスに基づくCKD診療ガイドライン2023」が発刊されている.

CKDの定義は以下の①または②のいずれか,または両方が3ヵ月以上持続する場合である.

① 尿異常,画像診断,血液,病理で腎障害の存在が明らか,特に0.15g/gCr以上の蛋白尿(30mg/gCr以上のアルブミン尿).

② eGFR<60mL/分/1.73m$^2$

なおGFRは日常診療では血清Cr値,性別,年齢から日本人のGFR換算式から算出する.

eGFRcreat(mL/分/1.73m$^2$)= 197×Cr−1.094×年齢−0.287 (女性の場合には×0.739)

酵素法で測定されたCr値(小数点以下2桁表記)を用い,18歳以上に適応する.

筋肉量の多い男性,スポーツ選手,筋肉増強サプリメントを摂取するとCr値が高くなりeGFR値は低くなる.そこで筋肉量に影響されないシスタチンCに基づく推算式が併記された.両者の正確度は同程度であるが,血清シスタチンC値は筋肉量,食事,運動の影響を受けにくく,血清クレアチニン値のeGFRで評価が困難な時に有用とされる.

eGFRの推算式は年齢,性別とCr値で算出することができるが,Cr値が同じ場合には,年齢が高いとeGFR値は低くなる.またCrのCV値は3%前後であり,推算式では±2%前後の差が生じることになるので測定施設のCr値の精度,受診者の年齢を考慮しての総合的な判定が望まれる.

また新CKD重症度分類では原因(Cause: C),腎機能(GFR: G),アル

**表4 かかりつけ医から腎臓専門医・専門医療機関への紹介基準**

| 原疾患 | | 蛋白尿区分 | | A1 | A2 | A3 |
|---|---|---|---|---|---|---|
| 糖尿病性腎臓病 | | 尿アルブミン定量（mg/日）<br>尿アルブミン/Cr比（mg/gCr） | | 正常 | 微量アルブミン尿 | 顕性アルブミン尿 |
| | | | | 30未満 | 30～299 | 300以上 |
| 高血圧性腎硬化症<br>腎炎<br>多発性嚢胞腎<br>その他 | | 尿蛋白定量（g/日）<br>尿蛋白/Cr比（g/gCr） | | 正常<br>（−） | 軽度蛋白尿<br>（±） | 高度蛋白尿<br>（+～） |
| | | | | 0.15未満 | 0.15～0.49 | 0.50以上 |
| GFR区分（mL/分/$1.73m^2$） | G1 | 正常または高値 | ≧90 | | 血尿+なら紹介，蛋白尿のみならば生活指導・診療継続 | 紹介 |
| | G2 | 正常または軽度低下 | 60～89 | | 血尿+なら紹介，蛋白尿のみならば生活指導・診療継続 | 紹介 |
| | G3a | 軽度～中等度低下 | 45～59 | 40歳未満は紹介，40歳以上は生活指導・診療継続 | 紹介 | 紹介 |
| | G3b | 中等度～高度低下 | 30～44 | 紹介 | 紹介 | 紹介 |
| | G4 | 高度低下 | 15～29 | 紹介 | 紹介 | 紹介 |
| | G5 | 高度低下<br>末期腎不全 | <15 | 紹介 | 紹介 | 紹介 |

上記以外に，3カ月以内に30%以上の腎機能の悪化を認める場合は速やかに紹介．
上記基準ならびに地域の状況等を考慮し，かかりつけ医が紹介を判断し，かかりつけ医と腎臓専門医・専門医療機関で逆紹介や併診等の受診形態を検討する．
腎臓専門医・専門医療機関への紹介目的（原疾患を問わない）
1）血尿，蛋白尿，腎機能低下の原因精査
2）進展抑制目的の治療強化（治療抵抗性の蛋白尿（顕性アルブミン尿），腎機能低下，高血圧に対する治療の見直し，二次性高血圧の鑑別等）
3）保存期腎不全の管理，腎代替療法の導入
原疾患に糖尿病がある場合
1）腎臓内科医・専門医療機関の紹介基準に当てはまる場合で，原疾患に糖尿病がある場合にはさらに糖尿病専門医・専門医療機関への紹介を考慮する．
2）それ以外でも以下の場合には糖尿病専門医・専門医療機関への紹介を考慮する．
①糖尿病治療方針の決定に専門的知識（3ヵ月以上の治療でもHbA1cの目標値に達しない，薬剤選択，食事運動療法指導など）を要する場合
②糖尿病合併症（網膜症，神経障害，冠動脈疾患，脳血管疾患，末梢動脈疾患など）発症のハイリスク患者（血糖・血圧・脂質・体重等の難治例）である場合
③上記糖尿病合併症を発症している場合
なお，詳細は「糖尿病治療ガイド」を参照のこと
（日本腎臓学会，編．エビデンスに基づくCKD診療ガイドライン2023．東京：東京医学社；2023[13]より）

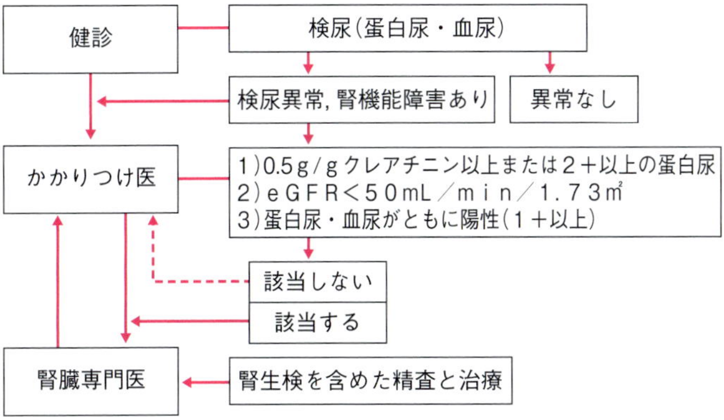


図4　慢性腎臓病における病診連携システム
(日本腎臓学会, 編. エビデンスに基づくCKD診療ガイド2024を参考に作成)

ブミン尿（蛋白尿：A）の程度によるCGA分類で評価され，蛋白尿は正常（0.15g/gCr未満），軽度蛋白尿（0.15～0.49g/gCr），高度蛋白尿（0.50g/gCr以上）に，また尿アルブミンは正常アルブミン尿（30mg/gCr未満），微量アルブミン尿（30～299mg/gCr），顕性アルブミン尿（300mg/gCr以上）に区分されている 表4 .

CKDには治療を要する腎疾患も含まれるため，CKD診療ガイドラインでは，表のG3b～G5，G3aでA2，A3に該当する場合は腎臓専門医もしくは地域の専門医療機関に紹介し，かかりつけ医と連携して診療することを推奨している 図4 .

## おわりに

尿試験紙による検査は単価が安く，侵襲のない点から腎疾患のスクリーニングとして最も優れている．正しい操作・正しい手技で行い，その後のフォローアップはガイドラインを参考にして行う．

■文献

1） 森戸直記, 山縣邦弘. 検尿異常. 日内会誌. 2008; 97: 5.
2） 井上美貴. 検診における尿検査異常者の扱い. 内科. 2010; 106: 1.
3） 令和 3 年度　特定健診・特定保健指導に係る健診等データ報告書, 静岡県健康福祉部健康局健康増進課, 2024.3.
4） 学校腎臓検診（採尿）集計. 静岡県医師会報, 第 1634 号, 2024.6
5） 令和 5 年度　日臨技臨床検査精度管理調査報告書. 日本臨床衛生検査技師会. 2023.
6） 令和 5 年度　第 57 回臨床検査精度管理調査結果報告書. 日本医師会. 2023.
7） 第 51 年次（2023 年度）日本総合健診医学会臨床検査精度管理調査報告書. 日本総合健診医学会, 精度管理委員会. 2024.3
8） 尿試験紙検討委員会. 尿試験紙検査法 JCCLS 提案指針（追補版）. 日臨検標準会誌. 2004; 119: 53-65.
9） 油野友二, 伊藤機一, 編. 臨床病理レビュー 125 号尿検査教本 2003～2004. 東京: 克誠堂出版; 2003.
10） 井関邦敏. CKD 診断における尿検査の意義. 日医誌. 2009; 138: 8.
11） 日本腎臓学会, 編. 血尿診断ガイド 2013. 東京: ライフサイエンス出版; 2013.
12） 富野康日己, 監修, 鈴木祐介, 船曳和彦, 編. CKD 診療テキストかかりつけ医と専門医の連携のために. 東京: 中外医学社; 2022. 2013.
13） 日本腎臓学会, 編. エビデンスに基づく CKD 診療ガイドライン 2023. 東京: 東京医学社; 2023.
14） 岡田浩一. CKD 対策における診療ガイドラインの戦略的意義. 日内会誌. 2020; 109: 1698-707.
15） 臨床検査を使いこなす. 日医師会誌. 2021; 150・特別号.

〈田内一民〉

# 12 心電図検査

標準 12 誘導心電図検査は，人間ドックだけでなく一部の特定健診や 35 歳および 40 歳以上の定期健康診断時の実施項目であり，循環器疾患のスクリーニング検査として有用な情報が得られる．古くから施行されてきた検査ではあるが，心電図検査だけで得られる情報は必ずしも正確なものではなく，得られた結果の意味と限界を適確に知った上で，必要に応じて他の検査による裏付けを行うことが肝要といえる．

近年，健診・人間ドックにおける心電図判定は自動解析プログラムによる自動診断を参考に判読されることが多くなっている．自動診断の正確性・信頼性・臨床的有用性を高めることを目的に 2015 年に「心電図自動診断を考える会」が設立され，さらに日本人間ドック学会において「標準 12 誘導心電図健診判定マニュアル（2023 年度版）」が発表されている[1]．

本稿においては，日本循環器学会ガイドラインおよび上記日本人間ドック学会の心電図健診判定マニュアルを参照しながら，健診の心電図を読む上で必要な知識や対応等について概説する．

## A Normal variant

心電図上は正常から多少はずれた所見であるが，通常は病的意義はなく健常者にしばしば認められる所見を normal variant とよぶ[1,2]．以下に代表的な所見をあげる．これらを病的と判断して重要視しすぎることは必要のない追加検査につながり，被験者に不利益をもたらすことにもなりうるため，的確な対応が要求される．

### 1. $V_1$ の rsr' パターン（r>r'）

正常 QRS 幅で $V_1$ の QRS 波形が rsr' を呈する場合に不完全右脚ブロック

と診断されがちであるが，r' が r 波よりも波高が高く幅が広いことが不完全右脚ブロックの診断には不可欠である．r よりも低い r' に対しては病的意味をつけるべきではない．

### 2. 若年パターン（$V_1$，$V_2$ の陰性 T 波）

小児期のパターンがその後も持続したものと考えられ，中年の女性でしばしば認められる．左室前壁の虚血や右室負荷でも同様の所見がありうるので，総合的に判断する必要がある．

### 3. 早期再分極

II，III，F，$V_{4\text{-}6}$ によくみられる．R 波が終了する直前に上昇した ST 部に移行するもので，ST 部は下方に向かって凸を呈する．虚血性の ST 上昇は通常上方に凸を呈し，経時的変化をとることから鑑別は難しくない．

### 4. poor R-wave progression

$V_{1\text{-}3}$ の R 波の増高不良をさす．不良と判定する程度は明らかにされていない．心筋虚血，左室肥大，肺気腫等でも同様の所見を呈することがある．

### 5. S1 S2 S3 パターン

I，II，III 誘導で R 波と S 波の高さが同程度のものを指す．電気軸を正確に測定することが困難であり，若年者にしばしばみられる．

### 6. $V_1$ の高い R 波

$V_1$ の QRS 波形は通常は rS パターンを呈するが $V_1$ の高い R 波（R/S 比が 1 を超えることもある）をみることがある．健常者以外には右室肥大や純後壁梗塞でもみられる．

## B ST-T 変化

ST の上昇や低下が虚血性心疾患でみられることがあまりにも有名なため，

ST変化やT波変化があると全てを虚血性変化や心筋障害と診断する風潮がある．もしも患者に胸部症状があったり，心電図上の異常Q波や冠性Tといった虚血に特徴的所見を伴う場合にはその診断は難しくない．しかし，実際の健診の場で我々が遭遇するのは無症状で他の所見を伴わないST-T変化であることがほとんどである．1枚の心電図のみで確定診断を下すことは困難なため，ST-T変化に対して運動負荷心電図や負荷心筋シンチグラムが施行されることも多いが，その陽性率は高くはない．健診という意味で，無症候性心筋虚血を探り出すことには意味があるともいえるが，安静時心電図上のST-T変化陽性者の中の真陽性率（positive predictive value）は2.5%で

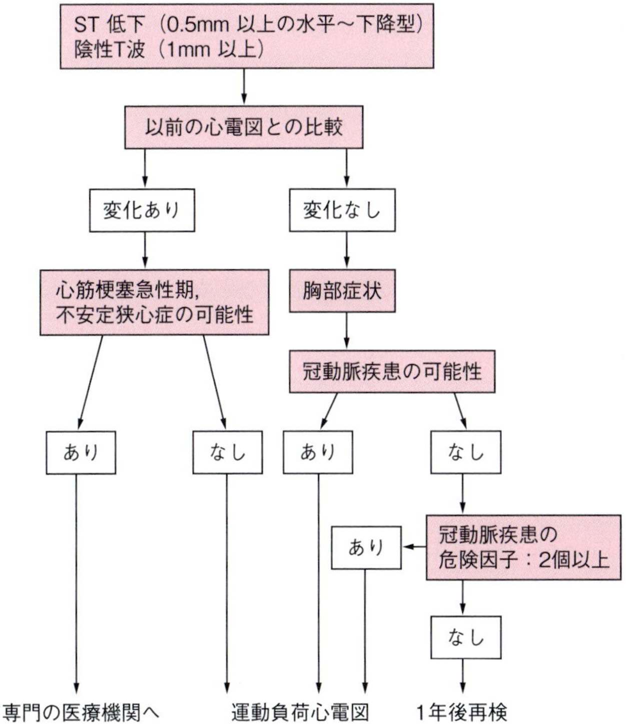


図1　健診心電図のST-T変化の対処法
（井上　博. 日医雑誌. 1997; 118: 1317-20[2], 川久保清. Medical Practice. 1996; 13: 41-5[3] より）

あったとの報告もある[3]．毎年同じ心電図所見（ST-T変化）に対して同じ精査を指示されて病院に来院するケースもあり，経時的変化の有無ももっと重視されるべきであろう．このようなことを加味して，健診でみられるST-T変化への対処法が提案されている 図1 [2,3]．自覚症状や経時的変化の有無に留意して二次健診に回す患者を吟味するべきであろう．

## C 左室肥大

心室肥大の診断にはこれまでQRSの高電位が用いられてきた．一般的には$SV_1+RV_5>3.5mV$の基準が有名であるが，感度・特異度に欠け，この診断基準のみでは非常に多くの偽陽性患者を生み出してしまうことになる．これ以外にも多くの基準が示されているが，肥大型またはストレイン型とよばれるST-T変化を伴う場合には，その診断精度は大幅に向上する．すなわち，初めは比較的緩やかに上に凸の傾斜でSTが下降して陰性T波に移行し，ついで比較的急速に原線に復帰するタイプの変化である．$SV_1+RV_5>4.0mV$程度とストレイン型ST-T変化の所見を組み合わせることでより正確な左室肥大の診断が可能になると考えられるが，心電図のみでは心室肥大の診断は不可能であることも知っておかねばならない．疑わしい場合には心エコー検査での精査が必須である．

## D 不整脈

健診でみられる不整脈（および不整脈関連心電図）で頻度の高いものとして，心室性期外収縮，心房性期外収縮，心房細動，WPW症候群，心室内伝導障害，Brugada型心電図についてその診断と対応を記す．

### 1．心室性期外収縮（PVC）

一般的に心室性不整脈は上室性不整脈よりも重視される傾向から，健診でPVCがみつかった場合には精密検査へと回されることが多い．確かにPVCは心筋虚血や心筋症など基礎心疾患のある場合に生じることがあるが，心臓に全く異常のない健常者にも多くみられる．健常者にみられるものを良性心室性期外収縮や特発性心室性期外収縮（benign or idiopathic PVC）とよぶこともあるが，その多くは右室流出路を起源とし，心電図上左脚ブロック＋下方軸（右軸偏位）を呈する．つまり，心電図上の基本波形に異常がない人に左脚ブロック＋下方軸（右軸偏位）のPVCが散発している場合，通常特に問題はないと考えられる．

PVCがみつかった場合，基礎心疾患の有無，期外収縮の数，波形，連発の有無などに関する情報を得る必要があり，心エコー，ホルター Holter 心電図，運動負荷心電図（トレッドミル）による検索を一度は施行する必要がある．しかし，良性PVCの場合心電図健診のたびにみつかる可能性があり，健診施行施設では過去の精査結果をもとに二次検査の必要性を考慮するべきである．基礎心疾患に伴う不整脈（PVC）に対しては，専門施設での注意深いfollow-upが必要なことはいうまでもない．

## 2. 心房性期外収縮（APC）

PVCと比較して不整脈としての重症度は低いが，病的意味をもつことは逆に多いといわれる．APCが頻回に出現する場合には心房への病的負荷を考えるべきであり，慢性肺疾患による右房への負荷，僧帽弁疾患や高血圧による左房への負荷などを念頭におく必要がある．また，APCが心房細動の引き金となっているようなケースでは，APC自体を治療対象と考えることも必要になってきている．健診の心電図でAPCの数が多い場合にはホルター心電図による精査が必要である．

## 3. 心房細動

心房細動の心電図診断自体は難しいものではない．重要なのは健診やドックで心房細動と診断された被験者にどのような対応を指示するか，というポイントである．

心房細動は最も頻度の高い頻脈性不整脈であり，発作性から持続性，さらに長期持続性（慢性）へと時間経過とともに進行する傾向を有する．その症状は患者ごとに大きく異なり，無症状の場合から強い動悸や胸痛を訴えることまで様々であるが，健診で発見される心房細動の多くは無症状で，すでに持続性〜慢性に進行していることが少なくない．せっかく健診で心房細動が発見されても，特に症状がないというような理由でそのまま経過観察となるようなケースがしばしば認められる．

近年の医療技術の発展に伴い，カテーテルアブレーションの治療成績と安全性は大きく向上し，最新のガイドライン[4]においては，再発性発作性心房細動へのアブレーションが条件付きながらクラス1で推奨されている．また無症状の心房細動においてもクラスIIaからIIbでの推奨となり，すでに心房細動治療の中で特殊な選択ではなく，主治療となっているといえる．

しかし一方で，アブレーションの治療成績は心房細動の進行状態によって大きく左右される．早期段階の発作性AFであれば9割以上の確率で洞調律維持が可能であるが，慢性化したAFにおいては治療効果は5〜6割に留まることが知られている．上記のように健診で発見されるAFはすでにある程度進行していることが多く，健診で発見された後にそれ以上進行しないうちに専門施設に紹介の上，病態に適した治療を受けることが望ましい．最近のRCT研究報告では，AF発症後1年以内の早期リズムコントロール治療（アブレーションを含む）が患者の予後改善に繋がることが報告されている．

## 4. WPW症候群

心電図でなければ診断できない心疾患の1つであり，無症状で健診で発見されることもしばしばある．発作性上室性頻拍（房室回帰性頻拍）および発作性心房細動の頻拍発作を生じることも多く，動悸などの自覚症状の有無を問診で明らかにする必要がある．頻拍発作のない場合は放置で構わないが，発作のある場合にはカテーテルアブレーションによる根治を念頭に置き精査へと進める．

## 5. 心室内伝導障害

不完全右脚ブロックは通常異常所見とはとらない．完全右脚ブロックで左軸偏位を伴う場合には2枝ブロックであり，3枝ブロックへの移行の可能性があり経過観察が必要である．完全左脚ブロックの多くは原因不明であるが，心筋虚血や心筋症が原因となる場合もあるので心エコーでの精査を行うべきである．

## 6. Brugada 型心電図

Brugada 症候群とは特発性心室細動の一種（基礎心疾患なしに心室細動を生じる）で，安静時心電図上右側胸部誘導に特徴的な ST 上昇波形を呈する病態である．心室細動の初発年齢は 30〜50 歳であり，その多くは夜間睡眠中や安静時に生じることから，いわゆるポックリ病の少なくとも一部の原因と考えられている．

Brugada 症候群の診断は 12 誘導心電図によってなされ，症状の有無は問わない．12 誘導心電図において 2mm（0.2mV）以上を示す ST 上昇に引き続いて陰性 T 波を示すものをタイプ 1 心電図（コブド型 ST 上昇）とよぶ 図 2 ．ST 上昇を認めるが陰性 T 波を認めないものをサドルバック型 ST 上昇とよび，ST の終末部が 1mm（0.1mV）以上の場合はタイプ 2 心電図，

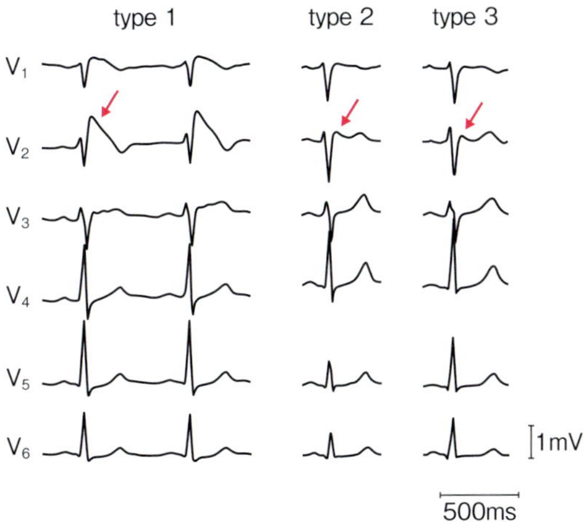


図 2 Brugada 症候群の心電図の実例
(Wilde AA, et al. Eur Heart J. 2002; 23: 1648-54[5] より)

1mm（0.1mV）未満の場合はタイプ3心電図とよぶ．

高位肋間を含めた第2〜4肋間のV1〜V2誘導における1誘導以上で，自然発生・発熱およびNaチャネル遮断薬負荷後にタイプ1心電図を認めた場合にBrugada症候群と診断する．さらに，原因不明の心停止，心室細動または多型性心室頻拍，夜間の苦悶様呼吸，原因が明らかでない失神を認める場合を有症候性Brugada症候群，認めない場合を無症候性Brugada症候群とよぶ．非タイプ1心電図の場合はBrugada症候群と診断されないが，時間経過とともにタイプ1心電図が出現する可能性があるので，経過観察（特に失神出現時の受診）が必要である．

図3にBrugada心電図を認めた場合の検査フローチャートを呈示する[6)]．

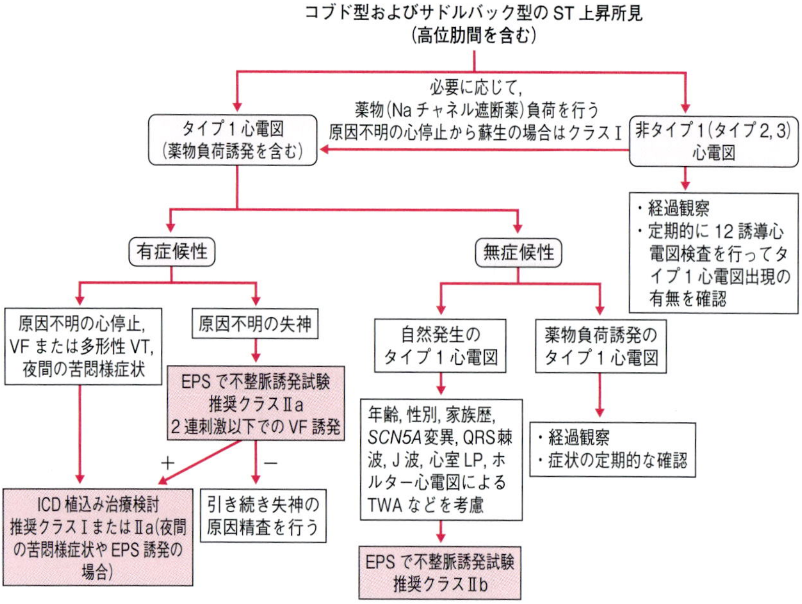


**図3　ブルガダ心電図を認めた場合の検査フローチャート**

〔日本循環器学会 / 日本不整脈心電学会合同ガイドライン．2022改訂版不整脈の診断とリスク評価に関するガイドライン．https://www.j-circ.or.jp/cms/wp-content/uploads/2022/03/JCS2022_Takase.pdf（2024年11月閲覧）[6)]〕

## 7. 早期再分極症候群（ERS），J 波症候群

近年，心電図における早期再分極（ER）所見が心室細動の発生に関与していることが明らかになり，心室細動を伴う ER 症例は「早期再分極症候群（ERS）」とよばれるようになった．ER の有所見率は健常人で 3〜24%，器

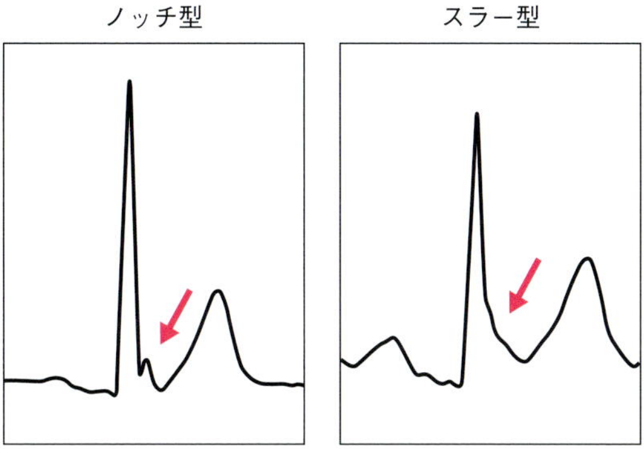


図 4　ER の波形
〔日本循環器学会 / 日本不整脈心電学会合同ガイドライン．2022 改訂版不整脈の診断とリスク評価に関するガイドライン．https://www.j-circ.or.jp/cms/wp-content/uploads/2022/03/JCS2022_Takase.pdf（2024 年 11 月閲覧）[6]〕

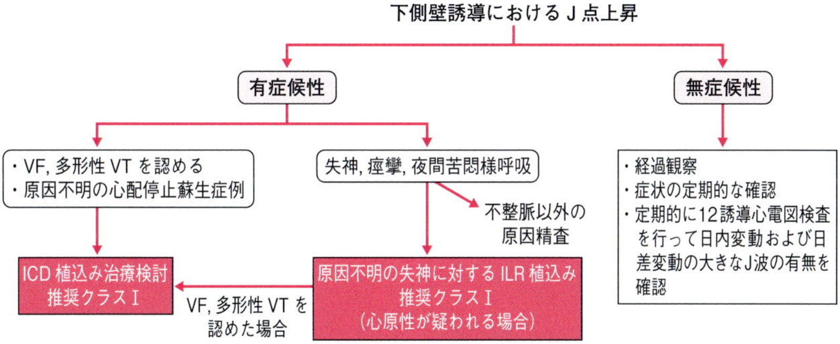


図 5　ER パターン心電図を認めた場合の検査フローチャート
〔日本循環器学会 / 日本不整脈心電学会合同ガイドライン．2022 改訂版不整脈の診断とリスク評価に関するガイドライン．https://www.j-circ.or.jp/cms/wp-content/uploads/2022/03/JCS2022_Takase.pdf（2024 年 11 月閲覧）[6]〕

質的心異常を伴わない心室細動症例では23〜44%であり，健常人に比べて心室細動症例において高い.

12誘導心電図において，下壁誘導の2誘導以上または側壁誘導の2誘導以上，ないしはその両者に0.1mV以上のJ点上昇を伴う場合をERパターンとよび，J波はその波形からノッチ型とスラー型に分類される 図4 [6)]．ERSの診断は，上記心電図所見および臨床所見（器質的心疾患を伴わない心室細動ないしは多型性心室頻拍，原因不明の心肺蘇生例）を満たすことで行われる.

図5 にERパターン心電図を認めた場合の検査フローチャートを示す[6)].

ERSが疑われる症例は専門施設への紹介が望ましい.

## ■文献


1）標準12誘導心電図健診判定マニュアル（2023年度版）. 人間ドック. 2023; 37; 834-48.
2）井上　博. 特集　健（検）診の結果の読み方. 対応の仕方　“成人の心電図異常”. 日医雑誌. 1997; 118: 1317-20.
3）川久保清. 健診でみつかったST-T変化の解釈と対応. Medical Practice. 1996; 13: 41-5.
4）2024年JCS/JHRSガイドラインフォーカスアップデート版不整脈治療（日本循環器学会 / 日本不整脈心電学会合同ガイドライン）
5）Wilde AA, Antzelevitch C, Borggrefe M, et al. Study group on the molecular basis of arrhythmias of the European Society of Cardiology. Proposed diagnostic criteria for the Brugada syndrome. Eur Heart J. 2002; 23: 1648-54.
6）2022年改訂版不整脈の診断とリスク評価に関するガイドライン（日本循環器学会 / 日本不整脈心電学会合同ガイドライン）


〈山根禎一〉

# 13 呼吸機能検査

呼吸機能検査の中でも，健診で通常行われるスパイロメトリーとフローボリューム曲線について解説する．

## A スパイロメトリーで測定される基本的肺気量

スパイロメータにより肺気量分画を測定することをスパイロメトリーとよび，得られた記録をスパイログラムという．肺活量（VC）をはじめとする各種肺気量分画と努力呼気曲線が記録される 図1．気流速度を測定し積分によって肺気量を求める気速型が一般的である．熱線式（ホットワイヤー）とニューモタコメータの2種類があるが，いずれも小型軽量である．安静換気に引き続き，最大吸気位から最大呼気位までゆっくり呼出することによって肺活量（VC）が求められる 図1左．肺活量の予測肺活量に対する比

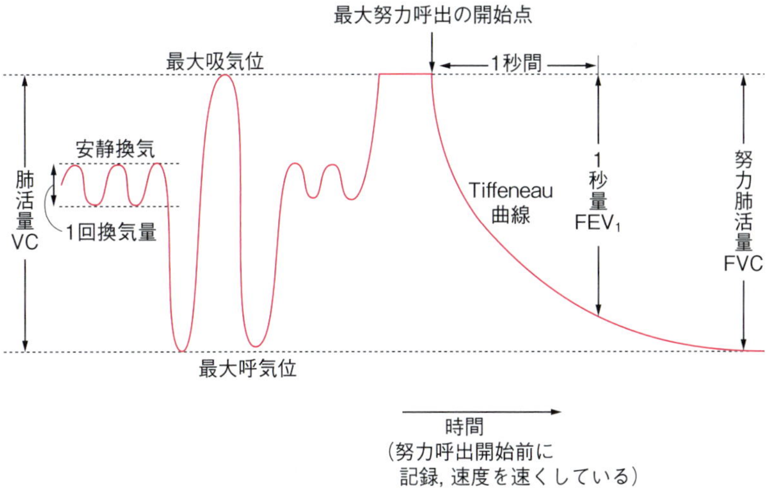


図1 スパイロメトリーによって測定される肺気量の基本的項目

率，すなわち実測 VC/ 予測 VC（%）が%肺活量（% VC）である．次に，最大吸気位から最大呼気位まで一気に最大努力呼出を行い，努力呼気曲線，別名 Tiffeneau 曲線 図 1 右 を記録する．上述の肺活量（VC）と区別するため，これを努力肺活量（FVC）とよぶ．呼出開始から最初の 1 秒間に呼出された気量が 1 秒量（$FEV_1$），$FEV_1$ の FVC に対する比率すなわち $FEV_1$/FVC（%）が Gaensler の 1 秒率 $FEV_1$%である．$FEV_1$ の予測 $FEV_1$ に対する比率を % $FEV_1$ という．% VC と 1 秒率の基準値については以下に述べる．なお，% $FEV_1$ は後述する COPD の病期分類（stage Ⅰ～Ⅳ）に用いるため重要である．

## B フローボリューム曲線の生理学的意義と病態

スパイロメトリーで努力呼気曲線を記録する際，肺気量（ボリューム）を横軸，各肺気量での気流速度（フロー）を縦軸に配し，XY 軸上にフローとボリュームの関係を表示したものがフローボリューム曲線である 図 2 ．末

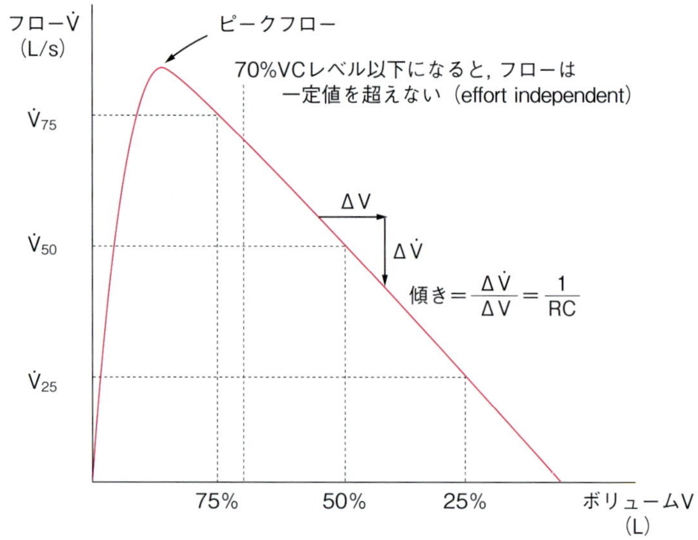


図 2 フローボリューム曲線の生理学的意義

梢気道から上気道までの情報をパターン認識できる特徴がある．曲線の頂点がピークフローで，努力呼気中のフローの最大値を示す．$\dot{V}_{75}$，$\dot{V}_{50}$，$\dot{V}_{25}$ は，それぞれ努力肺活量の 75%，50%，25% 肺気量におけるフローを示し，フローボリューム曲線下降脚の直線性を判定する．特に，$\dot{V}_{50}/\dot{V}_{25}$ 比は下降脚が直線であれば 2.0 となるが，下に凸となれば 2.0 以上の値をとる．加齢による影響を考慮し，3.0 あるいは 4.0 以上を明らかな異常とする．努力肺活量 70% 以上の高肺気量域におけるフローは努力に依存するが，70% 肺気量以下の低肺気量域ではいくら努力してもフローは一定値を超えることがない．これは，この領域のフローが肺 - 気管支の力学的特性のみによって決定されるためである．気道抵抗を R，肺コンプライアンスを C とすると

$$R = \Delta P/\Delta\dot{V}$$

$$C = \Delta V/\Delta P$$

と表すことができ，フローボリューム曲線下降脚の傾きは $\Delta\dot{V}/\Delta V$ なので，

$$\Delta\dot{V}/\Delta V = 1/(\Delta V/\Delta\dot{V}) = 1/RC$$

となる．すなわち下降脚の傾きは肺内時定数である RC の逆数として表され，肺内に存在する各コンパートメントからの呼出特性の全体像を表す．時

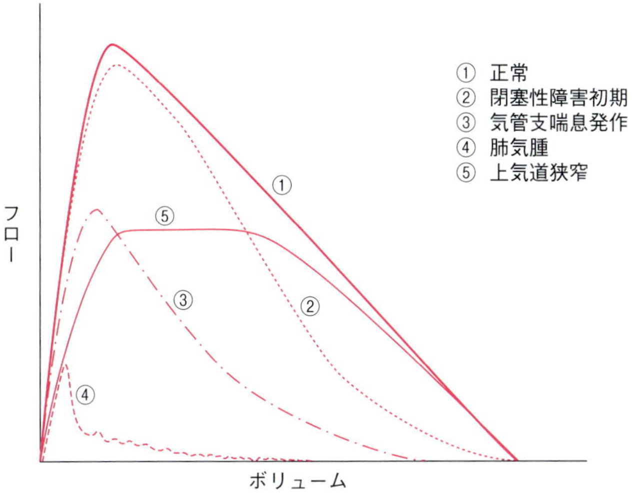


図 3　フローボリューム曲線の各種疾患によるパターン

JCOPY 498-01219

定数が不均等になればなるほど，下降脚の直線性が失われ下に凸の形状となる．

図3 に，典型的なフローボリューム曲線のパターンを示す．曲線全体のパターンに大きな変化はないが，下降脚がやや下に凸となり $\dot{V}_{50}/\dot{V}_{25}$ 比が 3.0〜4.0 以上となる場合，閉塞性障害の初期が考えられる．ピークフローが明らかに低下し下降脚が下に凸となる場合は，気管支喘息発作など気道平滑筋の収縮，分泌物貯留による末梢気道閉塞が示唆される．著しくピークフローが低下しスパイクを形成した後急激に低下し，努力肺活量も減少する場合は，COPD が考えられる．詳細は割愛するが，上気道狭窄ではフローボリューム曲線はピークフローが著しく低下し台形を呈する．画像診断に加え気管支鏡検査による内腔の観察が必須となる．

## C 換気障害の分類と異常値への対応

求められた% VC と $FEV_1$%の組み合わせで，呼吸器疾患は大きく閉塞性障害と拘束性障害に分類される 図4 ．% VC が 80% 以上かつ $FEV_1$% が 70%以上を正常とする．% VC は 80%以上あるが $FEV_1$%が 70%未満の場合を閉塞性，逆に% VC が 80%未満で $FEV_1$%は 70%以上の場合を拘束性と称す．% VC，$FEV_1$%とも異常の場合は混合性とする．異常値が得られた場合

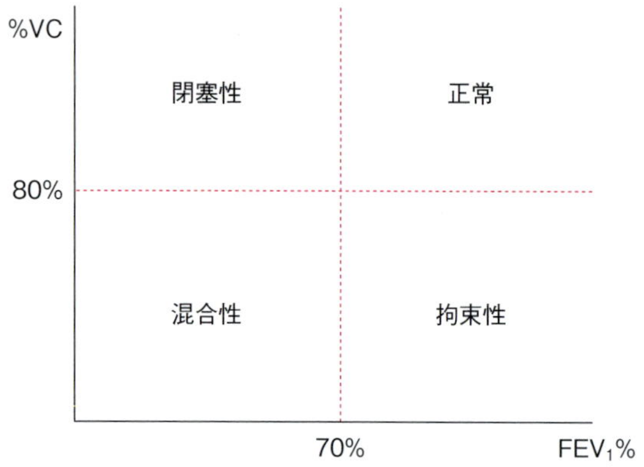


図4 換気障害の分類

JCOPY 498-01219

には，さらなる質的診断のため，より精密な呼吸機能検査，胸部X線やCTなどの画像診断，気管支鏡検査が必要となる．特に経年的にみて，急に変化が生じた場合は要注意である．

閉塞性換気障害を呈する病態は，慢性閉塞性肺疾患COPD（肺気腫と慢性気管支炎をまとめてCOPDとする），気管支喘息，びまん性汎細気管支炎（DPB），気管内異物，腫瘍などが代表である．特にCOPDが疑われる場合は，喫煙歴の聴取が重要である．拘束性換気障害を呈する病態には，間質性肺炎・肺線維症，肺炎，肺結核，無気肺，気胸，胸水貯留などの呼吸器疾患に加え，神経筋疾患も鑑別に含まれる．画像診断に大きな異常がない場合には，重症筋無力症，筋萎縮性側索硬化症，筋ジストロフィーなどを含めた精査が必要である．

日本呼吸器学会より「呼吸機能検査ハンドブック」が出版されているので参考にされたい．

## D スパイロメトリーによるCOPD病期分類

現在日本におけるCOPD推定患者数は530万人あるいはそれ以上とされており（NICE Study 2004），健診での早期発見はきわめて重要な課題である．日本呼吸器学会の「COPD診断と治療のためのガイドライン第6版（2022年）」において，COPDの疾病概念・定義が示されている．COPDの診断にはスパイロメトリーが必須であり，気管支拡張薬投与後の1秒率（$FEV_1$/FVC）が70%未満であり，かつ他の気流閉塞をきたす疾患を除外できればCOPDと診断できる．病期分類は予測1秒量に対する比率（対標準1秒量：% $FEV_1$）を用いて行う．病期分類は気流閉塞の程度の分類であり，Ⅰ期：軽度の気流閉塞（% $FEV_1$≧80%），Ⅱ期：中等度の気流閉塞（50%≦% $FEV_1$＜80%），Ⅲ期：高度の気流閉塞（30%≦% $FEV_1$＜50%），Ⅳ期：きわめて高度の気流閉塞（% $FEV_1$＜30%）となる．COPDの重症度の判定や予後予測，治療法の決定には，症状の程度を含めて総合的に判断する．日本のガイドラインに加え，欧米のドキュメントであるGOLD（Global Initiative for Chronic Obstructive Lung Disease）も大切なので参考にされたい．

## E 喫煙の肺機能への影響

能動喫煙に関しては有意に肺機能を低下させるという多数のエビデンスがあり，細気管支の構造と機能に明らかな変化が誘発される（Wright 1992; Thurlbeck 1994）．受動喫煙についても，成人非喫煙者の肺機能を低下させる可能性が指摘されており，1秒量の平均値が約2.5%低下するとの成績が

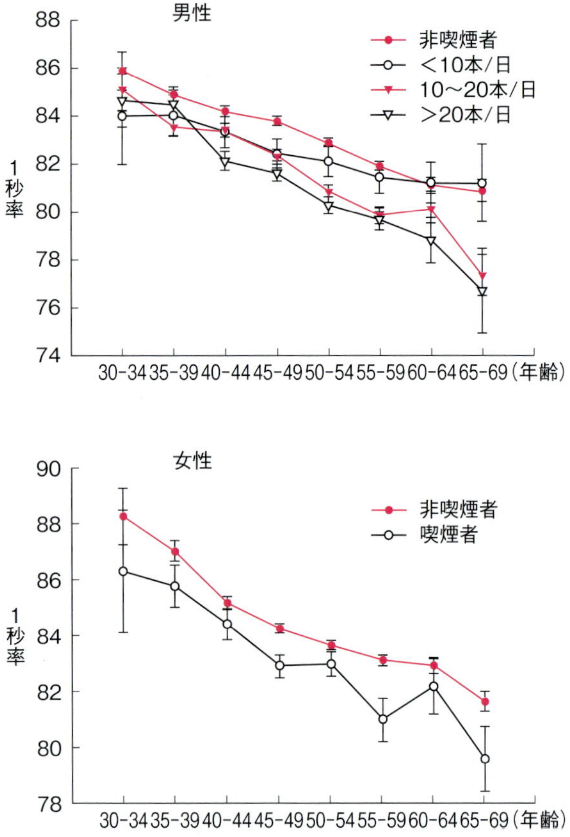


図5 喫煙の1秒率への影響—性別，年齢別の検討
女性は喫煙の有無のみによって分類しているが，男女とも喫煙の影響が1秒率に対して明らかである（自験データ）．

ある（2004 米国公衆衛生総監報告書）.

実際のデータを用いて喫煙と肺機能の関係を示す．東海大学の自動化健診において，①胸部X線・心電図に異常なく，② BMI 26.5 以上の肥満，肝機能・腎機能，空腹時血糖値で要精査または要治療を除外し，③高血圧のみや，消化器・婦人科・眼科・皮膚科疾患などで肺機能に特に影響しない症例を含めると，年間 10,848 人（男性 6,416 人，女性 4,432 人）の肺機能検査成績が解析可能であった．図 5 に性別，年齢別に 1 秒率を検討した成績を示す．男性の喫煙本数は，この時点での 1 日の本数を示す．男女とも 1 秒率は年代とともに減少するが，非喫煙者に対し喫煙者は明らかに低値で，特に男性では喫煙本数が増えるほど低値を示した．年齢に比し 1 秒率が低い場合，COPD を念頭に置いた注意が必要である．本成績を各施設で呼吸機能検査結果を検討する際に，ぜひとも参考にしていただければ幸いである．

〈海老原明典　桑平一郎〉

# 14 腹部超音波検査

2022年2月に健診・人間ドック（ハンドブック）改訂7版が発刊され早2年が経過した．健康増進，予防・医療がより重要となった現在において腹部超音波検査のさらなる活用と進歩について考慮し追記した．

## A 総論

### 1．超音波検査の利点・欠点について

腹部超音波は腹部臓器すべての評価に活用され，日常診療の診断に活用されている．超音波検査はエコー検査，US（ultrasound）検査など多くの用語が使用されている．超音波検査を施行できる業種は医師・臨床検査技師・診療放射線技師は知られているが看護師・保健師も含まれていることはあまり知られていない．乳腺超音波検査などには看護師，保健師の活躍が期待される．

健診分野・人間ドックにおける評価部位は主に肝臓・胆嚢・膵臓・腎臓・脾臓・副腎・腹部大動脈・リンパ節であるが，骨盤内臓器に関しても尿検査の前に行うなど工夫することで十分に活用できる．超音波とは人の耳に聞こえない高周波数の波で自然界のコウモリやイルカは自然に発生させており，画像診断のなかでも超音波検査は安全な検査の代表である．腹部領域の超音波検査では，主に周波数3～5MHzのコンベックス探触子が使用されている．Bモード画像を静止画記録し評価している施設がほとんどである．周波数7MHz以上の探触子は，通常は表在領域の乳腺や甲状腺などに活用されているが，腹部領域でも胆嚢内の腫瘤性病変の評価や胆嚢壁・消化管壁の層構造評価にも活用されている 表1．カラードプラ・パワードプラ法等の活用では血行・血流状態の把握等も簡便に施行できる．エラストグラフィを活

**表1** 健診分野・人間ドックにおける超音波検査まとめ

| |
|---|
| **対象臓器：主な臓器**<br>肝臓・胆嚢・膵臓・脾臓・腎臓・腹部大動脈・リンパ節<br>検査時所見があるとき<br>副腎・膀胱・消化管<br>子宮・卵巣（女性）<br>前立腺・精嚢腺（男性）<br>検査施行者：医師・臨床検査技師，診療放射線技師・看護師（保健師） |
| **評価においては**<br>ダブルチェック（基本）で<br>健診関係専門医など各学会専門医が望ましい |
| **診断装置**<br>プローブ（探触子）<br>コンベックス型　3〜5MHz<br>状況に応じて　リニア型　7MHz<br>カラードプラ・パワードプラ法活用装置推奨 |
| **前処置**<br>午前検査では，前日 22 時以降は禁食<br>水分検査前 2 時間まで可　消化管検査前に施行<br>（炭酸ガスのため） |

用することにより肝臓や腫瘤性病変等の硬さ評価もできる．従来のBモードによる検査にカラードプラ・パワードプラ，エラストグラフィの情報を追加することでより精度の高い判定が可能となる．

超音波検査は，以下の利点・欠点を理解して活用することが大切である．

### a. 利点

リアルタイム画像であるため体内の動きを観察しながら評価できる．血流等の評価も簡便．安全性が高く反復可能な検査である．機器が小型で移動検査可能（ベッドサイド）．近年は探触子自体の設定で観察している状況を自動的に動き，検査時間の短縮にも役立っている．

### b. 欠点

最大の欠点は主観的検査で部分断面画像あり，検者の技量に左右される（静止画像での評価）．消化管内ガスの状況では音響インピーダンスの差のためアーチファクトで評価できない．画像診断での超音波, CT・MRI の利点・欠点を簡単に比較する 表2 ．

**c. 精度向上のためのポイント**

動きを捉え簡便に評価できる超音波検査であるが，主観的検査で個人の技量差に影響されるため診断精度向上のために検者と読影者（判定医）は十分なコミュニケーションと協議が大切であり，少なくともダブルチェック評価が必須である．また導入している施設は少ないが，超音波検査の質を向上するため動画記録（所見部分だけでなく検査開始から終了までの記録）は重要である．検査内容の確認ができることで検査の質が向上する．判定医が動画確認することで見落としの軽減，評価・判定が難しい所見の協議や検討の際にも非常に有用な情報となる．経年受診者には前もって動画を含めて前回画

**表2 主な画像診断の利点・欠点**

| |
|---|
| **画像診断** |
| **超音波検査（音波）** |
| 利点：リアルタイム画像（動き） |
| 安全性，小型，移動検査 |
| 安価 |
| 欠点：主観的評価（技量差） |
| 部分画像 |
| **X 線 CT 検査（X 線吸収）** |
| 利点：客観的評価 |
| 横断・縦断・矢状断 |
| 撮像時間短い |
| 欠点：被曝あり |
| 移動検査不可 |
| 高価 |
| **MRI 検査（磁気共鳴）** |
| 利点：客観性評価，被曝なし |
| 横断・縦断・矢状断 |
| コントラスト分解能高い |
| 欠点：撮像時間やや長い |
| 移動検査不可 |
| 高価，音が大きい |

像を観察検討し日々役立てることが検査の質向上だけでなく教育上も大切である．健診を行う施設は，検者の技量向上や読影者（判定医）の知識向上のために定期的な研修会や勉強会を行い，日本超音波医学会の資格である超音波検査士，各領域の超音波専門医の育成も念頭においておかなければならない．読影医（判定医）だけでなく健診に関与する医師を対象として，超音波の基礎・新技術，AIを活用した読影について等の教育も重要である．

日本総合健診医学会は，腹部超音波判定マニュアルのオブザーバー学会となっており，2021年版の腹部超音波検診判定マニュアル改訂に参加している．超音波検査は前述したように検者・装置・受検者の状況によりその精度が変化するため，質の向上を目指した健診・人間ドックにおける腹部超音波検査の実施基準・判定基準を各学会とも検討・共有し活用している．日本総合健診医学会と日本人間ドック・予防医療学会は，予防医学・人間ドック・健診の中心的な学会であり，共同事業として人間ドック健診専門医制度がある．専門医取得時や取得後の画像診断教育の充実が期待される．日本総合健診医学会が実施している精度管理事業において胸部X線写真だけでなく超音波検査について動画を活用した精度管理事業を実施することも期待したい．

## 2. 実施基準について

表1において健診分野・人間ドックにおける超音波検査について，対象臓器・超音波装置/使用探触子・検査施行者・前処置等についてまとめた．その他，超音波画像の記録方法や走査方法については各施設によりバラツキが大きい．判定時に重要な画像データでさえ静止画のサーマル紙を保存している施設もあり，過去の画像と比較するうえでも早急にDICOM画像保存に統一していただきたい．静止画像だけでは判定が難しいこともあるので動画保存（全検査時間）が望ましいことは言うまでもない．検査結果の読影のため有用であり検者と判定医のさらなる検査の質向上に繋がるものである．経年受診者では経時変化の比較や腹部超音波の教育にも活用できる．乳がん検診超音波検査実施・判定医師の乳房超音波医師専門試験においても動画による評価が活用されている．今後，施設認定事業における施設評価項目

に採用することが望まれる.

腹部超音波検診判定マニュアル改訂版（2021年）では，さらに超音波画像所見をカテゴリー分類し，判定区分にも活用されており，さらにその活用を広めている．今後，動画の活用やより簡易的な様式も短時間で多数の超音波検査をする検者のためにも考慮する必要がある．参考までに腹部超音波検診判定マニュアル改訂版（2021年）に記載されているカテゴリー分類およびその記入表と判定区分を表3〜5に示す.

現状では施設ごとにより様々な評価・判定があるため，このように一定の実施基準を関連学会が統一し，簡便に評価・判定できるマニュアルにしていくことが，超音波検査の精度を上げ，受診者のためになるものと考える.

今回，腹部超音波のレポート作成時間短縮とより簡便な評価・判定を行うための参考として腹部超音波検診＝評価・判定表（記載例）を作成したのでご活用いただきたい表6.

今回のハンドブック改訂にあたり現状の腹部超音波検査の問題点について考えると，健診施設で腹部超音波検査を施行している業種はほぼ臨床検査技師であり，最終画像評価をする判定医として超音波専門医の関与する施設は

**表3 カテゴリー分類**

| | |
|---|---|
| カテゴリー0 | 描出不能　装置の不良，被検者，検者の要因等により判断不能の場合. |
| カテゴリー1 | 異常なし　異常所見はない. |
| カテゴリー2 | 良性　明らかな良性病変を認める．正常のバリエーションを含む. |
| カテゴリー3 | 良悪性の判定困難　良悪性の判定困難な病変あるいは悪性病変の存在を疑う間接所見を認める．高危険群を含む. |
| カテゴリー4 | 悪性疑い　悪性の可能性の高い病変を認める. |
| カテゴリー5 | 悪性　明らかな悪性病変を認める. |

日本消化器がん検診学会 超音波検診委員会 腹部超音波検診判定マニュアルの改訂に関するワーキンググループ，日本超音波医学会 用語・診断委員会 腹部超音波検診判定マニュアルの改訂に関する小委員会．日本人間ドック学会 健診判定・指導マニュアル作成委員会 腹部超音波ワーキンググループ.
腹部超音波検診判定マニュアル改訂版（2021年）．日本消化器がん検診学会誌，60巻，1号，132頁，表1-1，2022，転載.

いまだ少ない．動画を利用した評価が今後の大きな課題であるが，少なくとも検査を行う臨床検査技師と判定医（健診医）がコミュニケーションをとり，双方相互の信頼を持った報告書を作成することが重要である．今後，健診に関する医師・臨床検査技師の新たな教育体制構築を早急に健診関連学会で共通で確立していくことが大切で予防医療の進歩に繋がると考える．

表4 カテゴリー記入表

| 臓器 | カテゴリー判定 | 描出不能部位 |
|---|---|---|
| 肝 | 0・1・2・3・4・5 | 有□ |
| 胆道 | 0・1・2・3・4・5 | 有□ |
| 膵 | 0・1・2・3・4・5 | 有□ |
| 腎 | 0・1・2・3・4・5 | 有□ |
| 脾 | 0・1・2・3・4・5 | 有□ |
| その他 | | －－－－－<br>－－－－－ |

日本消化器がん検診学会 超音波検診委員会 腹部超音波検診判定マニュアルの改訂に関するワーキンググループ，日本超音波医学会 用語・診断委員会 腹部超音波検診判定マニュアルの改訂に関する小委員会，日本人間ドック学会 健診判定・指導マニュアル作成委員会 腹部超音波ワーキンググループ．
腹部超音波検診判定マニュアル改訂版（2021 年）．日本消化器がん検診学会誌，60 巻，1 号，132 頁，表 1-2，2022，転載．

表5 判定区分

| | |
|---|---|
| A | 異常なし |
| B | 軽度異常 |
| C | 要再検査（3・6・12ヵ月）・生活指導 |
| D（要医療） | |
| D1 | 要治療 |
| D1P | 要治療（緊急を要する場合） |
| D2 | 要精査 |
| D2P | 要精査（緊急を要する場合） |
| E | 治療中 |

日本消化器がん検診学会 超音波検診委員会 腹部超音波検診判定マニュアルの改訂に関するワーキンググループ，日本超音波医学会 用語・診断委員会 腹部超音波検診判定マニュアルの改訂に関する小委員会，日本人間ドック学会 健診判定・指導マニュアル作成委員会 腹部超音波ワーキンググループ．
腹部超音波検診判定マニュアル改訂版（2021 年）．日本消化器がん検診学会誌，60 巻，1 号，132 頁．表 1-3，2022，転載．

表6 腹部超音波検診 ＝評価・判定表＝（記載例）

| 臓器 | 病変 | 画像所見 | カテゴリー（0,1,2,3,4,5） | 初・指摘済み | 報告所見名 | 判断区分〔A, B, C, D（D1, D1P, D2, D2P), E〕 |
|---|---|---|---|---|---|---|
| 肝臓 | 腫瘤性病変 | カメレオンサイン | 2 | 初 | 肝血管腫疑い | C（3ヵ月後再検査） |
| ： | ： | ： | ： | ： | ： | ： |
| 胆囊 | 腫瘤性病変 | ポリープ疑い 8mm | 3 | 初 | 胆囊ポリープ疑い | C（3ヵ月後再検査） |
| | 腫瘤性病変 | ポリープ疑い 8mm | 3 | 昨年と変化なし | 胆囊ポリープ | C（12ヵ月後再検査） |
| ： | ： | ： | ： | ： | ： | ： |
| ： | ： | ： | ： | ： | ： | ： |

検査日：○○年○○月○○日　受診者番号：○○　検査担当者・○○○○　判定医：一次/○○○○，二次/○○○○

※超音波所見より検査実施者がカテゴリーを分類（表3参照）．判定区分は医師（判定医）が行う（表5参照）．ただし，時間的変化が観察可能な方（経年受診者）には，画像所見の変化あり・なしを考慮し，判定区分を決定する．

## B 各論

健診においては自覚症状がないなかでの検査となることが多い．軽微な所見であることも多いので，検査，評価・判定には細心の注意が必要である．また，良性病変を含め超音波画像所見と病理所見を一致させておき，なぜそのように描出されるのかを理解しておくことが大切である．このことができていないと病変の特徴的な所見を拾い上げられないことがあり，一つ一つの症例を日々検討しておくことが重要である．典型的な腹部臓器のがんを疑う所見については，がん検診の精度管理の立場から作成された腹部超音波検診判定マニュアル改訂版（2021年）を参考としていただきたい．

今回は経過観察や精密検査とする必要がある画像所見についてまとめたので日常業務の参考になれば幸いである．

## 1. 腹部臓器別：要経過観察・要精密検査所見

### a. 肝臓

● 腫瘍性病変

肝細胞がん，転移性肝腫瘍などが典型的な画像所見を呈さないことがあり経過観察が必要である．特にベースに慢性肝疾患がある場合には，必ず精密検査が必要である．検査時には血流所見を観察しておくことも大事である．腫瘤中心部から腫瘤辺に向けて自転車スポーク様の血流信号（spoke-wheel pattern）を認めるようであれば限局性結節性過形成（FNH）を疑う有用な情報となる．しかし，肝細胞がんについては，腫瘤が大きく（20mm 以上）なれば腫瘤辺縁から内部へ血流が流入するバスケットパターン等を認めることが多いが，腫瘤が小さい場合には血管が少なく内部に血流を認める程度である．また転移性腫瘍においても同様のパターンを認めることもあり注意が必要である．その他，モザイクパターン，ブライトループパターン，ハンプサイン等を認める際には肝細胞がんを疑い，クラスターサイン，ブルズアイパターン等を認める際には転移性腫瘍を疑い精密検査とする．

マージナルストロングエコー，カメレオンサイン，ワックスアンドウエインサイン等を認める際には肝血管腫と考え精密検査は不要である．

● 嚢胞性病変

大きさにかかわらず典型的な嚢胞性病変は精密検査不要である．ただし，嚢胞壁肥厚，嚢胞内結節影，嚢胞内の隔壁に肥厚等を認める際には精密検査が必要である．

● 肝内胆管拡張・総胆管拡張

両葉の拡張，総胆管拡張を伴う場合には下部胆管内の異常所見（結石や腫瘍等）の評価のために精密検査が必要である．検査時には肝内胆管から総胆管，膵管との合流部付近 3 管合流部を含めての管腔内の観察，膵頭部・膵鉤部～十二指腸も観察し腫瘤性の病変等の有無を観察しておくことが重要である．

### b. 胆嚢

隆起性または腫瘤性病変：有茎性で 10mm 以上，広基性（無茎性）

悪性が疑われる所見であり精密検査が必要である．検査時には起始部と付近の胆囊壁不整の有無について観察しておくことも良性・悪性を判断する際の情報となる．血流信号は悪性では樹枝状の血流信号，良性では線状の血流信号を認めることが多い．

● 胆囊壁肥厚

典型的な胆囊腺筋症を疑う所見（小囊胞やコメットエコー像）を伴わない場合には精密検査が必要である．

● 胆囊腫大（短径で 36mm 以上），胆泥，総胆管拡張（8mm 以上）

胆管や膵頭部の悪性所見が原因となっていることがあるので精密検査が必要である．検査時には総胆管～十二指腸開口部付近まで観察し腫瘤や結石の有無を観察することが重要である．

● 充満性胆石

胆囊内に充満性に多発胆石を認める場合には，悪性の所見が隠れている可能性があり精密検査が必要である．

**c. 膵臓**

● 囊胞性病変（5mm 以上）

膵管との関係，囊胞壁・囊胞内の変化を評価するために精密検査が必要である．精密検査では単純性囊胞と囊胞性腫瘍〔漿液性囊胞腫瘍（SCN），粘液性囊胞腫瘍（MCN），管内乳頭粘液腫瘍（IPMN），神経内分泌腫瘍（NET），充実性偽乳頭状腫瘍（SPN），偽囊胞（急性膵炎後）〕等の鑑別が必要である．管内乳頭粘液腫瘍（IPMN）を認めることが多いが，がんに変化することもあり，膵臓の囊胞性病変については早期に専門医療機関を紹介受診することが重要である．

● 膵管拡張（3mm 以上）

膵頭部や膵鉤部について消化管ガスの影響もあり腫瘤性病変や膵管内の変化を観察できていない可能性があり，膵管および下部胆管内の異常所見（結石や腫瘍など）を評価するために精密検査が必要である．

● 腫瘤性病変

15mm 以下の高エコー腫瘤を除き，良性・悪性の判断のために精密検査が必要である.

※ 15mm 以下の高エコー腫瘤は脂肪性の良性腫瘤がほとんどである.

### d. 脾臓

● 腫瘤性病変

脾臓の原発性腫瘤性病変はまれである. 充実性腫瘤を認めた際には悪性リンパ腫や過誤腫, 多発性に認めた際には転移性のこともあり精密検査が必要である.

● 嚢胞性病変

嚢胞内に結節, 嚢胞壁の肥厚, 隔壁を伴う場合の隔壁部の肥厚を認めた際には悪性も疑われるため精密検査が必要である.

### e. 腎臓

● 充実性腫瘤

腎中心部と同等以上の高エコー腫瘤は腎血管筋脂肪腫の可能性が高い. 腎中心部より低エコーの場合には悪性も否定できないため注意が必要である. また経年受診者で増大を認める場合や 40mm 以上の場合には出血の可能性があり専門医を受診することが望ましい. それ以外の腫瘤は原則悪性が疑われるので精密検査が必要である. 検査時には, ひとこぶラクダのコブ (dromedary hump), ベルタン柱の肥大などの正常腎組織との鑑別も大切である. その際に血流をみることも有用でありバスケットパターンと呼ばれる周囲から腫瘤内部への豊富な血流信号を認める場合には腎細胞がんが強く疑われる所見である.

● 嚢胞性病変

嚢胞内に充実性部分や隔壁部分の肥厚を認めた際には精密検査が必要である. 検査時には血流を確認することが有用である. 充実部分や隔壁肥厚部分に豊富な血流信号を認める場合には, 嚢胞性腎細胞がんを疑う所見である.

● 腎盂拡張

腎盂腎杯拡張さらに尿管拡張を認めた場合には, 腎門部から尿管内に悪性の変化を伴うことがあり精密検査が必要である. 腎盂内に充実部分を認めた際には, 腎盂腫瘍が疑われるのでこの場合にも精密検査が必要である.

### f. 腹部大動脈

動脈瘤や解離を認める際には精密検査が必要である．その他，大動脈周囲のリンパ節腫大等については後述する．

上記の臓器以外の観察も重要である．骨盤腔については膀胱内尿貯留不足や消化管ガスの影響で観察条件が不良であることも多いので評価対象としない施設も多い．しかしながらまずは観察しておくことが大事である．上記の臓器以外の臓器間の変化を含め，腹腔内にどのような病変が起こる可能性があるのかを知っておき，検査時には小さな変化に気づき，所見を拾い上げていくことが大切である．以下にそのポイントを示す．

### g. その他

#### 1）肝臓周囲（右副腎：右肋間走査，右季肋部走査，左副腎：左肋間走査，心窩部走査）

##### a）副腎 図1〜4

左右の腎臓を観察しているときに腎臓の上に描出される臓器である．右副腎は右肋間走査では肝右葉と右腎上極と横隔膜脚の間，右季肋部走査では肝右葉と右腎上極と下大静脈との間に描出される．左副腎は左肋間走査では左腎上極と脾臓と横隔膜脚の間，心窩部走査では腹部大動脈と左腎の間に観察される．通常では副腎は膜状の臓器であり，意識して検査しないかぎり描出されていても認識が難しい臓器である．ただし，副腎が腫大や腫瘤性病変を伴った場合には観察されることが多い．

両側の腫瘤性病変であれば転移性の病変（肺がん，乳がん，胃がんなど）

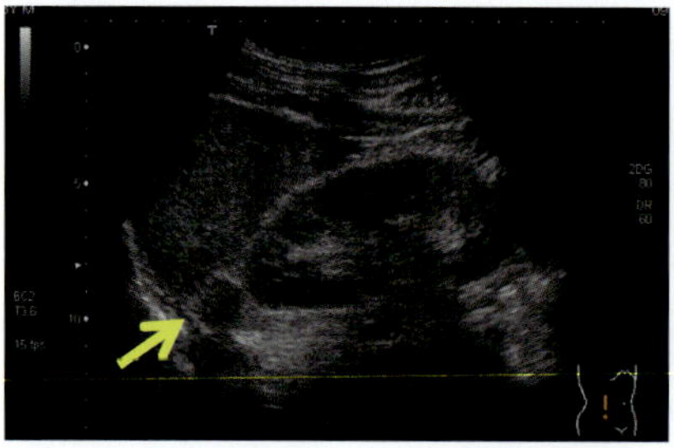

図1 右副腎腺腫：右肋間縦走査

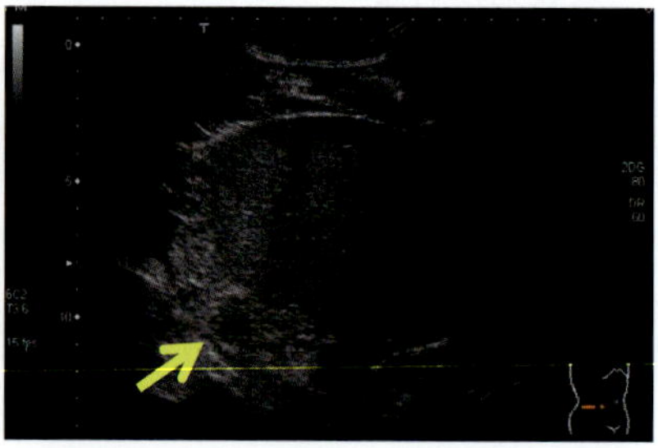

図2 右副腎腺腫：右肋間横走査

JCOPY 498-01219

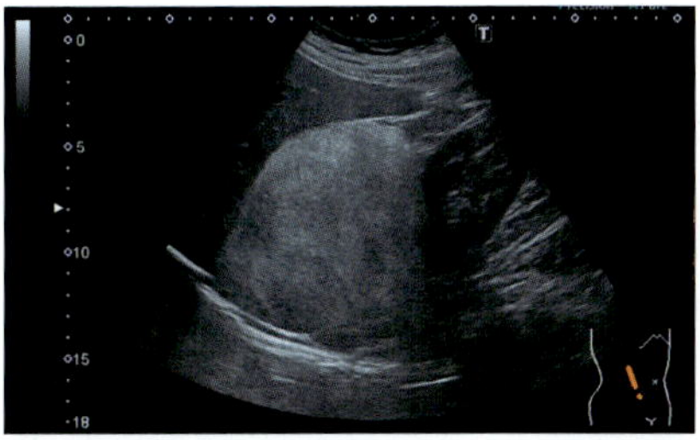

図 3 右副腎骨髄脂肪腫：右肋間縦走査

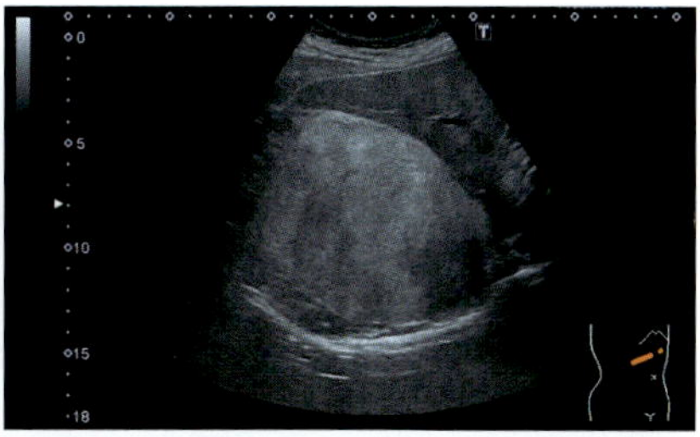

図 4 右副腎骨髄脂肪腫：右肋間横走査

であることが多く，偶然に発見される片側性のものは非機能性腺腫のことが多い．ただし，高血圧や頭痛がある場合には褐色細胞腫，その他に副腎がん（5cm を超えることが多い），高エコー腫瘤であれば骨髄脂肪腫等の腫瘤もあり副腎を意識して検査しておくことが大切になる．

b）胸水 図 5〜6

右胸水は肝臓を右肋間走査で観察中に肝臓上部の右横隔膜上，左胸水は脾臓観察中に脾臓上部の横隔膜助上に無エコー領域として観察される．

c）腹水 図 7〜10

腹水は，肝臓描出時に肝臓と横隔膜間，肝臓と右腎間（Morrison 窩），脾臓観察時には脾臓と横隔膜間，脾臓と左腎間に観察される．さらに骨盤腔観察時（他の骨盤腔観察時の所見は後述）に女性であれば直腸と子宮間（Douglas 窩），男性では膀胱と直腸間に観察される．腹水が大量となった場合には，腹腔全体に腸管の周囲にも無エコー領域として観察される．

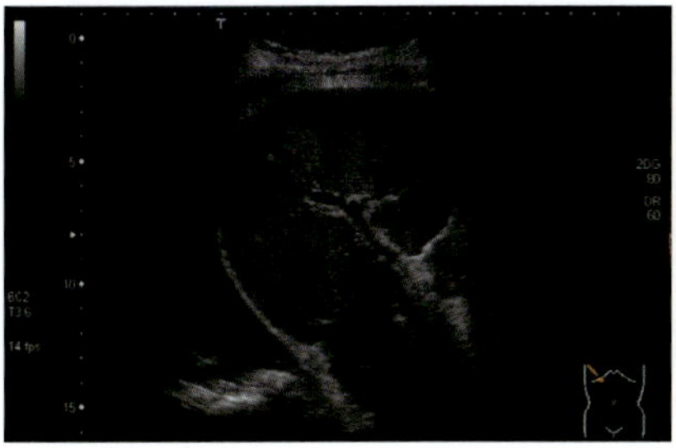

図 5 右胸水：右肋間走査

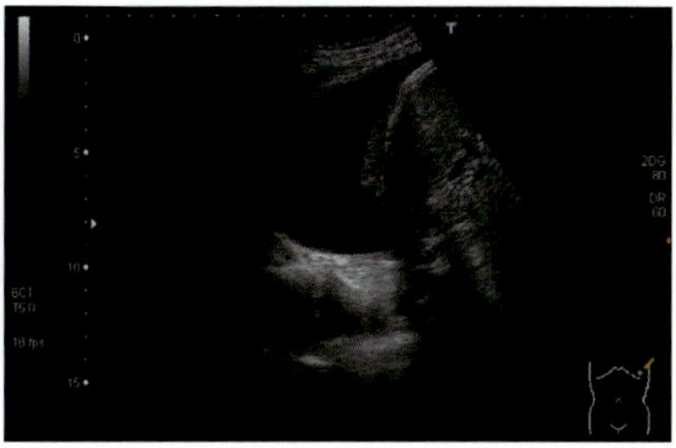

図 6 左胸水：左肋間走査

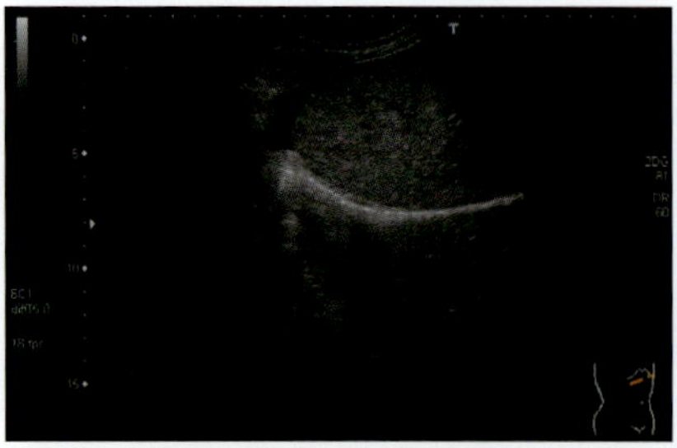

図 7 腹水（肝周囲）

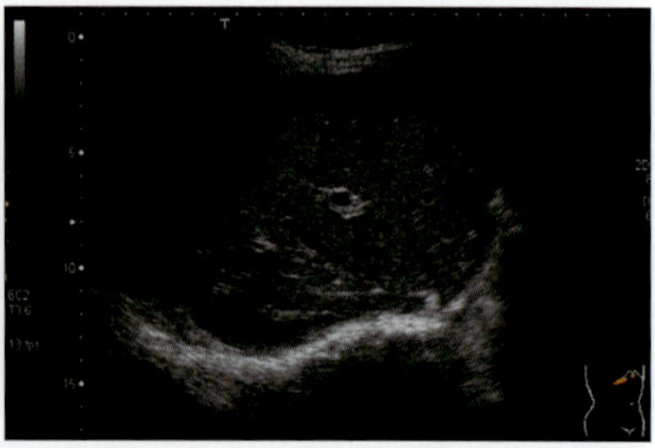

図 8 腹水（肝周囲）

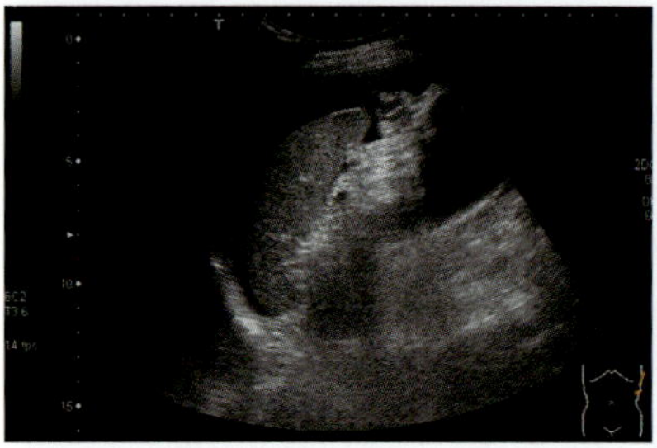

図 9 腹水（脾周囲）

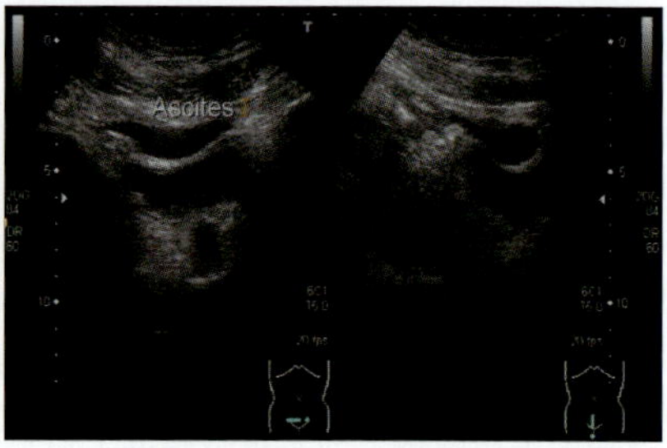


図 10 腹水（骨盤腔内）

また貯留部位から腹水の量も推定できる．Morrison 窩または脾臓と左腎間に腹水を認めた時には約 150mL，さらに骨盤腔内 Douglas 窩または膀胱直腸間にも認めた時には約 400mL，さらに脾臓と横隔膜にも認めた時には 600mL，さらに腸管間にも認めた時には 800mL 以上あるとされている．

2）大動脈周囲（腹部正中縦・横走査）

a）リンパ節 図 11～14

肝臓や大動脈を観察している際に，肝門部や傍大動脈周囲に認めることがある．短径が 7mm 以上でリンパ節腫大としているが，10mm 以上でも形状が扁平な場合には反応性腫大のことが多い．肝門部リンパ節腫大は慢性肝疾患で多く認める．また，大きさ 10mm 以上，多発（単発のこともあり），内部エコーが低エコーや不均一，内部に血流信号を認める場合には，悪性リンパ腫の可能性がある．さらに上腹部や傍大動脈周囲リンパ節腫大を認めるときには，消化器系がん等の転移のこともあり注意が必要である．

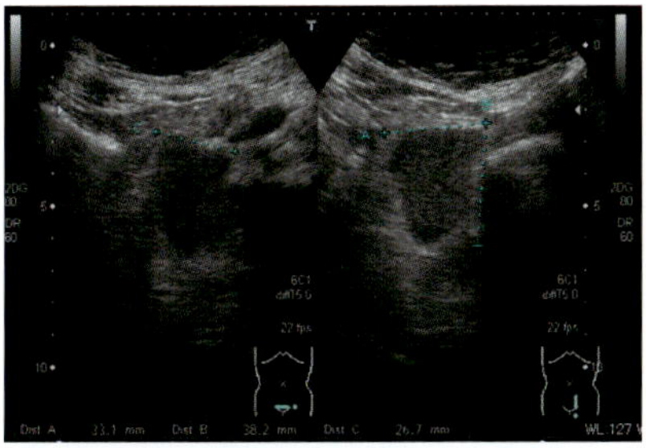

図 11 悪性リンパ腫：下腹部

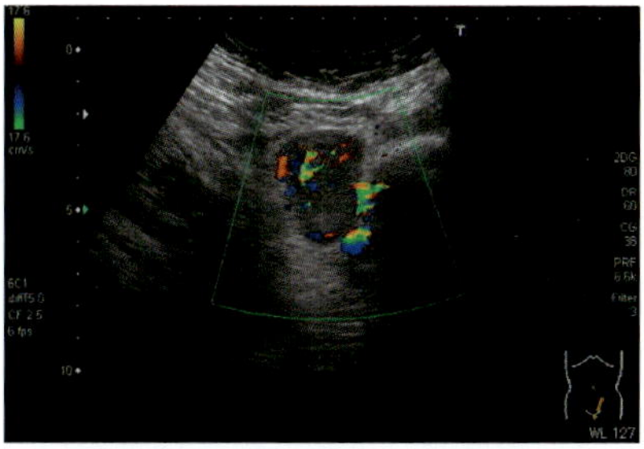

図 12 悪性リンパ腫：カラードプラ所見

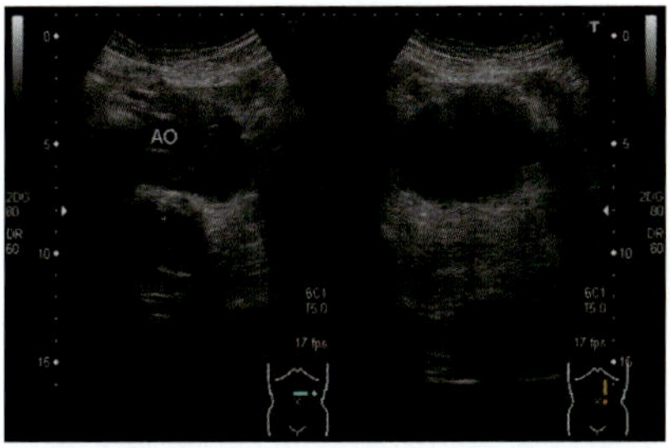


図 13 転移性リンパ腫大（原発セミノーマ）

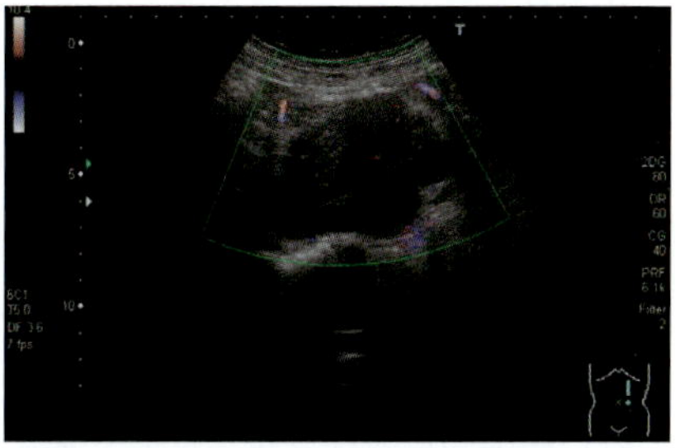

図 14 転移性リンパ腫大（原発セミノーマ）

b）大動脈瘤，大動脈解離（解離性大動脈瘤） 図 15〜16

大動脈を長軸と短軸で観察し拡張部位がないか確認することが大切である．腹部大動脈短径の基準値は 20mm であり，30mm 以上あれば動脈瘤となる．また腹部動脈瘤が 50mm 以上（総腸骨動脈瘤では 30mm 以上）あれ

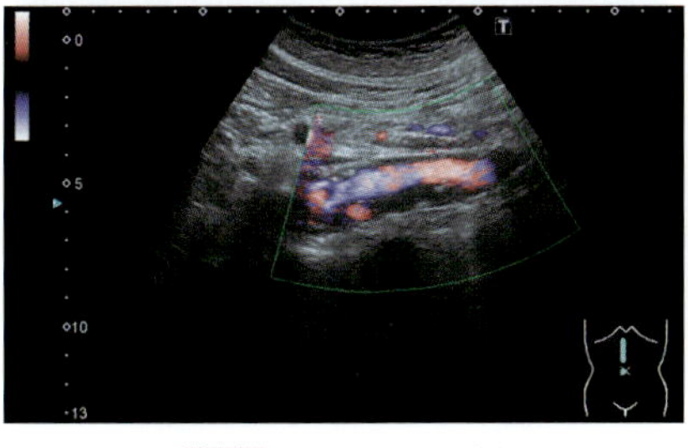

図 15 腹部大動脈瘤

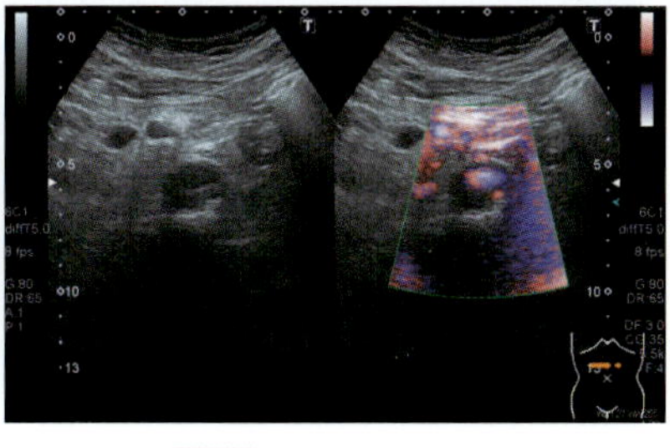

図 16 腹部大動脈瘤

ば手術適応となる．動脈径が前後動脈径と比較し1.5倍以上ある際には動脈瘤疑いとして経過観察等が必要となる．拡張部位を認めた際には，腹部大動脈から分岐する血管との関係を評価し，形態（真性瘤，解離性，仮性瘤）を十分に観察する．真性動脈瘤の場合には，形状（紡錘状，嚢状），血栓の有無と性状評価（壁在血栓，ACサインの有無），炎症性瘤（マントルサインの存在）との鑑別も大事になる．

3）骨盤腔（下腹部縦・横走査）

骨盤腔内の観察は，膀胱内に尿が十分に充満していないことも多いため，検査対象としない施設も多いが，病変があった際には尿貯留が不十分であっても病変を観察できることも多く，まずは観察することが大切である．

a）膀胱腫瘍 図17〜18

膀胱腫瘍があっても尿潜血陰性であることが多く，健診時の超音波検査で発見することが重要である．偶発的に発見された膀胱腫瘤で，尿潜血陰性であった場合には，早期膀胱がんであることも多い．膀胱腫瘍の好発部位は尿管口周囲から膀胱三角部付近である．まれではあるが尿膜管がんは膀胱頂部に好発する．膀胱を観察する習慣と健診時の採尿時間・方法，検査順などを含めて施設で検討することが大切である．

b）子宮疾患：子宮筋腫 図19〜20，子宮内膜症，子宮体がん

子宮，卵巣（後述）については，婦人科診察時に内診とともに経腟超音波検査を実施する方が，経腹超音波検査で観察するよりも詳細がわかる．ただし，経腹部超音波検査時に子宮や卵巣を観察することで，子宮の腫瘤性病変

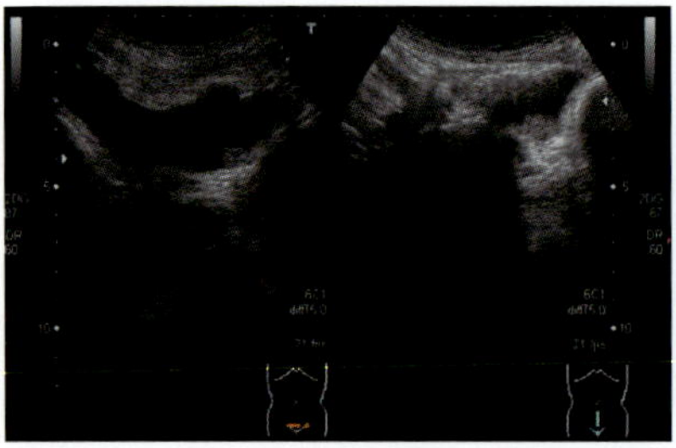

図17 膀胱がん

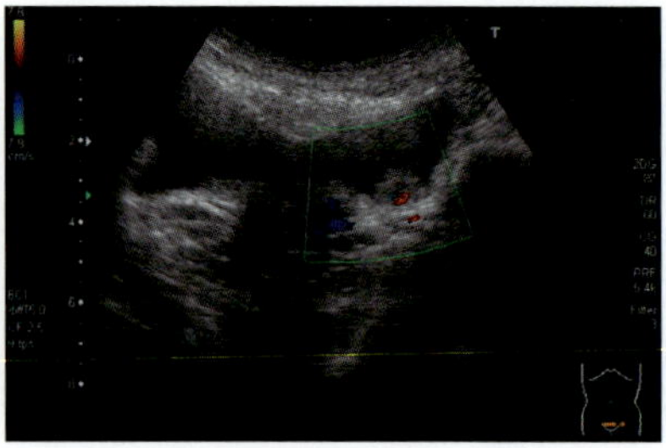

図18 膀胱がん

JCOPY 498-01219

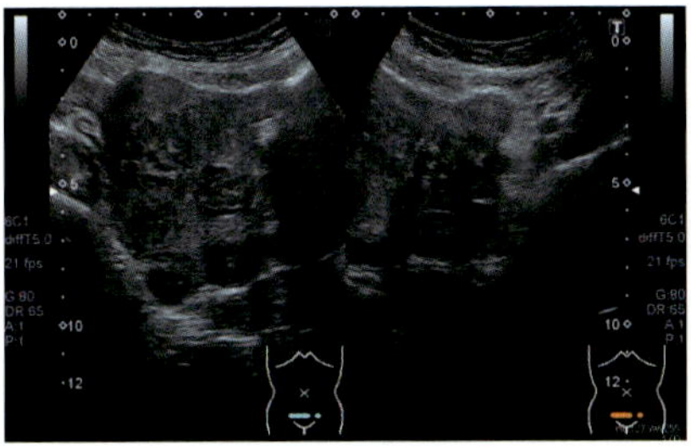

図19 子宮筋腫

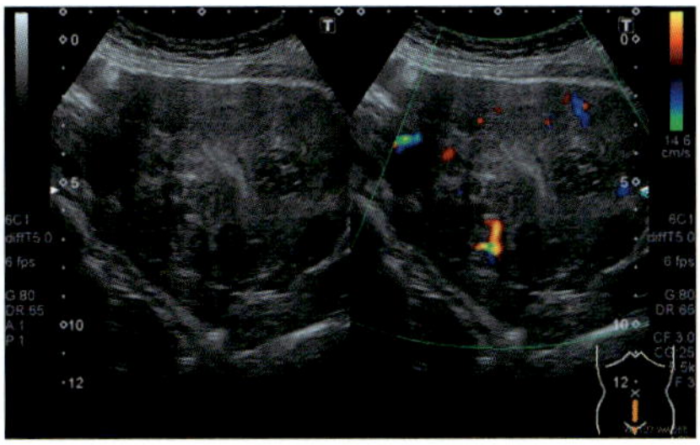

図20 子宮筋腫

や子宮内膜肥厚をみつけることができ，子宮筋腫や子宮内膜症，卵巣病変をある程度発見することができる．また，子宮内膜が厚くなっていることから，子宮内膜症を疑うだけでなく，子宮体がんも疑うことも大切である．

c）卵巣疾患 図21〜22

卵巣についても子宮と同様に婦人科診察時に経腟超音波を行う方が，（経）腹部超音波検査よりも詳細がわかる．しかし自覚症状が出ないことも多い卵巣腫瘍においてもまずは卵巣を観察しておくことが大事である．卵巣腫瘍を認めたときには，①単房性・多房性，②腫瘍壁内の不整な部分や乳頭状突出部分の存在，③隔壁部分がある場合には不整な部分や充実部分の存在，④充実部分の占める割合，⑤腫瘍の輪郭が明瞭性，などが良悪を判別する際のポイントとなる．腫瘍が“単房性または多房性，腫瘍壁内に不整や3mmを超える乳頭状突出がなく，隔壁に不整な部分や充実部分を認めず，腫瘍の輪郭が明瞭”である場合には良性卵巣腫瘍であり，それ以外の所見がある場合に

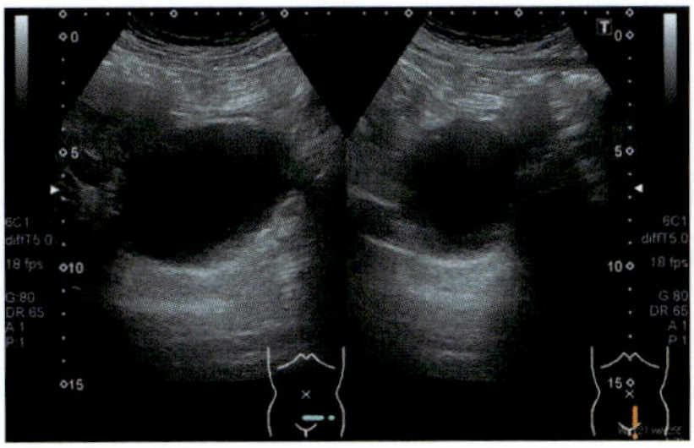

図21 卵巣嚢腫

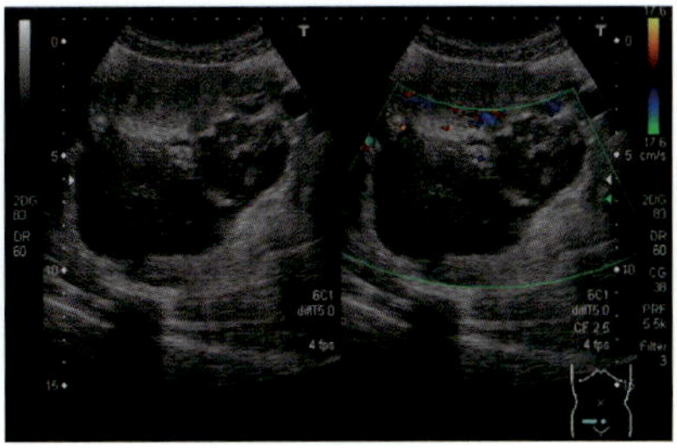

図22 卵巣腫瘍

は悪性の卵巣腫瘍が否定できないため精密検査が必要となる．その他，特徴的な卵巣腫瘍には，皮様嚢胞腫があり内容液に毛髪や歯・骨・軟骨を含むため内部に高エコー部分を伴うことが多く比較的診断がしやすい卵巣腫瘍である．卵巣腫瘍の約 90%は良性，約 10%が悪性とされているが，卵巣茎捻転を起こすことや腫瘍が大きくなることで膀胱や直腸が圧迫され頻尿や便秘の原因となること，リンパ管圧迫による下肢の浮腫などを伴うこともあり婦人科を受診することが望ましい．

d）前立腺疾患：前立腺肥大 図 23〜24，前立腺がん

前立腺の詳細な評価については，経直腸的超音波検査が望ましいが，健診ではより侵襲性が少ない経腹超音波検査での評価が大切になる．超音波検査で正常前立腺は，形状が三角形または半月形，左右対称に観察される．前立腺肥大においては，前立腺内腺の拡大とともに形状が円形を呈してくる．前立腺がんでは早期では前立腺肥大との鑑別が難しく生検しなければわからないことも多いので，PSA 値を併用しながら PSA 値の上昇と画像上の増大の経過を見ることが大切になる．

4）その他

a）消化器疾患：胃がん，GIST 図 25〜26，大腸がん 図 27〜30，炎症性疾患等

臨床の現場においては，腹痛などの症状を訴えてきた方に検査をするので腹痛部分の観察をすることが基本になるが，健診分野においては症状がある方々はほぼいないので消化管全体については意識して観察することが大切で

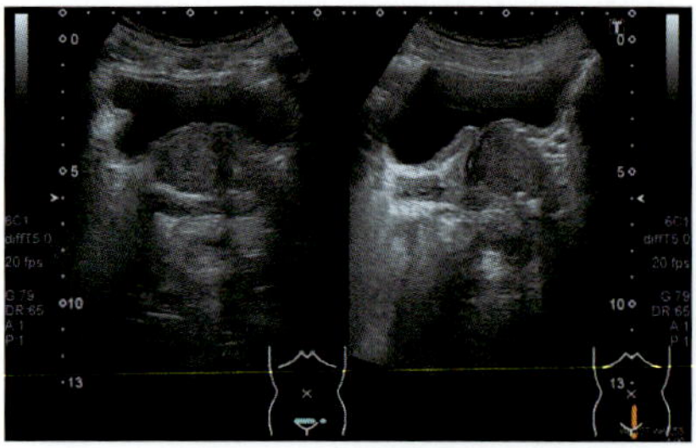

図 23 前立腺肥大

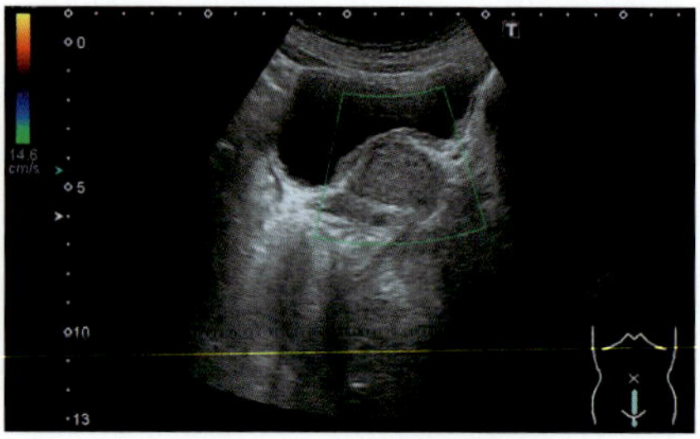

図 24 前立腺肥大

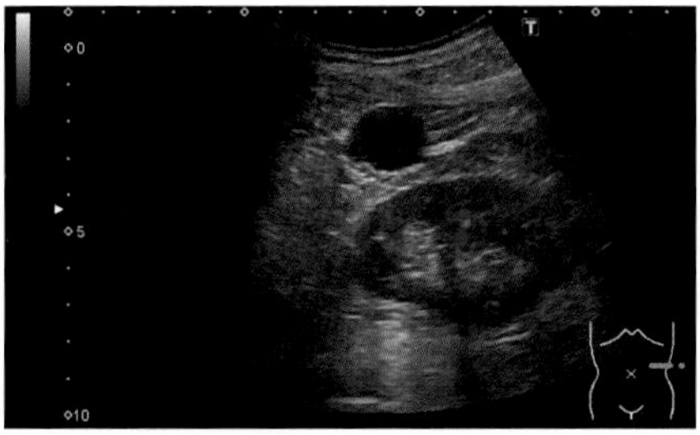

図 25 小腸 GIST

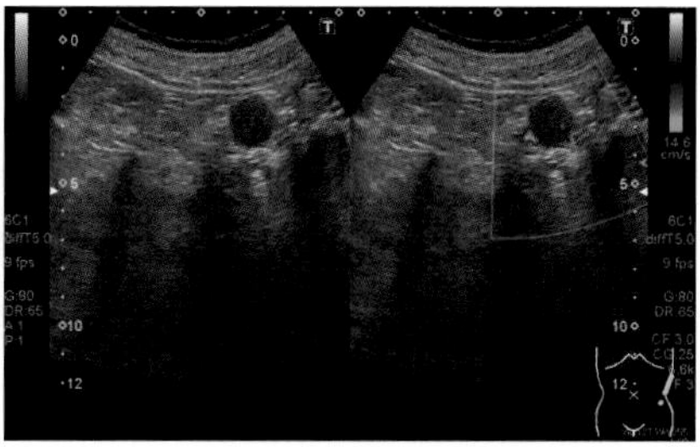

図 26 小腸 GIST

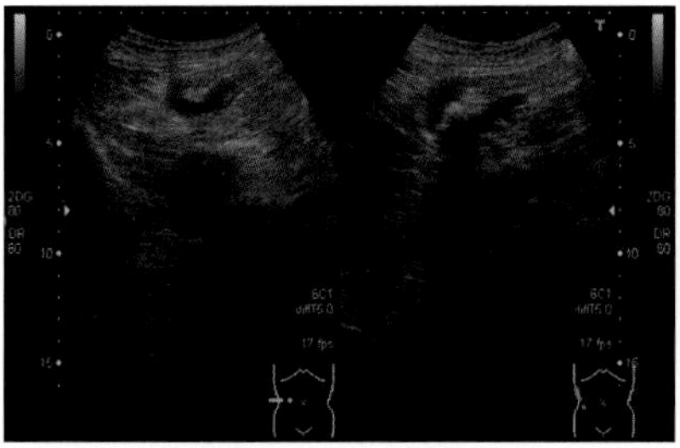

図 27 上行結腸がん

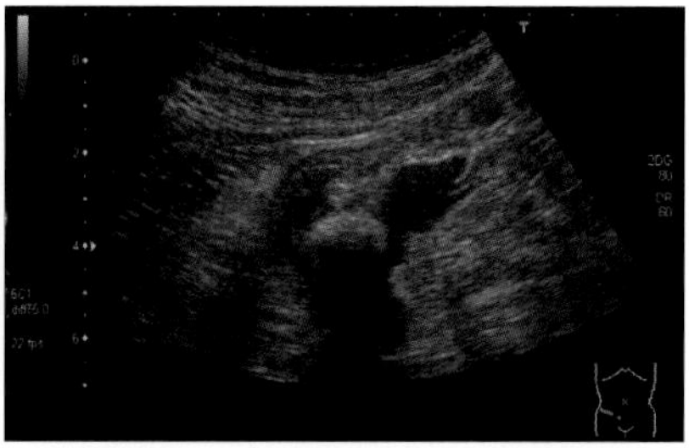

図 28 上行結腸がん（拡大画像）

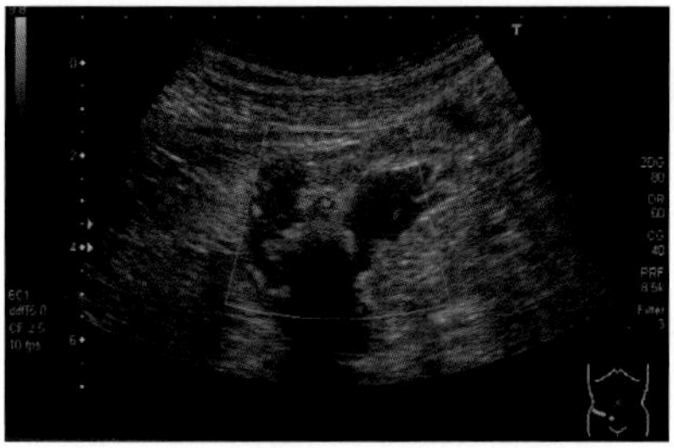

図 29 上行結腸がん（血流信号画像）

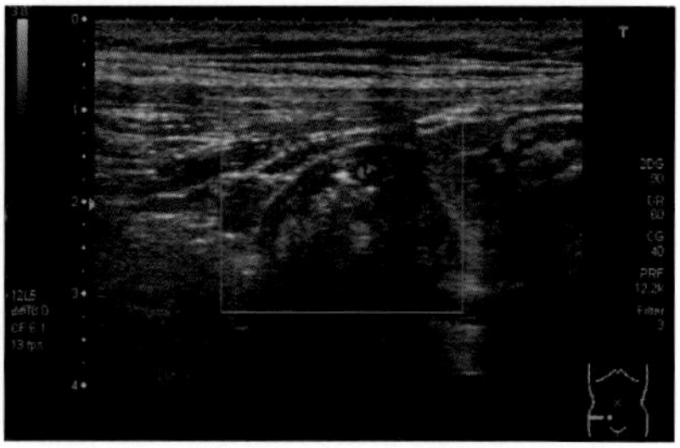

図 30 上行結腸がん（血流信号画像）

ある．例えば肝臓の観察時には胃や十二指腸，膵臓の観察時には横行結腸，両腎を観察時には上行・下行結腸，大動脈の観察時には胃・小腸，骨盤腔内の観察時にはS状結腸・直腸を観察する意識を持つことが大切になる．意識して検査することで胃壁に不整な肥厚や腫瘤，pseudo-kidney signなどに気付くことができるようになる．

## おわりに

以上，主要な腹部臓器の要経過観察・要精密検査とすべき所見とそれ以外の腹腔内の注意すべき所見についてまとめた．日常検査において頭の片隅に置きながら検査を行うことが大切である．多忙で時間的な制約も多い健診施設において活用いただけると幸いである．

■文献

1）日本消化器がん検診学会　超音波検診委員会　腹部超音波検診判定マニュアルの改訂に関するワーキンググループ, 日本超音波医学会用語・診断委員会　腹部超音波検診判定マニュアルの改訂に関する小委員会, 日本人間ドック学会　検診判定・指導マニュアル作成委員会　腹部超音波ワーキンググループ. 腹部超音波検診判定マニュアル改訂版（2021 年）. 東京: 日本人間ドック・予防医療学会; 2021.
2）全国労働衛生団体連合会, 日本人間ドック学会. 平成 30 年度腹部超音波検査精度管理調査実施要領. 東京: 全国労働衛生団体連合会; 2018.
3）西田　敬, 平井伸幸, 小田高明. 研修医のための必修知識　B. 産婦人科検査法　7. 卵巣腫瘍の超音波断層法. 日本婦人科学会誌. 2001; 53: N76-80.
4）畑　俊夫, 井坂恵一, 片淵秀隆. クリニカルカンファレンス（腫瘍領域）; 2. 画像による腫瘤性疾患の悪性病変鑑別のポイント　1）付属器腫瘍のエコー診断. 日本婦人科学会誌. 2007; 59: N-312-6.
5）秦　幸吉. C. 産婦人科検査法　7. 卵巣腫瘍の超音波診断. 日本婦人科学会誌. 2007; 59: N-94-105.
6）足立雅樹, 清水正雄. 健診における超音波検査の活用法　その 1 ―現状をみつめて―. 総合健診学会誌（JHEP）. 2017; 44: 68-71.
7）足立雅樹, 清水正雄. 健診における超音波検査の活用法　その 2 ―腹部超音波検査―. 総合健診学会誌（JHEP）. 2017; 44: 101-5.
8）清水正雄, 有田信和, 永島かおり, 他. 腹部超音波検査のピットフォール. 総合健診学会誌（JHEP）. 2018; 45: 774-80.

〈足立雅樹　清水正雄〉

# 15 上部消化管検査
## 1）X 線検査

本邦の上部消化管 X 線撮影法は胃がんの拾い上げを主眼として発展してきた．つまり，胃の悪性腫瘍のほとんどを占める胃癌を念頭におき，その治癒率が高い時期に見つけることが主な目的とされてきたのである．症状が現れてからでは遅い．早期に発見するには，無症状の時期に何らかの検査を行う必要がある．米国において無症状の被験者を対象とし X 線透視のみの検査を行った[1] ことが，そうした取り組みのはじまりのようである（1944 年）．ところが，暗室で蛍光板を見ながら行う透視法では診断能にばらつきが多いことや，被曝の問題があることが指摘されていた．そこで，本邦では診断の客観性と術者の安全性の観点から，肺結核の集団検診で普及していた間接撮影法を応用して，1951 年にはじめて胃の検査が行われるようになった[2〜4]．

一方，胃癌の精密 X 線検査法がおよそ完成したとされていた時期は，1980 年代の半ばごろ[5〜7] とされる．充盈法，レリーフ法，圧迫法，そして二重造影法によって得られた X 線所見と組織所見との精緻な対比[8,9] により撮影法と診断学は同時並行して発展を遂げた．その知見は胃がん検診にも応用され，胃がん死亡率の減少という国家事業としての目的が達成されることになったのである．

問題は，個別具体的な精密検査手技が，部分最適の観点から撮影の現場に浸透していったことである．言い換えると，個別に“良い”とされる手技であっても，その集合あるいは全体の観点から眺めた場合には，“悪い”と評価せざるを得ないものがあった，ということである．そうしたことを解決し，ひとつの方法にまとめられたものが，二重造影法を中心に組み立てられた新・胃 X 線撮影法[10,11] である．本法は，精密 X 線検査法と検診撮影法とが，全体最適の観点から融合されたものである．

ただし，撮影法というものは，撮影装置や造影剤の発展，そして時代背景とともに変わる．本稿では以上のことをふまえつつ，撮影法をはじめとして機器・器材や造影剤を開発したり改良したり，検査環境を整備する場合の基準となる「任意型検診撮影法の基準」の現在[12〜15]について述べることにする．

## A 撮影の全体

高濃度・低粘度粉末バリウム造影剤を用いることが原則である．

まずはじめに，5.0g の発泡剤全量を 20mL 前後のバリウム懸濁液あるいは水で服用する．次に，食道と椎骨が重ならない程度の第 1 斜位に体位角度を調節し 図 1C，バリウム 150mL を服用させながら上部食道と下部食道を撮影する．胃入口部は，開口期となるタイミングで曝射するとよい．この際，バリウムは噴門部の後壁側と小彎側の胃壁内面に沿って胃に流れ込む．食道

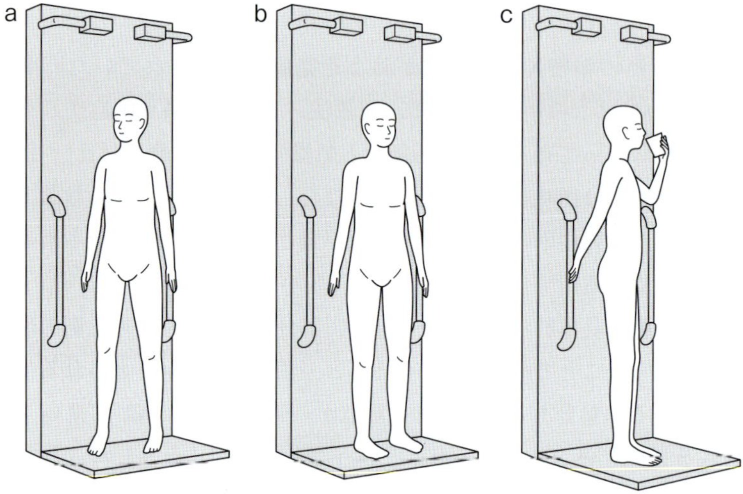


図 1 立位における正面位と斜位
a：立位第 2 斜位，b：立位正面位，c：立位第 1 斜位．

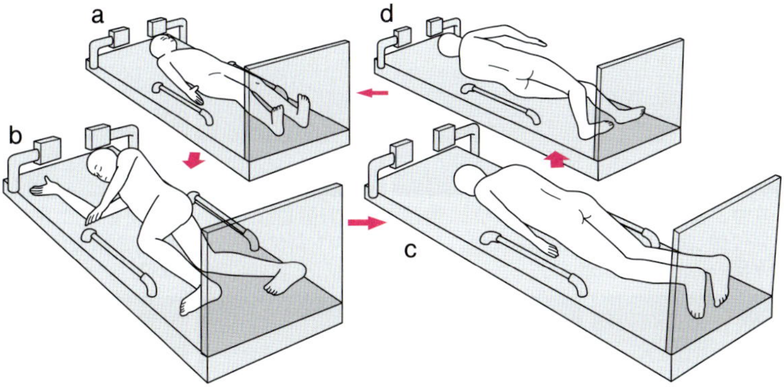


図2 右回り360°回転
a：背臥位正面位，b：右側臥位，c：腹臥位正面位，d：左側臥位

を撮影したあとは，バリウムが十二指腸に流出しないように第1斜位ないしは左側臥位で撮影寝台を倒す．

胃部1枚目の背臥位二重造影正面位像を撮影する前には，背臥位から右側臥位方向への360°回転変換を3回行う 図2．寝台を水平位にして素早く回転すると，粘膜面に付着した粘液が洗われて造影効果が向上する．二重造影法で胃中下部前壁を撮影するには，背臥位から右回りで腹臥位としたあとに，寝台を水平位ないしはわずかに起こして，腹壁を圧迫するためのフトン（以下，圧迫用フトン）を心窩部あたりに敷く．肩当てを下ろし，安全を確認しながら頭低位とし速やかに撮影する．逆傾斜角度は最大でも45°までにとどめる．胃上部を撮影する場合も撮影毎に体位変換を行う．寝台を立てすぎないことと，体位変換から曝射までを手際よく行うことが大切である．

胃部の立位圧迫法では，痛みを伴うような無理な操作は行わない．

## B 撮影の細部

任意型撮影法の基準 図3 は，食道部を二重造影法で1体位2曝写，胃部を二重造影法の10体位10曝写と圧迫法の4部位4曝写の計16像の撮影で構成されており，1受診者あたり約10分が検査時間のめやすとなる．本基準は「X線検診の精度向上を目的としてバリウムや発泡剤の種類や量ととも

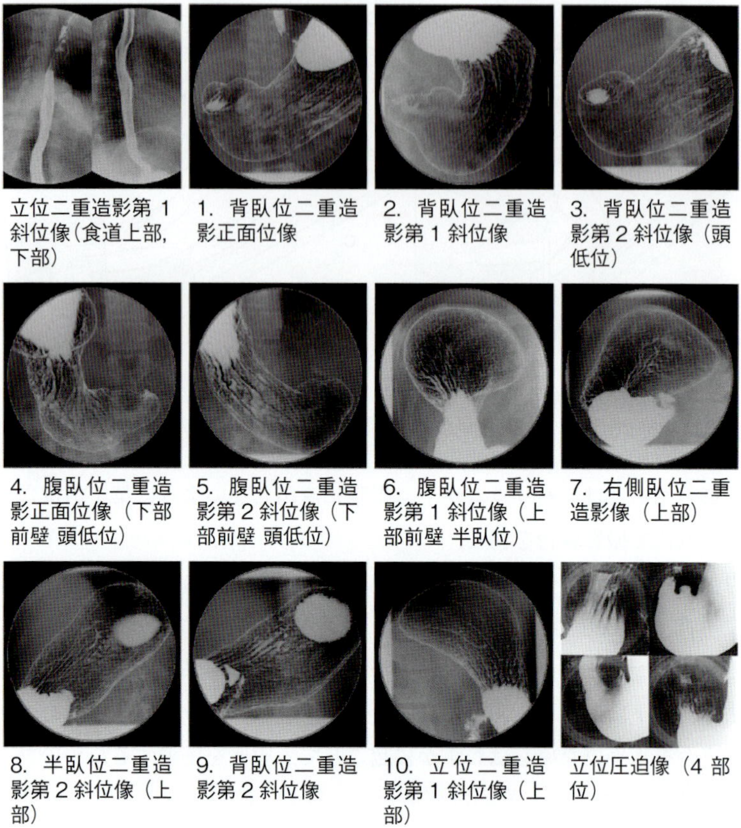

立位二重造影第 1 斜位像（食道上部，下部）

1．背臥位二重造影正面位像

2．背臥位二重造影第 1 斜位像

3．背臥位二重造影第 2 斜位像（頭低位）

4．腹臥位二重造影正面位像（下部前壁 頭低位）

5．腹臥位二重造影第 2 斜位像（下部前壁 頭低位）

6．腹臥位二重造影第 1 斜位像（上部前壁 半臥位）

7．右側臥位二重造影像（上部）

8．半臥位二重造影第 2 斜位像（上部）

9．背臥位二重造影第 2 斜位像

10．立位二重造影第 1 斜位像（上部）

立位圧迫像（4 部位）

図 3　任意型検診撮影法の基準となるすべての X 線写真

に撮影手順と撮影体位を基準化したもの」である．対して，「医療機関あるいは撮影者が，個々の考え方に基づいて採用する撮影法」のことを任意撮影法と呼ぶ．したがって，「本基準に組み込まれていない撮影像」のことを任意撮影像という．また，これらとは別に「X 線所見をより明確に表す目的に行われる撮影法」のことを追加撮影法と呼び，それによって得られた写真のことを追加撮影像という．

以下では，私見を交えつつ撮影のしかたを詳述する．

## 1. 食道部二重造影像の撮影のしかた

立位で食道陰影が椎体と重ならない第1斜位とし，バリウムを飲用させながら透視観察を行う．食道が適度に伸展するタイミングを狙って食道上部，次いで食道下部の順に二重造影像を撮影する．食道の最口側は輪状軟骨の下縁レベルあるいは第6頸椎レベルにあたり，最肛門側は食道側噴門ひだの口側起始部に位置する．ただし，これらを短時間で視認することは難しい．

よって，下顎骨の下端あるいは左右の梨状窩に溜まったバリウムが見える程度に画角の上縁を調整して食道上部を撮影するとよい．食道下部は，胃側噴門部にバリウムが流れ込む様子が画角下端に写る程度に調節するとよい．そうすることで，食道だけでなく，食道に隣接する咽頭と胃との解剖学的な位置関係を描出することができる．

## 2. 胃部二重造影像の撮影のしかた

胃部の二重造影像は，①胃中下部の後壁，②前壁，③上部の順に撮影する．この順序は，鎮痙剤を用いないことを前提としたものであるとともに，標的部位と十二指腸以下に流出したバリウムが重なりにくい検査序盤に胃中下部を撮影し，繰り返す体位変換によって造影効果が向上した撮影終盤に胃上部を撮影する狙いがある．

### a. 背臥位二重造影正面位像

標的部位は，体部から幽門前部までの後壁である．本像は右回りの回転変換を3回行ったあと，被写体の正面位で撮影する．胃角小彎の輪郭陰影がUの字になるように表す背臥位二重造影正面像ではない．ただし，前庭部から幽門全部に多量のバリウムが残らないように注意する．寝台をわずかに逆傾斜して撮影すると，胃の大彎側から小彎側に向かって少量のバリウムの流れを透視観察できることがある．

### b. 背臥位二重造影第1斜位像

標的部位は，体部後壁の大彎寄りおよび前庭部から幽門前部の後壁小彎寄りである．背臥位二重造影正面位像を撮影したあとに，水平位のまま背臥位から右側臥位方向への回転変換，あるいは右左交互変換を行い，前庭部と十二指腸が重ならない角度（30～40°）をめやすとして撮影する．背臥位第1斜位の静止時間が長くなると，胃下部側に移動した空気が十二指腸に流出しやすいことが知られている．胃にとどまる空気が少なくなって胃前壁や胃上部の描出が難しくなることがあるので，手際の良い体位変換と撮影を心がける．

**c. 頭低位背臥位二重造影第 2 斜位像**

標的部位は，体部後壁の小彎寄りおよび前庭部から幽門前部の後壁大彎寄りである．前像を撮影したあとに，あらためて右回り回転変換あるいは右左交互変換を行って背臥位正面位でいったん静止する．次いで，マイナス20°までの頭低位としたあとに第2斜位（30～40°）にして撮影する．頭低位とする際には手摺りをしっかりと握るよう伝える．逆傾斜する前に第2斜位にすると，胃上部にたまったバリウムが下部に流れ落ちてしまい胃が二重造影像になりにくい．

**d. 頭低位腹臥位二重造影正面位像**

標的部位は，体中部から幽門前部までの前壁である．背臥位から右側臥位方向へ半回転して腹臥位とし，心窩部あたりに圧迫用フトンを敷く．落下事故防止のための肩当てを装着し，「頬と両肩を寝台に密着し，手摺りをしっかりと握る」よう伝える．次いで，寝台を逆傾斜させバリウムが胃下部から上部に流れ去るところを透視観察しながら，体中部あたりが二重造影像となったところで撮影する．撮影後は速やかに水平位に戻す．

**e. 頭低位腹臥位二重造影第 2 斜位像**

標的部位は，体中部前壁の大彎寄りから前庭部～幽門前部の前壁小彎寄りである．圧迫用フトンを挿入したまま体位角度を第2斜位（20～30°）とし，あらためて逆傾斜して撮影する．斜位角度が強すぎると，圧迫用フトンが腹壁から外れたり胃下部にねじれが生じたりして圧迫の効果が乏しくなる．

**f. 腹臥位二重造影第 1 斜位像**

ここから胃上部を撮影する．これまでの体位変換により胃上部の粘液が洗い流されているので，同部描出の絶好期となる．

標的部位は，噴門部から胃上部の前壁である．前像を撮影したあとに水平位に戻し，腹臥位から左側臥位方向へ回転して，いちど背臥位正面位にする．次いで，右回りで胃側噴門部の後壁側が現れる程度の軽い腹臥位第 1 斜位（20〜30°）とし，寝台角度を 30° までの半臥位として撮影する．

#### g. 右側臥位二重造影像

標的部位は，噴門部小彎を中心とする前後壁である．腹臥位から左側臥位方向に回転し背臥位で静止したあと，右側臥位にして撮影する．胃入口部が胃上部の中央に位置する角度，あるいは体部後壁の辺縁線と十二指腸球部が接する角度をめやすとする．軽く息を吐かせると伸展のよい像が撮影できる．

#### h. 半臥位二重造影第 2 斜位像

標的部位は，噴門部から体上部の後壁である．右側臥位二重造影像を撮影したあとに背臥位から左側臥位，左側臥位から右側臥位への体位変換を行う．次に寝台を 30° までの半臥位とし，ゆっくりと第 2 斜位に戻して撮影する．左右交互変換の際に寝台の角度を調節すると，バリウムの流れかたを変えることができる．

#### i. 背臥位二重造影第 2 斜位像

従来はふりわけ像と呼ばれていた像である．標的部位は体上中部を中心とする後壁である．水平位で左右交互変換を行って背臥位正面位にしたあと，第 2 斜位（およそ 20°）に戻して撮影する．左右交互変換の際に右側臥位からゆっくりと背臥位にすることで，バリウムが胃中部から胃上部側に向かって流れるところを透視下に観察することができる．

#### j. 立位二重造影第 1 斜位像

標的部位は胃上部の大彎である．前像を撮影したあとに左側臥位にする．寝台を立て，大彎後壁寄りを流れるバリウムを透視下に観察しながら十二指腸球部が胃体部と重ならない第 1 斜位に調節して撮影する．

## 3. 胃部圧迫像の撮影のしかた

圧迫法には立位で腹壁を圧迫しながら撮影する方法と腹臥位で圧迫する方法がある．任意型撮影法の基準では立位正面位での胃下部〜中部の圧迫撮影を基本とする．圧迫する前にゲップを出したり，椎体と胃の陰影が重なるような角度に調整したりするとよい．二重造影像を念頭に，胃の輪郭や粘膜ひだ，胃小区像が見える程度の強さで圧迫しながら，正常像との形態的なかけ離れ（異型）を探す．肋（軟）骨部を圧迫したり，痛みを伴うような操作は行わない．

## C 読影の要点と上部消化管 X 線の基本所見

紙幅の関係もあり読影のしかたを詳述することは難しいので，ここでは胃癌あるいは異常像を拾い上げるための要点を記しておきたい．要点と言っても，それはたくさんの X 線像を見ること，さらには胃癌の X 線像とその肉眼像と組織像を見ることにつきる．また同時にその異常像の言い表しかたを学ぶことで，拾い上げるちからが身につく．それらの関係の全体を心像（イメージ）として蓄積できるし，そもそもヒトは言葉でモノを考えるからである．つまり，像に言葉を添えながら“見る”ことで，“見る”が“観察”に変わる．観察するちからは，“良性か悪性か”，“腫瘍性か非腫瘍性か”，“上皮性か非上皮性か”を見分け，胃癌であれば“隆起型か陥凹型か”，“分化型か未分化型か”を読み分ける力の素地となる．

ところで，形態診断学においては，それぞれの検査法や観察手段別に，そのグループ以外ではめったに使われない用語がある．X 線検査においては，“陰影斑”や“陰影欠損”や“ニッシェ”などがそれである．所見用語とは，同じ形や似た形のものをまとめたり，共通の要素で括ったりして，これに言葉を付加したものであるから，括りかたが異なっていれば，同じ所見であっても異なる言葉が用いられることがある．例えば，隆起性病変では，はじき像や抜け像のほか，透亮像や顆粒像などの言葉が用いられるし，陥凹性病変の場合にはたまり像や陰影斑やバリウム斑などの言葉が添えられる．これらの違いは，観察する対象（X 線像・肉眼像・組織像）や学問・学派の背景が反映された歴史的な結果であるものの，近年，X 線像の読影が難しいとか，X 線検査は役に立たないなどと揶揄される理由の一端がここにある．喫緊の課題は，難解で複雑だと受け止められている X 線所見を単純化して整理しておくことである．

表1 消化管X線の基本所見

| |
|---|
| ○造影態度に由来する3つの所見<br>付着像・たまり像・はじき像 |
| ○粘膜面の凹凸に由来する2つの所見<br>凹み像・凸み像（突出像） |
| ○陰影のかたちに由来する4つの所見<br>点状陰影・線状陰影・輪状陰影・斑状陰影 |
| ○粘膜面を見る角度に由来する2つの所見<br>正面像（法線像）・側面像（接線像） |

以上のことをふまえ，消化管X線の基本所見を表1に提案して本稿を終えることにする．本所見とその言葉づかいは充盈像，レリーフ像，圧迫像，二重造影像といった四大撮影像のすべてに用いることができる．また，集中像のような複合所見についても，本来ならばこれらの基本所見の組み合わせの観点から読影する必要がある，と考えている．

## ■文献


1）Rigler LG. Roentgen examination of the stomach in symptomless persons. J Am Med Assoc. 1948; 137: 1501-7.

2）入江英雄, 門田 弘. 集団レントゲン間接撮影による胃癌の早期発見. 日本医事新報. 1948; 1513: 1589-91.

3）高見元敞. 日本における胃がん検診の歴史とこれからの展望. 癌と人. 2015; 42: 20-2.

4）入江英雄. 第7章 胃集検間接撮影の体位と枚数. In: 胃の集団X線間接撮影. 東京: 南山堂; 1974. p.69-75.

5）熊倉賢二. 図譜による胃X線診断学. 東京: 金原出版; 1968.

6）市川平三郎, 吉田祐司. 胃X線診断の考え方と進め方. 東京: 医学書院; 1986.

7）熊倉賢二, 杉野吉則, 馬場保昌. 胃X線診断学—検査編—. 東京: 金原出版; 1992.

8）中村恭一. 胃癌の構造第3版. 東京: 医学書院; 1990.

9）馬場保昌, 吉田諭史. 発見例100例にみる胃癌X線診断の究極. 東京: ベクトルコア; 2016.

10）馬場保昌, 佐藤清二, 富樫聖子, 他. 馬場塾の最新胃X線検査法. 東京: 医学書院; 2001.

11）木村俊雄, 吉田諭史, 馬場保昌. 胃がん検診における直接X線検査の基準化. 日消集検誌. 2008; 46: 177-88.
12）NPO日本消化器がん検診精度管理評価機構. 胃がんX線検診　新しい基準撮影法マニュアル　テキスト改訂版. 東京: 2019.
13）中原慶太, 水町寿伸. 胃癌をしっかり表そう！胃X線撮影法 虎の巻. 東京: 羊土社; 2019.
14）吉田諭史, 數納優希, 杉野吉則, 他. 胃X線造影 胃がんX線検診における基準撮影法と読影の基準. 胃と腸. 2019; 54: 1203-14.
15）吉田諭史, 杉野吉則, 岩男 泰, 他. 胃X線検診 胃X線検診の基準撮影法と異型度判定の基準. 臨床消化器内科. 2021; 36: 887-97.

〈吉田諭史　井上 詠　杉野吉則〉

# 15 上部消化管検査
# 2）上部内視鏡検査

2016年4月より対策型検診として，内視鏡胃がん検診がスタートしている．わが国におけるがん検診は，市町村などの住民検診に代表される「対策型検診」と，人間ドックなどの「任意型検診」に分かれる．対策型検診は，地域などにおけるがん死亡率の減少を目的として導入される．対象となる人々が確実に利益を受けるために，有効性の確立したがん検診を選択することが必須である．さらに不利益を最小化し，利益が不利益を上回ることが条件となる．一方，任意型検診は，対策型検診以外の検診形態で，医療機関などが任意で提供する検診サービスである．このため，様々な検診方法があるが，その中には，がん検診として有効性の確立していない検査方法が含まれる場合もある．しかし，個人が自分の目的や好みに合わせて検診を選択できるという利点がある．本稿では，今後の内視鏡検診の現状と課題を中心にまとめた．

## A 対策型胃内視鏡検診の精度管理

対策型検診のための胃内視鏡検診マニュアル2024[1)]においても，内視鏡画像のダブルチェックを中心とした精度管理の重要性について述べられている．マニュアルにおいて，“対策型胃内視鏡検診では，実施主体は，胃内視鏡検診運営委員会が定めた要件に準拠して，読影医ならびに読影機関と読影業務に係る委託契約を締結し，胃内視鏡検診の読影業務の実施体制を整備しなければならない．”と記載されている．現在，医師会館などを読影会場に検査医と読影医が読影予定日に合わせて持参する画像をチェックしていることが多い．しかしながら検査医・読影医は日常診療に多忙であるため，日程調整が困難を極めている事実がある．板橋区など一部の地域において，検査機関と読影機関をVPN（Virtual Private Network）やクラウドを使って連結してオンラインで提出する方法が始められ，撮影した画像の網羅性をチェックするシステムを導入する市町村も見られる．

がん検診の精度管理指標は，技術・体制の指標，プロセス指標およびアウトカム指標に分けられる．対策型胃がん内視鏡検診に関して，都道府県・市町村のホームページ上に受診率，要精検率，精検受診率，陽性反応的中度，がん発見率を公表していることが多い．たとえば東京都においては，23区，その他の市町村における胃がん検診受診率をまとめて公表している 図1 ．受診率は，各地域の状況もあるが2.4%から75.5%まで差が生じている．目標値50%に到達していない地域が多い．今後，行政・学会・医師会，さらには企業なども協力して受診率向上を目指す必要が高い．参考として，“胃・大腸がん検診と内視鏡検査に関する意識調査白書2024”[3]において，“胃がんが早期に見つかり，早期に治療を受けた人が治る割合は？”の質問に対して，治癒率は90%以上と回答した割合はわずかに3割未満ときわめて低い割合であった．早期発見によるメリットは，未だ多くの方に認識されておらず，今後市民公開講座などにて，一般の方への周知を広める必要性が高いと思われる．

胃がん発見率は，東京都は許容値0.15を上回っているものの，全国平均を下回っており，今後さらなる原因究明・対策が必要と思われる 図2 ．さらに23区，その他の市町村別の胃がん発見率が公表されているが，各地域で発見率に差が生じているのが現状である．行政が税金をもとに行っているがん検診であり，いずれの地域でも同様な発見率を得られる方法の導入が今後の課題と思われる．先にのべた内視鏡画像のダブルチェック体制を中心として，内視鏡施行医による一次読影，読影医による二次読影において，各医師会でもいろいろと工夫を行っているも，読影医の確保などを含めて限界が生じているようである．2024年度診療報酬改定にて，大腸内視鏡診断支援AIが，K721内視鏡的大腸ポリープ・粘膜切除術において，病変検出支援プログラムを用いて実施した場合は，病変検出支援プログラム加算として，2024年6月より60点を所定点数に加算することになった．今後AI支援内

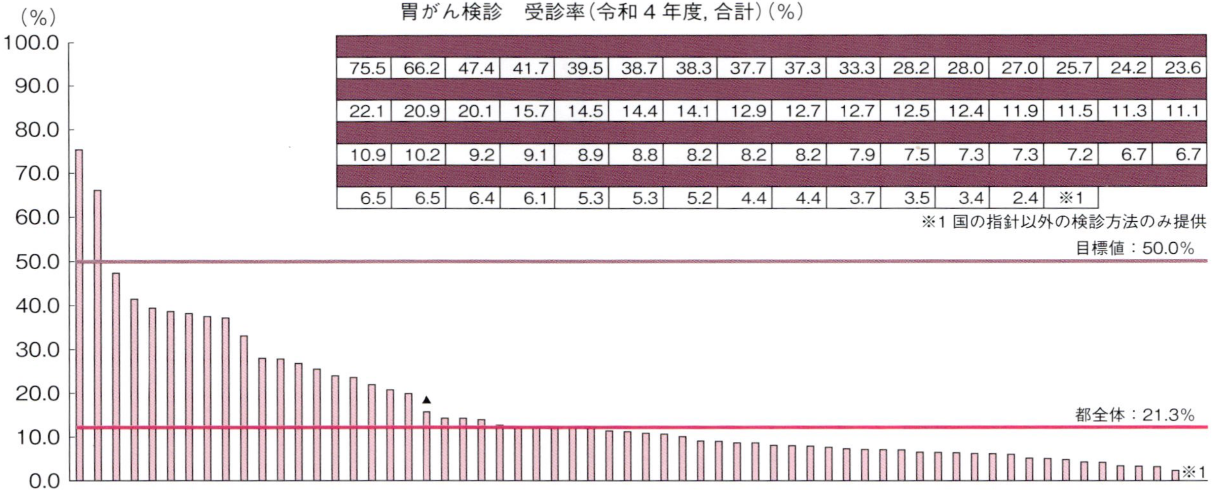


| | | | | | | | | | | | | | | | |
|---|---|---|---|---|---|---|---|---|---|---|---|---|---|---|---|
| 75.5 | 66.2 | 47.4 | 41.7 | 39.5 | 38.7 | 38.3 | 37.7 | 37.3 | 33.3 | 28.2 | 28.0 | 27.0 | 25.7 | 24.2 | 23.6 |
| 22.1 | 20.9 | 20.1 | 15.7 | 14.5 | 14.4 | 14.1 | 12.9 | 12.7 | 12.7 | 12.5 | 12.4 | 11.9 | 11.5 | 11.3 | 11.1 |
| 10.9 | 10.2 | 9.2 | 9.1 | 8.9 | 8.8 | 8.2 | 8.2 | 8.2 | 7.9 | 7.5 | 7.3 | 7.3 | 7.2 | 6.7 | 6.7 |
| 6.5 | 6.5 | 6.4 | 6.1 | 5.3 | 5.3 | 5.2 | 4.4 | 4.4 | 3.7 | 3.5 | 3.4 | 2.4 | ※1 | | |

※1 国の指針以外の検診方法のみ提供

受診率(%)＝受診者数 /(該当年齢の人口 × 対象人口率)　【対象人口率】特別区：52.2%　市町村：51.3%　島しょ：51.9%
目標値：50%(「東京都がん対策推進計画(第二次改定)H30.3 改定」より)
▲二年連続受診者数が未把握のため, 受診率を当該年度受診者数のみで算出した自治体
このページでは, 各自治体からの報告をもとに受診者数(分子)や対象者数(分母の定義が自治体間で異ならないよう都が確認した値を示している.)

(令和５年度東京都がん検診精度管理評価事業)

**図 1　胃がん検診　受診率（東京都）**
東京都 23 区，その他の市町村における胃がん検診受診率．各自治体の名称は隠している．
(東京都保健医療局ホームページ[2] より改変)

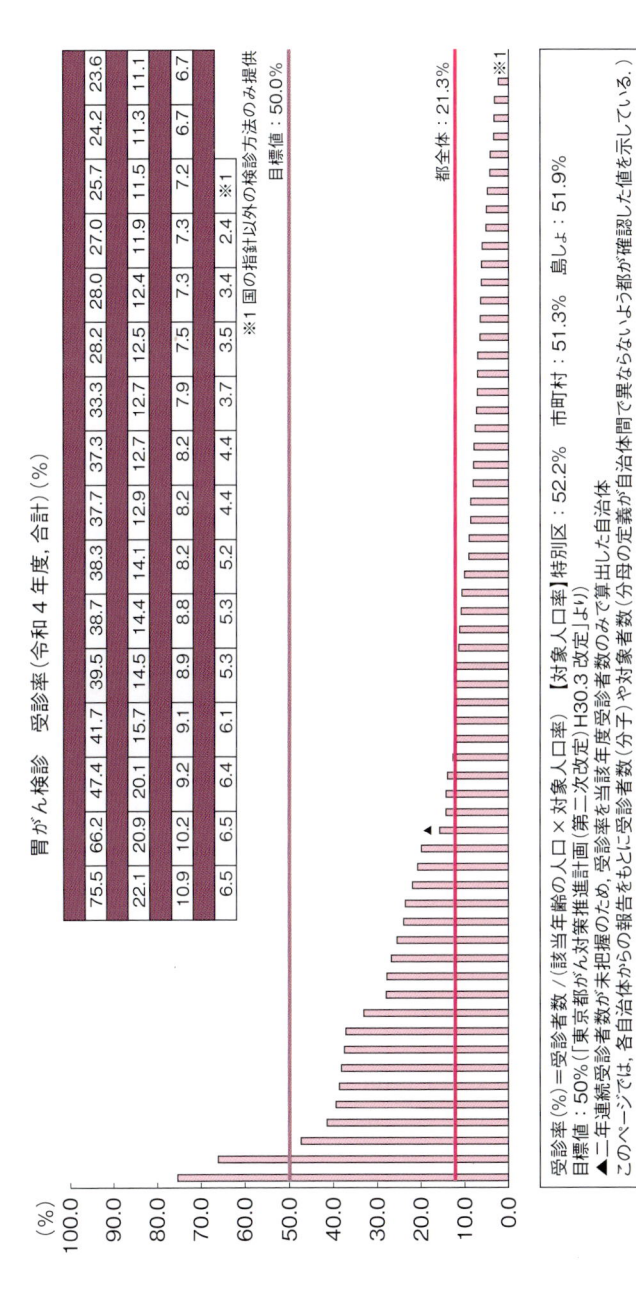

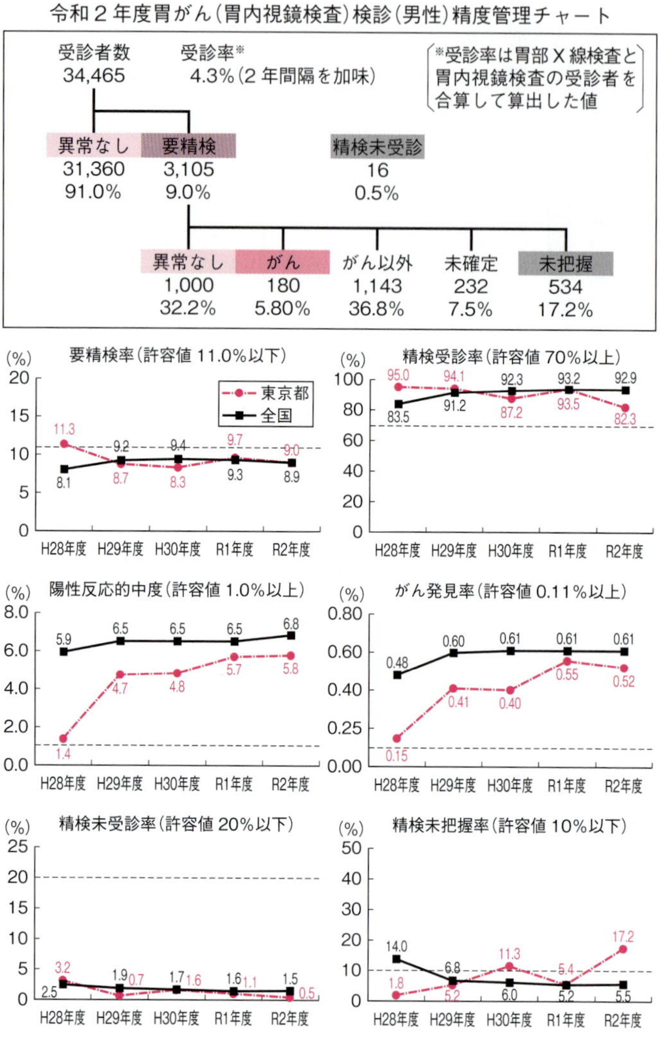


図2 東京都のプロセス指標(令和2年度)経年変化
(東京都保健医療局ホームページ[2]より改変)

視鏡診断が加速することは間違いない．胃癌の内視鏡診断に関しても，非専門医は，AI 併用により内視鏡診断の感度が 64%から 74%にアップし，非専門医の診断精度を専門医のレベルまで向上させることができると報告[4]されている．AI併用内視鏡診断が，ダブルチェックの代わりあるいは補助，さらには各地域における胃がん発見率の均一化に寄与する可能性があり，導入にかかる予算の問題はあるが，対策型胃がん内視鏡検診の精度管理向上への期待は大きい．

## B 胃がんリスクと関連のある内視鏡所見

*H.pylori* 感染診断（未感染・現感染・既感染）や胃粘膜萎縮の判定などの記載を求めるか否かは，胃内視鏡検診運営委員会の判断で決定すればよいとされている．

ここで，胃がんリスクと関連のある内視鏡所見に関して補足する．内視鏡的萎縮，腸上皮化生，皺襞腫大，鳥肌胃炎，びまん性発赤，黄色腫あるいはびまん性発赤が報告[5]されているが，*H.pylori* 除菌後では皺襞腫大，鳥肌胃炎およびびまん性胃炎の所見は消失する．従って除菌後の胃癌リスクと関連のある内視鏡所見は未だ定まっていない．現時点では，高度の内視鏡的胃粘膜萎縮および地図状発赤がリスク因子として報告されている[6,7]．*H.pylori* 除菌11年後に地図状発赤の出現とともに早期胃癌を発見した1例 図3 を提示する[8]．症例は60歳代，男性．除菌前には白色光観察において胃体部小弯を中心に明らかな血管透見像を認め，萎縮性変化は小弯側の噴門部広がり，高度な萎縮を認める．木村・竹本分類ではOpen type Iであった 図3左上．体部小弯において，除菌11年後 図3右上 では粘膜面の粗造な変化も改善していた．一方で体中部小弯から体下部小弯にかけて地図状発赤の出現を認めた 図3白矢印．さらにその肛門側に白苔を伴う不整な淡い発赤調の陥凹性病変を 図3赤矢印 を認め，生検にて管状腺癌（Group 5）であり，内視鏡的粘膜下層切離術（ESD）を施行した．組織学的に腫瘍は粘膜層に限局した高分化型腺癌 図3紺矢印 と診断され，治癒切除が達成された．腫瘍の背景粘膜には，萎縮性胃炎から *H.pylori* 除菌により再生されたと思われる壁細胞および主細胞を伴うほぼ正常な胃底腺が観察された 図3下青矢印．一方改善した胃底腺内に腸上皮化生の残存 図3緑矢印，さ

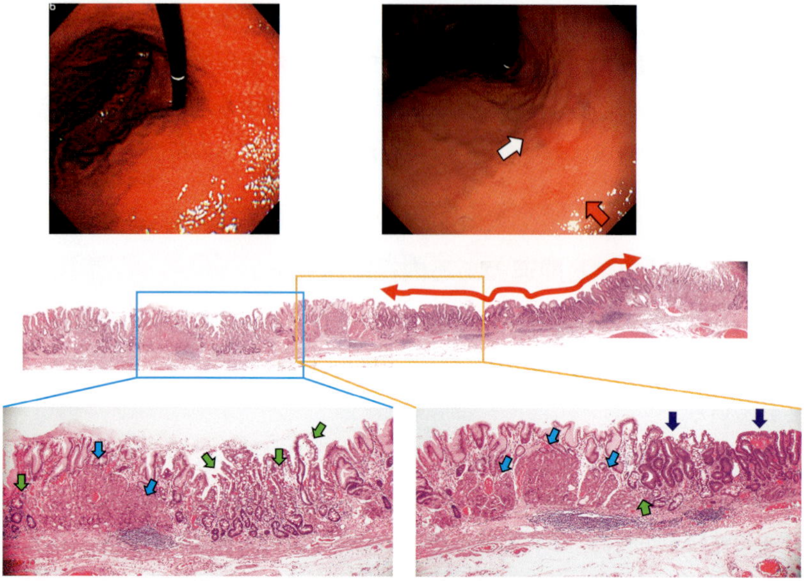

図3 *H.pylori* 除菌長期後の内視鏡的胃粘膜萎縮の変化と組織像
上段左：*H.pylori* 除菌前の胃体部小弯．胃体部小弯を中心に明らかな血管透見像を認め，萎縮性変化は小弯側の噴門部まで広がり，高度な萎縮を認める．
上段右：*H.pylori* 除菌 11 年の胃体部小弯．きれいな光沢を有する粘膜に改善していた．体中部小弯から体下部小弯にかけて地図状発赤の出現を認めた（白矢印：地図状発赤，赤矢印：早期胃がん）．
中段：病理組織像（ルーペ像）
下段左：病理組織学的に萎縮から再生されたと思われる壁細胞および主細胞を伴うほぼ正常な胃底腺が観察された（青矢印）．萎縮が改善した胃底腺内に腸上皮化生の介在する像（緑矢印）を認める．
下段右：再生されたと思われるほぼ正常な胃底腺と（青矢印），高分化型腺癌（adenocarcinoma（tub1），pT1a（M），10×5mm，ly0,v0，中段赤矢印）の間に腸上皮化生の介在する像（緑矢印）を認める．
〔Koyama Y, et al. Endoscopy. 2023; 55（S01）: E394-6[8] より一部改変〕

らには腫瘍辺縁にも腸上皮化生を認めた．除菌後長期において，胃粘膜萎縮は改善しても，腸上皮化生の残存が除菌後胃がん発生に大きく関与している可能性があると思われる．

胃がんのリスク評価の有用性について，近年，Open type 内視鏡萎縮，RAC，体部における広範な腸上皮化生の内視鏡的グレード評価（endoscopic

| *H.pylori* 感染 | 現感染 | 長期除菌後 | |
|---|---|---|---|
| 内視鏡所見 | 内視鏡的胃粘膜萎縮<br>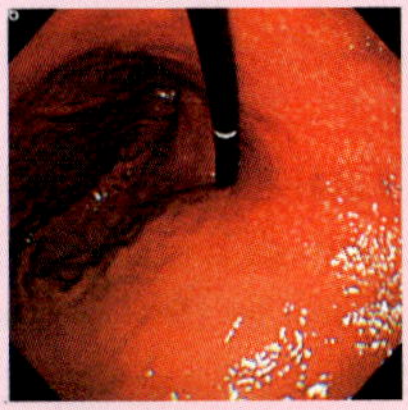 | 地図状発赤<br>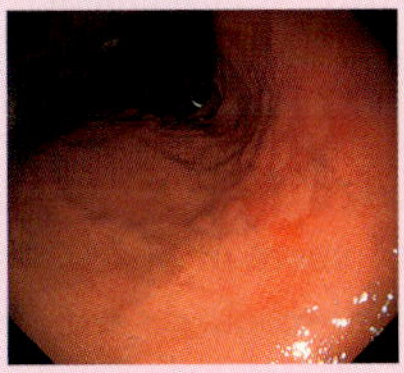 | 内視鏡的腸上皮化生<br>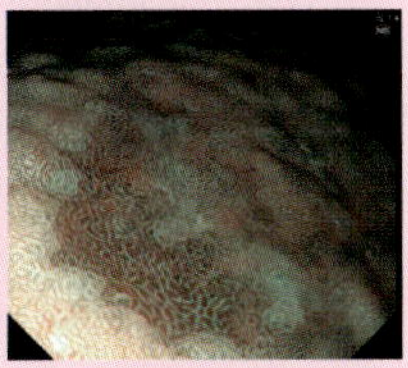 |
| 組織学的所見 | 胃粘膜萎縮<br>＋<br>腸上皮化生 | 腸上皮化生 | |

図 4　胃がんリスク内視鏡所見の変化

grading of gastric intestinal metaplasia：EGGIM)，体部の地図状発赤が独立した高リスクの内視鏡所見とされ，これら 4 つの所見を用いた修正京都分類リスクスコアリングシステムは，オリジナルの京都分類（0.706）よりも優れていると報告している[9]．EGGIM に用いられている内視鏡的腸上皮化生の所見 LBC（light blue crest）などを用いて胃がんリスク診断することが望ましいとされている．なお LBC は非拡大 NBI 観察可能である．

胃がんリスクの背景粘膜として，*H.pylori* 現感染では，内視鏡的胃粘膜萎縮，*H.pylori* 除菌後長期では，白色光における体部地図状発赤と NBI や BLI による EGGIM の観察が重要になると思われる 図 4 .

## ■文献


1）日本消化器がん検診学会　対策型検診のための胃内視鏡検診マニュアル改訂委員会, 編. 対策型検診のための胃内視鏡検診マニュアル 2024. 東京: 南江堂; 2024.

2）東京都保健医療局ホームページ. 東京都生活習慣病検診管理指導協議会（令和 4 年度第 2 回がん部会）. https://www.hokeniryo1.metro.tokyo.lg.jp/kensui/gan/torikumi-kankei/kyougikai/04gan2.html（2024 年 12 月 16 日アクセス）

3）胃・大腸がん検診と内視鏡検査に関する意識調査白書 2024. https://www.olympus.co.jp/csr/social/survey/2024/

4) Shi Y, Fan H, Li L, et al. The value of machine learning approaches in the diagnosis of early gastric cancer: a systematic review and meta-analysis. World J Surg Oncol. 2024; 22: 40. 6.
5) Haruma K, Kato M, Inoue K, et al. Kyoto Classification of Gastritis. Nihon Medical Center, Inc. 2014. 56.
6) Moribata K, Kato J, Iguchi M, et al. Endoscopic features associated with development of metachronous gastric cancer in patients who underwent endoscopic resection followed by Helicobacter pylori eradication. Dig Endosc. 2016; 28: 434-42.
7) Majima A, Dohi O, Takayama S, et al. Linked color imaging identifies important risk factors associated with gastric cancer after successful eradication of Helicobacter pylori. Gastrointest Endosc. 2019; 90: 763-9.
8) Koyama Y, Kawai T, Yamanishi F, et al. Unique endoscopic and histological findings of early gastric cancer with surrounding map-like redness detected 10 years after successful *Helicobacter pylori* eradication. Endoscopy. 2023; 55 (S01): E394-6.
9) Kawamura M, Uedo N, Koike T, et al. Kyoto classification risk scoring system and endoscopic grading of gastric intestinal metaplasia for gastric cancer: Multicenter observation study in Japan. Dig Endosc. 2022; 34: 508-16.

〈河合　隆〉

# 16 下部消化管検査

本邦の大腸がん検診は，1992 年より対策型検診として便潜血検査が開始され現在に至る．便潜血検査は苦痛や合併症がなく簡便で，死亡率減少効果を示す十分な証拠があることから大腸がんのスクリーニング検査として推奨されている[1)]．便潜血検査で要精検と判断された場合には，全大腸内視鏡検査を第 1 選択として精検が行われている[2)]．本稿では，①便潜血検査および，その後の精検方法としての，②全大腸内視鏡検査について記載する．

## A 便潜血検査

### 1. 便潜血検査とは

便潜血検査には化学法と免疫法があり，本邦では食事制限が不要で，下部消化管出血に対する感度が高い免疫法が推奨されている[1)]．化学法は，摂取した肉や野菜，薬物などに反応して偽陽性が見られるため検査前には食事制限が必要である一方，免疫法はヒトのヘモグロビンとの抗原抗体反応によって血液を検出するものであり，ヒトの血液以外の物質とは反応しないため食事制限が不要である．また，免疫法では上部消化管からの出血はヘモグロビンが胃液などの消化酵素で変性して抗原性を失い検出不能となるため，下部消化管出血において特異的に検出されやすい．便潜血検査免疫法・2 日法の大腸がんに対する感度・特異度は用いるカットオフ値の違いにより異なるが，感度 53～100%，特異度 87～95% と報告されている[3)]．

### 2. 採便方法

便潜血検査免疫法で，1 日法・2 日法・3 日法を比較し大腸がんに対する感度・特異度を検討した研究結果から，感度が 2 日法・3 日法で高く，特異度は1日法・2日法で高いことから本邦では2日法が推奨されている．

また，採便方法については便内部よりも表面のほうに血液が存在している部位が多いことから便の長軸方向に数本なぞる表面擦過法が適切とされる[3]．

## 3. 便潜血検査の特徴

ヘモグロビンは糞便中では変性しやすく，免疫法では変性したヘモグロビンは検出されないため，正確な検査結果を得るには採便後は検体を冷所保存し，すみやかに検査することが必要である．

また，腫瘍性病変に対する便潜血検査は右側結腸の病変，腫瘍径の小さい病変，平坦陥凹型の病変では陰性となりうる可能性が指摘されている[4]．

## 4. 便潜血検査結果の通知

便潜血検査が陰性だった場合，今回の検査で異常がなかった旨を本人に通知する．しかし，たとえ陰性であっても小さな病変で出血がわずかな場合，血液の付着した部位から採取されず陰性となる場合があるほか，平坦あるいは陥凹型のがんやその後新たながんの発生などもありうるので，逐年もしくは隔年検診の必要性を明記する．

2日法において1回でも陽性になれば，がんを含む大腸疾患の可能性があるので，受診者には精密検査として全大腸内視鏡検査等を行う必要性があることを十分に説明し，検査実施可能な医療機関を受診するように指導する．

陽性にもかかわらず精密検査で異常を認めなかった場合でも，引き続き検診などで経過観察を行うことが必要である．当然のことながら，翌年も便潜血検査が陽性になった場合，再度精密検査を行わなければならない．

# B 全大腸内視鏡検査

## 1. スクリーニング検査として

全大腸内視鏡検査の大腸腫瘍に対する感度は対象病変の大きさにより値が

異なるが，大腸がんおよび径10mm以上の腺腫を対象とした場合は，79～100%との報告があり[5,6]，非常に感度の高い検査といえる．優れた診断能があるものの，前処置や検査に伴う合併症があり得ることから集団検診としては推奨されてはいない．全大腸内視鏡検査を大腸がん検診として行う場合は，任意型検診において安全性を確保し不利益を十分説明したうえで行うことは可能とされている[1]．

具体的に不利益とは前処置と検査自体の2点に分けられる．前処置では腸管洗浄液による腸閉塞や穿孔などがあり得るため事前に腹部症状の有無などの問診が必要となる．大腸内視鏡検査自体での合併症の頻度は，0～0.08%であり[3]，頻度は少ないが穿孔や出血，最悪死亡に至ることもあり検査の前には十分な説明が必要である．

全大腸内視鏡検査を大腸がんのスクリーニング検査として行う場合の間隔については明らかにされていないが，初回検査が前処置不良，盲腸まで未到達などの不完全な検査であった場合は1年以内の再検査を考慮する．

## 2. 要精検者に対する精密検査として

便潜血検査で要精検と判断された場合に，全大腸内視鏡検査を第1選択として精検が行われている[2]．平成29年度消化器がん検診全国集計では，要精検と診断された症例のうち大腸がんの発見率は2.1%，腺腫性大腸ポリープ22.2%，非腺腫性ポリープ4.4%，大腸憩室4.3%であった．また，大腸がんの病変部位は，S状結腸が29.7%と最も多く，次いで直腸19.7%，上行結腸15.3%であった．早期がんは57.7%，進行がんは35.5%と早期がんの発見率が高かった[7]．便潜血検査で要精検と判断されたが全大腸内視鏡検査が困難な場合には，大腸CT検査やS状結腸内視鏡検査＋注腸X線検査の実施を推奨するとの報告もある[8]．

## おわりに

本邦における大腸がん死亡者数は高齢化とともに増加の一途をたどっており，検診受診率と，その後の精検受診率を上げることは重要な課題である．

特に大腸がん検診の精検受診率は 71.4%であり[9]，以前の 50%台に比較し改善傾向ではあるが，乳がん・肺がんなど他の検診と比較し最も低い受診率である．今後精検受診率を上げるためには，啓発活動を行い受診者の理解を深めることや，精検処理能力を高めることにより精密検査における利便性を向上させることが必要だと思われる．

■文献

1）平成 16 年度厚生労働省がん研究助成金「がん検診の適切な方法とその評価法の確立に関する研究」班. 有効性評価に基づく大腸がん検診ガイドライン. 2005.
2）厚生労働省. がん予防重点健康教育及びがん検診実施のための指針（健発第 0331058 号平成 20 年 3 月 31 日厚生労働省健康局長通知別添）（平成 28 年 2 月 4 日一部改正）. 2016.
3）日本消化器病学会. 大腸ポリープ診療ガイドライン 2020. 東京: 南江堂; 2020.
4）Chiu HM, Lee YC, Tu CH, et al. Association between early stage colon neoplasms and falsenegative results from the fecal immunochemical test. Clin Gastroenterol Hepatol. 2013; 11: 832-8, e1-2.
5）De Zwart IM, Griffioen G, Shaw MP, et al. Barium enema and endoscopy for the detection of colorectal neoplasia: sensitivity, specificity, complications and its determinants. Clin Radiol. 2001; 56: 401-9.
6）Graser A, Stieber P, Nagel D, et al. Comparison of CT colonography, colonoscopy, sigmoidoscopy and fecal occult blood tests for the detection of advanced adenoma in an average risk population. Gut. 2009; 58: 241-8.
7）水口昌伸, 宮川国久, 今武和弘, 他. 平成 29 年度消化器がん検診全国集計 胃がん検診全国集計 内視鏡検診全国集計 大腸がん検診全国集計 超音波検診全国集計. 日消がん検診誌. 2021; 59: 79-112.
8）日本消化器がん検診学会大腸がん検診精度管理委員会. 精密検査の手法として大腸 CT 検査の位置づけおよび必要条件と課題. 日消がん検診誌. 2016; 54: 425-41.
9）国立がん研究センターがん情報サービス「がん登録・統計」

〈松島小百合　宮島伸宜〉

# 17 カプセル内視鏡を用いた消化管健診の可能性

## A カプセル内視鏡の歴史

カプセル内視鏡は，1981 年にイスラエルの軍事技術として開発が始まり，2001 年にイスラエルのギブン・イメージング社が小腸用カプセル内視鏡を開発，欧米で市販が開始された．本邦では，2007 年 10 月より保険診療において使用できるようになった．カプセル内視鏡検査は，カプセルと受信機の双方向性通信をリアルタイムに行う技術により，ワイアレス（wireless，無線）内視鏡を実現している 図 1 ．通常の小腸内視鏡検査は苦痛の強いために鎮静下に行う検査であることに対して，カプセル内視鏡検査はワイアレスである特長から検査受診者の苦痛がほとんどなく，現在，小腸のスクリーニ

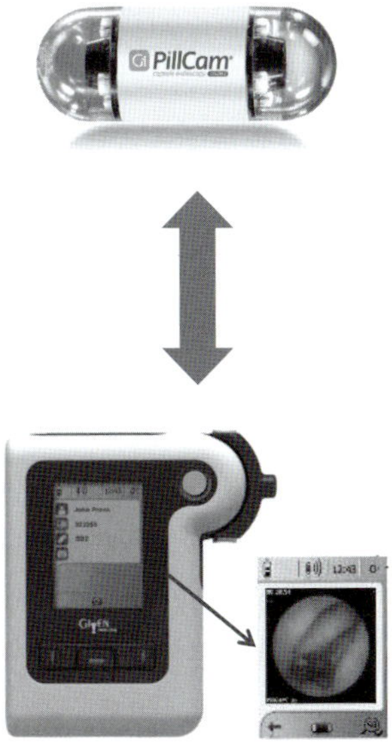


図 1 リアルタイムな双方向無線通信
・大きさ：31.5×11.6mm，2.9g
・視野角：172°（前後ヘッド 344°）
・最小検出対象：0.1mm
・フレーム数：4 or 35 枚 / 秒
・標準駆動時間：10 時間
・リアルタイムビュー
・Adaptive Frame Rate：カプセル移動速度の判定とフレーム数切替（4 枚 / 秒 ⇔ 35 枚 / 秒）
・レジメン管理機能

ング検査法として第一選択の検査と考えられるようになっている．ほぼ同時期にダブルバルーン小腸内視鏡が開発され，全小腸への内視鏡的アプローチが容易となり，カプセル内視鏡が発見した病変に対して，ダブルバルーン小腸内視鏡下に治療を行うことが標準化されている．大腸用のカプセル内視鏡は，2014 年 1 月に保険収載された．当初は，スコープが回盲部まで到達できなかった場合や，癒着などの器質的異常により大腸内視鏡検査が実施困難と判断された場合に保険適用が限定されたが，2020 年 4 月に慢性閉塞性肺疾患や重度の高血圧症患者などに適応拡大された．大腸カプセル内視鏡検査は，スコープの挿入が不要であることから，検査の施行に伴う苦痛・不快感が生じず，医療者に局所をさらすことのない唯一の大腸スクリーニング検査法であるという特長がある．しかし，後述する理由により，広く普及するには至っていない．食道の逆流性食道炎を評価するためのカプセル内視鏡や胃のカプセル内視鏡の開発も行われたが，いずれも実用化されていない．最近では，磁力により動くカプセル内視鏡（magnetically controlled capsule endoscopy）が胃領域で国際的に注目されている[1,2]が，この実用化も進んでいない．

## B 消化管健診におけるカプセル内視鏡の問題点

「一つのカプセルにより全消化管のスクリーニング検査ができる」「人間ドックでの消化管検査はカプセルを飲むだけである」，そういう時代が近い将来，やってくると考えている人は多いのかもしれない．しかし，その実現のためには多くの解決すべき問題が山積している．第 1 には，費用対効果が悪すぎる点が挙げられる．現状，小腸カプセル内視鏡 図 2 の医療材料費が 8 万円を超える．小腸カプセル内視鏡は保険収載され，小腸の検査法として確立されているが，小腸病変の頻度は極めて低い．人間ドックで小腸のスクリーニング検査を行う意義はほとんどない．第 2 には，検査精度に懸念がある．カプセル内視鏡はワイアレスであることが大きな特長であるが，逆にワイアレスであるがために送気や吸引がきかず（もちろん生検もできない），粘膜面全体を十分に観察できる技術・観察法が確立されていない．特に，広

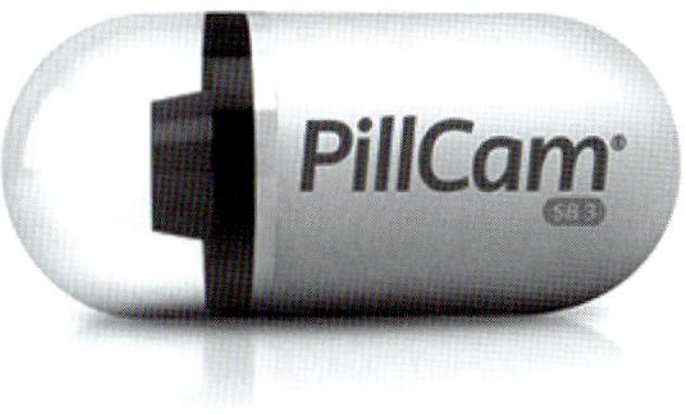


図2 小腸カプセル SB3™
・大きさ: 26.2×11.4mm, 3.0g
・視野角: 156°
・最小検出対象: 0.07mm
・フレーム数: 2 or 6 枚 / 秒
・標準駆動時間: 11 時間以上
(コヴィディエンジャパン提供)

い管腔臓器である胃では，カプセルを体外から磁力により操作できる[1]が，胃全体を隈なく観察する方法は標準化されておらず，緻密な内視鏡診断学が確立されている本邦においては，新たなカプセル内視鏡診断学の確立も必須である．第3には，電池の稼働時間の問題がある．現状，カプセルの消費電力は内蔵された電池から供給されており，その寿命は最大12時間程度である．電池が切れれば，内視鏡画像を撮影できない．大腸カプセル内視鏡は，電池切れのために全大腸の観察ができないことが10%程度ある．すなわち，全消化管を一つのカプセルで観察するためには，強力な電池などの革新的な技術開発が必要である．第4には，大腸カプセル特有の問題がある．胃や小腸は前日夜からの絶食により大部分の食物残渣が流れ出るが，大腸では腸管洗浄液（下剤）の服用が必須である．下剤の服用量は，最新のレジメン[3]でも3Lを超えるため，決して楽とはいえない．この問題は致命的であり，大腸カプセル内視鏡検査件数が伸び悩んでいる大きな要因となっている．第5には，読影の問題がある．撮像している全行程をリアルタイムで注視していることは，カプセルを磁力により操作し撮像時間の短縮化が図れたとしても， 現実的ではない．現行のように，記録した連続画像を後で読影することになるが，撮影枚数が膨大となるため，読影にこれまで以上に時間を要することが想定される．しかし，この問題はAI（人工知能）の活用により解決される日は近い[4]．AIが一次読影を行い，これを参照して医師が2次読影するようになるのかもしれない．

## C 消化管健診におけるカプセル内視鏡の可能性

前述したように，一つのカプセルにより全消化管をスクリーニングするた

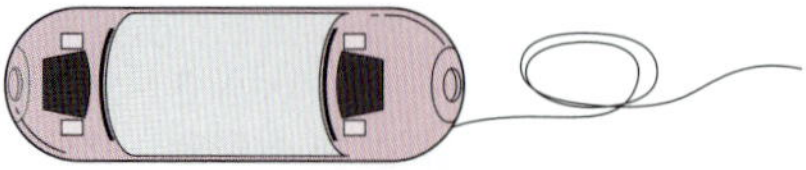

図3 ワイアに繋がれたカプセル内視鏡（イメージ）

めには多くの解決すべき問題があり，「一つのカプセルによる消化管健診」は，消化管全体の検診（がん等の特定の疾患を対象としたスクリーニング）の意味においても現状，実現不可能である．ただし，小腸カプセル内視鏡は標準的なスクリーニング検査であるが，費用対効果の観点から検診には不向きである．せいぜい人間ドックでのオプション止まりである．筆者は，カプセル内視鏡が「ワイアレス」であるがために送気・吸引・生検ができないことにも限界を感じている．しかしながら，「ワイアレス」であることを捨てれば，多くの問題は解決するような気がする．カプセル内視鏡が極細径のワイアに繋がっている有線である場合，本来の意味においてワイアレス（無線）を特徴とするカプセル内視鏡ではなくなるが，物理的に送気・吸引・生検は可能となるはずである 図3．検査受診者の不快感・苦痛度は，極細のワイアで繋がれているだけであれば，大きく軽減され，ワイアレスとの差は許容範囲であろう．

## おわりに

カプセル内視鏡について概説し，現況からみた消化管健診での可能性について述べた．結論としては，今世紀に登場したカプセル内視鏡という革新的な技術を，現在の形態で消化管健診に取り入れることは難しい．しかし，「ワイアレス」であることを捨てれば，カプセル内視鏡検査の利便性が大きく向上し，発展する可能性がある．今後の展開に期待したい．

### ■文献

1）Lai HS, Wang XK, Cai JQ, et al. Standing-type magnetically guided capsule endoscopy versus gastroscopy for gastric examination: multicenter blinded comparative trial. Dig Endosc. 2020; 32: 557-64.

2) Geropoulos G, Aquilina J, Kakos C, et al. Magnetically Controlled Capsule Endoscopy Versus Conventional Gastroscopy: A Systematic Review and Meta-Analysis. J Clin Gastroenterol. 2021; 55: 577-85.
3) Ohmiya N, Hotta N, Mitsufuji S, et al. Multicenter feasibility study of bowel preparation with castor oil for colon capsule endoscopy. Dig Endosc. 2019; 31: 164-72.
4) Spada C, Piccirelli S, Hassan C, et al. AI-assisted capsule endoscopy reading in suspected small bowel bleeding: a multicentre prospective study. Lancet Digit Health. 2024; 6: e345-53.

〈冨樫一智　愛澤正人〉

# 18 胸部 X 線写真・胸部 CT 検査

## A 肺がんの位置づけ

2022 年にはがん死亡者数は年間 38 万人を超え，肺がんによる死亡者数は年間約 7.6 万人となり，がん腫別のがん死亡率では男性第 1 位，女性では大腸がんに次いで第 2 位となっている．現状では「禁煙対策の推進（予防）」と「治り得るがんを早期に発見すること」が重要である（ganjoho.jp/reg-stat/index/html）．

## B 肺がんのリスク因子と注意すべき症状

肺がんの罹患は高齢者 60～70 歳代に多い．喫煙は予防可能な肺がんのリスク因子として，重要であり，非喫煙者に比べ喫煙男女とも数倍の肺がんのリスクを負っている．検診現場で喫煙者に禁煙を勧めることも重要である．2022 年には男性 25%，女性 8% と喫煙率は減少傾向であるが，性別・年代を考慮した効率のよい禁煙の啓発を進める必要がある．また，喫煙歴，受動喫煙，血痰の有無を聴取することは必須である．喫煙指数＝本数 / 日×年数では 600 以上は重喫煙者として，太い気管支で発生する肺がん（肺門型肺がん）の高危険群になっている．禁煙後も約 10 年間は肺がん発生リスクが非喫煙者に比べ高いとされている．高危険群に対しては，喀痰細胞診の検査を必ず行う．

## C 胸部 X 線写真と胸部 CT 像

### 1．肺門型肺がん

三次気管支分岐までの太い気道上皮に発生する肺がんであり，管腔内表面に広がるがんであるので，早期であるほど胸部写真上には腫瘍自体の陰影が認められない．盛り上がった腫瘍によって気管支の狭窄を起こし，その末梢に二次性の閉塞性肺炎像を起こして初めて胸部X線写真上異常に気づく．したがって喫煙歴があり50歳代以上の繰り返す肺炎様陰影をみたら，中枢の太い気道に狭窄ないし閉塞をきたすような病変（肺門型肺がん）を疑っ

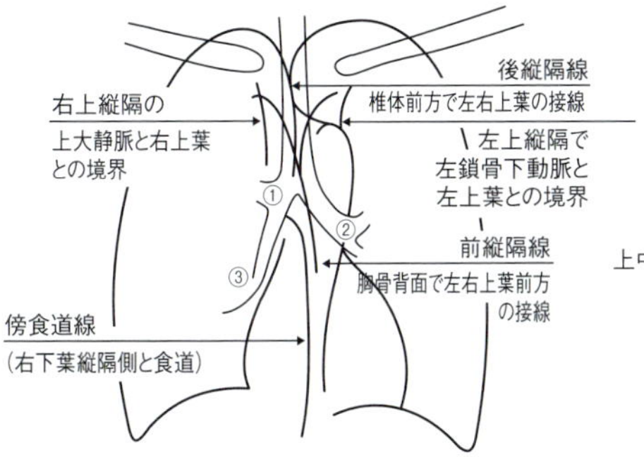


①右上葉支口
②左上葉支口
③右中葉支口

(a) 胸部写真正面像の中央陰影

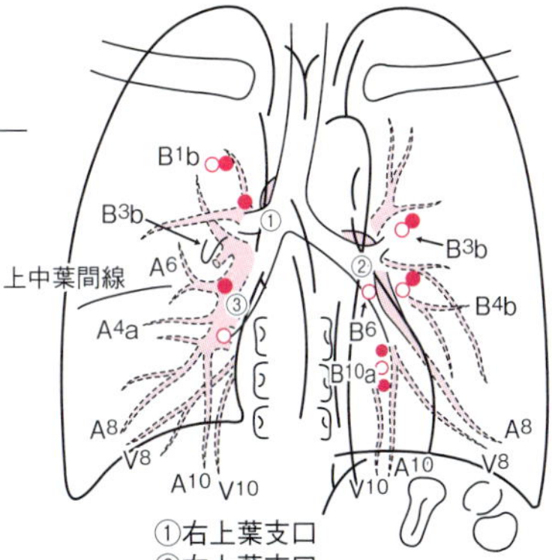


①右上葉支口
②左上葉支口
③右中葉支口

(b) 胸部写真正面像の両肺内構造

図1

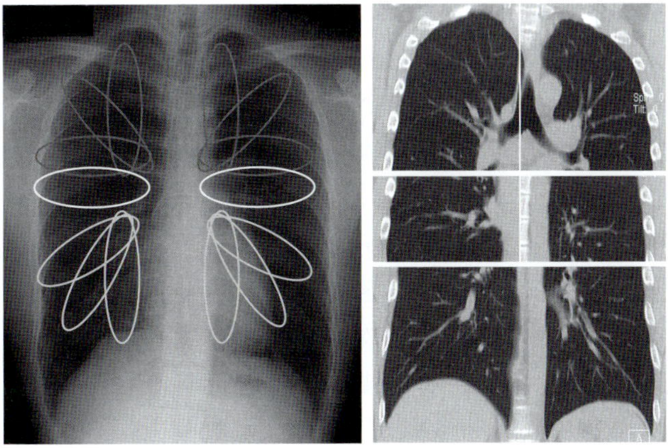

図2 肺動脈・肺静脈の走行からみた肺葉の拡がり（上中下肺野）

て，喀痰細胞診と気管支鏡検査が必要となる．閉塞性肺炎が進行し，上葉など葉全体の無気肺陰影となった場合，胸部X線写真では左右各葉に特徴的な形状の陰影となる．必ず中枢気管支の狭窄や閉塞の有無を気管支透亮像にてチェックすることが重要である．この場合にも腫瘤自体は無気肺陰影に隠れるので，中枢気道の気管支透亮像の見え方を写真上で確認することがポイントである．縦隔リンパ節腫大などは，造影剤で大血管をエンハンスした胸部CTで読影しやすくなる．肺血管陰影の走行から左右胸郭内に拡がる各肺葉の正常・異常を読み取る 図1, 2 ．

## 2. 肺野型肺がん

末梢肺野の細気管支肺胞領域に発生する肺野型肺がんの主たるリスク因子は不明であり，高危険群を設定できない．非喫煙の女性にも多いことから喫煙以外のリスク因子があるはずである．肺野型の早期肺がんはX線画像で小型の異常陰影を発見することが最も重要である．胸部写真の読影は，図1a, b ， 図3a のような見方で行う．その際，同一症例の経時的な胸部写真の比較読影が非常に重要となる．経時的な画像の比較読影体制を確立すると，精査に回す症例数を減らすことができる．ただし陳旧性炎症のような異常影を新たに発見した場合，緩徐な発育を示す肺野型肺がんの可能性もあり，この鑑別には，1度は薄層高分解能CTをとって陰影の性状を詳細にみることが有用である．この場合，薄層高分解能CTは，スライス厚1～2 mmで，病巣部を中心とした関心領域を設定し，エッジ強調アルゴリズムで再構成した画像である．結節影の場合は，石灰化の有無，散布陰影の有無などが良悪性鑑別のヒントになる．新しい異常影を発見したら高分解能CTでその性状を詳細にみる．結節影を鑑別する場合には必ず薄層高分解能CTを使用し，胸膜・血管・気管支の巻き込み像や病巣に向かっての集束像などがあれば悪性を疑う 図4 ．径10 mm内外の結節の鑑別が勝負であり，原発巣の径20 mm以上の切除肺がんでは肺門縦隔リンパ節転移がすでに2～3割にみられ，それらのリンパ節転移例は非常に予後が悪い．

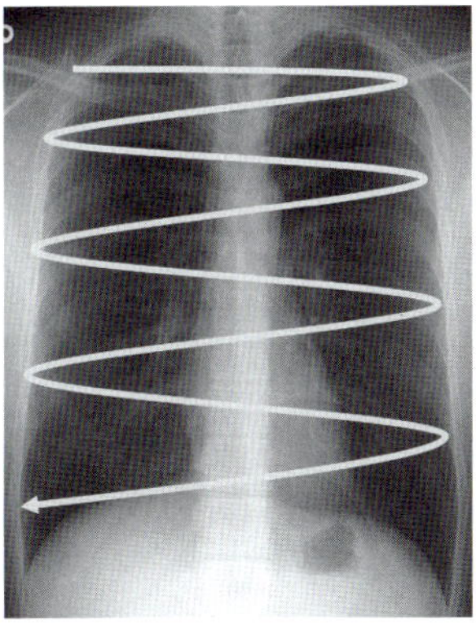

(a) 胸部正面像　左右の比較読影法
- 肺尖の高さ
- 肋骨，肋間の対称性
- 肺門の高さ，左右差
- 肺野の透過性
- 肺血管の分布，太さ

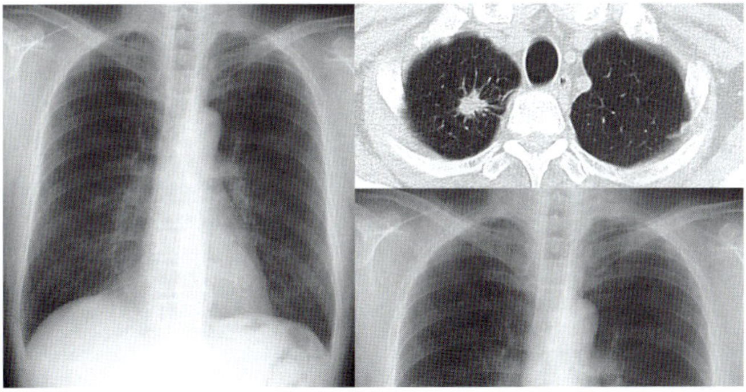

(b) 胸部正面像　左右肺野の比較読影により結節影の指摘が容易となる例

図3

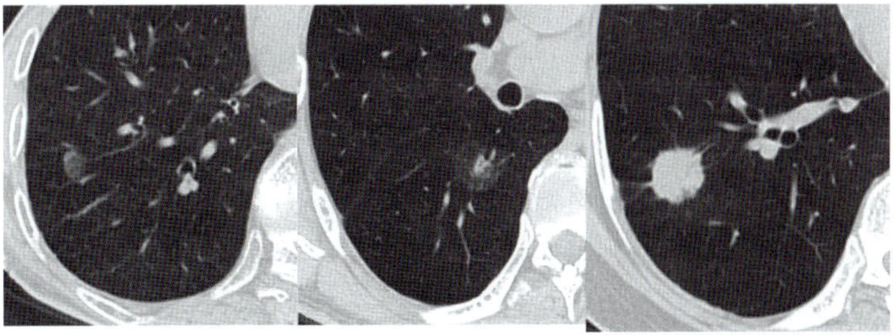

図4　悪性を示唆する陰影肺野型肺腺がんのCT画像における特徴所見
限局型すりガラス陰影（左），“目玉焼”のような限局型すりガラス陰影（中），充実性結節“ケバ立ち集束・ノッチ”（右）

## D 異常時の精査のポイント

精査は検診レベルの範疇ではないが，精査まできっちり受診者を誘導しないといわゆる「やりっ放し」の質の悪い検診ということになる．精度の不良な検診は，検診をやらないよりも害悪となる．精査医療機関は，薄層高分解能CTを撮影しうること，肺がんを専門的に診療している医師のいること，紹介症例の的確な結果に関する追跡集計に協力できること，などの要件を満たす医療機関に限定すべきである．受診者の視点からも精度の高い検診体制が必須だからである．

### 1．肺門型肺がんを念頭に置いた精査

喀痰細胞診陽性や肺炎様陰影で肺門型肺がんを疑うときにはまず気管支鏡を行う．可視範囲に所見があれば同部の生検にて確定診断をつける．可視範囲に所見がなければ気管支鏡で各葉支入口部の洗浄細胞診を実施してくる．病理組織診断で高度異型上皮と診断された場合には，少なくとも半年に1度は喀痰細胞診検査ないし気管支鏡検査を行い追跡する必要がある．いずれにしてもこれらの患者は，第2，第3の多発肺門型肺がんの高危険群なので，治療後には，完全禁煙をさせる．

### 2．肺野型肺がんを考えた精査

肺野の異常結節を発見したときに必ず薄層高分解能CTを撮影して，肺がん診療に習熟した医師にコンサルトする．径10 mm内外の小型陰影の場合は，その病巣の薄層高分解能CT画像上の特徴によって充実型結節と限局型すりガラス陰影とに大別して考える 図5．充実型結節では2〜3ヵ月後，6ヵ月後というように約1年間経過を追って薄層高分解能CTを再検する．1度は画像を肺がん診療の専門医師に相談しておきたい．なお経過観察には低線量CTを用いることが重要である．

追跡フロー図 図6 は日本CT検診学会のものが公開されている．一般的な診療ガイドラインのエビデンスレベルからはエキスパートオピニオンとな

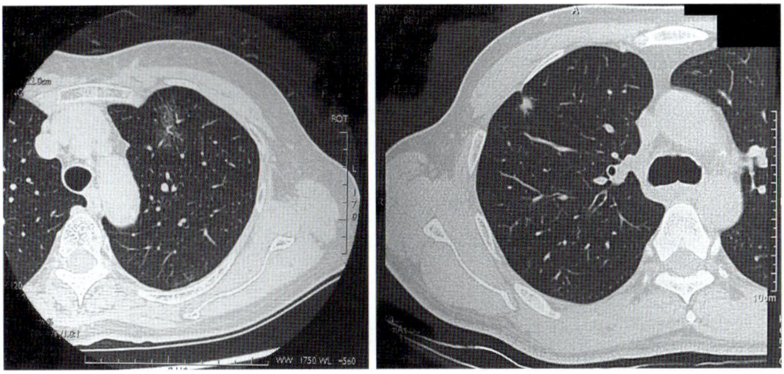

図5　CT検診例
CT検診で発見された約10 mmの小型肺がんで，胸腔鏡で診断された．精検時の高分解能CT画像である．

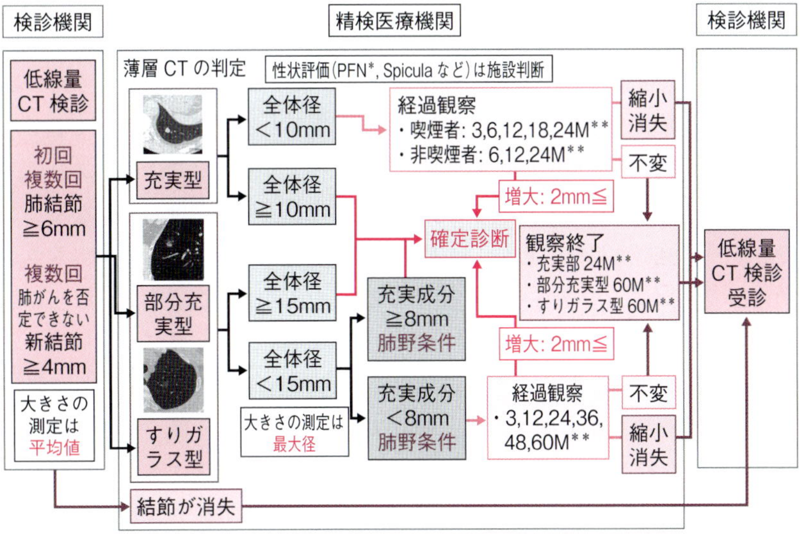


図6　低線量CTによる肺がん検診の肺結節の判定基準と経過観察の考え方 第6版：日本CT検診学会

*PFN：perifissural nodule（胸膜や小葉間隔壁に接する多角状結節）　**M：薄層CTからの月数

（日本CT検診学会. 低線量マルチスライスCTによる肺がん検診: 肺結核の判定と経過観察図. 2024年3月改訂[1]）

るが，新たな情報を吟味して随時ホームページ上で改訂されている．充実型結節の鑑別診断は非常に多く，特に肉芽腫，肺内リンパ装置過形成などの非がん疾患も多数含まれるので，薄層高分解能CT画像上でも診断に難渋することが多い．非常に緩徐に発育をするカルチノイドなどの肺がんはまれな例外であるが，多くの悪性腫瘍では病巣の増大をみる．したがって以前の画像と比較して陰影が少しでも大きくなっていたら，確定診断をつけるためにCTガイド下針生検や胸腔鏡下生検を実施する．10 mmぐらいの大きさでは気管支鏡下末梢病巣生検の命中率は低下する．1年間で不変ならば通常検診にもどす．限局型すりガラス陰影の場合は，前がん病変と考えられている異型腺腫様過形成（atypical adenomatous hyperplasia：AAH），非浸潤性の腺がん（adenocarcinoma in situ：AIS），微少浸潤腺がん（microinvasive adenocarcinoma：MIA）等である可能性が高い．限局型すりガラス陰影の鑑別疾患としては，炎症の一時期やリンパ増殖性疾患などがあるが，薄層高分解能CTで経過を追って，陰影の縮小がなければ概ね腫瘍性疾患と考えてよい．緩徐な発育を示すので，6ヵ月ないし1年ごとに薄層高分解能CTで追跡する．もし，病巣が縮小せず濃度が高くなってくるような所見があれば，生検による確定診断を実施する．濃度の上昇は肺実質の密度が高くなることであり，病巣が浸潤性の肺がんに進展する過程を示すものである．大きさが10 mmぐらいまでであると切除肺がんの病理学的検討ではリンパ節転移も数%にとどまるので，多くの肺がんで治癒が期待できる．特に，限局型すりガラス陰影を呈する肺がんでは5年生存率も90%以上に達している．限局型のすりガラス陰影の肺がんは，胸部X線写真では不可視，女性・非喫煙者に多い，進行が比較的緩徐などの特徴があり，現在のところは高危険群を設定できない．CT検診を実施するようになって初めて発見されてきているもので，同一例で肺内に多発する症例も各地で発見されており，肺腺がんの中でも生物学的な特性をきわだたせている．

## 3. X線被曝線量に関する注意義務

2000年代になり，欧米から日本におけるCT診断件数が非常に多く，その医療被曝による悪性腫瘍の発生に関して懸念を示す論文が複数報告されている.

これらは全て通常の診断用CT検査に関するもので，低線量CT検診に関するものではない．CT検診学会からは低線量CTによる肺がん検診におけるX線被曝線量について，いくつかの報告から2mSVぐらいまでを想定できる．経過追跡を通常診断用のCT線量で行う場合には検査間隔・回数と共に被曝線量は増えるので，受診者には被曝リスクに関する理解を得ておく必要があること，追跡検査にも低線量CTを使う努力が望ましいことは言うまでもない.

## E 低線量CTによる検診

胸部X線写真による検診の有効性に関しては，70年代から80年代の欧米では無作為化比較試験で否定されており，2011年に公表された米国での大規模な比較試験（PLCO Study）でも胸部X線写真による検診の有効性を検証できなかった．世界で胸部X線写真による集団検診を行っているのは日本だけである．本邦からは，症例対照研究デザインによる後ろ向き研究（厚生労働省 藤村班）の結果が報告されており，精度の高い検診団体の成績では受診者の肺がんによる死亡リスクを有意に減少させているという結果であった．しかし，世界的には後ろ向き研究には種々バイアスが入るということで確固としたエビデンスと解釈されていない.

低線量CTによる肺がん検診では，欧米で複数の小規模な無作為化比較試験でその有効性が議論されていたが，2011年に高リスク者を対象とした米国の大規模な比較試験（NLST）で胸部X線写真群に比べ低線量CT群で20%の肺がんによる死亡率低減効果が証明された．これを受けて，2015年に米国では重喫煙者，本人に文書同意，画像データを全米1カ所に集積することなどを条件にメディケアが経費をカバーすることになった．また，2018年には中リスク者を対象としたオランダ，ベルギーの無作為化比較試験（NELSON study）で経過観察群に比べ低線量CT群で26%の男性肺がんによる死亡率減少効果が証明された.

1996年，世界に先駆けて日本から低線量CTによる肺がん検診が有効である可能性について報告されたが，その後の大規模無作為化比較試験の計画立案に対して，それを可能とする研究費がつかず，欧米に先を越された．しかし，2016年からようやく本邦でも，低リスク者（非/軽喫煙者）を対象として低線量CTによる肺がん検診の実用化を目指した無作為化比較試験（JECS study）が始まった．本試験は，日本医療開発研究機構（AMED）の革新的がん医療実用化研究事業（佐川班）の資金により2024年現在も進行中である．

現状では，一般の日常診療では，もし患者からCTによる検診について尋ねられたら，米国でのNLST試験やオランダ，ベルギーでのNELSON試験の結果を説明して，喫煙者でCT未施行例に関しては，一度低線量CTによる検診を勧めることが適切であろう．禁煙励行も併せて説得すべきである．

低線量CTが対策型（集団に対して実施）肺がん検診の方法論として確立されるためには，受診すべき対象者のリスクによる絞り込み，適切な検診間隔の設定，被曝線量のさらなる低減技術導入，検診機器・読影装置などのさらなる利便性追加，検診費用の低減化などが必要である．

ちなみに，欧米の比較試験では全てマルチスライスCTが前提となっており，オランダNELSON試験ではすでに自動診断支援（CAD）による読影を実施している．

肺がん患者数の増加を考えると，日常診療で肺がんに遭遇する機会はますます多くなる．必ずしも高齢者の場合だけに肺がんを疑えばよいということでもなく，やはり胸部CTの活用や高危険群に対する喀痰細胞診など，多忙な検診業務の中で，ちょっとした注意が治り得る肺がんを発見するコツである．

■文献

1）日本CT検診学会．低線量マルチスライスCTによる肺がん検診：肺結核の判定と経過観察図．2024年3月改訂．https://www.jscts.org/pdf/guideline/gls6thfig202403.pdf

〈関　順彦〉

# 19 乳房検査

## A 乳がんの増加に伴う乳房検査の重要性

本書の第7版改訂から2年ほどの間に乳がんに罹患する女性は増加の一歩をたどっており，年間100,000人近くの女性が乳がんに罹患し，約15,000人が死亡している．近年45歳以下の若年女性の占める割合が増加している．若年女性の占める人口割合が多い都市部では，全国平均である女性9人あたり1人より発症率は高いといわれている．この数字は数年後には女性6人あたり1人にまで増加することが予想されている．前版でも述べたように，この年代の女性は少子高齢化が進むわが国にとって実働世代としての経済的な存在意義が極めて大きい．罹患による社会的，経済的な損失は極めて大きい．この年代の女性は家庭においても家族を支える大切な存在であり，若年女性の乳がんの予後が年配の女性と比較してやや不良であることもあって，家族関係の維持に深刻な影響をもたらすことが懸念される．近年乳がんに関する知識の啓発が進んでおり，健康意識の高い女性は自主的健診を受診する傾向がある．このような健診のクライアントたる女性はほとんどが無症状（自覚症状がない）である．自覚症状のない受診者からいかにして早期乳がんを発見するかが乳房検査の難しいところであり，また醍醐味でもある．乳房検査は企業が行う定期健康診断のオプション検査として採用されることも多くなり，いかにして早期乳がんの発見率を向上させるかが重要な課題である．若年女性乳がんの見逃しは可及的に避けたいことである．

## B 健診に用いられる乳房検査の方法と利点，欠点

現在健診としての乳房検査に使われる基本的検査としては視触診，マンモグラフィ検査，乳房超音波検査がある．

視触診は両側乳房をくまなく観察した後に検者の手指で乳房や腋窩部を触れることにより，乳房皮膚変化や乳頭の変形，びらん，乳頭分泌，乳房腫瘤やリンパ節転移を発見しようという極めてprimitiveな検査法である．検者の経験や「勘」に左右されがちなこと，dense breastにはほとんど無力であること，被験者の羞恥心によりしばしば検査が難しいことがあり，最近では省略されることが多くなっている．検査医を女性医師とすることで触診を継続している施設もある．触診に関してはナイーブな問題があり，時に誤解から「ハラスメント」に発展するリスクがある．女性スタッフの立ち合いのない視触診は避けた方が無難である．

マンモグラフィ検査は軟X線を用いてMLO（斜方向），CC（横方向）の乳房撮影を行い，乳腺内に潜んでいる乳がんを発見する検査法である．乳房圧迫や伸展による疼痛，放射線被曝という避け難い問題があるが，近年のデジタル化技術や画像処理プログラムの飛躍的な進歩により，被曝放射線量を減少させても正確な検査を行うことが可能となっている．1枚の写真で片側乳房全体を俯瞰できる．本検査は乳腺内の石灰化の描出に優れているため，腫瘤を形成していない非触知乳がんを発見するきっかけになることが多い．しかしdense breastに覆われた石灰化を伴わない小腫瘤を見つけることは難しく，若年女性や出産回数の少ない残存乳腺の多い女性では早期乳がんを指摘することは難しい．断層撮影であるtomosynthesisに期待が集まっているが，健診にルーチンに用いることは被曝線量が多いので問題がある．基本は両側乳房2方向撮影にとどめるべきである．異常所見があると判定されたら本検査を行うか考慮すればよい．

乳房超音波検査は放射線被曝を伴わない検査法なので，検査時間や繰り返し検査による被曝量の増加というリスクがない．超音波機器は普及しているが，乳房検査には7.5MHz以上の周波数の機器が推奨されている．現在では12MHz前後の機器が主流となっている．周波数が大きいほど検査できる深度が浅くなる欠点があるので，マンモグラフィと同じくdense breastでは正確な検査が難しくなる．マンモグラフィより乳腺内の小腫瘤の描出には優れており，若年女性の検査に向いていると言える．若年女性は予期せぬ妊娠の

表1 乳房検査の検査法と利点，欠点

| 検査法 | 利点 | 欠点 |
|---|---|---|
| 1. 視触診 | 検査のための機器が不要 | 検者の個人差が著しい<br>ハラスメントリスクあり<br>Dense breast には無力 |
| 2. マンモグラフィ | 片側乳房全体を俯瞰可能<br>微細石灰化の描出に優れる | 放射線被曝あり<br>検査に苦痛を伴う<br>Dense breast は苦手 |
| 3. 乳房超音波検査 | 放射線被曝なし<br>乳腺内の腫瘤の描出に優れる | 微細石灰化は描出困難<br>上位機種は高価 |

リスクもあることを考えると超音波検査の存在意義は大きい．本検査もデジタル技術の進歩により解析精度が向上し，3D 画像の構築も可能となっている．当然のことながら機器は高額となる 表1 .

この他に乳房検査に使われる機器としては，造影 MRI，PET-CT があるが，無症状の受診者に対して施行することはやや過剰であり，高額な対価を支払ってでも検査を希望する受診者に限定すべきであろう．

## C 受診者の乳がん罹患リスクを把握することの重要性

対策型乳癌検診では，全国一律に 40 歳以上の女性に対して 2 年毎にマンモグラフィ検査を行うことと規定されている．これは 20 年近く変わっていない．35 歳以下の AYA（adolescent and young adults）世代の乳がん罹患者や *BRCA1/2* 遺伝子変異による遺伝性乳癌卵巣癌症候群のために若年で乳がんに罹患する患者が増加することを想定していなかった時代に決まった検診間隔が今なお適切であるか疑問である．乳がん罹患リスクで最も重視されるのは家族歴である．近親者に乳がん罹患者がいるいわゆるハイ・リスクの女性に対しては検診開始年齢の前倒しや検診間隔を 1 年とすることを考慮すべきである．しかし対策型検診はこのような問題に対応するためには，細やかな法的規定を定めなければならず，実現の目処はついていない．検診を実施する自治体の財政状況によっては，受診者の自己負担金，検診間隔の融通性

**表2 乳がん発症の主なリスク**

| |
|---|
| 1. 乳がん，卵巣がんの家族歴があること |
| 2. 乳がん，卵巣がんの既往があること |
| 3. 乳がん以外の良性乳腺疾患があること |
| 4. 長期にわたる女性ホルモン補充療法 |
| 5. 長期間にわたるアルコール多飲歴 |

に関して地域差が生じている．未だに低い検診受診率を50％以上にすることや検診精度の地域格差を解消することが先決である．自主的健診はその点では自由度が大きいと言える．自主的健診においてもクライアントの乳がん発症リスクについて事前に把握しておくことは重要である．先に述べたように，若年者の乳房検査は決して容易ではないので，マンモグラフィ検査だけではなく，超音波検査を併用することが望ましい．J-START試験の結果，偽陽性の問題はあるものの，乳がんの発見率は併用検査で向上することが証明されている[1)]．欧米では偽陽性による精密検査の増加や，受診者に与える精神的な負担はharmと考えられているので，この試験の評価にはややドライな印象がある．長期予後についての解析結果が待たれる．

家族歴の他に乳がん罹患のリスクとされているのは，婦人科がん，特に卵巣がんの既往歴があること，良性の乳腺疾患，特に乳腺組織の増殖性変化の目立つ乳腺症や乳頭腫の既往があること，長期間ホルモン補充療法を受けていること，長期間のアルコール摂取などである．これらの情報が問診票に書かれていないか，検査前に確認しておくことが重要である 表2．

乳頭分泌や乳頭のびらん，変形，乳房腫瘤があるのに異常と自覚していない受診者もいるので，視触診を省略するとこれらの重要な症状を見逃してしまう恐れがある．検査時技師がこれらの症状に気づいたのであれば，必ず読影医師に情報として伝わるような検査報告書の書式を考慮するべきであると考える．

## D 乳房検査の現状と問題点

対策型検診を行うには特定のNPO団体が読影医，撮影技師，検査機器，検診実施施設の認定や更新業務を独占している状況が続いている．このために資格を有している読影医や技師は，5年毎の更新試験を受けやすい大都市に集中し，地方を敬遠する傾向が改善されないでいる．試験問題は難問，奇問，時に珍問が出題され，合格率が50％を切ることも珍しくない．乳がんの患者が増えている現状では乳房検査の裾野を広げることを考えるべきであるのに，結果として絞り込んでいることは残念である．乳がん検診は利権ではない．対策型乳がん検診の受診率の全国平均は50％に遠く及んでいない．特に乳がん検診に必要な検査機器やスタッフがそろった施設に恵まれない地方の受診率は伸び悩んだままである．最近筆者は地方に赴いて法定検診業務に携わる機会を持つようになったが，その際にオプションとして行われる乳房検査を見ていると，10年以上使用していると思われる超音波検査機器，超音波検査士の資格を持っているとは思えない検査技師による検査が公然と行われており，愕然とすることがある．乳房検査で異常を指摘されても，精密検査を受けるには車で数時間かかるという地域も珍しくはない．これが地域差の現実であり，検査施設や専門医が多い東京をはじめとする大都市圏がいかに恵まれた環境であるかを実感している．現状の認定制度ではこの問題を改善することはできそうにない．総合健診学会として何らかのアクションを起こすべきであると考えている．まずは学会独自の検診医師，検診検査技師の認定を開始することを提案したい．

乳がん検診の対象年齢に上限はないが，いまだに長期療養型の施設や介護施設に入所中の高齢者が進行乳がんとなってから外科医のいる医療施設を受診する例が後をたたない．介護は福祉であり，医療とは別物という縦割り行政の弊害である．新型コロナが感染症上の第5類に移行した今日においても一向に改善される気配はない．90歳を超える超高齢者や重度の認知症を抱える高齢女性の介護は，家族にとっても介護施設にとっても重荷である．乳がん検診がおろそかにされても仕方がない一面がある．このように介護施設に入所している高齢者が検診を長期受けないがために進行がん患者となることは仕方がないことといえるが，そのために施設入所が継続できなくなることは家族にとって深刻な問題である．これは医療，介護に関する厚生行政に関わる事項であり，政治的な判断に委ねるしかない．欧米ではこの問題に関してはクールな対応方針が確立している．日本でも明確な指針を示して欲しいと希望する．高齢者のがん治療に関しては各学会とも苦悩している．

## E 乳房検査の目的

乳房検査の究極の目的は「乳がんを疑って精密検査を受けるべきか，乳がんの疑いがなく次回検診受診とすべきか」を判定することである．マンモグラフィ検査，あるいは超音波検査にて何らかの所見を認めた場合に，正常範囲内あるいは良性の所見であると判断できるのであれば次回検診受診を指示してもよいであろう．自主的健診であれば毎年検査を受診することが可能であるし，検査項目も選択可能なので，若年のクライアントには好適である．検査施設は毎回同じ施設としておくほうが，過去画像との比較が容易に可能で，異常所見の判定に役立つ．「比較読影は伝家の宝刀！」といわれている．多くの過去画像所見の共有は早期発見の有力な補助手段となる．

乳房検査にて精密検査を受けるべき所見としては視触診にて明らかな腫瘤，リンパ節を触知する，あるいは乳頭のびらんや血液性の乳頭分泌を認める場合は，画像検査と一致するか確認をし，乳腺疾患専門施設に紹介とする．万一画像診断で異常所見がない場合（dense breast でしばしばありうる）にはその由紹介状に記載して紹介するべきである．どのような検査を行うかは専門施設に判断してもらえばよい．画像検査にて悪性を疑う腫瘤像や石灰化所見がある場合には過去画像と比較した上で専門施設に紹介する．最近 AI を併用して診断の補助とする技術の進歩が著しい．特にマンモグラフィ検査はパターン認識にて診断を行う検査なので AI の得意とする分野である．将来は一次読影を AI が行う時代が到来する可能性が大きい．

乳房検査で何も異常がない場合でも受診者が腫瘤，乳房痛などの症状を訴えることがある．検査上異常がないことを説明しても理解がえられない場合は，6～12ヵ月後再検査とするか，自覚症状のみで乳房検査には異常が認められないことを記載した紹介状を用意して専門施設に紹介する．過剰ではあるが造影 MRI 検査まで施行すれば納得がえられることが多い．少数ではあるが，このような受診者からも乳がんが発見されることがある．

## F 精密検査を依頼する際に留意すべきこと

乳房検査にて「精密検査を受けるべき」と判定したら，乳腺疾患の専門施設に紹介しなければならないが，いくつか留意すべきことがある．

まずは所見が左右乳房のどの位置にあるかを明記することである．いまだに「乳腺腫瘤」とか「乳腺石灰化」というような漠然とした判定結果を持って専門施設を受診する受診者が多く，画像診断をやり直さなければならない残念な状況が続いている．側性（左右いずれか），乳房における位置（ICD-10に基づきA～Eいずれの位置か）について記載すれば，紹介された施設での精密検査内容の決定に大いに役立つ．また所見について「悪性をどの程度疑っているのか」，「良性であるが念のため」に精密検査を依頼したのか記載すべきである．一見良性に見える画像所見でも粘液がん，髄様がん，のう胞内乳がんがありうるので新出の腫瘤性病変やのう胞内腫瘤を疑う病変を認めたら精密検査を依頼した方が無難である．のう胞内腫瘤の病理学的診断は難しいことが多く，経過観察とされても乳房検査，特に乳房超音波検査所見は慎重に継続した方がよい．悪性の疑いありとして紹介された受診者に対しては穿刺吸引細胞診検査，針生検検査，マンモトーム検査等で診断を確定し，造影MRI検査にて乳腺内の腫瘤の広がりを評価して外科的治療の方針を決めることができる．PET-CT検査にて全身検索を行い，正確なステージングが決まり最終的な治療方針が決定される．

精密検査の参考とするためにマンモグラフィ検査，乳房超音波検査のデータを紹介状に添付すると，精密検査を要すると判定された所見の側性，位置，形状，大きさが具体的にわかり，迅速に精密検査内容を決めることができるので，確定診断がえられるまでの時間の短縮につながる．このように紹介することで受診者は健診の有用性を享受することができる．これらの検査所見を提供されたにもかかわらず，紹介された施設が再度同様の検査を繰り返すとしたら収益目的であり，患者にとっては重大なharmといえる．

精密検査を依頼した受診者が最終的にどのような診断となったかを確認す

**表3 精密検査を依頼する場合に留意すべき点**

1. 異常と判定した具体的な所見を明記すること
2. 所見を認めた乳房の側性，ICD-10 に準じた位置を明記すること
3. 悪性をどの程度疑っているのか明記すること
4. 良性所見でも何らかの理由で精密検査を依頼するのであれば必要性について明記する
5. 可能であれば次検査の決定に役立つように画像データを紹介状に添付する
6. 最終確定診断について紹介施設からフィードバックがえられる連携体制を構築する
7. 精度管理に努め，「的中率」を向上させて信頼関係を深める

ることは，乳房検査の「的中率」を決める上で重要である．乳房検査の精度管理はこのような情報のフィードバックなくしては不可能である．紹介する施設は最終診断についての情報を確実にフィードバックしてくれる施設に絞った方がよい．このような連携体制を構築することにより，診断精度は向上し，受診者，紹介先施設との信頼関係の向上につながる 表3．乳房検査にて何らかの所見があると，その検査結果に関する判断を留保して直ちに専門施設に紹介してしまう健診施設はいまだに少なくない．ぜひともそのようなことは避け，上述のような精度管理の努力を続けて，質の高い有意義な健診となるようにして欲しい．

## G 遺伝子診断について

健診としての乳房検査に遺伝子診断を導入しようとする動きが一部の施設では進んでいる．乳がん関連遺伝子としては先に述べた *BRCA1/2* が臨床的に治療方針決定のために用いられている．しかしこの遺伝子は常染色体優性遺伝をするために受診者が変異陽性と判定されると発端者となり，血縁関係のある親族にまで影響が波及する．その心理的・社会的なストレスは大きいため，適切なサポート体制が整い，個人情報が厳密に管理できる施設に *BRCA1/2* 遺伝子検査は限られるべきであり，健診で行うことはまだ時期尚早である．次世代シークエンサーによりかつては 10 年かかっていた人体のゲノム解析が数日で可能となり，がん遺伝子プロファイリング検査が一般的

な検査として肺がん治療や乳がん治療方針決定のために施行されている．がん診療における位置付けとしては乳がん発症者に対する薬物療法や予防的切除術を的確に決定するための手段であり，本検査にて変異ありとされた発端者がいない女性の将来がんを発症するリスクを予測する検査としては利用されていない．遺伝子検査は将来的にはがん検診にも用いられるであろうが，現時点においては安易に健診項目として行われるべきではない．しかしながら遺伝子検査をどのように乳房検査項目として利用するべきか指針を立てることは健診学会として避けて済まされない課題であり，この問題について検討する準備を始める必要があると考える．

## おわりに

先進国の中で乳がんによる死亡者が減少していないのは日本だけである．欧米における死亡者の減少は主として薬物療法の進歩が貢献している．内分泌療法，化学療法，分子標的薬も新しい薬物が次々と開発されている．免疫チェックポイント阻害薬は進行・再発乳がんばかりでなく再発リスクの高い患者さんの術後補助治療にも使用され，治療成績の向上に寄与している．早期乳がん（0～1 期）の 10 年生存率は 90％を超えており，進行乳がんと比較すると治療にかかる時間，費用ともに大きく節減することができる．新しい治療薬は有効である反面高額であり，多額の治療費用は健康保険財政を圧迫していることを忘れてはならない．乳房検査の精度向上の努力を続けてより早期乳がんの発見率を向上させることは医療経済的にも意義が大きい．そのためには検査の利点，欠点について理解を深め，検査の精度管理に努め，的確に精密検査が必要な受診者を治療施設に紹介し，最終診断，治療内容についての情報を共有し，さらに「的中率」の高い乳房検査を行うためにフィードバックできるような体制を整える必要がある．検査結果の判定を留保し，精密検査を丸投げするような姿勢は許容されるべきではない．

## ■文献

1）Harada-Shoji N, Suzuki A, Ishida T, et al. Evaluation of adjunctive ultrasonography for breast cancer detection among women aged 40-49 years with varying breast density undergoing screening mammography: a secondary analysis of a randomized clinical trial. JAMA Netw Open. 2021; 4: e2121505.
2）厚生労働省. 2022（令和 4）年国民生活基礎調査の概況.

〈馬場紀行〉

# 20 脳ドック検査
## —軽度認知障害の早期発見も含めて—

脳検診（脳ドック）は，CT・MRI・MR アンギオグラフィー（MRA）等の画像診断機器の普及に伴い 1988 年に初めて本邦で開設され，現在では日本全国で 600 以上の医療機関で実施されている．当初，施設間で検査項目や検出された病変についての対応にばらつきがみられたが，その後無症候性脳血管障害に関する知見などが次第に集積され，脳ドックのガイドライン 2019[1] においてはエビデンスに基づいた脳ドックの検査項目，異常所見の解釈および指導方針が具体的に示されている．また，脳卒中治療ガイドライン 2009[2]，2019[3]，2021[4] においても，無症候性脳血管障害への対応が示されている．ここでは，脳ドックで比較的高頻度にみつかる未破裂脳動脈瘤を含む無症候性脳血管障害および近年増加傾向を示す認知障害の早期発見など，脳ドックの意義と人間ドック健診との関係について概説する．

### A 脳ドックの禁忌ないしは事前に要相談患者

最近では CT 検査のみで脳ドック検査を行う施設はなく，MRI 検査が必須であるが，その実施前には十分な既往歴の聴取が必須である．表 1 に示すような受診者には MRI が行い難いことを，事前によく説明すべきである．また検査前には，過去に MRI を受けた時に何も問題がなかったか，金属類をつけて検査ができないこと，検査時は張り薬やヒートテックの衣類はやめるべきことなども十分理解していただく必要がある．

### B 脳ドックでみつかる主な疾患

脳ドックの主な対象は，脳血管障害や認知症の好発年齢である中・高齢者や脳卒中の家族歴，高血圧，糖尿病などの危険因子を保有する集団である．

JCOPY 498-01219

**表1 MRI 撮像の禁忌ないしは要相談対象**

1. 心臓ペースメーカー，植込み型除細動器が体内にある方
2. 心臓ステントコイル治療 8 週以内の方
3. 内視鏡でクリップを使用して 2 週間以内の方
4. 体内に電子装置（人工内耳，脊髄刺激装置，その他の体内神経刺激装置）がある方
5. 脳動脈クリップや頭部シャントのある方（手術した年代にもよる）
6. 心臓 - 血管内・気道・消化管にステントやコイルなどがある方
7. 人工骨頭，人工関節がある方
8. その他，体内に金属片や人工的なものがある方
9. 一部の歯科インプラント
10 閉所恐怖症の方
11. その他（刺青・カラーコンタクト等）

上述のガイドライン[1]によれば，脳ドックは少なくとも問診および診察，血液生化学・尿検査，心電図，認知機能およびうつ状態のスクリーニング検査，頭部 MRI〔T1，T2 および fluid-attenuated inversion recovery（FLAIR）もしくはプロトン密度強調画像〕，3D-time-of-flight（TOF）法で撮影された MRA を含むものとしている．ここでは，通常の人間ドックと重複する項目は割愛し，代表的な検査項目である頭部 MRI，MRA，頸動脈超音波検査および簡単な認知機能のスクリーニング検査について述べる．

以前我々が山中湖クリニックの脳ドック受診者を対象として検討した成績では，頭部 MRI により受診者の 27％に何らかの異常所見が認められた 表2．その詳細はすでに報告[5,6]したが，代表的な異常所見は以下のとおりである．なおこの当時は詳細な認知機能検査は行っていない．

## 1. 無症候性脳梗塞

無症候性脳梗塞とは，過去に明らかな脳血管障害の既往をもたず（自覚的にも周囲の者も気づかず），かつ病変に一致する神経症候が認められない例において，MRI ないし CT 画像で認められる脳梗塞を指す．無症候性脳梗塞は脳血管の穿通枝領域のラクナ梗塞が多く，皮質枝領域の梗塞は無症候性の境界脳梗塞を除いてはまれである．無症候性ラクナ梗塞は MRI 上，T2 強調

表2 MRI 所見

対象 3780例（男性2417例，女性1363例，平均年齢55±10歳）

| MRI 所見 | n | 頻度 |
|---|---|---|
| 病変を認めた症例の総数 | 1036 | 27.4% |
| Deep white matter hyperintensities | 715 | 19.0% |
| Periventricular hyperintensities | 543 | 14.4% |
| 脳梗塞 | 280 | 7.4% |
| ラクナ梗塞 | 266 | 7.1% |
| 皮質枝梗塞 | 14 | 0.3% |
| 松果体嚢胞 | 58 | 1.5% |
| くも膜嚢胞 | 41 | 1.1% |
| 硬膜下水腫ないし血腫 | 31 | 0.8% |
| 脳腫瘍 | 16 | 0.4% |
| 脳血管奇形 | 16 | 0.4% |
| 脳室拡大 | 13 | 0.3% |
| 肝硬変 | 6 | 0.2% |
| 脳挫傷 | 3 | 0.1% |
| 脳内出血 | 2 | 0.1% |

画像やプロトン密度画像で辺縁が不明瞭・不規則な形をした直径3mm以上の高信号病変 図1 であり，T1強調画像では低信号を示す．この無症候性ラクナ梗塞は年齢とともに頻度が増加し 図2 ，高血圧を有する例ではより高頻度であった．

## 2. 大脳白質病変

この病変は，T2強調，FLAIRないしプロトン密度画像で大脳白質の高信号病変として認められ，T1強調画像では周囲実質よりやや低信号か，等信号を示す点で上述の脳梗塞とは区別される．その局在および性状より，脳室に接するPVH（periventricular hyperintensity） 図3a と，脳室より離れて存在するDSWMH（deep and subcortical white matter hyperintensity） 図3b とに分類される．これらの病変は，病理学的に小動脈の動脈硬化，血管周囲腔の拡大，グリオーシス，髄鞘の希薄化などの虚血性変化からなる．いずれの病変も無症候性脳梗塞と同様に年齢と密接な関連が認められた 図2 ．

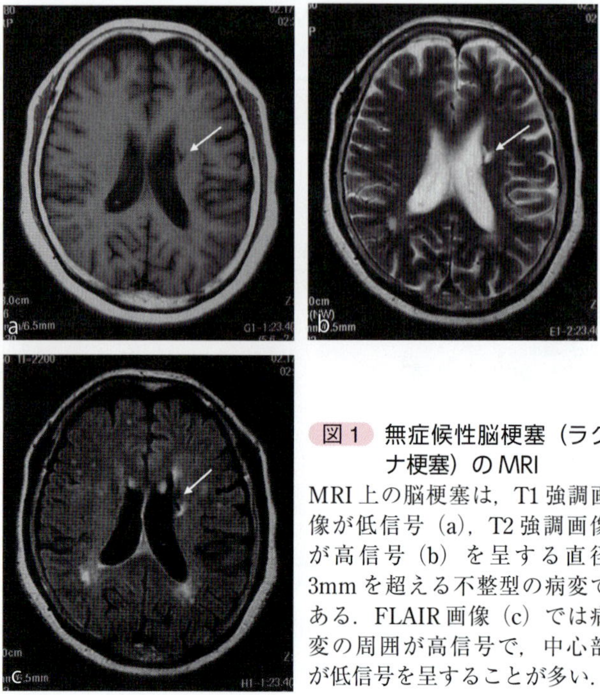

図1 無症候性脳梗塞（ラクナ梗塞）のMRI

MRI上の脳梗塞は，T1強調画像が低信号（a），T2強調画像が高信号（b）を呈する直径3mmを超える不整型の病変である．FLAIR画像（c）では病変の周囲が高信号で，中心部が低信号を呈することが多い．

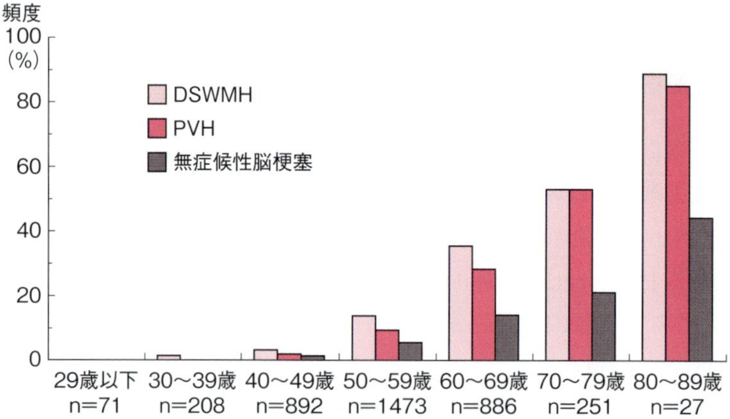


図2 各年代における無症候性脳梗塞および白質病変の頻度

年齢が上がるにつれMRI上の無症候性脳梗塞，PVHおよびDSWMHを認める頻度が増加する．

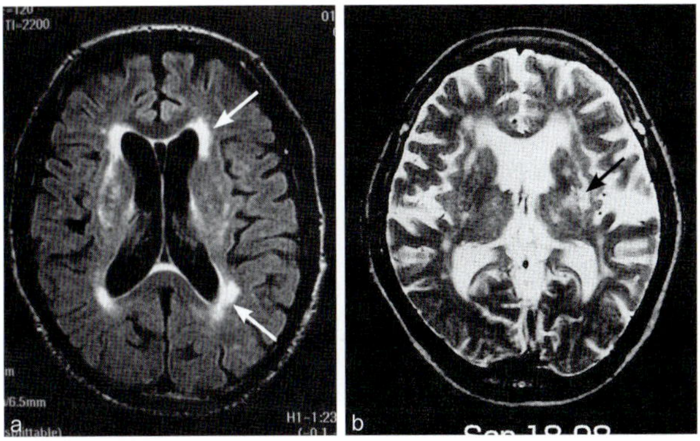


図3 大脳白質病変のFLAIR画像
大脳白質病変は，T2強調画像，Fluid-attenuated inversion recovery（FLAIR）画像ないしプロトン密度画像で大脳白質の高信号域病変として認められる．その局在および性状より，脳室に接して認められるPeriventricular hyperintensity（PVH，a）と脳室より離れて存在するDeep and subcortical white matter hyperintensity（DSWMH，b）とに分類される．

## 3. 未破裂脳動脈瘤 表3

MRAにおける異常所見は，90%以上が頭蓋内動脈狭窄と脳動脈瘤およびその疑いで占められる．動脈瘤の部位は，内頸動脈が60%で最も多く，大きさは5mm未満が87%であった．脳ドック学会が全国の脳ドック施設を対象に行ったアンケート調査によれば，脳ドック受診者における動脈瘤の発見率は平均約3%であった[1,5]．脳動脈瘤の発見率は高齢者ほど高くなり，また，くも膜下出血の家族歴を有する群においても高いことが知られている．

## 4. 無症候性主幹動脈狭窄および閉塞 表3

MRAにおける頭蓋内主幹動脈の50%以上の狭窄は，全受診者の約3%に認められ，内頸動脈に最も多くみられた．脳動脈狭窄におけるMRAのsensitivityは，脳血管造影と比較すると乱流などによるアーチファクトの影響を受けやすく，狭窄病変を過大評価する傾向がみられるため，病変の判定には注意が必要である．

表3 MRA 所見

対象　3780 例（男性 2417 例，女性 1363 例，平均年齢 55±10 歳）

| MRA 所見 | 例数 | 頻度 |
|---|---|---|
| 病変を認めた例の総数 | 306 | 8.1% |
| 脳動脈瘤およびその疑い | 161 | 4.3% |
| 部位：内頸動脈 | 98 | 61% |
| 中大脳動脈 | 27 | 17% |
| 前大脳動脈 | 24 | 15% |
| 脳底動脈 | 14 | 9% |
| 大きさ：3mm 未満 | 77 | 47.8% |
| 3〜4mm | 76 | 47.2% |
| 5mm 以上 | 21 | 13% |
| 頭蓋内主幹動脈狭窄 | 129 | 3.4% |
| 部位：内頸動脈 | 83 | 2.2% |
| 中大脳動脈 | 40 | 1.1% |
| 椎骨脳底動脈 | 3 | 0.1% |
| 先天性異常血管吻合 | 13 | 0.3% |
| Megadolicobasilar artery | 8 | 0.2% |

また，超音波断層法（B-mode 法）にて頸部頸動脈を評価した成績では，脳ドック受診者の 21%に限局性の動脈硬化性病変（plaque）もしくは内中膜厚 intima-medima thickness（IMT）≧1.1 mm の肥厚が認められた．しかし，病変部位の最大狭窄率をみると，＜25%狭窄の例が 84%を占め，≧50%狭窄の例は 6%に過ぎなかった．

## 5. 無症候性脳腫瘍および無症候性脳血管奇形 表2

脳ドックで発見される脳腫瘍は，髄膜腫と下垂体腫瘍が多く，膠芽腫などの悪性度の高い腫瘍がみつかる機会はまれである．また，脳血管奇形についても脳腫瘍と同程度に検出され，我々の成績ではその中の 68%が海綿状血管腫であった．

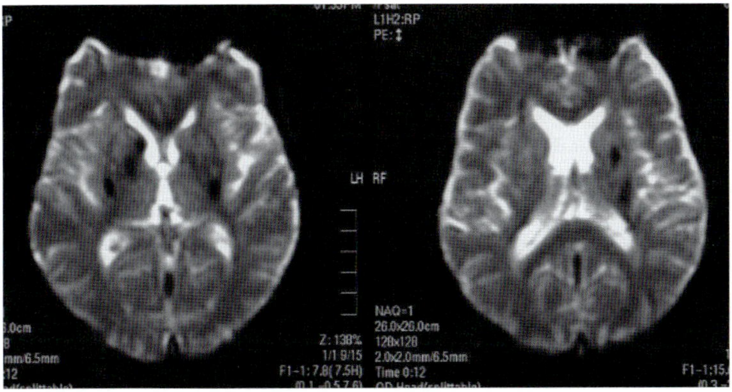

図 4 T2*強調画像で認められた microbleeds（MBs）
64 歳男性，高血圧を有する例．脳卒中の既往はない．Gradient-T2*強調画像において，両側の基底核に多発性の低信号（MBs）が認められた．

## 6. 無症候性脳出血（microbleeds：MBs）図 4

通常の T1，T2 強調画像で検出される無症候性脳出血はきわめてまれである．しかし，磁性体に鋭敏な gradient-echo 法を用いた T2*強調画像を用いると，健常者においてもしばしば検出されることが報告されており，我々の検討では脳ドック受診者の 2.2％に認められた．本病変は年齢，高血圧と関連し，無症候性脳梗塞および白質病変と共存する例が多い[7]．

## 7. 軽度認知障害（mild cognitive impairment：MCI）および認知症

近年の高齢者人口の増大は高齢の人間ドック・脳ドック受診者の増加を生み，両ドックにおいても認知症のスクリーニングの必要性を飛躍的に増大させた．したがって，脳ドックの問診・検査対象には従来のような無症候性脳血管障害のみならず，認知症の簡単な検査も必須である[1]．

2020 年 4 月から厚生労働省の指導で全国の後期高齢者医療広域連合，市町村などで後期高齢者の保健事業に関して表 4 に示す新しい質問表が提示された[8]．しかしこの質問表に追加された認知症に関する質問は項目 10，11

表4 質問表の内容について

| 類型名 | No | 質問文 | 回答 |
|---|---|---|---|
| 健康状態 | 1 | あなたの現在の健康状態はいかがですか | ①よい ②まあよい ③ふつう ④あまりよくない ⑤よくない |
| 心の健康状態 | 2 | 毎日の生活に満足していますか | ①満足 ②やや満足 ③やや不満 ④不満 |
| 食習慣 | 3 | 1日3食きちんと食べていますか | ①はい ②いいえ |
| 口腔機能 | 4 | 半年前に比べて固いものが食べにくくなりましたか ※さきいか, たくあんなど | ①はい ②いいえ |
| | 5 | お茶や汁物等でむせることがありますか | ①はい ②いいえ |
| 体重変化 | 6 | 6カ月間で2～3kg以上の体重減少がありましたか | ①はい ②いいえ |
| 運動・転倒 | 7 | 以前に比べて歩く速度が遅くなってきたと思いますか | ①はい ②いいえ |
| | 8 | この1年間に転んだことがありますか | ①はい ②いいえ |
| | 9 | ウォーキング等の運動を週に1回以上していますか | ①はい ②いいえ |
| 認知機能 | 10 | 周りの人から「いつも同じことを聞く」などの物忘れがあると言われていますか | ①はい ②いいえ |
| | 11 | 今日が何月何日かわからない時がありますか | ①はい ②いいえ |
| 喫煙 | 12 | あなたはたばこを吸いますか | ①吸っている ②吸っていない ③やめた |
| 社会参加 | 13 | 週に1回以上は外出していますか | ①はい ②いいえ |
| | 14 | ふだんから家族や友人と付き合いがありますか | ①はい ②いいえ |
| ソーシャルサポート | 15 | 体調が悪いときに, 身近に相談できる人がいますか | ①はい ②いいえ |

(厚生労働省保健局高齢者医療課. 高齢者の特性を踏まえた保険事業ガイドライン第2版. 別添. 後期高齢者の質問票の解説と留意事項[8] より)

の2問の記憶力に関する簡単なものに過ぎない. これらは正常の老化でも十分起こりうることに関する質問で, 認知機能の十分なチェックとは程遠い.

認知機能には, 単に記憶力のみならず, 理解力・注意力・計算力・言語能力・実行機能（計画を立てる, 組織化する, 抽象化する等）等の全てが含まれる.

したがって, 脳ドックでは単にMRIなどによる脳萎縮や脳小血管病の検出のみならず, 認知機能のスクリーニング検査であるMini-Mental State Examination（MMSE）, 改訂版長谷川式簡易知能評価スケール（HRS-R）,

Montreal Cognitive Assessment（MoCA）または日本版 MoCA（MoCA-J）図5[9]などが行われるようになった．しかし対象者の年齢層の相違から，

氏名：
教育年数：　　生年月日：
性別：　　検査実施日：

**視空間 / 実行頸**

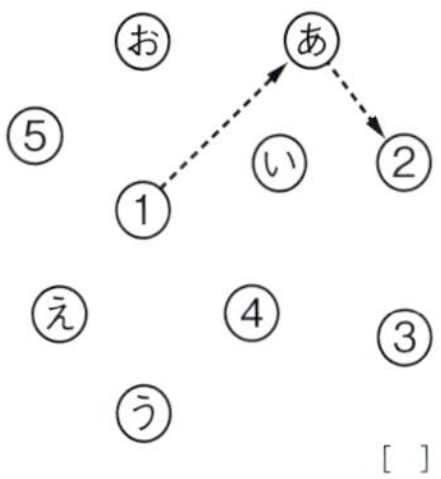


[ ]

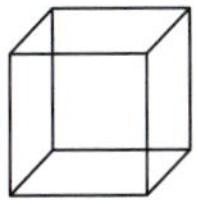

図形模写 [ ]

時計描画（11 時 10 分）（3 点）

[ ] 輪郭　[ ] 数字　[ ] 針　＿/5

**命　名**

[ ]　[ ]　[ ]　＿/3

**記　憶**

単語リストを読み上げ，対象者に復唱するよう求める．2 試行実施する．5 分後に遅延再生を行う．

| | 顔（かお） | 絹（きぬ） | 神社（じんじゃ） | 百合（ゆり） | 赤（あか） |
|---|---|---|---|---|---|
| 第 1 試行 | | | | | |
| 第 2 試行 | | | | | |

配点なし

**注　意**

数唱課題（数字を 1 秒につき 1 つのペースで読み上げる）　順唱[ ] 2 1 8 5 4　逆唱[ ] 7 4 2　＿/2

ひらがなのリストを読み上げる．対象者には“あ”の時に手を叩くよう求める．2 回以上間違えた場合には得点なし．
[ ] きいあうしすああくけこいあきあけえおあああくあしせきああい　＿/1

対象者に 100 から 7 を順に引くよう求める．[ ] 93　[ ] 86　[ ] 79　[ ] 72　[ ] 65
4 問・5 問正答：3 点，2 問・3 問正答：2 点，1 問正答：1 点，正答 0 問：0 点　＿/3

**言　語**

復唱課題　太郎が今日手伝うことしか知りません．[ ]
犬が部屋にいるときは，猫はいつもイスの下にかくれていました．[ ]　＿/2

語想起課題 / 対象者に“か”で始まる言葉を 1 分間に出来るだけ多く挙げるよう求める．[ ]＿＿ 11 個以上で得点　＿/1

**抽象概念**

類似課題　例：ミカン・バナナ＝果物　[ ] 電車・自転車　[ ] ものさし–時計　＿/2

**遅延再生**

| | 顔 | 絹 | 神社 | 百合 | 赤 | | |
|---|---|---|---|---|---|---|---|
| 自由再生（手がかりなし） | [ ] | [ ] | [ ] | [ ] | [ ] | 自由再生のみ得点の対象 | ＿/5 |
| 参考項目　手がかり（カテゴリ） | | | | | | | |
| 参考項目　手がかり（多肢選択） | | | | | | | |

**見当識**

[ ] 年　[ ] 月　[ ] 日　[ ] 曜日　[ ] 市（区・町）　[ ] 場所　＿/6

©Z.Nasreddine MD　Version 7.0　www.mocatest.org　健常 ≧ 25/30　合計得点　＿/30
Administered by: ＿＿＿＿＿＿＿＿＿＿　教育年数 12 年以下なら 1 点追加

検査実施者 ＿＿＿＿＿＿＿＿

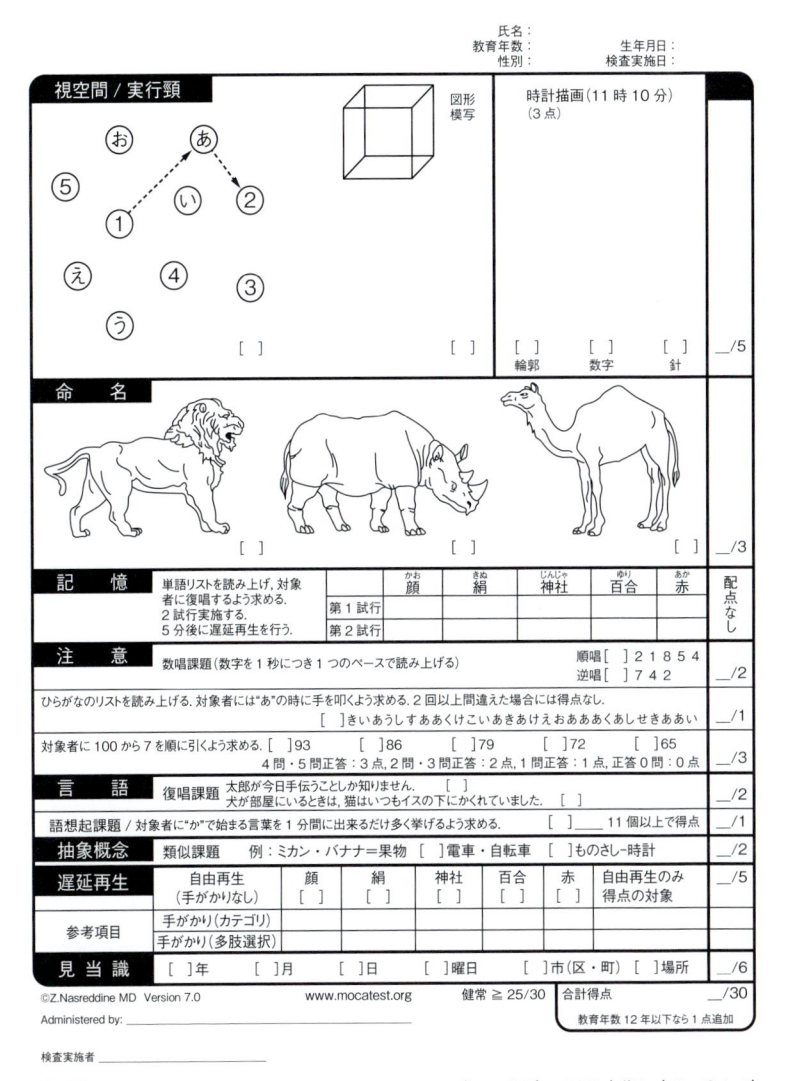

図5 Montreal Cognitive Assessment（MoCA）の日本版（MoCA-J）
（Fujiwara Y, et al. Geriatr Gerontol Int. 2010; 10: 225-32[9] より）

現段階では脳ドック対象者におけるこれら検査の異常発現率はいまだ明らかでない.

認知症の診断基準はいくつかのものが知られるがその1例を表5[10] に示す. しかし例えばMMSEが21〜30点の間 (30点満点) であったり, MoCA-Jが23〜29点の間 (30点満点) であったりして, 表5の認知症のクライテリアの一部のみしか示さない症例も少なくない. これが軽度認知障害 (MCI) とよばれる一群である. これは健常者と認知症の境界状態という意味と, 将来認知症に移行する前段階という2つの意味で現在は使用されている. 罹患率は65歳以上の10〜20%とも言われるが, 不明な点もまだ多く, 認知症への移行は1年で5〜10%という報告もある.

参考のため, 当初健忘性MCIを提唱したPetersonのクライテリアを

**表5 DSM-5による認知症 (major cognitive impairment) の診断基準**

| |
|---|
| A. 1つ以上の認知領域 (複雑性注意, 遂行機能, 学習・記憶, 言語, 知覚・運動, 社会的認知) において, 以前の行為水準と比較し, 有意な認知機能の低下があるという証拠が以下に基づいて存在する.<br>(1) 本人, 本人を良く知る情報提供者, または医療関係者による有意な認知機能の低下があったという報告および,<br>(2) 標準化された神経心理学的または他の定量化された臨床的評価によって記録された実質的な認知行為の障害 |
| B. 毎日の活動において, 認知障害が自立を阻害している (例えば, 請求書の支払いや内服薬の管理などの複雑な手段的日常生活動作に援助を必要とする). |
| C. その認知障害は, せん妄の状況のみで起こるものではない. |
| D. その認知障害は, うつ病, 統合失調症などの, 他の精神疾患によって説明できない. |

(日本精神神経学会, 日本語版用語監修. 高橋三郎, 大野 裕, 監訳. DSM-5-TR 精神疾患の診断・統計マニュアル. 東京: 医学書院; 2023. p.660)

**表6 Petersonによる健忘性MCIの診断基準**

| |
|---|
| ・本人または介護者 (家族) からみた記憶低下の訴え |
| ・同年齢の方や教育年数に比し記憶低下がある |
| ・全般的な認知機能は保たれている |
| ・日常生活は問題ない |
| ・明らかな認知症ではない |

(Peterson RC. Lancet. 2006; 367: 1979[11] より)

表6に示す[11]．いずれにしても，MCIないし認知症の疑いのある受診者は「経過を見ましょう」などと言わず，最近は試みるべき新薬も開発されているので，早期に専門医に紹介すべきである．

## C 脳ドックでみつかる所見の対応

### 1．無症候性血管障害への対応

脳ドック受診時のMRI所見と脳ドック受診後の脳卒中の発症との関係について検討した図6ところ，無症候性脳梗塞を認めた群は心房細動の保有群に次いで脳卒中の発症率が高値であった．本病変が将来の脳卒中の発症予知因子であることはほぼ確立されており，無症候性脳梗塞を認めた場合には，その危険因子に対する治療が必須と思われる．また，PVHおよび癒合性のDSWMHについては，脳卒中の予知因子となりうる他，認知機能の低下との関連が指摘されている．特に高度の白質病変を認める場合は，認知症

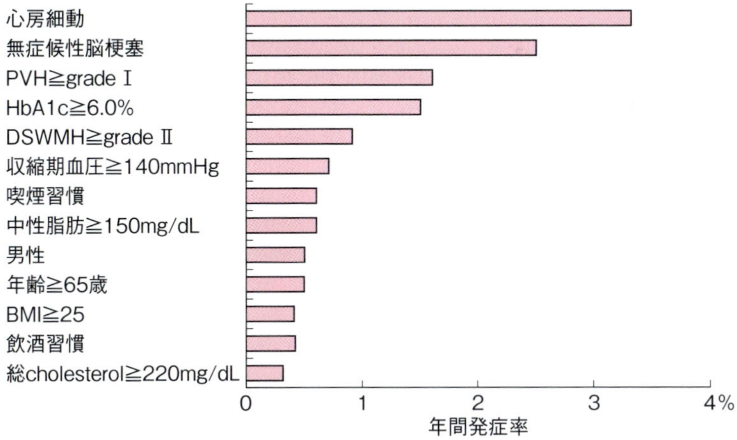


図6 脳ドック受診時の異常所見と脳卒中発症率
脳ドック受診者2144例（55±10歳，平均観察期間38±20ヵ月）において検討[5,6]した結果，最も脳卒中の発症率が高い群は心房細動を有する例であり，次いで無症候性脳梗塞，PVHの順であった．

の予防の観点からも血圧のコントロールが重要である．

一方，無症候性脳梗塞や白質病変に対する抗血小板療法の可否に関しては結論が出ていない[2~4]．多くの前向き研究において脳卒中を発症した例に出血性脳卒中が含まれていたことや，これらの病変が脳内出血のマーカーとされるMBsと共存するケースが多いことなどを考えると，主幹動脈に狭窄性病変を有する，あるいは虚血性心疾患を合併する場合や多数のリスクファクターをもつ症例等を除いては抗血小板薬の投与に慎重であるべきであろう．

未破裂脳動脈瘤がくも膜下出血を発症する頻度（破裂率）は，報告により0.05～2.0％/年と幅があるが，破裂のリスクを推定する上で動脈瘤のサイズ，部位，形状などを考慮すべきである．本病変については，予防的手術および放置した場合の破裂リスクについてのインフォームド・コンセントが不可欠であることから，早めに脳外科ないし血管内治療の専門医に相談することが望ましい．

無症候の主幹動脈狭窄については，欧米の大規模な研究[12]によれば，無症候の60％以上の狭窄を有する群から脳卒中イベントが年間2％以上発生した．また，我々の検討においても頸動脈超音波における頭蓋外頸動脈狭窄，MRA上の頭蓋内主幹動脈狭窄は，いずれも虚血性脳卒中の独立した予知因子であった．狭窄が軽度であれば危険因子に対しての治療を優先し，狭窄が高度の例では抗血小板薬による治療を第一に考え，必要に応じて予防的手術も検討すべきである．

脳腫瘍および脳血管奇形は，その悪性度，大きさ，部位によって治療方針は異なる．すでに述べたように脳ドックで発見される腫瘍は良性が多く，直ちに外科的治療の適応になるとは限らないが，治療方針の決定は観察期間の設定を含めて慎重に行う必要がある．

## 2. MCIないし初期認知症への対応

MCIないしはすでに認知症初期と思われる患者に対しては，まず受診者に恐怖感を持たれないように穏やかな説明が必要である．場合によっては，家族への丁寧な説明も必要となる．

表7 MCI・認知症の危険因子

| |
|---|
| 遺伝 |
| 加齢 |
| 高血圧・心房細動 |
| 脂質異常症 |
| 糖尿病 |
| 過度の飲酒 |
| 喫煙 |
| 過度の睡眠不足と精神安定薬・睡眠薬の過剰摂取 |
| 頭部外傷 |
| 腎機能障害 |
| 肝機能障害 |
| 甲状腺機能低下 |
| 生きがいのない生活 |
| 運動不足 |
| その他（脳変性疾患・感染症後遺症など） |

MCIの段階では先述したように1年間で認知症に進行するのは10〜15%という報告もあるが，著者らの経験ではもう少し高値かもしれない．しかしMCIから認知機能が改善された例の報告もあり，また著者自身の経験も多数ある．

認知障害には表7に示すような危険因子・予知因子があり，特に生活習慣病に代表される危険因子の治療・生活環境の整備はすぐに開始したい．

そして何よりもMCIないし初期認知症と考えられる患者には診断確定・病型診断・治療のために早期の専門医受診を勧告すべきである．ドック施設で経過観察を長く続けるのは得策とは言えない．

## おわりに

すでに述べたように，脳ドックでみつかった無症候性脳血管病変や認知機能障害については，その病変のリスクと治療方法の侵襲性や受診者の年齢などを考慮した上で，慎重に方針を決める必要がある．上述のガイドライン[1]では，脳ドック受診時と結果説明に際して適切なインフォームド・コンセントが必須としており，それが確実に実践されることにより本検診がさらに意義深いものになろう.

## ■文献

1) 脳ドック新ガイドライン2019改訂委員会, 編. 日本脳ドック学会. 脳ドックのガイドライン2019 (改訂第5版). 札幌: 響文社, 2019.
2) 脳卒中合同ガイドライン委員会. 篠原幸人, 小川　彰, 鈴木則宏, 他編. 脳卒中治療ガイドライン2009. 東京: 協和企画; 2009.
3) 日本脳卒中学会脳卒中ガイドライン委員会. 脳卒中治療ガイドライン2019. 東京: 協和企画; 2019.
4) 日本脳卒中学会 脳卒中ガイドライン委員会. 脳卒中治療ガイドライン2021. 東京: 協和企画: 2021.
5) 篠原幸人. 脳検診 (脳ドック) の意義と現状. 日内会誌. 1997; 86: 787-91.
6) 高橋若生. 脳ドックでみつかる異常. ―その頻度と対応―. 臨床成人病. 2001; 31: 1609-16.
7) 高橋若生, 大貫知英, 井出　満. 他. 無症候性脳内微小出血陽性例の臨床的特徴. 脳卒中. 2004; 26: 367-3.
8) 厚生労働省保健局高齢者医療課. 高齢者の特性を踏まえた保険事業ガイドライン第2版. 別添. 後期高齢者の質問票の解説と留意事項. https://www.mhlw.go.jp/stf/shingi2/0000204952_00001.html. 2018.
9) Fujiwara Y, Suzuki H, Yasunaga M, et al. Brief screening tool for mild cognitive impairment in older Japanese: validation of the Japanese version of the Montreal Cognitive Assessment. Geriatr Gerontol Int. 2010; 10: 225-32.
10) American Psychiatric Association. Diagnostic and Statistical manual of Mental Disorders. 5th edition (DSM-5). Washington DC: American Psychiatric Publishing; 2013.
11) Peterson RC. Mild cognitive impairment. Lancet. 2006; 367: 1979.
12) Executive Committee for the Asymptomatic Carotid Atherosclerosis Study: Endarterectomy for asymptomatic carotid artery stenosis. JAMA. 1995; 273: 1421-8.

〈篠原幸人〉

# 21 骨密度検査

骨粗鬆症患者数は女性 980 万人，男性 300 万人，合計 1,280 万人で，治療患者数は 200 万人で約 8 割の症例は未治療であると推定されている．

骨粗鬆症は，脆弱性骨折の主要原因であり，骨折すると日常生活が大きく障害され介護の必要性が高まり，生命予後にも悪影響を及ぼす．このため骨粗鬆症とその予備軍を早期に発見し骨折予防に介入するために骨粗鬆症検診が必要である．

骨密度検査は骨粗鬆症診断の主たる検査法で治療の評価にも活用される．

骨はカルシウムとリン酸の結晶からなる骨塩と構造学的な骨質やコラーゲンなどの材質学的骨質により形成される．「骨量（bone mass）測定」は，骨質と骨塩を併せた量の測定を意味する．しかし，臨床で非侵襲的に骨質を測定することは困難で，骨密度検査は骨塩量（bone mineral content：BMC）のみを測定している．そして，骨サイズの影響を排除するために，骨塩量を面積（DXA の場合）で除した値が骨密度（bone mineral density：BMD）である．

なお，超音波法（quantitative ultrasound：QUS）では骨密度を反映する SOS（超音波伝播速度）などの指標が得られる．通常「骨量測定」というときには，骨密度測定と超音波法の両方を指す[1)]．

骨密度は，骨吸収の亢進により骨密度値が低下する．石灰化度の低下，微細構造の破綻による骨密度の減少は，骨の新陳代謝機構（骨リモデリング）の亢進に強く依存している．

骨リモデリングは，古くなった骨が吸収され，吸収された部位に新しい骨が形成されて入れ替わることを繰り返して骨量を維持する一連のサイクルをいう．

骨粗鬆症は骨密度の低下と海綿骨の骨量構造の異常，皮質骨の多孔化，コラーゲン架橋の過剰老化により骨強度が低下する疾患であり，2000年の米国国立衛生研究所（NIH）コンセンサス会議で「骨強度の低下を特徴とし，骨折のリスクが増大した骨格疾患」と定義された．

骨密度は骨強度の70%を評価でき，残りの30%の骨強度は骨質により説明できる．

骨質は，骨リモデリングに制御される「構造学的な骨質」と，骨リモデリングとは独立した機序で酸化や糖化により制御される「材質学的な骨質」に分けられる[2]．

骨密度検査が重要である骨粗鬆症検診と検診後のフォローアップについて，A. 骨粗鬆症検診の目的，B. 骨粗鬆症検診に必要な項目，C. 骨密度検査の異常と対応，D. 骨粗鬆性骨折の予防についてそれぞれ記述する．

## A 骨粗鬆症検診の目的

健康増進法を根拠にした骨粗鬆症検診では骨粗鬆症とその予備軍の早期発見のために骨密度（BMD）検査と骨折リスク因子の評価が必要である．

閉経前の低骨密度の女性，閉経後に急速に骨密度が減少する女性と70歳以上の低骨密度の男性を的確に抽出し，脆弱性骨折を予防しQOLを維持向上するために骨粗鬆症および予備軍を早期に発見し介入することが骨粗鬆症検診の目的である．

骨粗鬆症検診は無症状の段階で，骨折のリスクの高い受診者をスクリーニングし，骨量測定部位として末梢骨が汎用されることをふまえて，骨量測定の結果から，要精検，要指導，異常なしに判定する．「要精検」「要指導」と判定されたものに対して，医療面接を行い既存骨折の有無と，低体重・身長低下・脊柱変形などの身体所見を把握する．骨粗鬆症の診断は骨密度値に加え，X線写真による既存椎体骨折の評価，骨折危険因子の評価，骨代謝マーカー値により続発性骨粗鬆症と骨粗鬆症類縁疾患を鑑別したうえで原発性骨粗鬆症を診断する．骨粗鬆症の治療はまず身体活動と栄養の指導（二次予防）を行い，必要な場合は原発性骨粗鬆症の薬物治療開始基準（図5 参照）[3] に沿って薬物療法（三次予防）を行う．

## B 骨粗鬆症検診に必要な項目

### 1. 医療面接（骨粗鬆症による既存骨折と骨折危険因子の把握）

骨粗鬆症は種々の因子が複雑に関与し発症すると考えられ，多様な危険因子が把握されている．危険因子は生来備わっていて変えることが不可能なものと，生活習慣にかかわる危険因子で改善することが可能なものがある 表1 [3]．

医療面接は骨折の既往と骨折の危険因子を含めた骨粗鬆症の危険因子を把握するために必要で，問診は容易に理解でき短時間で記載できる簡素なものが適当である．医療面接で得られた脆弱性骨折の既往と骨折危険因子の有無は骨粗鬆症の予防・診断・薬物療法開始のために利用される．

WHO は，骨密度あるいは脆弱性骨折の危険因子による骨折リスク評価

表1 低骨量の危険因子と骨粗鬆症に伴う骨折の危険因子

| 低骨量の危険因子 | | 骨粗鬆症に伴う骨折の危険因子 |
|---|---|---|
| 除去できない危険因子 | 除去できる危険因子 | |
| 加齢<br>性（女性）<br>人種<br>家族歴<br>遅い初潮<br>早期閉経<br>過去の骨折 | カルシウム不足<br>ビタミンD不足<br>ビタミンK不足<br>リンの過剰摂取<br>食塩の過剰摂取<br>極端な食事制限（ダイエット）<br>運動不足<br>日照不足<br>喫煙<br>過度の飲酒<br>多量のコーヒー | 低骨量<br>既存骨折<br>高年齢<br>やせ<br>現在の喫煙<br>過度の飲酒<br>ステロイド服用<br>両親の大腿骨頸部骨折の既往<br>関節リウマチの罹患<br>骨吸収マーカーの高値<br>転倒<br>認知症や脳神経疾患の合併<br>運動機能障害や視力障害の合併<br>睡眠薬や血圧降下薬の服用 |

（骨粗鬆症の予防と治療ガイドライン作成委員会，編．骨粗鬆症の予防と治療ガイドライン 2015 年版．東京: ライフサイエンス出版[3] より改変）

ツール fracture risk assessment tool（FRAX）を作成し，将来10年間の主要な骨粗鬆症性骨折と大腿骨近位部骨折の骨折発生率（%）を算出し，リスクの高い症例には早期からの治療介入の必要性を提唱している．危険因子は年齢，性，身長，体重，大腿骨近位部骨密度〔骨密度が測定できない場合BMI（body mass index）〕，50歳以降の既存骨折，現在の喫煙（喫煙者は非喫煙者と比較してすべての部位の骨密度が有意に低値である[4]），過度のアルコール飲酒〔1日3単位（1単位：エタノール8〜10g）以上〕，ステロイド薬服用，両親の大腿骨近位部骨折歴，関節リウマチ，続発性骨粗鬆症の有無の12項目である．FRAXは世界の多くの集団でその妥当性が評価されているツールであるが，2型糖尿病，CKD（慢性腎臓病），COPD（慢性閉塞性肺疾患）の骨折リスクは過小評価している可能性がある[4]．原発性骨粗鬆症の薬物治療開始基準[3]において，脆弱性骨折〔大腿骨近位部骨折，椎体骨折，橈骨遠位端骨折，上腕骨近位部骨折，骨盤（恥骨，坐骨，仙骨を含む）骨折，下腿骨折，肋骨骨折〕がない場合で，BMDがYAM（young adult mean）の70%以上80%未満の場合，FRAXの10年間の主要骨粗鬆症性骨折発生率15%以上を薬物療法開始基準とし，75歳未満を対象とすることになった．骨密度検査をしなくても骨折リスクの算出が可能であるためスクリーニングに広く応用できるものと期待されている[5]．

## 2. 骨密度検査（骨量測定）

骨量は骨塩（ハイドロキシアパタイト）と構造学的な骨質やコラーゲンなどの材質学的骨質を合わせたものである．骨密度は骨塩量を骨の面積（dual energy X-ray absorptiometry：DXAの場合）で除した値である．骨密度検査は骨粗鬆症の検診・診断と治療効果の客観的評価のために開発された．

骨粗鬆症の診断における骨密度検査は，二重エネルギーX線を骨に当てて減衰量から計測するDXA法がゴールドスタンダードとされている．他の骨密度測定法にはX線画像の濃淡や皮質骨の幅から骨密度を評価するRA（radiographic absorptiometry）法がある．RA法には第2中手骨を用いるMD（microdensitometry）法，CXD（computed X-ray densitometry）法，

DIP（digital image processing）法がある．骨量測定として超音波を骨に当て伝導速度や減衰率から計測する超音波法（quantitative ultrasound：QUS）がある．

骨粗鬆症検診における骨量測定部位は橈骨遠位端，踵骨，中手骨が多く，骨量測定方法はDXA法，QUS法，RA（MD，CXD，DIP）法の活用が多い．骨密度（骨量）は，性別，測定部位別，機種別にカットオフ値が異なり，診断基準で定められたカットオフ値に従って行う．

原発性骨粗鬆症の診断基準（2012年度改訂版）では，骨密度測定値は原則として早期の骨粗鬆症がわかりやすい腰椎と大腿骨近位部の骨密度とし，高齢者において脊椎変形などのために腰椎骨密度の測定が適当でないと判断される場合には大腿骨頸部骨密度とする．これらの測定が困難な場合はDXA法による橈骨遠位1/3骨幹部の骨密度か，第2中手骨のX線画像の骨濃度を計測するRA（CXD，DIP）法で，この場合は%値のみ使用する[6]．

骨密度の測定法の違いにより診断が一致しない場合は，ある骨で骨密度が減っていれば骨粗鬆症であり，他の骨で減っていないからといって骨粗鬆症を否定しないのが実際的な骨粗鬆診断である．

わが国の骨粗鬆症検診では，放射線被曝のない踵骨の超音波法（QUS）が多く用いられ，他に第2中手骨を用いるRA（CXD，DIP）法，前腕骨遠位端の二重エネルギーX線吸収測定法（DXA法）が使用されている．

骨密度検査は骨粗鬆症性脆弱性骨折のリスク予知に役立つが，骨密度検査だけで骨折の発症は必ずしも予見できない．骨密度が高くても骨折は起こり得る．なぜなら骨強度は骨密度と骨質の2つの要因から構成され，骨強度の低下により発生する脆弱性骨折は骨密度と骨質の両方の要因が関与しているからである．また，転倒は骨強度の低下に依存しない骨折危険因子であり，転倒リスクを評価する転倒スコアなどによる予防介入が重要である[7]．

## 3．X線検査

骨密度が若年成人（20～44歳）平均値であるYAM値の80%未満で肋骨，骨盤（恥骨，坐骨，仙骨を含む），上腕骨近位部，橈骨遠位端，下腿骨に非外傷性骨折を認めた場合，脆弱性骨折ありと判定し続発性骨粗鬆症を否定できたときに原発性骨粗鬆症と診断する．また椎体骨折または大腿骨近位部骨折があり続発性骨粗鬆症を否定できたときは骨密度と関係なく原発性骨粗鬆症と診断する[6]．このため，脆弱性骨折の頻度が最も多い胸椎・腰椎の正面・側面のX線検査と椎体骨折と他の部位の脆弱性骨折の読影が必要である．

胸椎と腰椎の側面X線写真による椎体骨折の判定は，定量的評価法（quantitative measurement：QM法）と半定量評価法（semiquantitative method：SQ法）のいずれかの方法で行う．

定量的評価法（QM法）による椎体骨折の判定は，胸・腰椎の側面X線像の椎体前縁高（A），中央高（C）と後縁高（P）を計測して椎体変形を評価する 図1 ．C/A，C/Pのいずれかが0.8未満，またはA/Pが0.75未満の場合，扁平椎では判定椎体の上位・下位椎体のA・C・Pよりおのおの20%以上の減少を脊椎椎体骨折と判定する．この方法は椎体変形の程度から一時点における既存骨折（prevalent fracture）の有無の評価に有用である．新規骨折（incident fracture）は2つの時点におけるX線写真の比較により判定される骨折に対して用い，椎体高〔前縁高（A），中央高（C），後縁高（P）のいずれか〕が15%以上減少かつ4mm以上減少した場合に判定する．

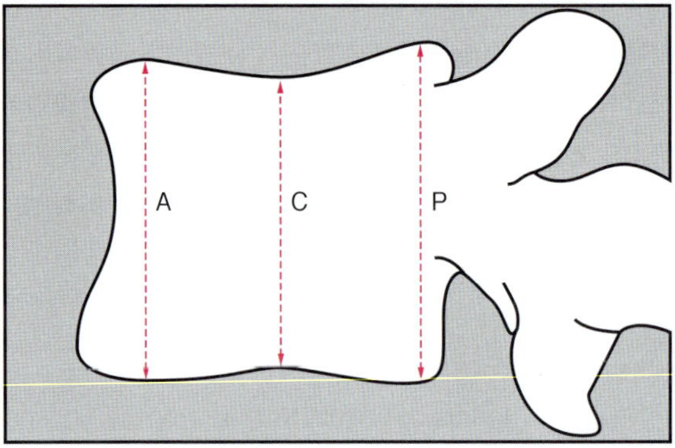


図1 椎体骨折の判定に用いる椎体高の計測

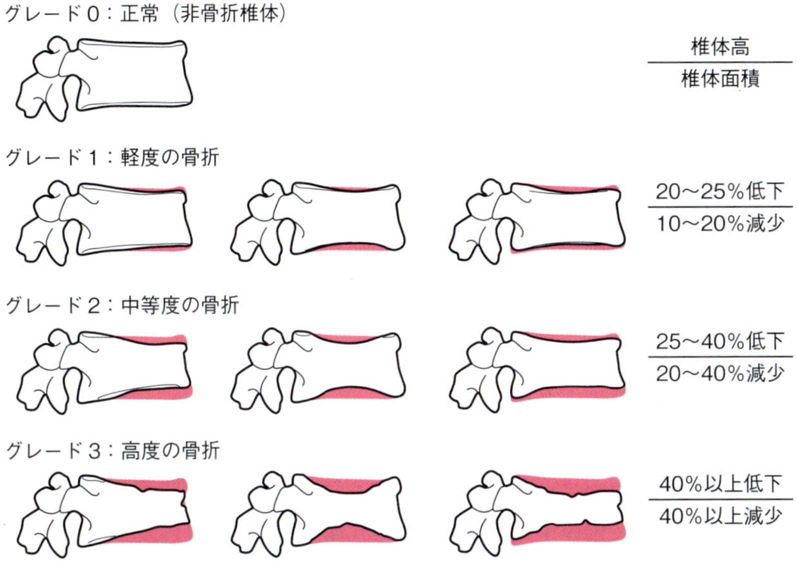


**図2　推体変形の半定量的評価法**
(Genant HK, et al. J Bone Miner Res. 1993: 8: 1137-48. 骨粗鬆症の予防と治療ガイドライン作成委員会, 編. 骨粗鬆症の予防と治療ガイドライン 2015 年版. 東京: ライフサイエンス出版; 2015[3] より作成)

QM 法の判定に必要な各椎体 6 点の初期計測ポインティングを AI が自動設定し，胸椎 12 椎体，腰椎 5 椎体の QM スコア値を表示するシステムが開発され利用できるようになった．

半定量評価法（SQ 法）は，計測は行わずに胸・腰椎の側面 X 線写真の目視により，椎体変形の程度を，正常状態（グレード 0）を基準にして，軽度の骨折（グレード 1），中等度の骨折（グレード 2）と高度の骨折（グレード 3）に分類する 図2 ．

椎体骨折の 2/3 は無症候性であるため，椎体骨折は疼痛を伴う臨床骨折(clinical fracture）と，臨床症状の有無とは無関係に判定される形態骨折(morphometric fracture）に区別する[3]．

## 4. 骨代謝マーカー

骨代謝マーカーは，日々の骨代謝状態を適確に表現し動的指標としての有用性が高い．骨代謝マーカーの高値は骨代謝回転の亢進を意味し，将来の骨密度低下の予測因子である．また，骨代謝マーカーの高値は年齢，骨密度，既存骨折とは独立した骨折予測因子である．骨代謝マーカーは将来の骨密度の変化を予測するが，骨密度の代用とはならない．

骨代謝マーカーが高値を示す場合は，原発性骨粗鬆症以外に続発性骨粗鬆症の原因となる甲状腺機能亢進症，副甲状腺機能亢進症，糖尿病，関節リウマチ，腎不全，慢性閉塞性肺疾患や骨粗鬆症類縁疾患の多発性骨髄腫，悪性腫瘍の骨転移の鑑別が必要である．

骨代謝マーカーには，血清で測定する骨形成マーカーと血清あるいは尿で測定する骨吸収マーカーと血清で測定する骨マトリックス関連マーカーがある．採血・採尿で配慮すべきことは，骨代謝マーカーは日内変動があり，朝に高く，午後に低下することである．日本人の基準値は早朝空腹時に採血・採尿した検体によるもので尿中マーカーの測定には朝食抜きの検体採取（早朝/第二尿）が勧められる．血清 CTX（Ⅰ型コラーゲン架橋 C－テロペプチド）は食事の影響を受けるので，早朝空腹時の検体採取が原則であるが，BAP（骨型アルカリホスファターゼ），PINP（Ⅰ型プロコラーゲン -N- プロペプチド），TRACP-5b（酒石酸抵抗性酸ホスファターゼ 5b）などの血清マーカーは有意な日内変動は見られない．

健康保険の適応になっている骨代謝マーカーとして，骨形成マーカーでは血清骨型アルカリホスファターゼ（BAP），血清 P1NP があり，骨吸収マーカーでは血清 NTX（Ⅰ型コラーゲン架橋 N- テロペプチド），血清 CTX，尿 NTX，尿 CTX，尿遊離型 DPD（デオキシピリジノリン），血清 TRACP-5b，骨マトリックス関連マーカーでは血清低カルボキシル化オステオカルシン（ucOC）がある．健康保険の適応ではないが，骨質の材質劣化におけるコラーゲンの架橋の過剰老化状態を捉え得る血漿ホモシステイン，尿・血漿ペントシジン，カルボキシメチルリジンが骨密度のみでは評価しきれない骨質の低下に起因する骨折リスクを予測できる骨マトリックス関連バイオマーカーになる可能性が報告されている[2]. 尿ペントシジンは, 既存骨折の存在と良い相関を示し, 骨密度の高低にかかわらず, 骨折例で高値を示すため, 骨粗鬆症の骨折リスク評価に有用である可能性がある[8].

P1NP と sCTX の 2 つの骨代謝マーカーによる骨折予測のメタ解析によると, 骨折リスクは P1NP の 1SD 低下あたり 1.23 倍, sCTX では 1.18 倍であった. 骨折リスクの予測力は小さいものの有意であった[9].

## 5. 血液・尿検査

血液・尿検査は続発性骨粗鬆症と骨粗鬆症類縁疾患を除外し, 原発性骨粗鬆症の確定診断に必要である. 原発性骨粗鬆症では血清カルシウム・リン値は基準値内で, アルカリホスファターゼ (ALP) は基準値内か軽度上昇する. 高 Ca 血症を認めた場合は, 副甲状腺機能亢進症や悪性腫瘍を鑑別する.

骨の強度の約 30%に関与する骨質の劣化は, 骨梁の骨微細構造の変化, コラーゲンの劣化とコラーゲン架橋の老化〔酸化や糖化によって誘導される終末糖化産物 (advanced glycation and products: AGEs)〕, 微細損傷の蓄積, ハイドロキシアパタイトの結晶度性状などの因子からなる.

骨質の因子であるコラーゲンは, 加齢に伴い酸化ストレスや糖化反応によってコラーゲン架橋の病的老化が進み, コラーゲン架橋はしなやかさを失い硬くて脆い状態へ変化し骨の脆弱性をもたらす. コラーゲン架橋の病的老化による骨折予測マーカーとして血中もしくは尿中ペントシジンや血中ホモシステイン測定が有用であるとのエビデンスが集積されている[4].

糖尿病, 慢性腎臓病, 慢性閉塞性肺疾患, 肥満症, メタボリックシンドローム, 脂質異常症, 高血圧, 動脈硬化症などの生活習慣病を伴う骨粗鬆症は, 高い骨密度でも骨折が発症しやすい骨質劣化型骨粗鬆症であることが認識されている[4].

## 6. 身体所見

骨粗鬆症の診断において身長低下, 脊柱変形, 歯の減少, 易転倒性などの骨折リスクの高い者に骨密度検査を行い, 骨折リスクの低い者の骨密度検査を回避することが必要である.

小柄で痩せていることと低骨密度は関連する. また, 閉経後3年間で2 cm以上3cm以下の身長短縮は, 椎体骨折のリスクがオッズ比13.5倍, 4cm以上では20.6倍になると報告されている[10]. このため, 閉経後の身長低下や脊柱変形や腰背部痛で身体活動が制限される者には, 積極的に骨密度検査や胸腰椎のX線検査を行うことが推奨される.

## C 骨密度検査の異常と対策

### 1. 原発性骨粗鬆症の診断基準

骨粗鬆症の診断は, 個々の年齢を考慮せず, どの年代でも同一の基準で行い, 低骨量をきたす骨粗鬆症以外の疾患または続発性骨粗鬆症の除外診断をしたうえで行う. 椎体骨折または大腿骨近位部骨折があれば骨密度と関係なく原発性骨粗鬆症と診断する. 脆弱性骨折を認めない場合, 骨密度値がYAMの70%以下またはTスコア−2.5以下で原発性骨粗鬆症と診断する. また骨密度値がYAMの80%未満で, 肋骨, 骨盤 (恥骨, 坐骨, 仙骨を含む), 上腕骨近位部, 橈骨遠位端, 下腿骨などの脆弱性骨折があった場合は原発性骨粗鬆症と診断する[6].

### 2. 骨粗鬆症検診における要精検者と要指導者の選定

骨粗鬆症検診の目的は, 無症状の段階で骨粗鬆症およびその予備軍を発見し, 早期に介入することである. 骨粗鬆症検診ではスクリーニングのために骨量測定が必要である.

わが国で行われている骨粗鬆症検診は, 医療面接と骨量測定の結果から「要精検」,「要指導」,「異常なし」に判定することになっており,「骨粗鬆症」の診断を行っているのではない 図3, 4 .

#### a. 要精検: 精密検査を要するもの

原発性骨粗鬆症の診断基準では骨密度がYAM (若年成人平均値) の70%以下を「骨粗鬆症」と診断するのに対し, 骨粗鬆症検診では骨量測定値が

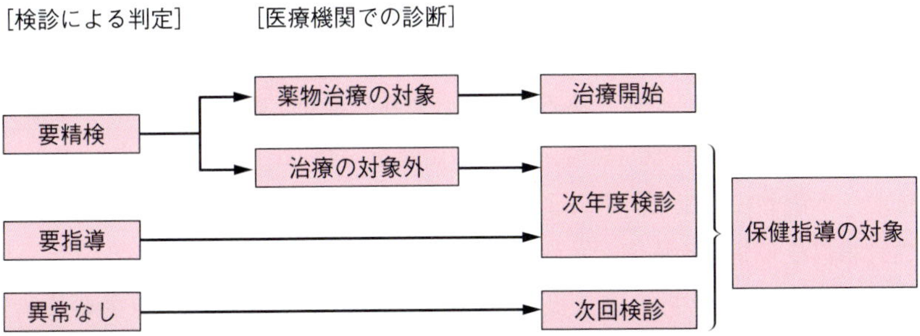


図 3　骨粗鬆症検診の流れと保健指導
(骨粗鬆症財団. 骨粗鬆症検診・保健指導マニュアル第 2 版. 東京: ライフサイエンス出版; 2014[1] より改変)

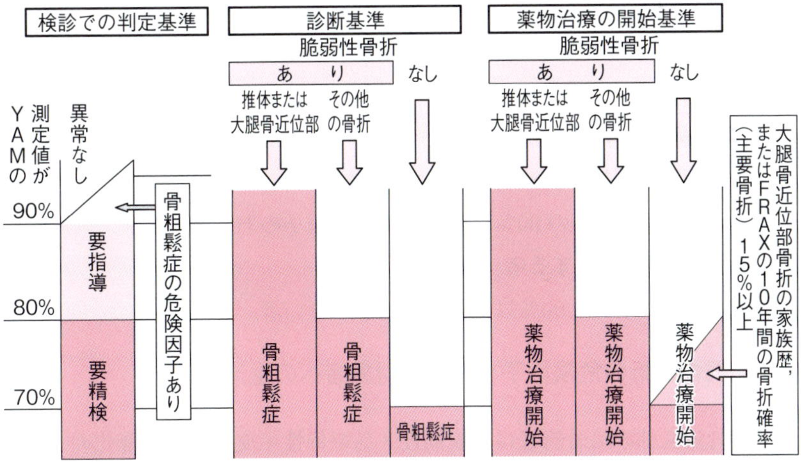


図 4　検診判定基準・診断基準・薬物治療開始基準の関係
(骨粗鬆症財団. 骨粗鬆症検診・保健指導マニュアル第 2 版. 東京: ライフサイエンス出版; 2014 より)

YAM の 80%未満を「要精検」としている.

骨粗鬆症検診では骨折の発生する可能性の高い者をスクリーニングすることを目的としていることや, 骨量測定部位として末梢骨が汎用されることをふまえて, 骨量測定の結果が YAM の 80%未満を「要精検」としている. 大腿骨近位部骨折または椎体骨折の脆弱性骨折の既往がある場合は骨密度値に関係なく原発性骨粗鬆症の薬物治療開始基準に該当する.

80%未満の骨量減少者は,鑑別診断のために問診,理学的所見,画像診断,血液・尿検査が必要である.続発性骨粗鬆症などの低骨量をきたす他の疾患がなく肋骨,骨盤(恥骨,坐骨,仙骨を含む),上腕骨近位部,橈骨遠位端,下腿骨に軽微な外力により発生した脆弱性既存骨折がある場合は原発性骨粗鬆症の薬物治療開始基準に該当する.

大腿骨近位部骨折の家族歴とFRAXの10年間の骨折確率(主要骨折)15%以上のどちらかにあてはまり骨密度値がYAMの70%以上80%未満の骨量減少者は,原発性骨粗鬆症の薬物治療開始基準に該当する[3].

骨密度値がYAMの70%未満の者は,問診,理学的所見,画像診断,血液・尿検査が必要である.続発性骨粗鬆症などの低骨量をきたす疾患がない場合は,原発性骨粗鬆症と診断され脆弱性骨折予防のために骨粗鬆症の薬物治療を開始することが推奨されている 図5 [3].

**b. 要指導:生活指導を要する者**

①骨密度値がYAMの80%以上90%未満の者.

②骨密度値がYAMの90%以上の者で危険因子のある者.

**c. 異常なしと判定する者**

骨密度値がYAMの90%以上で危険因子のない者.

## 3. 脆弱性骨折の危険因子を有する対象者への生活指導

大腿骨近位部の易骨折性は骨脆弱性・易転倒性・皮下脂肪菲薄化の3つのリスク因子からなり,いずれも改善すると骨折率を半減できることがわかった[11].

骨脆弱性を増加させる体質・ライフスタイルにおける危険因子はやせた高齢者,50歳以上で脆弱性骨折の既往のある者,両親のいずれかに大腿骨頸部骨折の既往がある者,現在喫煙中の者,ステロイドホルモンを全身的に投与されたことのある者,アルコールを毎日3単位(1単位:エタノール8〜10g)以上飲んでいる者,関節リウマチに罹患している者であり,大腿骨近位部骨折を起こしやすい[12].


JCOPY 498-01219

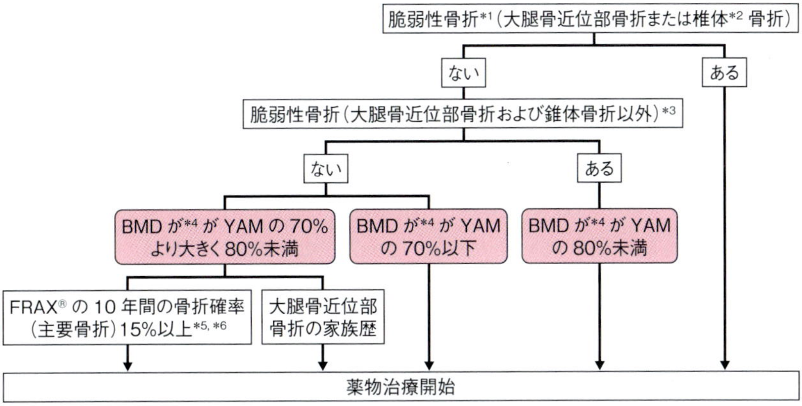


**図 5　原発性骨粗鬆症の薬物治療開始基準**

*1 軽微な外力によって発生した非外傷性骨折. 軽微な外力とは, 立った姿勢からの転倒か, それ以下の外力をさす.

*2 形態椎体骨折のうち, 2/3 は無症候性であることに留意するとともに, 鑑別診断の観点からも脊椎 X 線像を確認することが望ましい.

*3 その他の脆弱性骨折: 軽微な外力によって発生した非外傷性骨折で, 骨折部位は肋骨, 骨盤（恥骨, 坐骨, 仙骨を含む）, 上腕骨近位部, 橈骨遠位端, 下腿骨.

*4 骨密度は原則として腰椎または大腿骨近位部骨密度とする. また, 複数部位で測定した場合にはより低い%値または SD 値を採用することとする. 腰椎においては L1〜L4 または L2〜L4 を基準値とする. ただし, 高齢者において, 脊椎変形などのために腰椎骨密度の測定が困難な場合には大腿骨近位部骨密度とする. 大腿骨近位部骨密度には頸部または total hip（total proximal femur）を用いる. これらの測定が困難な場合は橈骨, 第 2 中手骨の骨密度とするが, この場合は%のみ使用する.

*5 75 歳未満で適用する. また, 50 歳代を中心とする世代においては, より低いカットオフ値を用いた場合でも, 現行の診断基準に基づいて薬物療法が推奨される集団を部分的にしかカバーしないなどの限界も明らかになっている.

*6 この薬物治療開始基準は原発性骨粗鬆症に関するものであるため, FRAX®の項目のうち糖質コルチコイド, 関節リウマチ, 続発性骨粗鬆症にあてはまる者には適用されない. すなわち, これらの項目がすべて「なし」である症例に限って適用される.

（骨粗鬆症の予防と治療ガイドライン作成委員会, 編. 骨粗鬆症の予防と治療ガイドライン 2015 年版. 東京: ライフサイエンス出版; 2015[3] より）

### a. 食事指導について

骨粗鬆症における食事指導はカルシウム，ビタミンDやビタミンKの摂取不足，リン過剰などに配慮する．また，カロリーと蛋白質不足は，BMI（body mass index）の低下や，転倒の原因となる筋力低下（高齢者のサルコペニア）をきたす．特に成長期，出産前後，閉経後のライフステージには積極的にカルシウム摂取を指導する．

#### 1）若年期の食事（骨粗鬆症の一次予防）

若年期に可能な限り高い最大骨量（peak bone mass：PBM）を獲得することは骨粗鬆症発症予防のために重要である．骨塩量は小児期を通じて増加するが，1～4歳と12～17歳の2つの時期に増加し思春期に急激な増加がみられる．日本人女性におけるPBMは18歳時に獲得されるため[13]，PBM獲得のための最も効果的な介入時期は18歳以前である．

女児では11～14歳で，男子では女子より2～3年程度遅れ16歳前後で骨塩量増加速度はピークに達する．この時期においては骨に蓄積されるカルシウム量は600mg/日以上と計算されるので，この時期には1000mgを超えるカルシウム摂取が必要である[13]．

思春期早期より牛乳・乳製品などカルシウムが豊富で吸収率の高い食品に加え，大豆製品（豆腐，納豆），魚，野菜・果物などの食品もバランスよく摂ることが重要である．学校給食で出される牛乳を欠かさず飲むことにより高い骨量の蓄積が期待できる．

#### 2）中高年の食事指導（骨粗鬆症の二次予防）

厚生労働省の「日本人の食事摂取基準2025年版」では，97～98％の人が必要量を満たす1日の摂取量（mg/日）である推奨量（recommended dietary allowance：RDA）を設定している．この基準によるカルシウムの推奨量は，女性では12～14歳の812mg/日が最も多く，15～74歳の各年齢層で656～674mg/日，75歳以上625mg/日である．男性では12～14歳の991mg/日が最も多く，15～29歳で778～804mg/日，30～74歳で753～764mg/日，75歳以上で733mg/日である．

健康障害をもたらすリスクがないとみなされる習慣的な摂取量の上限とし

て耐容上限量があり，カルシウムの耐容上限量は2,500mg/日である．

推定平均必要量が算定できない場合に特定の集団におけるある一定の栄養状態を維持するのに十分な量として目安量があり，ビタミンDの成人（18～64歳）と65歳以上の高齢者の目安量は9.0μg/日である．

ビタミンD不足・欠乏の判断指針では，30ng/mL以上をビタミンD充足，20ng/mL以上30ng/mL未満をビタミンD不足，20ng/mL未満をビタミンD欠乏としている．

ビタミンKの成人と高齢者の摂取の目安量は，納豆非摂取者の平均ビタミンK摂取量の約150μg/日とした[3)]．

### b. 身体活動，運動について

骨粗鬆症予防と治療には適切な運動で骨に負荷をかける必要がある．重力と運動は骨表面にある骨芽細胞と骨内にある骨細胞で作られるcomplexに刺激を与え骨のリモデリングを高める．

骨粗鬆症の予防と治療のために運動指導は不可欠であり，運動介入により，骨密度の上昇（グレードA）と骨折の抑制（グレードB）をもたらす（注：グレードA：行うよう強く勧められる．グレードB：行うよう勧められる）[3)]．

#### 1）思春期における運動の重要性

思春期の最大骨量（peak bone mass：PBM）獲得のための運動（骨粗鬆症の一次予防）と発育期の骨に対する物理的負荷を調べた結果から，骨発育期には歩行運動だけではモデリングへの刺激としては不十分であるが，スポーツ活動は刺激として有効である[14)]．

平均年齢20歳の男女大学生の腰椎，大腿骨近位端の骨密度を調査した結果，男女とも中学・高校時代にクラブ活動に少なくとも週3回参加した群は骨密度が高かった[15)]．スポーツによるメカニカルストレスが骨密度増加をもたらすことを示している．

#### 2）中高年の骨量減少予防のための運動（骨粗鬆症の二次予防）

21世紀の第3次の国民健康づくり運動「健康日本21（第3次）」が2024年度から2035年度までの12年間の期間においてスタートした．

身体活動・運動において，2019年の1日の歩数の現状値が6278歩であったため，健康日本21（第2次）の20～64歳男性9000歩，女性8500歩，65歳以上の男性7000歩，女性6000歩の目標値を改め，健康日本21（第3次）では1日の歩数の平均値7,100歩を新たに設定し，20～64歳は男女8000歩，65歳以上は男女6000歩を目標値とした．1000歩は約10分間の歩行で得られる歩数で，距離としては600～700メートルに相当する．

長期間にわたる運動不足は骨密度低下のリスクファクターであると同時に，高齢者のサルコペニア（筋肉量減少）による筋力低下はバランス能力や転倒回避能力の低下をきたし脆弱性骨折のリスクファクターになる．

運動の実施は，閉経後女性において腰痛および大腿骨頸部の骨量減少を予防する効果があり，活発な日常生活活動は大腿骨近位部骨折の予防に効果的である．

日常生活における運動指導は，運動強度が最大酸素摂取量の60%以下程度の軽い運動を，1回の運動時間を1時間程度，週2～3回実施することが勧められている．運動習慣のない受診者にはウォーキングが最も手軽で，持続可能な運動である[16]．

## D 骨粗鬆症性骨折の予防

大腿骨近位部骨折や椎体骨折は生命予後を悪化させることから骨卒中と呼称される[17]．わが国の橈骨遠位部骨折，大腿骨近位部骨折，椎体骨折の2020年1年間の新規患者数はそれぞれ15万人，24万人，49万人と推計されるが，2035年にはそれぞれ16万人，30万人，56万人に達し，その後の増加はないと予想されている．

椎体骨折は，急性疼痛で発症する臨床骨折（clinical fracture）が30～40%であり，残りの60～70%は臨床症状の有無とは無関係に判定される形態骨折である．

椎体骨折は最も頻度の高い骨折で，治癒後も脊椎変形をきたし腰背部痛が残り日常生活動作（activities of daily living：ADL）や生活の質（quality of life：QOL）に影響を及ぼす[18]．

骨粗鬆症が原因で発症する大腿骨近位部骨折は，患者数も多く95％の症例に手術が行われている．本骨折の発症により日常生活動作が低下し，生命予後も劣化するため予防が大切である．わが国の大腿骨近位部骨折の発生率が上昇しつづけていることが明らかになっている[19]．

2012年の性・年齢階級別発生率と将来人口推計に基づく大腿骨頸部/転子部骨折の年間新規患者数は2020年に24万人，2030年に29万人，2040年に32万人に達すると推計される．

骨粗鬆症による脆弱性骨折の予防と治療は，①食事療法としてカルシウム，ビタミンD，ビタミンKなどの適切な摂取，②運動療法として身体活動量（生活活動量・運動を含む）の維持，③薬物療法[1]である．薬物療法の

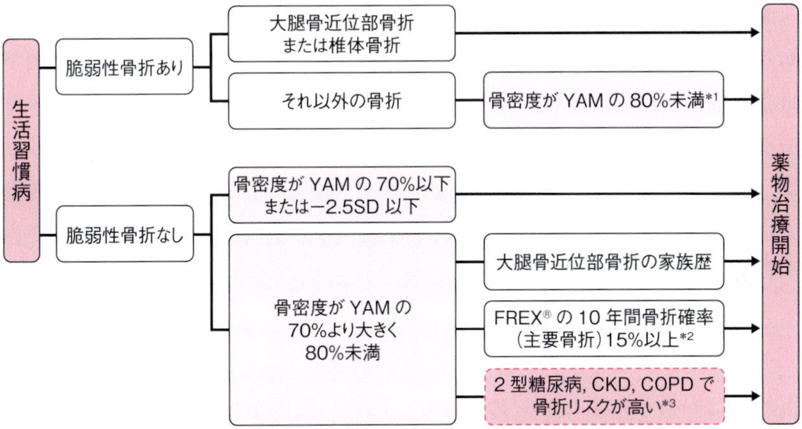


図6 生活習慣病の骨折リスクに対する薬物治療開始基準（試案）[9]

*1: 骨密度がYAMの80％以上でも骨折危険因子の管理と骨粗鬆症予防の生活指導，定期検査が必要である．

*2: 75歳未満で適用

*3: 糖尿病では罹病歴10年以上，HbA1c 7.5％以上，インスリン使用，閉経後女性チアゾリジン使用，喫煙，重症低血糖が危惧される薬剤使用，転倒リスクが高い，CKDではeGFR 60mL/分/1.73m$^2$未満，COPDでは病期を問わない．いずれの疾患もサルコペニアの合併がある場合は骨折リスクが高い．原発性骨粗鬆症の診断基準は満たさないので，保険診療においては留意する．

（日本骨粗鬆症学会, 編. 生活習慣病骨折リスクに関する診療ガイド2019年版. 東京: ライフサイエンス出版; 2019[4] より）

最終目的は骨密度の改善でなく骨粗鬆症性骨折を予防し，QOLの維持・向上，生命予後の改善を目指すことである[9]．薬物療法の開始基準として，原発性骨粗鬆症の薬物開始基準 図5 [3] と生活習慣病の骨折リスクを加えた薬物開始基準（試案） 図6 [4] がある．試案において，2型糖尿病，CKD，COPDで骨折リスクが高いことが原発性骨粗鬆症の薬物開始基準に追加された．糖尿病では罹病歴10年以上，HbA1c 7.5%以上，インスリン使用，閉経後女性チアゾリジン使用，喫煙，重症低血糖が危惧される薬剤使用，転倒リスクが高い，CKDではeGFR 60mL/分/1.73m$^2$未満，COPDでは病期を問わないと記載されている．いずれの疾患もサルコペニアの合併がある場合は骨折リスクが高い．原発性骨粗鬆症の診断基準は満たさないので，保険診療においては留意することと記載されている．

薬物療法は骨折予防効果について高いレベルのエビデンスを有する薬剤であるエルデカルシトール，ビスホスホネート薬（アレンドロネート，リセドロネート，ミノドロン酸，イバンドロネート）・選択的エストロゲン受容体モジュレーター（selective estrogen receptor modulator：SERM ラロキシフェン，バゼドキシフェン），副甲状腺ホルモン薬〔テリパラチド（遺伝子組換え），テリパラチド酢酸塩〕，抗RANKL抗体薬，副甲状腺ホルモン関連蛋白の合成ペプチドアナログであるアバロパラチド，抗スクレロスチン抗体薬がある．

破骨細胞による骨吸収を選択的に阻害するビスホスホネート製剤の骨折防止効果は一貫したエビデンスがあり，部位に関係なく骨折を約50%低減する．

脆弱性骨折の原因は転倒と骨粗鬆症（低い骨強度）である．高齢者が転倒を繰り返すと外傷と骨折が発生すると考えられている．大腿骨近位部骨折の受傷原因では，転倒によるものが最も多く高齢者ほど軽微な転倒で受傷している．

転倒は骨強度の低下に依存しない骨折危険因子である．転倒の危険因子は，高年齢，女性，生活機能低下，歩行機能低下，バランス能力低下，筋力低下，視覚低下，認知機能低下，パーキンソン病などの疾病，睡眠導入剤の内服など多岐にわたる[20]．6万6000例の女性を6年以上追跡した北米での転倒のコホート研究[21]では，観察期間中に38.2%に転倒経験があり，高いオッズ比の危険因子は，過去1年間の転倒歴（2.67），80歳以上（1.53），うつの既往（1.43），脳卒中の既往（1.39）であった．転倒の危険因子を念頭に置いた生活指導は，骨粗鬆症の骨折予防のための重要なポイントである．

転倒・骨折予防のための薬物療法のエビデンスとして，ビタミンDは骨・カルシウム代謝を改善させ骨粗鬆症の治療薬となるのみならず，高齢女性では転倒を予防する可能性も示されている[22]．

外来通院高齢者を対象とした研究において，5種類以上の薬剤を服用している場合には，転倒のリスクが有意に上がると報告されている[23]．

転倒に関連する骨折をエンドポイントとしたランダム化比較試験のシステマティックレビューでは，運動プログラム介入により転倒・骨折が約40%減少することが報告されている[24]．

骨粗鬆症リエゾンサービス（osteoporosis liaison service：OLS）は，日本骨粗鬆症学会が策定した骨粗鬆症の啓発・予防・診断・治療のための多職種連携システムである[3]．骨粗鬆症全般の予防と治療を目的としており，脆弱性骨折患者の二次骨折予防を主目的とした骨折リエゾンサービス（fracture liaison service：FLS）を包含したものである．

リエゾンサービス（liaison service：LS）のリエゾンとは「連絡係」と訳され，診療においてコーディネーターが主導して多職種によるチームアプローチを導入するシステムのことである．

骨折リエゾンサービス（FLS）は多職種，多診療科で包括的にコーディネートする二次骨折予防のためのプログラムである．FLSの導入は骨密度検査（DXA）実施率，薬剤医療の開始率・継続率が増加して，その結果，二次骨折率の低下とともに生命予後の改善が得られることが示された[25]．

## おわりに

骨密度（bone mineral density：BMD）は骨塩量を面積で除した値である．骨密度は，単位面積当たりの石灰化度と骨量に規定され，骨吸収の亢進により骨密度値が低下する．骨粗鬆症は骨密度の低下と骨質の劣化により骨強度が低下し骨折のリスクが増大した骨格疾患である．骨折すると日常生活が大きく障害され介護の必要性が高まり，生命予後にも影響する．

骨粗鬆症検診の目的は，無症状の段階で骨粗鬆症およびその予備軍を早期に発見し介入して，骨折を予防することである．

骨粗鬆症と脆弱性骨折の予防として，食事，身体活動・運動，禁煙と多量飲酒の生活習慣指導，転倒予防が大切である．

薬物療法としてビスホスホネート製剤，選択的エストロゲン受容体モジュレーター，副甲状腺ホルモン薬，副甲状腺ホルモン関連蛋白の合成ペプチドアナログ薬，抗 RANKL 抗体薬，抗スクレロスチン抗体薬が使用されている．

## ■文献

1） 折茂　肇, 監修. 骨粗鬆症検診・保健指導マニュアル. 第 2 版. 骨粗鬆症財団. 東京: ライフサイエンス出版; 2014.
2） 斎藤　充, 丸毛啓史. 強度規定因子としての骨量・骨質 update. 日整会誌. 2018; 92: 965-76.
3） 骨粗鬆症の予防と治療ガイドライン作成委員会, 編. 骨粗鬆症の予防と治療ガイドライン 2015 年版. 日本骨粗鬆症学会, 日本骨代謝学会, 骨粗鬆症財団. 東京: ライフサイエンス出版; 2015.
4） 日本骨粗鬆症学会, 編. 生活習慣病骨折リスクに関する診療ガイド 2019 年版. 東京: ライフサイエンス出版; 2019.
5） Kanis JA, Johnell O, Oden A, et al. FRAX and the assessment of fracture probability in men and women from the UK. Osteoporos Int. 2008; 19: 385-97.
6） 宗圓　聰, 福永仁夫, 杉本利嗣, 他. 原発性骨粗鬆症の診断基準（2012 年度改訂版）. Osteoporos Jpn. 2013; 21; 9-21.
7） 鳥羽研二, 大河内二朗, 高橋　泰, 他. 転倒リスク予測のための『転倒スコア』の開発と妥当性の検証. 日老医誌. 2005; 42: 346-52.
8） 白木正孝, 今井　匠, 田中司朗, 他. 骨マトリックス関連マーカー（特にペントシジン）update. JJOS. 2020; 6: 227-31.
9） 日本骨粗鬆学会骨代謝マーカー検討委員会. 骨粗鬆症診療における骨代謝マーカーの適正使用ガイド 2018 年版. 東京: ライフサイエンス出版; 2018.
10） Siminoski K, Jiang G, Adachi JD, et al. Accuracy of height loss during

prospective monitoring for detection of incident vertebral fractures. Osteoporos Int. 2005; 16: 403-10.
11) 林　泰史. 骨折危険因子を有する患者への対応. 日医雑誌. 2007; 136: 267-70.
12) Kanis JA, Borgstrom F, De Laet C, et al. Assessment of fracture risk. Osteoporos Int. 2005; 16: 581-9.
13) 田中弘之. 骨粗鬆症の予防―小児期の重要性. 日医雑誌. 2007; 136: 307-11.
14) Schiessl H, Frost HM, Jee WS. Estrogen and bone-muscle strength and mass relationship. Bone. 1998; 22: 1-6.
15) 乗松尋道. 骨粗鬆症発症予防と骨折予防, 運動による発症予防. 日本臨牀. 2002; 60: 583-8.
16) 楊　鴻生. 骨粗鬆症の生活指導. 日医雑誌. 2007; 136: 287-90.
17) 萩野　浩. わが国の脆弱性骨折の現状―骨卒中予防の課題―. Geriat Med. 2021; 59: 243-8.
18) 青木保親, 市村正一, 大鳥精司, 他. 骨粗鬆症性椎体骨折マニュアル. 日整会誌. 2020; 94: 882-906.
19) 大腿骨頚部 / 転子部骨折診療ガイドライン. 改訂第3版. 日本整形外科学会, 日本骨折治療学会. 東京: 南江堂; 2021.
20) 大高洋平. 高齢者の転倒・骨折リスクアセスメント―転倒しやすさ, 骨折しやすさの評価―. MB Orthop. 2009; 22: 9-14.
21) Barrett-Connor E, Weiss TW, McHorney CA, et al. Predictors of falls among postmenopausal women：results from the National Osteoporosis Risk Assessment（NORA）. Osteoporos Int. 2009; 20: 715-22.
22) Murad MH, Elamin KB, Abu Elnour NO, et al. Clinical review: The effect of vitamin D on falls: a systematic review and meta-analysis. J Clin Endocrinol Metab. 2011; 96: 2997-3006.
23) Kojima T, Akishita M, Nakamura T, et al. Polypharmacy as a risk for fall occurrence in geriatric outpatients. Geriatr Gerontol Int. 2012; 12: 425-30.
24) Zhao R, Feng F, Wang X. Exercise interventions and prevention of fall-related fractures in older people : a meta-analysis of randomized controlled trials.Int J Epidemiol. 2017; 46: 149-61.
25) 山本智章. 脆弱性骨折患者に対する二次骨折予防「再骨折予防手帳」の使い方. 東京: 日本医事新報; N0.5061. 2021.4.24.

〈萎沢利行〉

# 22 婦人科検査

婦人科検診として対象となる疾患は，悪性腫瘍としての子宮頸がん，子宮体がん，卵巣がん，さらに良性腫瘍としての子宮筋腫，子宮内膜症，卵巣嚢腫などがある．

日本における婦人科がんの罹患数の年次推移をみると，多い順に，①子宮体がん，②卵巣がん，③子宮頸がんとなり，子宮頸がんは細胞診による検診の普及で減少するも2000年以降はやや上昇し，現在は横這いとなっている．一方，子宮体がん・卵巣がんは増加傾向が継続している 図1 .

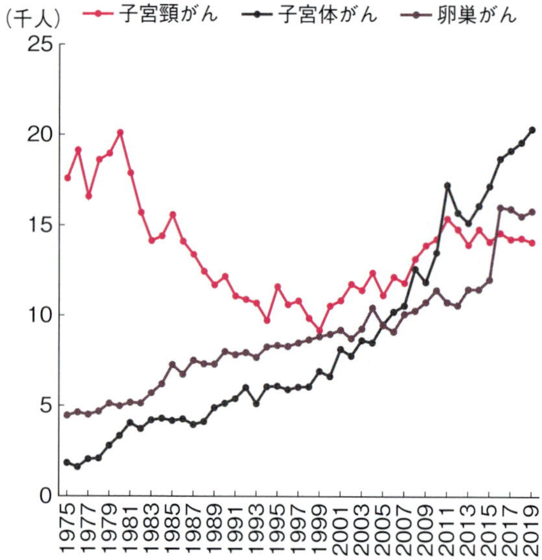


図1 子宮頸がん，子宮体がん，卵巣がんの年齢調整罹患率（年次推移，全国）
〔国立がん研究センターがん情報サービス「がん統計」（全国がん罹患モニタリング集計（MCU）国立がん研究センターがん情報サービス「がん統計」（全国がん登録：2016年以降）より作成〕

今回は，新たに検診の指針が更新された（2024 年 2 月 14 日）子宮頸がんを中心にその他の婦人科腫瘍についても最新の検診情報を述べる．

## A 子宮頸がん検診

### 1. 子宮頸がんの原因・自然歴

子宮頸がんは，ハイリスク HPV（human papillomavirus：ヒト・パピローマウィルス）の持続感染が原因（約 95%）で発症することがほとんどで，性交により女性の約 80% は HPV に一時的に感染するが，その多く（約 90%）は宿主の免疫機構により排除され，ごく一部の病変が 5 年以上経過した後がん化すると考えられている．子宮頸部の扁平上皮を構成している細胞の形に異型がある状態を異形成（cervical intraepithelial neoplasia：CIN）と言い，子宮頸がんの前がん状態をあらわす．細胞の異型度により，軽度異形成（cervical intraepithelial neoplasia grade 1：CIN1），中等度異形成（CIN2），高度異形成（CIN3）の 3 段階があり，軽度異形成の 60%，中等度異形成の 30% は，自然消退も期待できるが，一方で高度異形成の 20〜30% はがんに進行すると言われる[1] 図 2 ．

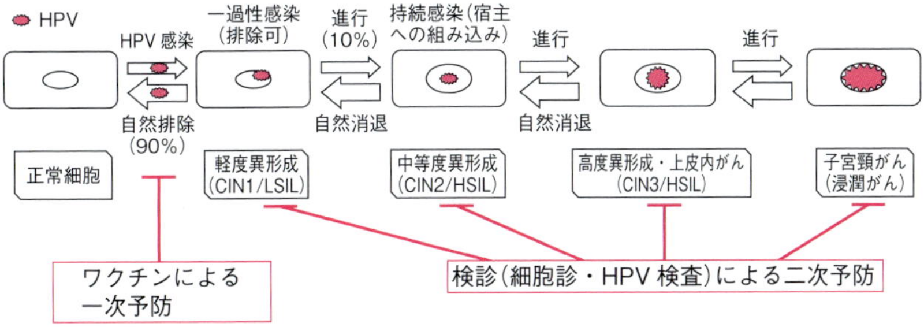


図 2 HPV 感染から浸潤がんまでの進展
〔国立がんセンターがん対策情報センター（https://ganjoho.jp/public/cancer/cervix_uteri/index.html）（2021 年 9 月 27 日閲覧）[1] より改変〕

## 2. 子宮頸がん検診法

### a. HPV ワクチンによる子宮頸がんの一次予防

子宮頸がんのうち扁平上皮がんの 100%，腺がんでは胃型腺がんなどごく一部の特殊な組織型を除く 90%以上は HPV 感染が原因で発症する．子宮頸がんの原因となるハイリスク HPV は 16・18 型を中心に 15 種類ほど知られており，図 2 に示したようにスタートは 90%が一過性の感染で終わり，軽度異形成の大部分は自然消退する．しかしながら，持続感染者の一部は HPV の DNA が上皮細胞の DNA に組み込まれ数ヵ月から数年以上の間に中等度異形成〜高度異形成，上皮内癌を経て浸潤がんに進展する．子宮頸がんの予防戦略を考えると，HPV ワクチンによる HPV 感染の一次予防とブロックしきれない対象者を異形成の段階で治療するための細胞診・HPV 検査による検診は車の両輪のような関係となる．我が国でも近年になってようやく認可された 9 価ワクチンは，子宮頸がんの原因を約 90%抑えると期待されており，世界のワクチン先進国では，既に 9 価ワクチンと HPV 検査を併用することにより近々，子宮頸がんを根絶可能としている 図 3．

日本において，HPV ワクチンは 2010 年度から 13〜16 歳を対象とした公費助成がスタートし，2013 年 4 月からは 12〜16 歳を対象とした定期接種となったが，その直後よりワクチン接種後の「多様な症状」の報告が発生したため，厚生労働省（厚労省）からワクチン接種の積極的勧奨の差し控えが通達され，接種率が激減した．その後，2021 年 11 月，厚労省はワクチン接種の積極的勧奨の再開を決定，次いで 2023 年 4 月からは接種の積極的勧奨の

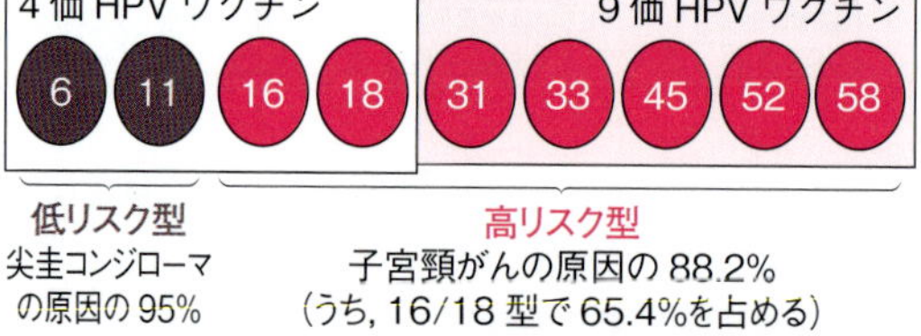


図 3 HPV ワクチンに含まれるウイルスの型
（MSD のメディアセミナー資料をもとに作成）

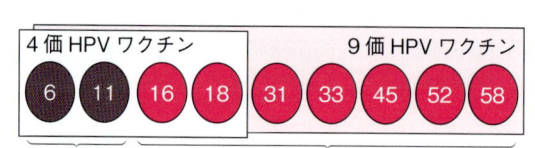

差し控えのために定期接種を受けられなかった10学年（1997～2006年度生まれ）の女性に対して，キャッチアップ接種（公費負担）の機会が提供されている．さらに2023年4月より9価ワクチンの定期接種およびキャッチアップ接種が導入され，15歳未満で接種開始の場合は2回で接種完了とした．しかしながら，現状ではワクチン接種率（3回終了）はいまだに10%前後と低迷している．

### b. 細胞診による子宮頸がん検診

子宮頸部の細胞採取で重要なことは，扁平上皮-円柱上皮境界（squamo-columnar junction：SCJ）から細胞を採取することである．閉経後女性や未産女性で，移行帯すなわちSCJが頸管内に入り込んでいる場合には，頸管内から細胞を採取することが不可欠である．採取器具は，ヘラ・ブラシ・綿棒等があるが，ヘラおよびブラシが細胞採取量，特に頸管腺細胞の採取量が多く，従って不適正標本が少ない．妊娠女性においては，例外的に出血などに伴う侵襲の少ない綿棒が容認されている．いずれの採取器具を用い

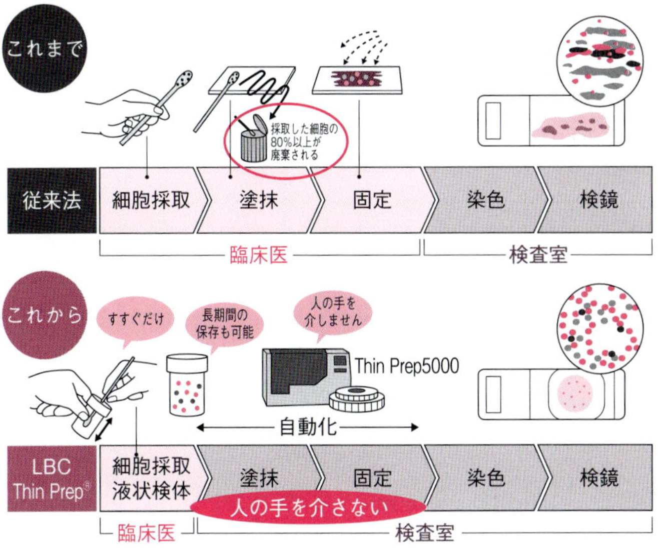


図4 液状化検体細胞診（LBC）で何が変わる？

ても，不適正と判定された場合は再検査を行う必要がある．近年，欧米を中心に細胞診の精度を向上させる目的で液状化検体細胞診（LBC：liquid-based cytology）が普及し（米国では約90%），わが国でも徐々に導入されつつある（日本では約40%）．LBC法が導入されるようになった背景には，不適正標本が有意に減少すること，再検査・後述するHPV検査導入の際などにおいて残余検体を利用可能等，従来法に比べ費用対効果に優れることなどが挙げられる 図4 ．

### c. 細胞診判定後に必要な精密検査（コルポスコピー・生検）とHPV検査 表1a,b [2)]

細胞診の結果に伴い，精密検査（コルポスコピー・生検）とHPV検査を施行する．

① 子宮頸部細胞診がLSIL（low grade squamous intraepithelial lesion），ASC-H（atypical squamous cells cannnot exclude HSIL），

**表1a 細胞診結果：扁平上皮系**

| 結果 | 略語 | 内容 | 指針 |
|---|---|---|---|
| 陰性 | NILM | 非腫瘍性所見，炎症 | 異常なし<br>（検診結果なら定期検診） |
| 意義不明な異型扁平上皮細胞 | ASC-US | 軽度扁平上皮内病変疑い | ① HPV 検査<br>② 6，12ヵ月後の細胞診<br>③直ちにコルポスコピー・生検 |
| 軽度異型扁平上皮内病変 | LSIL | HPV 感染<br>軽度異形成 | 直ちにコルポスコピー・生検 |
| HSILを除外できない異型扁平上皮細胞 | ASC-H | 高度扁平上皮内病変疑い | 直ちにコルポスコピー・生検 |
| 高度異型扁平上皮内病変 | HSIL | 中等度異形成<br>高度異形成<br>上皮内がん | 直ちにコルポスコピー・生検 |
| 扁平上皮がん | SCC | 扁平上皮がん | 直ちにコルポスコピー・生検 |

（日本産婦人科医会，ベセスダシステム2001準拠子宮頸部細胞診報告様式の理解のために．日本産婦人科医会．東京．2008）

**表 1b 細胞診結果：腺系**

| 結果 | 略語 | 内容 | 指針 |
|---|---|---|---|
| 異型腺細胞 | AGC | 腺異型または腺癌疑い | 要精密検査（コルポ，生検，頸管および内膜細胞診または組織診） |
| 上皮内腺がん | AIS | 上皮内腺がん | |
| 腺がん | Adenocarcinoma | 腺がん | |
| その他の悪性腺癌 | Other malignancy | その他の悪性腫瘍 | 要精密検査（病変検索） |

（日本産婦人科医会．ベセスダシステム 2001 準拠子宮頸部細胞診報告様式の理解のために．日本産婦人科医会．東京．2008）

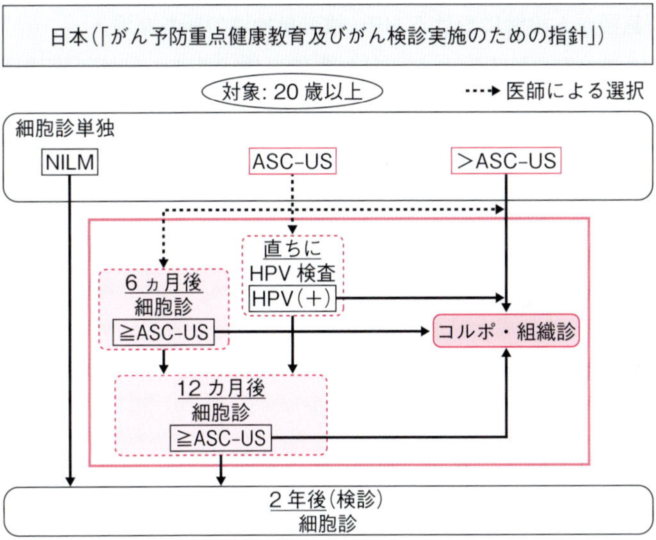


**図 5 ハイリスク HPV 検査が不可能な施設での対応**
〔国立がん研究センター．子宮頸がんとその他のヒトパピローマウイルス（HPV）関連がんの予防．ファクトシート 2023 を参考に作成〕

HSIL（high grade squamous intraepithelial lesion），SCC（squamous cell carcinoma），AGC（atypical glandular cells），AIS（adenocarcinoma in situ），adenocarcinoma，その他の腫瘍のときには，二次施設

にてただちに精密検査を行う.

② 子宮頸部細胞診がASC-USの時は以下の場合に施行する.

- ハイリスクHPV（16/18/31/33/35/39/45/51/52/56/58/59/66/68型等）検査が陽性の場合.
- ハイリスクHPV検査が不可能な施設では，6ヵ月後と12ヵ月後の細胞診再検でASC-US以上の場合，もしくはただちに行う 図5 .

③ 子宮頸部細胞診が陰性であってもHPV検査が施行されていた場合は以下の場合に施行する.

- ハイリスクHPVの持続陽性者と判断した場合.
- HPV16型もしくは18型が陽性の場合.

### d. 子宮頸がん検診におけるHPV検査単独法の新たな導入

HPV検査の有用性を示した知見の集積に伴い多くの海外先進諸国は，従来の細胞診単独検診からHPV単独検診に移行する動きを見せている．HPV検査を用いた場合の受診者の利益としては，①細胞診による子宮がん検診よりも感度が良く，浸潤がん罹患率を減少させることが可能．②偽陰性を減少させることが可能であるが，不利益として特異度が細胞診に劣るため偽陽性が増加し，受診者の不利益が増加する欠点もあり，これらの条件を克服させるアルゴリズムの作成と精度管理の徹底が必須となる.

我が国においてもようやく，2020年8月8日国立がん研究センター社会と健康研究センターにより「有効性評価に基づく子宮頸がん検診ガイドライン2019年度版更新版」[4]がホームページで公開された．ガイドライン（GL）においては主にHPV検査単独法，細胞診・HPV検査併用法について検討した．推奨グレードについては，「細胞診検査（従来法・液状検体法）」と「HPV検査単独法」が推奨グレードA，「細胞診・HPV検査併用法」が推奨グレードC（条件付き推奨）となっている 表2 ．その後，HPV検査単独法による検診プログラムが実際に運用された際に期待通りの効果をもたらされるよう，導入する実施主体において本法による検診を適切に実施できる体制を整備するための検討会を経て，2024年2月に「対策型検診におけるHPV検査単独法による子宮頸がん検診マニュアル」が策定された．検査の対象お

**表2 子宮頸がん検診の推奨グレード**

| 検査法 | 内容 | 推奨度 |
|---|---|---|
| 細胞診単独法 | 20～69歳，2年に1回 | A |
| HPV検査単独法 | 30～60歳，5年に1回 | A |
| HPV検査＋細胞診併用法 | 30～60歳，5年に1回 | C |

〔国立がん研究センター社会と健康研究センター．有効性評価に基づく子宮頸がん検診ガイドライン更新版（2020年3月）〕

**表3a HPV検査単独法による子宮頸がん検診の対象・除外・注意すべき対象の条件**

| | 条件 |
|---|---|
| 対象 | 下記①～③の条件をすべて満たす者<br>① 30～60歳の女性<br>② 4年以内にHPV検査による子宮頸がん検診を受診していない者<br>③ 1年以内に細胞診による子宮頸がん検診を受診していない者 |
| 除外 | ・子宮頸部を有さない者<br>（子宮の手術歴があっても子宮頸部を有する場合は対象となる）<br>・子宮頸部浸潤がんの治療中または既往のある者<br>・子宮頸部の疾患*1もしくはその疑いで，医療機関で治療中または経過観察中（医師に検査のために受診することを指示されている）の者<br>・性交経験が一度もない者*2 |
| その他<br>注意すべき対象 | ・妊娠中の者<br>妊娠週数によって細胞採取器具が禁忌のものがあるため，適切な採取器具の選択が必要である*3 |

＊1：子宮頸部上皮内腫瘍（CIN）や子宮頸部上皮内腺がん（AIS）などの子宮頸がん前がん病変を指す

＊2：HPV感染のリスクも子宮頸がん罹患のリスクも極めて低いため対象外としてよいが，これらの説明を十分に実施した上で受診を希望する場合は対象としてよい

＊3：現在（2023年11月），サーベックスブラシ：妊娠週数10週以降禁忌，サイトピック：子宮頸管内検体採取端子は妊娠週数に関わらず禁忌

（厚生労働省．対策型検診におけるHPV検査単独法による子宮頸がん検診マニュアル．2024）

よび実施の枠組み 表 3a,b ， 図 6 が定められたことで，2024 年 4 月 1 日より，体制整備，関係者の理解・協力が得られた市町村から順次，新たな指針に基づく HPV 検査単独法の導入が可能となった．

**表 3b HPV 検査単独法による子宮頸がん検診で実施する検査と実施枠組み**

| 検査の種類 | 検査手法 | 実施時期 | 公的医療保険適用の有無 |
|---|---|---|---|
| 検診 | HPV 検査（液状化検体） | 5 年ごとの検診実施時 | なし（検診事業の枠組み） |
| トリアージ精検 | 細胞診（検査時の HPV 検査で採取した残余検体を用いる） | 検診で HPV 検査陽性と判定された後すぐに検診で採取した同じサンプルを用いて実施（液状化検体） | なし（検診事業の枠組み） |
| 確定精検 | コルポスコピー・組織診 | トリアージ精検後直ちに | あり（診療の枠組み） |
| 追跡精検 | HPV 検査（液状化検体） | 検診 / 追跡精検の 1 年後 | なし（検診事業の枠組み） |

（厚生労働省. 対策型検診における HPV 検査単独法による子宮頸がん検診マニュアル. 2024 より）

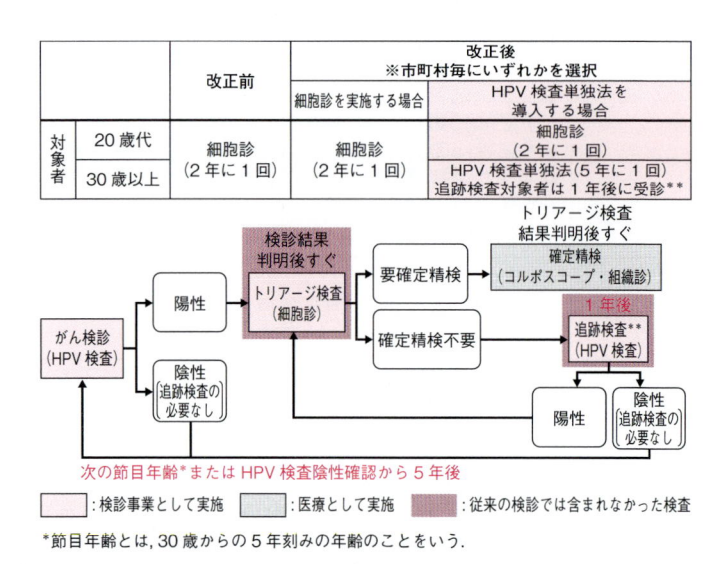

| | | 改正前 | 改正後 ※市町村毎にいずれかを選択 | |
|---|---|---|---|---|
| | | | 細胞診を実施する場合 | HPV 検査単独法を導入する場合 |
| 対象者 | 20 歳代 | 細胞診（2 年に 1 回） | 細胞診（2 年に 1 回） | 細胞診（2 年に 1 回） |
| | 30 歳以上 | | | HPV 検査単独法（5 年に 1 回）追跡検査対象者は 1 年後に受診** |

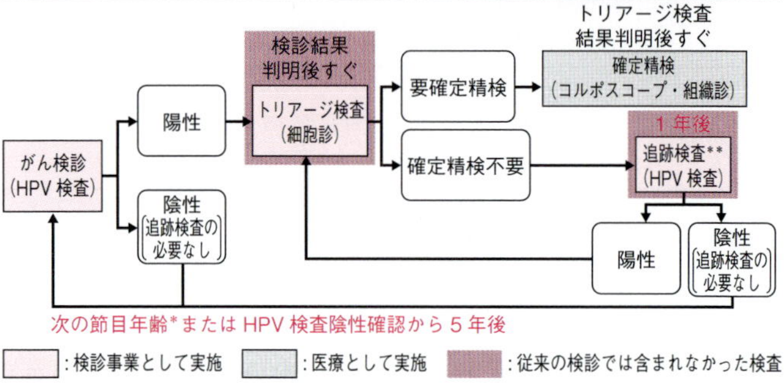


*節目年齢とは，30 歳からの 5 年刻みの年齢のことをいう．

**図 6 HPV 検査のアルゴリズムおよび対象者**
〔厚生労働省令和 5 年度指針改正等に関する自治体説明会資料（2024.2.29.）より〕

## B 子宮体がん検診

全国がん登録によると子宮体がんは1970年代こそ1,000人程度であったが，その後一貫して増加し，1999年には5,000人を超え，2007年には子宮頸がんの罹患数を上回り，2011年には14,763人と，日本の婦人科悪性腫瘍中最も罹患数の多い腫瘍となった．臨床的には，50〜60歳代が発症のピークで，この年代で約60%を占めている．子宮頸がんに比しⅠ〜Ⅱ期の早期

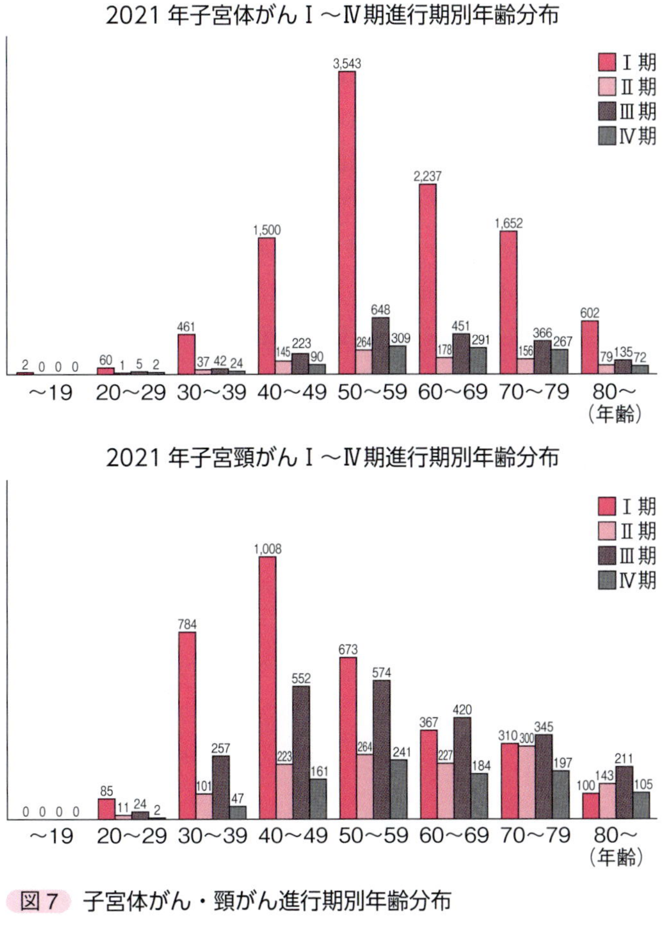


図7 子宮体がん・頸がん進行期別年齢分布

例が多く，効率的な検診の効果が期待されるところである 図7 [5].

## 1．子宮体がんの原因・自然歴

子宮体がんの組織は上皮性腫瘍として①類内膜がん，②漿液性がん，③明細胞がん，④混合がん，⑤未分化がん，⑥がん肉腫などがあり，①の類内膜がんが全体の 80％以上を占める 表4.

子宮体がんは 30 年前より，エストロゲン依存性に発症する Type I とエストロゲン非依存性に発症する Type II に分類され，理解されてきた．Type I は体がん全体の 3/4 を占め，子宮異型内膜増殖症（AEH）などの子宮内膜上皮内新生物（endometrial intraepithelial neoplasia：EIN）を前がん病変として，表のようなリスク因子を背景に発症する 表5a,b．文献 6）では，子宮内膜増殖症（endometrial hyperplasia：EH）を約 20 年間フォローした結果，体がんに進行するリスクは EH で 4.6％，AEH で 27.5％であった．エストロゲン非依存性に発症する Type II は，漿液性がん（serous carcinoma），明細胞がん（clear cell carcinoma），未分化がん（undifferentiated carcinoma），がん肉腫（carcinosarcoma）などの組織型からなり，high grade（高異型度）で，Type I より子宮外病変の存在するリスクが高く予後も不良で，頻度は体がん全体の約 10％程度だが，体がん死亡の約 40％を占めるとされ

**表4 子宮内膜がんの組織学的分類**

| |
|---|
| 1．上皮性腫瘍及び前駆病変 |
| ① 子宮内膜増殖症 |
| ② 子宮内膜異型増殖症 |
| 2．子宮内膜がん |
| ① 類内膜がん |
| ② 漿液性がん |
| ③ 明細胞がん |
| ④ 混合がん |
| ⑤ 未分化がん |
| ⑥ がん肉腫 |
| 3．その他の上皮性腫瘍 |

〔日本産科婦人科学会／日本病理学会，編．子宮体癌取り扱い規約病理編（第 5 版）．東京．金原出版．2022 より改変〕

**表 5a 子宮体がんの Type I と Type II**

| | Type I | Type II |
|---|---|---|
| 臨床的特徴 | メタボリックシンドローム：肥満，脂質異常症，高血糖，エストロゲン負荷 | なし |
| Grade | Low | High |
| ホルモンレセプター発現 | 陽性 | 陰性 |
| 組織型 | Endometrioid carcinoma | Non-endometrioid carcinoma（serous carcinoma, clear cell carcinoma, etc） |
| ゲノム安定性 | Diploid，しばしば MSI 伴う（40%） | Anuploid |
| *TP53* mutation | なし | あり |
| 予後 | 良好（5 年生存率 85%） | 不良（5 年生存率 55%） |

（Bokhman JV. Gynecol Oncol. 1983; 15: 10-17[7] より改変）

**表 5b タイプ I 子宮体がんのリスク因子**

| リスク因子 | 相対リスク |
|---|---|
| 高齢 | 2～3 |
| 未産 | 3 |
| 不妊の既往 | 2～3 |
| 月経不順 | 1.5 |
| 遅い年齢での閉経 | 2～3 |
| 早い年齢での初潮 | 1.5～2 |
| 長期間の unopposed estrogen | 10～20 |
| タモキシフェン使用 | 2～3 |
| 肥満 | 2～5 |
| エストロゲン産生腫瘍 | >5 |
| 2 型糖尿病，高血圧，胆石症，甲状腺疾患 | 1.3～3 |
| Lynch 症候群 | 6～20 |

（Obstet Gynecol. 2015; 125: 1006-26[8] より改変）

ている．萎縮内膜から突然発生したり，*HER-2/neu* の過剰発現，*TP53* 遺伝子の変異が知られており，エストロゲン非依存性に増殖する[7,8]．

## 2. 子宮体がん検診における子宮内膜細胞診の適切な採取法と有用性

子宮内膜細胞診は擦過法もしくは吸引法にて採取し，直接スライドガラスに塗抹，もしくは液状化検体細胞診用の保存液ボトル内に攪拌懸濁し，速やかに細胞を固定する．がんに対する検出感度（陽性＋偽陽性）はほぼ90%，特異度は84～100%と報告されている[9]．正診率（陽性と陰性を合わせた的中率）についてもわが国から100%近い報告[10]がある一方で，他国からは85%前後と報告[11]されており，超音波検査との組み合わせで正診性が保たれるとされている．笹ら[12]は，子宮筋腫合併などで十分な細胞採取が困難な症例が存在することや，細胞異型に乏しい高分化腺がんの細胞診断では構造異型の所見の評価が要求され，偽陰性の評価が，診断の遅れにつながる可能性もあることを指摘している．さらに小田らは，偽陽性例では内膜増殖症を含めた腫瘍性病変の検出率が50%とかならずしも良好でないと報告している[13]．従って，子宮内膜細胞診が陽性でなくても，出血・帯下等の臨床症状がある場合（子宮体がんのハイリスク群）には，積極的に子宮内膜組織診を施行する．2023年版のガイドライン婦人科外来編 CQ210[14]においても「子宮内膜細胞診を用いた子宮体癌検診は死亡率減少効果の有無について判断する根拠がなく，子宮内膜組織生検に代わるものではないことを意識して施行する必要がある」としている．

## 3. 子宮体がん検診における子宮内膜組織診・子宮鏡検査の意義

子宮体がんの早期診断には，まずハイリスク群に対し内膜細胞診を行い，次に確定診断法として組織診を施行することが一般的である．

内膜組織診には，外来で行われる4方向内膜精検と麻酔下に行われる内膜全面掻把があるが，不可視領域である子宮腔内を正確に観察するためにはさらに加えて子宮鏡が不可欠である．内膜がんにおいては，乳頭・ポリープ状・結節状などの典型像 図8 が見られる．子宮体がんの術前診断のために行う子宮鏡検査では，悪性細胞を経卵管的に腹腔内に散布するリスクが考えられるが，検査施行例と非施行例で術中の腹腔内細胞診の陽性率に差がなく予後も差がないとする報告が多い[15]．

## 4．子宮内膜増殖症・内膜がん診断における超音波・子宮鏡の意義

子宮内膜がんの前駆病変としての子宮内膜増殖症の診断には経腟超音波検査が有用である．不正出血があり，経腟超音波検査において閉経前に20mm，閉経後に5mm以上の内膜肥厚を認める場合は，子宮内膜増殖症や子宮内膜異型増殖症，子宮体がんの存在を疑い，4方向の子宮内膜組織診，子宮内膜異型増殖症異常を疑う場合は内膜全面掻把による診断を行う[16]．子宮内膜増殖症や子宮内膜組織診で異常所見が認められた場合は，細胞診・組織診と経腟超音波検査・子宮鏡を組み合わせて診断を行い，子宮内膜の肥厚・隆起・色調異常（白色化・赤色化），異常血管像（怒張・蛇行），潰瘍形成などを観察する 図8．

また，乳がんに対する治療としてタモキシフェンを内服している閉経後女性では，内服していない女性よりも子宮内膜増殖症や子宮体がんのリスクが

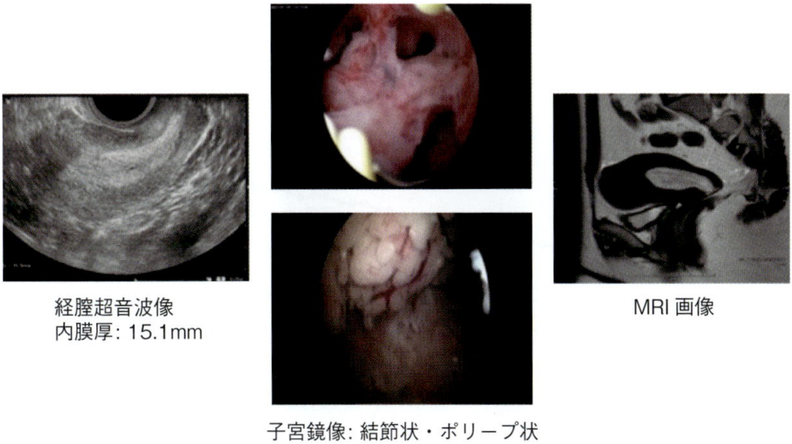


図8 子宮体がん IA 期 類内膜がん G1（37 歳）経腟超音波・子宮鏡・MRI 画像

高まるとする報告があるため，乳がん治療中の患者が産婦人科を受診し，出血や子宮内膜肥厚などが認められた場合においても細胞診・組織診・超音波・子宮鏡による精査を行うことを検討する．

## C 卵巣がん検診

世界的に婦人科がんの約 2 割が卵巣起源であり，婦人科がんの全死亡の約半数が卵巣がんによると報告されている[17]．

卵巣がんの年齢調整罹患率 図 1 は増加傾向にあり，体がん・頸がんについで 3 番目であるが，子宮頸がんがここ 2 年減少傾向にあるのに比し，卵巣がん・体がんは微増傾向にある．さらに，卵巣がんは女性性器悪性腫瘍中，最も死亡者数の多い疾患であり続けているが，年齢調整死亡率 図 9 は，漸減傾向にあり，これは，この 20 年ほどの卵巣がんの手術や抗がん剤（分子

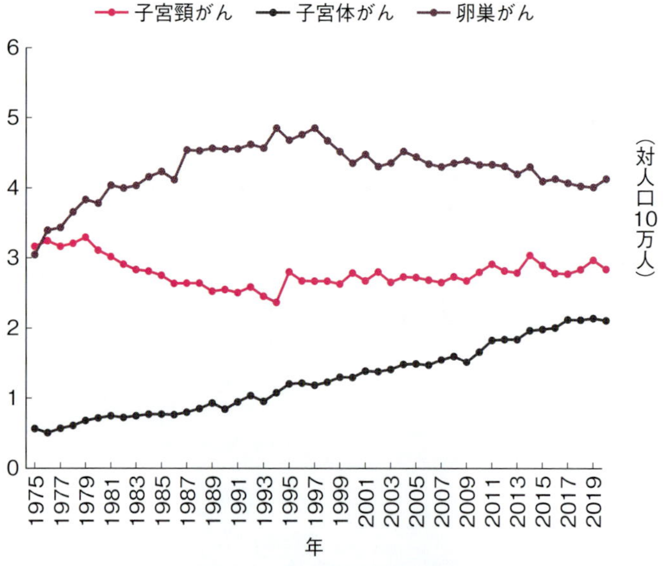


図 9 子宮頸がん・子宮体がん・卵巣がんの年齢調整死亡率（年次推移）（全国）
〔国立がん研究センターがん情報サービス「がん統計」(厚生労働省人口動態統計) より作成〕

標的薬・免疫製剤）による治療法の進歩によるものと考えられる．

世界の卵巣がんに関する検診法を調べてみると，経腟エコーを単独で施行するか，腫瘍マーカーとの組み合わせとなっている．近年その組み合わせによる検診の有用性を示すデータが出始めているが，残念ながら本邦においては，小林ら[18]の研究により有意差が認められず卵巣がん検診は公的に認められていない．

## 1. 卵巣腫瘍の検診法

### a. 卵巣がんの各種組織型と腫瘍マーカー 表 6a,b[19]

卵巣には多種多様の腫瘍が発生する．卵巣腫瘍は，腫瘍ができる場所によって，主に①上皮性腫瘍，②性索間質性腫瘍，③胚細胞腫瘍の 3 つに分類される．さらに腫瘍は①良性，②境界悪性（良性と悪性の中間），③悪性に分けられる．

最も多く発生するのが上皮性腫瘍で，悪性の卵巣腫瘍のうち約 90%がこのタイプである．一般に「卵巣がん」といえば，上皮性の悪性腫瘍のことを意味する．進行すれば「おなかが張る」「最近太った」という訴えがみられるものの，初期は自覚症状がほとんどないため，早期発見しにくいがんとされている．

卵巣がんは「組織型」（がん細胞組織のタイプ）によっても分類される 表 6a．ほとんどは腺がんといわれるタイプで，漿液性がん，類内膜がん，粘液性がん，明細胞がん，その他のがんに分けられており，予後も異なる 図 10b．

さらに診断の根拠となる腫瘍マーカーも異なる 表 6b．上皮性悪性卵巣腫瘍，卵巣がんの腫瘍マーカーとしては，CA125 がその陽性率が高いことから，長きにわたり広く利用されており，卵巣がん全体での陽性率は 81.7%と高い[20]．

卵巣がんで最も頻度が高い漿液性がんは，細胞の形態によって高異型度漿液性がん（最も悪性度の高いがん）と低異型度漿液性がん（最も悪性度の低いがん）に分けられる．高異型度漿液性がんの多くはまず卵管にがんが発生

**表 6a 卵巣腫瘍の病理組織学的分類**

<table>
<tr><th></th><th>良性腫瘍</th><th>境界悪性腫瘍</th><th>悪性腫瘍</th></tr>
<tr><td rowspan="2">上皮性腫瘍</td><td rowspan="2">漿液性嚢胞腺腫・腺線維腫<br>粘液性嚢胞腺腫・腺線維腫<br>類内膜嚢胞腺腫・腺線維腫<br>ブレンナー腫瘍<br>漿液粘液性嚢胞腺腫・腺線維腫<br>子宮内膜症性嚢胞</td><td>漿液性境界悪性腫瘍<br>粘液性境界悪性腫瘍<br>類内膜境界悪性腫瘍<br>明細胞境界悪性腫瘍<br>境界悪性ブレンナー腫瘍<br>漿液粘液性境界悪性腫瘍</td><td>低異型度・高異型度漿液性がん<br>粘液性がん<br>類内膜がん<br>明細胞がん<br>悪性ブレンナー腫瘍<br>漿液粘液性癌<br>未分化がん</td></tr>
<tr><td colspan="2">微小乳頭状パターンを伴う漿液性境界悪性腫瘍/非浸潤性低異型度漿液性がん</td></tr>
<tr><td>間葉系腫瘍</td><td></td><td></td><td>類内膜間質肉腫</td></tr>
<tr><td>混合型上皮性間葉系腫瘍</td><td></td><td></td><td>腺肉腫<br>癌肉腫</td></tr>
<tr><td rowspan="2">性索間質性腫瘍</td><td rowspan="2">線維腫<br>莢膜細胞腫<br>ライディッヒ細胞腫<br>ステロイド細胞腫瘍<br>セルトリ・ライディヒ細胞腫（高分化型）他</td><td>富細胞性線維腫<br>若年型顆粒膜細胞腫<br>セルトリ細胞腫<br>セルトリ・ライディヒ細胞腫（中分化型） 他</td><td>線維肉腫<br>悪性ステロイド細胞腫<br>セルトリ・ライディヒ細胞腫（低分化型）</td></tr>
<tr><td colspan="2">成人顆粒膜細胞腫</td></tr>
<tr><td rowspan="2">胚細胞腫瘍</td><td rowspan="2">成熟奇形腫<br>良性卵巣甲状腺腫<br>脂腺腺腫</td><td></td><td>未分化胚細胞腫<br>卵黄嚢腫瘍<br>胚芽性がん<br>絨毛がん 他</td></tr>
<tr><td colspan="2">未熟奇形腫（Grade1～3）<br>カルチノイド腫瘍</td></tr>
<tr><td>胚細胞・性索間質性腫瘍</td><td></td><td>性腺芽腫 他</td><td></td></tr>
<tr><td>その他</td><td></td><td>ウォルフ管腫瘍 他</td><td>小細胞がん<br>悪性リンパ腫 他</td></tr>
</table>



JCOPY 498-01219

表 6b 卵巣腫瘍の代表的腫瘍マーカー

| | |
|---|---|
| 上皮性腫瘍 | |
| CA125 | 漿液性癌，類内膜癌の約 80%で高値<br>子宮内膜症，妊娠，骨盤内感染症などでも上昇 |
| CA19-9 | 粘液性癌において高値であることが多い |
| CEA | |
| 性索間質性腫瘍（性ホルモンがマーカーとなる） | |
| エストロゲン | 顆粒膜細胞腫，莢膜細胞腫等 |
| アンドロゲン | ライディヒ細胞腫，ステロイド細胞腫瘍等 |
| 胚細胞腫瘍 | |
| AFP | 卵黄嚢腫瘍，胎芽性癌，未熟奇形腫等 |
| hCG | 絨毛癌，胎芽性癌等 |
| LDH | 未分化胚細胞腫 |
| SCC | 成熟奇形腫の悪性転化 |
| 転移性腫瘍 | |
| CEA | 大腸がん等からの転移 |
| CA19-9 | 膵臓がん等からの転移 |

（日本産科婦人科学会，編. 産婦人科専門医のための必須知識 2022 年版. 2022.）

して，卵巣に広がったものであると考えられている．組織型別発生頻度を見ると，日本・世界ともに漿液性が多いが，我が国における明細胞がんの多さも特徴的である 図 10a .

また，近年卵管がん・腹膜がんも卵巣腫瘍の範疇に含まれることになり，腹膜がんもほとんどが高異型度漿液性がんで，卵管や卵巣が原発と考えられる例が多いことがわかってきた．このため，腹膜がんは高異型度漿液性がんに準じて治療が行われる．

さらに明細胞がんや類内膜がんは，卵巣子宮内膜症を母体として発生しやすいことが明らかになっている（後述）．

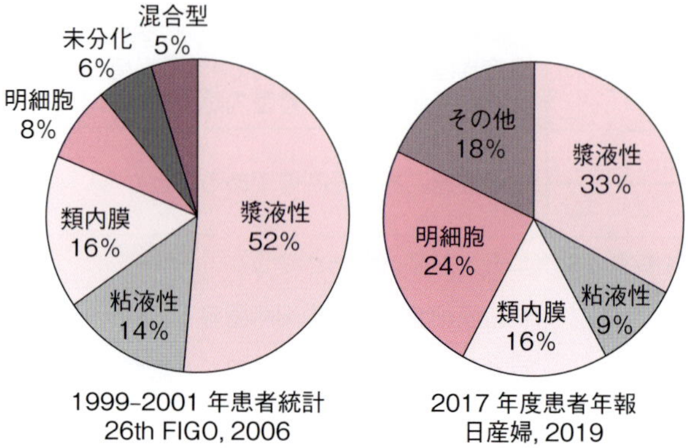


・本邦では明細胞がんに占める割合が高い.

図 10a 組織型別発生頻度

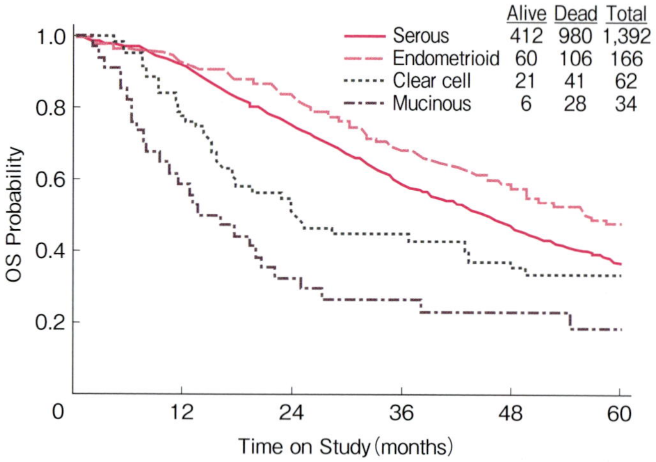


・組織型により予後が異なる.
・特に明細胞がん, 粘液性がんは抗がん剤に耐性を示し予後不良.

図 10b 卵巣がんⅢ期における組織型別全生存期間

### b. 経腟超音波による卵巣腫瘍の検診

経腟超音波による良性・悪性の正診率は90%程度とされている[21].

一般に悪性を疑わせる所見は，充実性構造，腫瘤壁から突出する乳頭状構造，充実部分と嚢胞部分の混在などがある 図11．日本超音波医学会は，診断基準を提案し，悪性腫瘍の確立をⅠ型・Ⅱ型・Ⅲ型では3%以下，Ⅳ型は約50%，Ⅴ型は約70%，Ⅵ型は30%とした[22]．さらに，カラー・パルスドップラー法の併用により，悪性群では隔壁・充実部に血流描出率が高く，良性群では，外壁に血流信号の描出率が高いと報告されている[23].

### c. CA125・経腟超音波併用による卵巣がん検診の有用性

米国の大規模卵巣がん検診（PLCO研究）[24] によるとCA125採血と経腟超音波を施行した結果，一年に一度の検診を施行することでⅣ期の患者は減り，予後は相対的に改善されたとしている．さらに英国で施行された閉経後女性を対象としたUKCTOCS試験[25] は卵巣がん検診を無用とする流れを変えた．本試験では，1年ごとにCA125を測定し，ROCA（risk of ovarian cancer algorithm；前回測定値に対する上昇率で判定）陽性者のみに超音波検査を追加したMMS（multimodal screening）調査では，50,640人の卵巣がん患者338人の卵巣がん死亡率は，コントロール群101,359人の卵巣がん

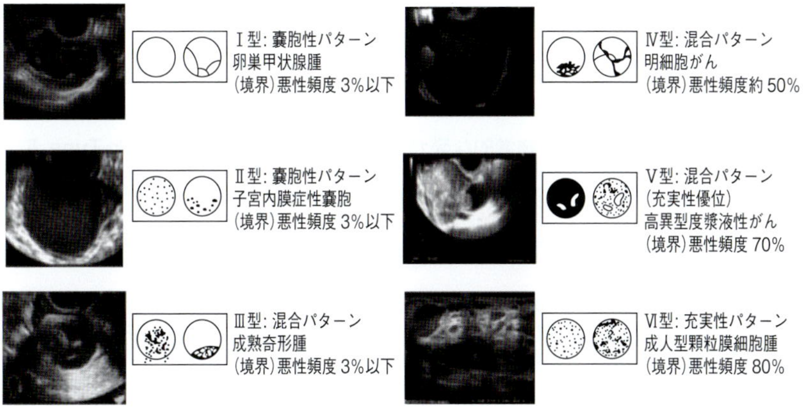


図11 卵巣腫瘍の超音波像と（境界）悪性の頻度

患者630人より20%減少したと報告している.

## 2. 2つのタイプの卵巣がん

近年, 臨床病理学的, 分子生物学的研究の進歩により, 卵巣がんが大きく2つのタイプに分類されるようになった 表7 . タイプⅠは嚢胞性の前駆病変から比較的緩徐にがん化してくるのに対し, タイプⅡは卵管あるいは卵巣上皮から *de novo* に発生し悪性度が高い. タイプⅠの組織型に類内膜腺がん, 明細胞腺がん, 粘液性がん, 低異型度漿液性がんが, タイプⅡの代表的な組織型に高異型度漿液性がんが含まれる. 従って, タイプⅠのスクリーニングは, 全駆病変である卵巣嚢腫や嚢胞の発見から経腟エコーで厳重にフォローすれば, 悪性転換時の大きな形態的変化をとらえることができ, 卵巣がんの早期発見につながるはずである.

## 3. 遺伝性乳がん卵巣がん症候群 (HBOC: Hereditary Breast and Ovarian Cancer syndrome) とは

- *BRCA1* 遺伝子あるいは *BRCA2* 遺伝子に変化 (専門用語で病的バリアントと言う) を持っていることをここではHBOCと表現する. 乳がん, 卵巣がん, 前立腺がん, 膵臓がん等の発症リスクが高いことがわかっている 表8 .
- がんの既往歴にかかわらず, 一般的に200～500人に1人が, HBOCに

**表7 形態学的・分子生物学的な発がん過程の違いによるType ⅠとType Ⅱ**

| |
|---|
| ◇Type Ⅰ (低悪性度漿液性がん, 低悪性度類内膜がん, 明細胞がん, 粘液性がん)<br>✓前がん状態から段階的に発生し, 進行が緩徐で臨床経過も緩やか<br>✓Ⅰ期がんが多い<br>◇Type Ⅱ (高悪性度漿液性がん, 高悪性度類内膜がん)<br>✓臨床的には非常にアグレッシブで, 前がん病変から一気に進行するため, 前がん状態を臨床的に捉えるのは困難<br>✓Ⅲ/Ⅳ期の進行例が多い |

(Koshiyama M, et al. Biomed Res Int. 2014; 934261. 2014[26] より改変)

表8 遺伝子異常の有無に伴い生涯で各がんを発症する確率

| がんの種類 | 日本人一般 | 欧米人一般 | *BRCA1* 遺伝子に病的バリアントがある | *BRCA2* 遺伝子に病的バリアントがある |
|---|---|---|---|---|
| 乳がん（女性） | 10.6% | 12.9% | 46～87% | 38～84% |
| 乳がん（男性） | 0.1%（欧米） | 0.1% | 1.2% | 最大 8.9% |
| 卵巣がん | 1.6% | 1.2% | 39～63% | 16.5～27% |
| 前立腺がん | 10.8% | 12.5% | ～29% | ～60% |
| 膵臓がん | 2.6%（男性）<br>2.5%（女性） | 1.7% | 1～3% | 2～7% |
| 悪性黒色腫（皮膚・眼） | | 2.3% | | リスク上昇 |

〔日本遺伝性乳癌卵巣癌総合診療制度機構. 遺伝性乳がん卵巣がん（HBOC）をご理解いただくために _ver2023_1 より〕

該当する.

以下①遺伝子異常の有無に伴うがん発症頻度, ②HBOCとわかった場合の対策, ③遺伝学的検査とは, ④遺伝学的検査の結果と対応について,「遺伝性乳がん卵巣がん（HBOC）をご理解頂く為に ver.2023_1」〔日本遺伝性乳癌卵巣癌総合診療制度機構（JOHBOC: Japan Organization of Hereditary Breast and Ovarian Cancer）[27] 発行〕より抜粋引用.

**① 遺伝子異常の有無に伴うがん発症頻度**

特に乳がん・卵巣がんにおいて *BRCA1/2* に異常があった場合のがん発症頻度の高さが目立っている.

**② HBOCとわかった場合の対策 表9**

- 日本の遺伝性乳がん卵巣がん（HBOC）診療ガイドライン 2021 年版[28] や, 北米の主要ながんセンターの同盟団体である NCCN（National Comprehensive Cancer Network）によるがん診療ガイドライン[29] では, HBOCとわかった場合の対策について下記のように示している.

**③ 遺伝学的検査とは 表10**

- 遺伝性のがんの可能性が考慮される際, その原因となっている遺伝子に

表9 HBOCとわかった場合の対策（女性の場合）

| 乳房に対するがん予防と検査 | |
|---|---|
| 18歳～ | ● 乳房の自己検診を行う |
| 25～29歳 | ● 医療機関で半年～1年に1回の頻度で視触診を受ける<br>● 1年に1回造影乳房MRI検査（MRIができない場合はトモシンセシスの併用を考慮したマンモグラフィ）を受ける（30歳未満で乳がんと診断された血縁者がいる場合は，個別に判断する） |
| 30～75歳 | ● 医療機関で半年～1年に1回の頻度で視触診を受ける<br>● 1年に1回，造影乳房MRI検査とトモシンセシスの併用を考慮したマンモグラフィを受ける |
| 75歳以上 | ● 個別に話し合う |
| ● 乳がんの治療を受けた方は，両方の乳房を切除した場合を除き，上記のように1年に1回，造影乳房MRI検査とトモシンセシスの併用を考慮したマンモグラフィを継続する | |
| ●「リスク低減乳房切除術」（乳がんのリスクを下げるために，がんを発症する前に乳房を切除する手術）の選択について，医療者と話し合う | |
| **卵巣に対するがん予防と検査** | |
| ● リスク低減卵管卵巣摘出術（卵巣がんのリスクを下げるために，がんを発症する前に両方の卵巣および卵管を切除する手術）が，出産を終えた後，典型的には35～40歳で受けることが推奨される．*BRCA2*遺伝子の病的バリアントを有する場合は，卵巣がんの発症年齢が8～10年遅いため，40～45歳まで延期してもよい． | |
| ● 手術を選択しない場合は，婦人科の医師に相談し，経腟超音波検査，腫瘍マーカー（血液検査）を30～35歳から考慮してもよい． | |

リスク低減手術によってのみ，卵巣がんのリスクや卵巣がんによる死亡率を下げることが報告されている．経腟超音波検査や腫瘍マーカーの検査は，リスク低減卵管卵巣摘出術の代替法として適当であることを示すエビデンスはない．
〔日本遺伝性乳癌卵巣癌総合診療制度機構．遺伝性乳がん卵巣がん（HBOC）をご理解いただくために_ver2023_1より〕

バリアントがあるか否かを調べる．遺伝子のバリアントが見つかった場合には，それががんの発症と関連するものなのかどうかを判定する．

● 生まれたときから持っている遺伝情報を調べるため，生活習慣等を変えても，遺伝子の状態は変わらない．

表10 遺伝学的検査の種類

| | *BRCA1*, *BRCA2* 遺伝子の検査 | 多遺伝子パネル検査<br>(multigene panel testing: MGPT) |
|---|---|---|
| 目的 | HBOCかどうかを知る<br>乳がんや卵巣がん，膵臓がん，前立腺がんの治療を選ぶ（分子標的薬の適応の有無や乳がんの手術方法） | HBOCを含む，遺伝性のがんの体質を持っているかどうかを知る |
| 方法 | 通常，採血<br>*BRCA1* と *BRCA2* のみを調べる | 通常，採血<br>遺伝性のがんに関係する，複数の遺伝子を一度に調べる |
| 費用 | 基準を満たす場合，保険診療<br>(20,200点: 3割負担の場合で約6万円) | 自費診療<br>一部の医療機関で実施可能<br>医療機関，検査会社，調べる遺伝子の数などによって費用は異なる |

〔日本遺伝性乳癌卵巣癌総合診療制度機構．遺伝性乳がん卵巣がん（HBOC）をご理解いただくために_ver2023_1より〕

④ **遺伝学的検査の結果の対応**

家系の中で最初に遺伝子の検査を受ける方は，これらの遺伝子の全塩基配列を調べる．その結果は，大きく分けて次の3つのパターンのいずれかで示される．

*BRCA1*，*BRCA2* 遺伝子の全体を調べる検査（家系内で最初に検査を受ける人が対象）

(1) 病的バリアント（陽性）

HBOCの確定となる．この結果を踏まえて，治療や予防方法について検討する．血縁者も同じ病的バリアントを持っている可能性あり．

(2) 病的バリアント（陰性）

遺伝性のがんを完全に否定するものではない．既往歴や家族歴に応じて，今後の健康管理について話し合われる．HBOC以外の遺伝性のがんの可能性について検討する場合もある．

(3) 臨床的な意義が不明のバリアントを認めた（variant of uncertain significance: VUS）

*BRCA1*, *BRCA2* 遺伝子にバリアントが見つかったが，これががんの発症しやすさと関連するかどうかは，現時点では判断できない．既往歴や家族歴を踏まえて，今後の健康管理について話し合われる．がんの発症リスクを高めるようなバリアントなのか，あるいはがんの発症とは関連がないのかが，将来はっきりする可能性がある．

血縁者の特定部位の解析の結果

すでにHBOCと確定している方の血縁者は，同じ病的バリアントがあるかどうか，その場所のみを解析する．結果は以下のいずれかで示される．

血縁者を対象とした特定部位（シングルサイト）の解析

(1) 病的バリアント（陽性）

血縁者と同じバリアントが確認され，HBOCの確定となる．

(2) 病的バリアント（陰性）

血縁者と同じバリアントを持っていないことが確認された．他の遺伝性のがんの可能性が低い場合，乳がんや卵巣がんなどの発症リスクは，一般的なリスクとほぼ同じと考えられる．

## 4. 卵巣子宮内膜症性嚢胞（チョコレート嚢胞）の管理

以下，産婦人科診療ガイドライン婦人科外来編2023のCQ221より抜粋引用する[30]．

- 卵巣子宮内膜症性嚢胞（チョコレート嚢胞）は，悪性を含む多様な卵巣腫瘍との鑑別が必要であること，破裂や感染をきたしやすいこと，病変自体や手術が卵巣機能に直結するなど，他の部位の子宮内膜症と異なる特徴を有する．診断には経腟超音波により拾い上げた後，磁気共鳴画像（magnetic resonance imaging：MRI）検査T1・T2強調画像と脂肪抑制が有用である[31]．嚢胞壁の不整や充実性病変を認めた場合には，悪性腫瘍との鑑別のためパワードップラー法やMRI造影検査により血流を確認する．
- 我が国での前方視的コホート研究によると，チョコレート嚢胞におけるがん化の頻度は0.7%程度と推定され，50歳以上で有意に頻度が上昇することが報告されている[32]．手術が行われたチョコレート囊胞症例のメタ解析では，合併率が年齢とともに，また囊胞壁の増大とともに高くなることが，報告された[33]．また「本邦における子宮内膜症のがん化の頻度と予防に関する疫学研究（Japan endometrioma malignant transformation study：JEMS）」の中間報告によると，卵巣がん確定診断時の年齢平均は47.7歳で，閉経前のがん発生が全体の75.7%を占めていた[34]．

- これらより，チョコレート囊胞の悪性化には注意が必要であり，特に40歳以上で長径10cm以上あるいは急速な増大を認める患者では，組織学的検索を目的とした卵巣摘出術も考慮する必要がある．

## おわりに

がん検診の目的はがんの早期発見と治療によって死亡率を低下させることにある．また，その目的に適合するがんは，頻度が高いがんであること，早期発見の可能ながんである必要がある．その意味で子宮頸がんは，細胞診並びに今後導入される可能性の高いHPV検出法を用いるため検診に非常に適したがんであると言える．一次予防としてのHPVワクチンの効果もあり，頸がん検診は広く普及し，確実にその成果を上げ，世界では撲滅寸前の国も現れている．近年，前がん病変での検出例の割合が大きく，適切な管理と治療が進められている一方，進行した頸がんの大半は子宮がん検診の未受診者で占められている．このような未受診者に対する検診の重要性の啓発・HPVワクチン接種率の向上と同時に，30歳未満の若い世代での頸がん発生が増加しており，これらのいわゆるAYA（adolescent and young adults）世代の女性にいかに検診を勧めてゆくかが今後の大きな課題となりつつある．

一方，体がんは増加しているが，頸部に比し細胞採取が困難なこと，細胞診の判定基準が明確でないこと等から，行政検診として認められてはいない．しかし，体がんの不正出血等の危険因子や検診の限界を受診者が理解し，保険診療として適確に専門医療機関を受診することを勧め，検診においても経腟超音波断層法による子宮内膜厚の計測も併用した場合には診断精度も向上する．

最後に卵巣がんに対する検診については，我が国では未だ確立した方法は見られない．しかし，諸外国では，腫瘍マーカーの CA125 測定および経腟超音波断層法併用が，改めて効果のあることが示されるようになった．さらに HBOC のような遺伝性腫瘍においては，親子，姉妹，親戚にも影響する疾患であり，結果の取り扱いについては専門の知識が必要とされるので，遺伝子検査を行う前には，担当医に良く相談し，必要な場合には専門家によるカウンセリングを受けさせることが重要と考える．

今後ますますの婦人科がん検診法の進歩に期待したい．

■文献

1）国立がんセンターがん対策情報センター〔https://ganjoho.jp/public/cancer/cervix_uteri/index.html〕（2021 年 9 月 27 日閲覧）
2）日本産科婦人科学会 / 日本産婦人科医会, 編集・監修. 産婦人科診療ガイドライン婦人科外来編 2017. CQ202, p.42-6.
3）日本産婦人科医会 がん対策委員会・がん部会. ベセスダシステム 2001 準拠子宮頸部細胞診報告様式の理解のために. 2008. p.1-11.
4）国立がん研究センター社会と健康研究センター. 有効性評価に基づく子宮頸がん検診ガイドライン 2019 年度版.
5）2024 年日産婦腫瘍統計. 75 巻 12 号 p.1658.
6）竹原和宏. 子宮体癌の発症リスク, Ⅱ. 婦人科がん―概論―. 日本臨牀. 2018; 76: 373-7.
7）Bokhman JV. Two pathogenetic types of endometrial carcinoma.Gynecol Oncol. 1983; 15: 10-7.
8）Practice Bulletin No.149.Endometrial cancer. Obstet Gynecol. 2015; 125: 1006-26.
9）Yanaki F, Hirai Y, Hanada A, et al. Liquid-based endometrial cytology Using SurePath™ is not inferior to suction endometrial tissue biopsy in clinical performance for detecting endometrial cancer including atypical endometrial hyperplasia. Acta Cytol. 2017; 61: 133-9.
10）Norimatsu Y, Yamaguchi T, Taira T, et al. Inter-observer reproducibility of endometrial cytology by the Osaki Study Group method: utilising the Becton Dickinson SurePath™ liquid-based cytology. Cytopathology. 2016; 27: 472-8.
11）Nakagawa-Okamura C, Sato S, Tsuji I, et al. Effectiveness of mass screening for endometrial cancer. Acta Cytol. 2002; 46: 277-83.

12）笹　秀典, 三輪淳子, 今井加納子, 他. 子宮内膜細胞診が診断の遅れの要因となった 2 例. 埼玉医会雑誌. 2009; 44: 258-62.
13）小田瑞穂, 石井保吉, 峯岸千佳子, 他. 子宮体癌検診の現状と問題点. 日臨細胞会誌. 2008; 47: 317-23.
14）日本産科婦人科学会 / 日本産婦人科医会, 編. 産婦人科診療ガイドライン 婦人科外来編 2023. CQ210. 2023. p.60-1.
15）谷澤 修, 三宅 侃, 杉本 修, 他. 子宮体癌術前診断に対する子宮鏡検査の再評価. 日本産科婦人科学会雑誌. 1991; 43: 622-6.
16）日本産科婦人科学会 / 日本産婦人科医会, 編. 産婦人科診療ガイドライン 婦人科外来編 2023. CQ211. 2023. p.62-3.
17）北 正人. 卵巣癌の疫学. 日本臨牀. 2018; 76: 491-8.
18）Kobayashi H. Yamada Y, Sodo T, et al. A randomized study of screening for ovarian cancer; a multicenter study in Japan. Int J Gynecol Cancer. 2008; 18; 414-20.
19）日本産科婦人科学会, 編. 卵巣がんとその他の悪性腫瘍. In: 若手のための産婦人科プラクティス 2012 年版. 東京: 日本産婦人科学会; 2012. p.137-46.
20）片岡史夫, 青木大輔. 卵巣癌の検診・診断　腫瘍マーカー, バイオマーカー. 日本臨牀. 2012; 70: 543-8.
21）日本産科婦人科学会 / 日本産婦人科医会, 編集・監修. 産婦人科診療ガイドライン婦人科外来編 2020. CQ219. 2020. p.72-3.
22）日本超音波医学会用語・診断基準委員会. 卵巣腫瘤のエコーパターン分類の公示について. J Med Ultrasonics. 2000; 27: 912-4.
23）崔　華, 竹内久彌. 超音波断層法ならびに超音波カラードプラ法による卵巣悪性腫瘍の診断. J Med Ultrasonics. 2001; 28: 109-19.
24）Buys SS, Partridge E, Black A, et al. Effect of screening on ovarian cancer mortality; The Prostate, Lung, Colorectal and ovarian（PLCO）cancer screening randomized controlled trial. JAMA. 2011; 305: 2295-303.
25）Jacobs IJ, Menon U, Ryan A, et al. Ovarian cancer screening and mortality in the UK collaborative trial of ovarian cancer screening（UKCTOCS）: a randomized controlled trial. Lancet. 2016; 387: 945-56.
26）Koshiyama M, Matsumura N, Konishi I, et al. Ⅰ. Resent concepts of ovarian carcinogenesis: type Ⅰ and type Ⅱ. Biomed Res Int. 2014; 2014: 934261.
27）日本遺伝性乳癌卵巣癌総合診療制度機構（JOHBOC: Japan Organization of Hereditary Breast and Ovarian Cancer）, 編.「遺伝性乳がん卵巣がん（HBOC）をご理解頂く為に ver.2023_1」広報部会 Ver 2023_1

(2023 年 12 月)
28) 日本遺伝性乳癌卵巣癌総合診療制度機構, 編. 遺伝性乳癌卵巣癌(HBOC)診療ガイドライン 2021 年版. 東京: 金原出版; 2021.
29) NCCN Clinical Practice Guidelines in Oncology: Genetic/Familial High-Risk Assessment: Breast, Ovarian and Pancreatic. Version 1. 2020
30) 日本産科婦人科学会 / 日本産婦人科医会, 編集・監修. 産婦人科診療ガイドライン婦人科外来編 2023. CQ221. 2023. p.84-5.
31) Togashi K, Nishimura K, Kimura I, et al. Endometrial cysts: diagnosis with MR imaging. Radiology. 1991; 180: 73-8.
32) Kobayashi H, Sumimoto K, Moniwa N, et al. Risk of developing ovarian cancer among women with ovarian endometrioma: a cohort study in Shizuoka, Japan. Int J Gynecol Cancer. 2007; 17: 37-43.
33) Thomsen LH, Schnack TH, Buchardi K, et al. Risk factors of epithelial ovarian carcinomas among women with endometriosis: a systematic review. Acta Obstet Gynecol Scand. 2017; 96: 761-78.
34) Taniguchi F, Harada T, Kobayashi H, et al. Clinical characteristics of patients in Japan with ovarian cancer presumably arising from ovarian endometrioma. Obstet Gynecol Invest. 2014; 77: 104-10.

〈木口一成〉

# 23 泌尿器科検査

健診の異常により泌尿器科に受診することが多い項目としては，尿検査，腹部超音波診断，採血検査がある．尿検査については，尿潜血陽性，尿蛋白陽性，尿糖陽性などがあり，泌尿器科では尿潜血陽性について受診することが多く，尿蛋白陽性，尿糖陽性については内科または腎臓内科を受診することが多い．泌尿器科領域における腹部超音波診断では，腎，膀胱，男性では前立腺も検査の対象となる．採血検査については，PSA値上昇の精査のために泌尿器科を受診することが多い．昨今，コロナ禍の影響のためか，健診の受診者の減少や，健診で指摘された異常項目に対する再検査，精査のための受診が減少傾向にある．受診した患者の中には数ヵ月以上も前の健診結果をもとに受診していることもある．健診によって早期発見，早期治療につながる症状や疾患が多く存在するため，健診に対するしっかりとした患者教育が必要である．本稿では，泌尿器科領域における健診での異常を中心に解説をし，患者への健診受診や健診で指摘された異常項目の精査のための受診の動機付けへの提案として，参考になれば幸いである．

## A 尿検査の異常

健診における尿検査異常としては，尿潜血陽性，尿蛋白陽性，尿糖陽性などがある．本稿では泌尿器科を受診することが多い尿潜血陽性について中心に解説をしていくため，蛋白尿陽性，尿糖陽性については，本書の「B-11. 尿検査」の項目を参照されたい．

まず血尿の定義としては，試験紙法で診断される尿潜血陽性，尿沈渣を顕微鏡で確認することによって診断される顕微鏡的血尿，肉眼で見て血尿が確認される肉眼的血尿がある．試験紙法の原理としては，遊離ヘモグロビンと過酸化物とのペルオキシダーゼ反応で試験紙が変色する性質を利用すること

**表1 尿検査の異常と対応**

| 試験紙法で陽性だが尿沈渣で尿中赤血球なし（偽陽性） | 尿検査提出時の注意点 |
|---|---|
| 血管内溶血によるヘモグロビン尿，横紋筋融解症によるミオグロビン尿 | 激しい運動を避ける. |
| 尿中細菌，白血球中のペルオキシターゼ | 中間尿で必要に応じて外陰部の消毒をしてから採尿.<br>尿路感染時には検査を避ける. |
| 精液中のジアミンオキシダーゼ | 前夜や当日の性交渉やマスターベーションを避ける. |
| 尿路以外からの血液の混入 | |
| 試験紙法で陰性だが尿沈渣で尿中赤血球あり（偽陰性） | 女性の場合は月経に注意する. |
| アスコルビン酸（ビタミンC）の大量摂取 | 検査前日はビタミンCが大量に含まれている食物は避ける |

により行う．結果は1+以上を尿潜血陽性と定義する．一方顕微鏡を用いた尿沈渣では，×400（対物レンズ40×）1視野に認められる赤血球の中で，赤血球と判定できる赤血球が5〜9個以上認められた場合から判定する[1)]．尿沈渣で認められる赤血球形態としては，糸球体型赤血球（変形赤血球）と非糸球体赤血球（非変形赤血球）があり，尿検査結果にも記載される場合がある．糸球体型赤血球が疑われるときには腎臓内科へのコンサルトを検討し，非糸球体赤血球が疑われるときには泌尿器科へのコンサルトを検討する．このとき実臨床においては，尿潜血陽性であるが尿沈渣で尿中赤血球を認めないことや尿潜血陰性であるが尿沈渣で尿中赤血球を認めることがある 表1．その際は，尿潜血陽性の診断が偽陽性になったり，偽陰性になっている可能性を考慮する[2)]．

また，尿検査提出の際は以下に注意して尿を採取，提出する必要がある[3)]．

① 血尿の診断には通常中間尿を用いる

② 採尿前，激しい運動は避ける

③ 尿の種類および採尿方法（自然採尿，カテーテル採尿，全部尿，初尿，中間尿，尿路変更術後尿）を明記する
④ 採尿時には外尿道口を清拭することが望ましい；女性では温水洗浄器トイレ（ビデ）による清拭が適する
⑤ 採尿時間を記載する
⑥ 尿検体を採尿後速やかに提出する
⑦ 提出された尿検体は速やかに検査し，尿沈渣を行うときは採尿後4時間以内に行う必要がある（尿試験紙検査で時間を要する場合は冷暗所に保存する）
⑧ 女性が月経中・直後の場合は，必ずその旨申し出るようにする
⑨ 服用薬剤および造影剤の使用，生理時採尿などについて明記する

血尿の診断になったときの鑑別診断は顕微鏡的血尿も肉眼的血尿のいずれの場合でも同様であり，必要に応じて検査を行っていく．

血尿の最も重要な鑑別としては，膀胱がんや腎盂がん等の尿路上皮がんや腎がん等であり，悪性疾患を見逃すことがないように注意が必要である．その他，膀胱炎，尿管結石や腎結石などの尿路結石，前立腺肥大症による前立腺部からの出血を経験することが多い．また，頻度は多くはないが，腎梗塞，ナットクラッカー症候群，腎動脈奇形なども血尿の原因となる．糸球体疾患などでも血尿の原因となるため，要すれば腎生検も検討されることになる．

尿検査は特に侵襲を伴わずに手軽にできる検査であり，多くの情報が得られる．しかし，尿の採取の条件によっては，本来の結果が得られない可能性があるため，正しい準備後に尿検査を提出するように患者教育が必要である．また，血尿を伴う悪性腫瘍を見逃さないようにすることも重要であるが，健診などで偶然発見された無症候性顕微鏡的血尿（チャンス血尿）が，経過中に約10%が尿蛋白陽性となることが近年いわれており，尿蛋白陽性となった場合には将来腎不全に進展する可能性があるため，腎臓内科専門医への紹介が必要である．

## B 腹部超音波診断での異常

腹部超音波診断（エコー検査）では，腎，膀胱に加え男性では前立腺も対象となる．エコーで観察するときの条件としては，腎臓は後腹膜臓器であるため，患者を腹臥位にして，背側からスキャンすると観察しやすい．また，膀胱，前立腺を観察するときは尿の貯留があるとより詳細に観察できることが多い．

健診の際の腎エコーで指摘されることが多い異常として，水腎症，腎石灰化，腎腫瘤などがある．膀胱エコーでは膀胱腫瘍，膀胱結石，膀胱憩室など，前立腺エコーでは前立腺肥大症，前立腺内石灰化などがある．

### 1．腎エコーで指摘される異常

エコーで腎に異常所見を指摘された時には，CT や MRI などの画像検査を行うことによって精査を進めていく．健診で特に多く指摘される腎病変について以下で解説していく．

#### a．水腎症，腎盂拡張

上記を指摘された時に実臨床で多く経験するのは，傍腎盂嚢胞や腎外腎盂などがある 図1．これらは CT，MRI を行うと診断は容易であるが，エ

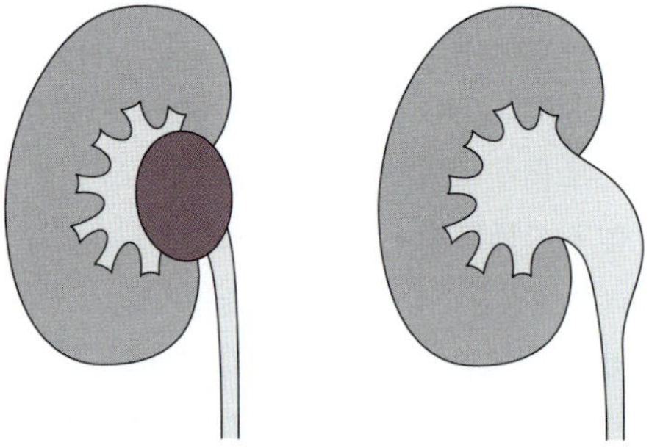

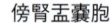

図1 傍腎盂嚢胞と腎外腎盂のシェーマ

コーで水腎症を呈しているように見えることがある．基本的には経過観察の方針となる．水腎症の診断となったときには，悪性腫瘍の可能性は念頭におきながら腎盂尿管移行部狭窄，膀胱尿管移行部狭窄，結石の有無，尿管腫瘍，膀胱腫瘍，尿閉などを鑑別として考える．

### b. 腎臓石灰化

腎臓で，石灰化像が描出される場合腎結石であることが多い．10mm 以上の結石や有症状，珊瑚状結石などは治療適応となる[4]．

### c. 腎嚢胞，腎腫瘤，腎腫瘍

腎嚢胞については，単純性腎嚢胞と複雑性腎嚢胞に分けられる．単純性腎嚢胞はエコーでは内部は腎実質に比べて低エコーで，形態に不整はない．単発や数個程度であれば経過観察だが，多数の腎嚢胞を認める場合には多発性嚢胞腎の疑いがあるため，腎不全や透析導入の家族歴がないかを確認し，必要であれば専門医への紹介が必要である．複雑性腎嚢胞は，エコーでは内部に隔壁の形成や壁の石灰化，内部エコーの不均一化などが認められる．造影 CT での精査が必要であり，Bosniak 分類に基づいて評価して適切な治療または経過観察を行っていく[5]．また，嚢胞の形態を呈する嚢胞性腎がんもあるために注意が必要である．

その他腎腫瘤，腎腫瘍が疑われた時には造影 CT での精査を行う．腎腫瘤で多く指摘されるのは，腎血管筋脂肪腫であり，脂肪成分が多いためエコーでは腎単純性嚢胞に比べて内部は高エコーに描出される．基本的には良性疾患であるが，日常生活に影響を及ぼすような腹痛，直径が 4cm 以上，腫瘤内の動脈瘤が 5mm 以上である症例については治療適応を検討する[6]．また，腎血管脂肪腫は結節性硬化症にみられる症状のひとつであるため，精査目的に専門医への紹介が必要である．腎腫瘍については，造影 CT で造影効果のある淡明細胞がんと造影効果のない非淡明細胞がんに分類される．精査加療目的に泌尿器科の専門医への紹介が必要である．

## 2. 膀胱エコーで指摘される異常

膀胱内腫瘍性病変で最も多いのは膀胱がんである．精査のために尿細胞

表2 国際前立腺症状スコア　排尿症状のQOL

| | なし | 5回に1回未満 | 2回に1回未満 | 2回に1回位 | 2回に1回以上 | ほとんどいつも |
|---|---|---|---|---|---|---|
| 過去1ヵ月間，排尿後に尿がまだ残っている感じがありましたか． | 0 | 1 | 2 | 3 | 4 | 5 |
| 過去1ヵ月間，排尿後2時間以内にもう一度行かねばならないことがありましたか． | 0 | 1 | 2 | 3 | 4 | 5 |
| 過去1ヵ月間，排尿途中に尿が途切れることがありましたか． | 0 | 1 | 2 | 3 | 4 | 5 |
| 過去1ヵ月間，排尿を我慢するのがつらいことがありましたか． | 0 | 1 | 2 | 3 | 4 | 5 |
| 過去1ヵ月間，尿の勢いが弱いことがありましたか． | 0 | 1 | 2 | 3 | 4 | 5 |
| 過去1ヵ月間，排尿開始時にいきむ必要がありましたか． | 0 | 1 | 2 | 3 | 4 | 5 |
| 過去1ヵ月間，床についてから朝起きるまで普通何回排尿におきましたか． | 0回 | 1回 | 2回 | 3回 | 4回 | 5回以上 |
| | 0 | 1 | 2 | 3 | 4 | 5 |

I-PSS得点合計＝

排尿症状のQOL

| | うれしい | 満足 | 大体満足 | 満足，不満のどちらでもない | 不満気味 | 気が重い | つらい |
|---|---|---|---|---|---|---|---|
| 現在の排尿の状態が一生続くとしたら，どう感じますか． | 0 | 1 | 2 | 3 | 4 | 5 | 6 |

(Barry MJ, et al. Measurement Committee of the American Urological Association. J Urol. 2017; 197: S189-S197より)

診，膀胱鏡が必要である．また，前立腺肥大などによる排尿障害を認める症例では，高圧膀胱となっており，膀胱内に肉柱形成や憩室が認められることがある．膀胱内石灰化としては，膀胱結石があり，尿閉の原因となるため治療を検討する必要がある．

### 3. 前立腺エコーで指摘される異常

前立腺体積（mL）を 0.5×横径×縦径×上下径として測定した時，前立腺体積が 20mL 以上で前立腺肥大症と指摘されることがある．前立腺肥大をエコーで指摘される壮年，高齢男性は多いが，前立腺肥大があるだけで治療適応とはならない．下部尿路症状がある患者は，国際前立腺症状スコアと排尿症状の QOL[7] を参考にしてスコアリングを行い，治療介入すべきかを検討する表2．前立腺内石灰化は，前立腺結石であることが多く，特に治療適応とはならないことが多い．

エコーは患者への侵襲は少ないが，得られる情報はとても多い検査である．腎がんなどは初期の時点では自覚症状に乏しいため，早期の時点で発見するための健診のエコーはとても重要である．また，腎嚢胞においても嚢胞の性状によっては嚢胞性腎がんも鑑別にあがるため，単純性腎嚢胞か複雑性腎嚢胞かの判断が難しい場合は，造影 CT での精査が必要である．前年までの健診エコー結果に異常がなく今回の健診で新規に異常が指摘される時などは，悪性腫瘍の鑑別も含め，積極的に専門医への紹介が必要と思われる．

## C 採血の異常

採血での泌尿器科領域の検査項目としては，PSA とクレアチニン値の異常があげられる．クレアチニン値異常については，泌尿器科では腎後性の要素がないかを精査する．尿路に結石や腫瘍などの閉塞起点がないか，尿閉などの排尿障害がないかを精査し，腎後性が否定されれば，腎前性や腎性の要素がないかを腎臓内科にて精査することになる．本稿では泌尿器科診療で多く対応する PSA 値の異常について中心に解説をしていく．

前立腺がんの腫瘍マーカーである PSA は採血で測定することができるた

め，簡便に行うことができる検査である．それまでは，前立腺がんにおけるPSA検診の有用性についての大規模な研究は報告されていなかった．2009年に前立腺がん検診の有用性について初めて2つの大規模な無作為化比較対照試験（Randomized Controlled Trial：RCT）が報告されたが，互いに相反する結果であった．PSA検診の有用性を示したEuropean Randomized Study of Screening for Prostate Cancer（ERSPC）[8]とPSA検診の有用性を否定する結果となったProstate, Lung, Colorectal, and Ovarian Cancer Screening（PLCO）[9]であり，世界的に前立腺がん検診におけるPSAの有用性について大きな議論を呼んだ．わが国でもPSA検診の有用性について議論され，ERSPCとPLCO含め様々なRCTが精査されたところ，PLCO試験はのちの精査で対照群にPSA検診のコンタミネーションが多くみられていたことがわかり，PSA検診の有用性を否定するという結論は出せないことが明らかとなった．ERSPC試験スウェーデン・イエテボリのRCTから，PSA検診実施による死亡率低下効果が期待できると結論した[10,11]．また，PSA検査を用いた前立腺がん検診の効果については，その死亡率低下効果と効率性，それを支えるエビデンスの質において，集団全体の死亡率低下を目的として公的資金を用いて行われるがん検診である対策型検診となっている5臓器（胃，大腸，肺，子宮頸部，乳房）と比較して遜色ないレベルに到達しているものと考えられている[10]．一方PSA検診を終了させる年齢についてはまだ議論の余地があり，決定はされていない．American Urological Association（AUA）関連ガイドラインでは[12]，70歳を超えても健康状態が良好で10〜15年の余命がある症例はPSA検診継続は可能であると結論しており，European Association of Urology（EAU）の関連ガイドラインでは[13]，年齢での上限値はなく，全身状態良好であり10〜15年の余命がある症例をPSA検診継続とされている．現在の前立腺がんにおける健診では，採血におけるPSAが中心となっている．現在は診断基準には使用されていないが，前立腺がんの診断につながる可能性のある尿中マーカーの存在も指摘されている[14]．前立腺がん患者の尿中で増加しているメッセンジャーRNAである，*HOXC6*，*DLX1*，前立腺がんにおいて特異的な転座を来す

*TMPRSS-ERG* fusion，ノンコーディングRNAである*PCA3*などがあり，今後将来の前立腺がん診断においてPSAのように腫瘍マーカーとして使用されるようになるかもしれない．

泌尿器科領域における健診項目の異常と対応について解説した．健診において重要なことは，疾患の早期発見，早期治療に結びつけることである．特に腎がん，前立腺がんなどは無症状のまま経過することが多いため，健診で診断することは重要である．また，前立腺がん診断で指摘されているように，今後新規の診断方法が見つかる可能性がある．より簡便に，より患者の負担の少ない方法かつ診断の的中率を上昇されるような健診の手段が見つかることにより，さらに疾患の早期発見，早期治療につながることを期待する．本稿が患者への健診受診動機の向上や，健診異常項目の精査のための参考の一助になれば幸いである．

## ■文献

1）日本臨床検査標準協議会（JCCLS）尿沈渣検査標準化委員会.「尿沈渣検査法 GP1-P4」尿沈渣検査法 2010. 東京: 日本臨床衛生検査技師会; 2011. p.7-9.
2）久米春喜. 泌尿器科医から見た総合健診. 総合健診. 2021; 48: 319-24.
3）血尿診療ガイドライン編集委員会. 血尿診療ガイドライン 2023. 東京: ライフサイエンス出版; 2023. p.2-65.
4）尿路結石症診療ガイドライン 2013 年版改訂委員会. 腎結石の治療方針. 尿路結石症診療ガイドライン第 2 版 2013. 東京: 金原出版; 2013. p.33-4.
5）Bosniak MA. The current radiological approach to renal cysts. Radiology. 1986; 158: 1-10.
6）結節性硬化症に伴う腎血管筋脂肪腫診療ガイドライン作成委員. 結節性硬化症に伴う腎血管筋脂肪腫診療ガイドライン 2016 年版. 金原出版; 東京: 2016. p.12-4.
7）Aso Y, Boccon-Bibod L, Calais da Silva F, et al. Subjective response, objective response, impact on Quality of Life. The International Consultation on Bening Prostatic Hyperplasia（BPH）. Paris: SCI Ltd; 1992. p.85-90.
8）Schröder FH, Hugosson J, Roobol MJ, et al: ERSPC Investigators. Screening and prostate-cancer mortality in a randomized European

study. N Engl J Med. 2009; 360: 1320-8.
9) Andriole GL, Crawford ED, Grubb RL 3rd, et al: PLCO Project Team. Mortality results from a randomized prostate-cancer screening trial. N Engl J Med. 2009; 360: 1310-9.
10) 前立腺がん検診ガイドライン 2018 年版作成委員. 前立腺がん検診ガイドライン 2018 年版. 東京: 金原出版; 2018. p.52-9, 168-71.
11) Hugosson J, Carlsson S, Aus G, et al. Mortality results from the Göteborg randomised population-based prostate-cancer screening trial. Lancet Oncol. 2010; 11: 725-32.
12) Carter HB, Albertsen PC, Barry MJ, et al. Early detection of prostate cancer: AUA Guideline. J Urol. 2013; 190: 419-26.
13) N. Mottet (Chair), P. Cornford (Vice-chair), R.C.N. van den Bergh, E. Briers, Expert Patient Advocate (European Prostate Cancer Coalition/ Europa UOMO) EAU guideline 2020 Prostate cancer
14) Lomas DJ, Hashim U. Ahmed: All change in the prostate cancer diagnostic pathway. Nat Med. 2020; 17: 372-81.

〈家田健史〉

# 24 眼科検査

健診・人間ドックにおける眼科の役割に関して，近年職場環境が変化してきておりその重要性がますます高くなってきている．従来の眼科検診は眼科的疾患の発見の他に全身的な疾患の早期発見に重要な意味がおかれていた．しかしながら最近では高血圧，糖尿病などの全身的な疾患は内科の健診で眼科的な異常が生じる前にすでに発見されることが多い．しかしながら近年の高齢化社会において白内障，緑内障，黄斑変性，高度近視，遺伝性網膜疾患などの眼科的疾患の早期発見がますます重要になってきている．

近年の高齢化に伴う現象として高齢者の視覚障害者が増加している．このように高齢になって失明して介護を受けなければならなくなるケースも増えてきており，早期診断で失明を予防するための医療費と失明してからの介護など諸々の経費を比べてみた場合に，早期診断で治療に踏み切った方が医療経済的にも有利であるという[1)]．

健診団体連絡協議会で決定された人間ドックの基本検査項目を見ると，眼科では視力，眼圧，眼底の3項目があげられている．それぞれの検査について，注意点，データの読み方，対応について述べるとともに，眼科検診のあり方についても触れたい．

## A 視力検査

人間の感覚器の外部情報のうち視覚情報は7～8割を占めるといわれている．この視覚の中でも，視力は最も重要であり，視力が障害されるとQOLは著しく減退する．したがって，視力は眼科人間ドックの検査項目として必ず行う必須項目である．視力検査には遠見視力と近見視力があるが，通常の眼科検診では遠見視力が使用される．視力検査の基準は，① 視力は小数視力で記載する，② 検査距離は5mとする，③ 視力検査に用いる指標はランドルト Landolt 環を標準とする．実際には検診の会場はスペースや検査員の関係もあって，検査距離が 5m とれないので視力のスクリーニング検査器に頼ることが多い．検査員は多くは看護師を含むコメディカルである．視力検査のスクリーニング法として大島[2]は次の事項を理想としている．

① 実施が簡単
② 迅速な実施と結果判定
③ 省力化——高度な熟練者を要せず，さらにできうれば自動化が望ましい．
④ 安価——装置が安価であることが望ましいが，被検対象が多数のときには自動化による人件費節約も安価につながる．
⑤ 正確——臨床的視力検査法に近似していること．
⑥ 信頼性——結果の再現性がなければならないし，正常者を異常と判定する誤り，あるいは特に異常の見逃しが最小であること．
⑦ 生産性——実施して効能がなければならない．

上記の要件を完全に満たすものはないが，現在では多くの眼科検診で視力のスクリーニング機器が用いられている．

## 1. 視力測定の実際

まず裸眼で右眼の視力を，ついで左眼の視力を測定する．スクリーニング機器においても異なるが原則は同じ視力の視標の欄では 5 個のうち 3 個を正解する必要がある．実際には 0.1 が読めれば順次細かい視標に移り，ある所で正解しなくなったときにその視力に相当する別の視標を提示して 3/5 以上が正解できるかを調べる．最近では被検者が手でランドルト環の切れ目の方向にジョイスティックを倒すことによりコンピュータで自動的に視力を測定できる機器もできている．次に眼鏡あるいはコンタクトレンズ装用にて視力を片目ずつ測定する．

## 2. 判定および対応

裸眼視力が 0.1 の視標が読めない場合は，0.1 未満と記載する．裸眼視力が0.7以上あれば通常の日常生活には支障はないので問題はない．0.7未満の場合は屈折異常あるいは眼疾患が考えられる．屈折異常で眼鏡あるいはコンタクトレンズをもっている場合はそれを装用し，矯正視力が0.7以上あれば問題ないとする．それ以外の場合は眼科受診を勧める．

### 3. 注意点

スクリーニングの簡易視力測定器を使用した場合，矯正視力を（　）内に記載するがこの意味は現在もっている眼鏡あるいはコンタクトレンズで測定した視力であり，真の矯正視力ではない．眼科臨床で使用される矯正視力とは，屈折異常のある場合，矯正した場合の最高視力をいう．

## B 眼圧検査

平成14年（2002年）に実施された岐阜県多治見市における緑内障の集団検診では40歳以上の人口の5.78%が緑内障であり，0.81%が高眼圧症であることが報告された[3]．緑内障はわが国の平成16年度の視覚に関する身体障害者の原因別疾患で糖尿病網膜症に代わり第1位を占めることとなった重要な疾患である．本症は一般には眼圧が高くその結果視神経萎縮により視覚が障害される疾患と考えられてきた．しかし近年眼圧が正常範囲内である緑内障が多くみられるようになった．2022年の日本緑内障学会のガイドライン第5版[4]によると「緑内障は，視神経と視野に特徴的変化を有し，通常，眼圧を十分に下降させることにより視神経障害を改善もしくは抑制しうる眼の機能的構造的異常を特徴とする疾患である」と定義されており，眼圧が正常範囲でも緑内障は否定できない．多治見市のスタディーでも眼圧が高い開放隅角緑内障0.32%に対して正常眼圧緑内障は3.60%と約10倍多いことが判明した．したがって多くの緑内障は眼圧のみでは検出することができないため，眼底検査の結果も含めた総合的な評価が重要となる．

### 1. 眼圧計

眼圧測定器具として，現在眼科臨床で最も多く使用されているのはゴールドマン Goldmann 眼圧計である．この眼圧計は最も信頼性が高いが，角膜に眼圧計のチップが触れることで，受診者間の相互感染のリスクや，医師でないとこの検査ができない点に集団検診では欠点がある．これに対し，検診でよく使用されるのは，いわゆる空気眼圧計といわれる非接触眼圧計である．

## 2. 非接触眼圧計

Goldmann 眼圧計は角膜に加える力と角膜変形量との関係から眼圧を測定するが，非接触眼圧計は空気を角膜に噴射し角膜の一定面積を圧平するのに要する時間を基準として眼圧を測定する方法である．眼圧が低値であれば時間が短く，高値であれば時間は長い．測定は検者，被検者ともに坐位で行う．検者は接眼レンズをのぞき，照準リング中央に赤色視標がくるようにして，そのとき噴射ボタンを押すと眼圧表示板に眼圧の値が表示される．最近では空気噴射孔と角膜の距離が一定になれば，角膜に向けて自動的に空気が噴射され眼圧が測定できるような自動測定装置ができている．したがってこの眼圧計は医師でなくとも操作ができ，検診のほとんどに利用されている．ただこの眼圧計で測定すると，測定値が一定しないことがあるので 3 回測定し平均値をとるのがよい．

## 3. 判　定

10〜20mmHg が正常範囲内と考えられているが，前述したように眼圧が正常でも緑内障の場合があるので眼圧のみで緑内障と診断することはできない．眼圧が 21mmHg 以上の場合には眼底検査や視野検査などが必要である．検診では眼底写真を記録することが多いので，眼圧が高く眼底写真で視神経乳頭の C/D 比が 0.6 以上の場合精密検査を行うよう勧告する．現在，眼圧 20mmHg 以上の場合は，要再検，要精密検査としている施設が多い．

# C 眼底検査

検診における眼底検査では，現在のところ無散瞳カメラで眼底写真を撮影し医師が判定を行っている．判定する医師は内科医であるケースも多く，その場合は眼底所見として高血圧，糖尿病などの内科的疾患が対象となることが多い．眼科的立場からすれば，内科的疾患のみならず緑内障，黄斑変性などの変化についてもスクリーニングすべきである．ここでは無散瞳カメラで撮影した眼底写真の撮影法と所見の読み方について述べる．

## 1. 撮　影

無散瞳カメラは暗室内では瞳孔が散大することを利用して撮影する．被検者の眼には赤外線の照明光から得られる眼底像がTVカメラによってモニターに映し出される．この映し出された眼底にあらわれるピントあわせの輝点を調整して眼底撮影を行う．通常両眼の撮影を行うが瞳孔が小さく，うまく眼底写真がとれない場合は暗室で15分程度の暗順応後に撮影を試みる．それでも高齢者では暗室にいても，自然散瞳が悪いこともあり，この場合記録した眼底写真では判定が困難となる．散瞳が不十分なときは，散瞳薬を使用するのがよいが，閉塞隅角緑内障の発作を起こす可能性があり，眼科医の許可なしで行うのは危険である．近年は眼底カメラ装置の技術進歩により，タッチパネル操作のみで簡便に撮影できる無散瞳カメラが登場しており，小さな瞳孔径にも対応するため明室での撮影も可能となっている．

撮影された眼底写真の質をみる．ピントが甘くないか，撮影時のフラッシュ光が十分でないときは，眼底写真の周囲が暗く映る．また中心からずれていると眼底の一部が三日月状に黒く陰となる．また眼底カメラのレンズの傷やゴミが眼底写真上にあらわれてくることがあるので，この場合は同じカメラで撮った写真にはすべて同じ箇所にこれらの人工産物が出てくるので判定は容易である．白内障や硝子体混濁などがあると眼底全体が薄くぼやけて映ることがある．現在無散瞳カメラでは，眼底像を画像ファイルに取り込んでいるので撮影後写真をすぐみることができるのでうまくとれないときは再撮影する．

## 2. 眼底写真の読み方

観察する順序はいずれでもかまわないが，通常眼底鏡で眼底をみる順序で述べる．視神経乳頭では，形，色，境界部の鮮明さ，乳頭陥凹の有無などを観察する．ついで乳頭上から出ている血管について観察する．網膜中心動脈は網膜中心静脈に比較して色調は赤色調をおび，血管は細い．動脈硬化が進行すると動脈血管の色調が銅線，銀線などに変化するので注意する．網膜中心動脈と網膜中心静脈の口径比は正常眼では2対3である．ついで動脈と静脈の交叉部をみる．最後に網膜を観察し，出血，白斑，小血管瘤，黄斑部を含む変性所見などがないかをみておく．緑内障は眼底に変化がくるので視神経乳頭陥凹の拡大（C/D比0.6以上），視神経乳頭上出血，視神経線維束欠損などを注意してみておく．これらの所見の一つでもみられたならば眼科の精密検査を勧める．

## 3. 判　定

高血圧性眼底所見の判定基準としては，従来から用いられてきたScheie分類 表1 やKeith-Wagener分類 表2 を基にした慶大変法がある．日本人間ドック・予防医療学会による眼底健診判定マニュアル（2015年）[5] においては，近年の網膜血管病変と循環器疾患の関連を調査した大規模縦断疫学研究の結果に基づいたWong-Mitchell分類の使用が推奨されている 表3 ．

糖尿病網膜症の分類にはScott分類，新福田分類，改変Davis分類などが用いられてきたが，近年では国際重症度分類 表4 が重要視されている．この分類法は多くの臨床研究で用いられるEarly Treatment Diabetic Retinopathy Study（ETDRS）分類に基づいており，これら臨床研究のエビデンスと対応させることができる．

視神経乳頭陥凹がある場合，陥凹と乳頭従径の比が0.6以上ある場合，緑内障の疑いがあるので，精査が必要となる．乳頭周囲に線状出血があればますます緑内障の疑いは濃い．黄斑部に増殖性変化や出血のある場合は黄斑変性が考えられる．

最後に眼底の判定は眼科医に任せるのが最善であると考えるが，その他の医師が行う場合，高血圧性変化や糖尿病性変化のみでなく緑内障の乳頭変化，黄斑部の変化を見落とさないよう注意を喚起したい．

**表1 Scheie 分類**

| Scheie | 硬化性変化（S） | | | 高血圧性変化（H） | | |
|---|---|---|---|---|---|---|
| | 硬化性血管の特徴 | 特定健診code | 判定 | 高血圧による血管の変化 | 特定健診code | 判定* |
| 0 | | 1 | A | | 1 | A |
| 1 | 動脈血柱反射が増強している．軽度の動静脈交叉現象がみられる． | 2 | B | 網膜動脈系に軽度のびまん性狭細化をみるが，口径不同は明らかでない．動脈の第2分枝以下ではときに高度の狭細化もあり得る． | 2 | B |
| 2 | 動脈血柱反射の高度増強があり，動静脈交叉現象は中程度となる． | 3 | B | 網膜動脈のびまん性狭窄は軽度または高度，これに加えて，明白な限局性狭細も加わって，口径不同を示す． | 3 | C |
| 3 | 銅線動脈，すなわち血柱反射増強に加え，色調と輝きも変化し，銅線状となる．動静脈交叉現象は高度となる． | 4 | C | 動脈の狭細と口径不同はさらに著明となって，糸のように見える．網膜面に出血と白斑のいずれか一方，あるいは両方が現れる． | 4 | D2 |
| 4 | 血柱の外観は銀線状（銀線動脈）ときには白線状となる． | 5 | C | 第3度の所見に加えて，種々な程度の乳頭浮腫がみられる． | 5 | D2 |

＊年齢，動脈硬化リスクファクターを考慮して選定する．
判定区分　A：異常なし　B：軽度異常問題なし　C：要経過観察　D：要医療（D1：要治療，D2：要精査）　E：治療中
（日本人間ドック・予防医療学会 人間ドック画像検査判定マニュアル作成委員会 眼底部門: 眼底健診判定マニュアル. 2015. 4 月改訂[5] より）

**表2 Keith-Wagner 分類**

| 眼底病名 | 分類 | 眼底所見 | 特定健診code | 判定＊ |
|---|---|---|---|---|
| 眼底正常 | | S0H0 所見なし | 1 | A |
| | Ⅰ群 | 細動脈の軽度の狭細および，硬化（Scheie 変法Ⅰ） | 2 | B |
| 高血圧性眼底 | Ⅱ群 a | 動脈硬化明らかとなり（Scheie 変法Ⅱ以上）狭細もⅠ群に比し高度となる. | 3 | BまたはC |
| | Ⅱ群 b | 上記に加えて<br>動脈硬化性網膜症または網膜静脈閉塞がみられる. | 4 | D2 |
| | Ⅲ群 | 著明な硬化性変化に加えて血管攣縮性網膜症がある.<br>網膜浮腫，綿花状白斑，出血が認められ，動脈狭細化が著しい. | 5 | D2 |
| | Ⅳ群 | 上記Ⅲ群の所見に加えて，測定可能の程度以上の乳頭浮腫がある. | 6 | D2 |

＊年齢，動脈硬化リスクファクターを考慮して選定する.
判定区分　A：異常なし　B：軽度異常問題なし　C：要経過観察　D：要医療（D1：要治療，D2：要精査）　E：治療中
（日本人間ドック・予防医療学会 人間ドック画像検査判定マニュアル作成委員会 眼底部門：眼底健診判定マニュアル. 2015. 4 月改訂[5] より）

**表3 Wong-Mitchell による高血圧に関わる網膜血管病変分類**

| 重症度分類 | 所見 | 全身疾患との関連 | 判定* |
|---|---|---|---|
| なし | 所見なし | なし | A |
| 軽度 | 網膜細動脈のびまん性狭細，網膜細動脈の局所狭細化・口径不同，動静脈交叉現象，反射亢進・混濁（銅線動脈） | 脳卒中，非症候性脳卒中，冠動脈疾患，循環器死亡の危険上昇あり（オッズ比 1～2） | BまたはC |
| 中等度 | 網膜出血（斑状，点状，火炎状），毛細血管瘤，綿花状白斑，硬性白斑などの網膜症所見 | 脳卒中，非症候性脳卒中，認知低下，循環器死亡の危険高い（オッズ比 2 以上）** | D2 |
| 重度 | 網膜症所見に加えて乳頭浮腫 | 循環器死亡の危険が高い | D2 |

＊年齢，動脈硬化リスクファクターを考慮して選定する.
＊＊「高血圧治療ガイドライン 2014」で「高血圧管理計画のためのリスク層別化に用いる予後影響因子」の「B. 臓器障害 / 心血管病」にあたる「高血圧性網膜症」に相当する. この所見があれば「リスク第三層」，すなわち心血管病リスクが高く，生活習慣の修正に加えて直ちに高圧治療を考慮すべき所見となる.
判定区分　A：異常なし　B：軽度異常問題なし　C：要経過観察　D：要医療（D1：要治療，D2：要精査）　E：治療中
（日本人間ドック・予防医療学会 人間ドック画像検査判定マニュアル作成委員会 眼底部門：眼底健診判定マニュアル. 2015. 4 月改訂[5] より改変）

**表4 糖尿病網膜症の国際重症度分類**

| 重症度分類 | 眼底所見 | 判定 |
|---|---|---|
| 明らかな網膜症なし | 異常なし | A |
| 軽症非増殖糖尿病網膜症 | 毛細血管瘤のみ | D2 |
| 中等症非増殖糖尿病網膜症 | 毛細血管瘤異常の病変を認めるが，重症非増殖網膜症より軽症 | D2 |
| 重症非増殖糖尿病網膜症 | 以下の所見を一つ以上認め，かつ増殖網膜症の所見を認めない<br>1. 眼底の4象限のいずれにも20以上の網膜内出血がある.<br>2. 眼底の2象限以上に明らかな数珠状静脈がある.<br>3. 眼底の1象限以上に明らかな網膜内細小血管異常がある. | D2 |
| 増殖糖尿病網膜症 | 以下のいずれかの所見を認める.<br>1. 新生血管<br>2. 硝子体 / 網膜前出血 | D2 |

注）既に糖尿病と診断されている者，糖尿病が疑われる者は，定期的に眼科で眼科検査が必要であることを勧める.
判定区分 A：異常なし B：軽度異常問題なし C：要経過観察 D：要医療（D1：要治療，D2：要精査） E：治療中
（日本人間ドック・予防医療学会 人間ドック画像検査判定マニュアル作成委員会 眼底部門: 眼底健診判定マニュアル. 2015. 4月改訂[5]より改変，Wilkinson CP, et al. Ophthalmology. 2003; 110: 1677-82）

## ■文献


1）日本眼科医会「成人を対象とした眼検診」研究班業績集. 2013～2015. p.58-62.
2）大島祐之. 視力検査. 眼科. 1977; 19: 843-9.
3）日本緑内障学会. 多治見市民眼科検診報告会配付資料. 2002. p.1-8.
4）日本緑内障学会. 緑内障診療ガイドライン. 日眼会誌. 2022; 126: 85-177.
5）日本人間ドック・予防医療学会 人間ドック画像検査判定マニュアル作成委員会 眼底部門: 眼底健診判定マニュアル. 2015. 4月改訂


〈寺内 稜 中野 匡〉

# 25 耳鼻科検査

耳鼻科検査として，聴力検査と耳鼻咽喉科的診察が行われる．聴力検査のうち選別聴力検査はほとんどの健診およびドックにおいて施行される．一方，詳細な聴力検査や耳鼻咽喉科的診察は選択的に施行される．

本稿では，聴力検査と耳鼻咽喉科的診察に分け，それぞれ施行される検査の種類，その目的，異常所見を認めた場合の対応について述べる．

## A 聴力検査

### 1. 会話法

聴力の評価において，もっとも簡単な検査方法は会話法である．音声によるコミュニケーションに問題がないかを判別することが目的となる．診察の際に検者との会話のやり取りのなかで，支障がなければ「所見なし」と判断される．片側難聴の場合は気づきにくい．

### 2. 選別聴力検査[1)]

多くの健診で行われるのは選別聴力検査である．聴力正常者と聴力障害者とが混在する集団から，特定の条件の聴力障害者だけを効率的に選び出すことが目的となる．労働安全衛生法による一般健康診断項目に沿って，オージオメータ 図1 の気導音を用いて，会話音域を代表する中音域（1000Hz）の30dB，騒音暴露や加齢に伴う難聴が現れやすい高音域（4000Hz）の40dBの2種類の音を左右別々に提示し，聞こえているか否かを応答させる．検査音が聴取可能であれば「所見なし」と判断される 表1 ．

最近では，定期健康診断において，経時的な変化をとらえ騒音性難聴のごく初期の段階で聴力低下の兆候を把握することを目的に，4000Hz について

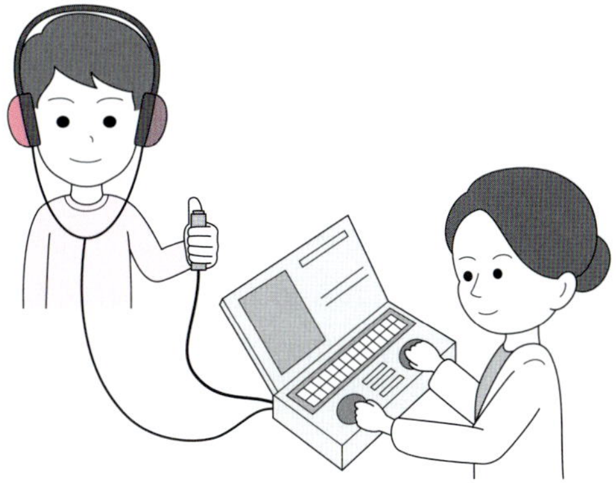

図1 オージオメータを用いた聴力検査

表1 選別聴力検査の結果

| | | | | |
|---|---|---|---|---|
| 聴力 | 右耳 | 1000Hz | 30dB | 所見なし・所見あり |
| | | 4000Hz | 40dB | 所見なし・所見あり |
| | 左耳 | 1000Hz | 30dB | 所見なし・所見あり |
| | | 4000Hz | 40dB | 所見なし・所見あり |

30dBより低い音圧レベルにおける異常の有無や，半定量的に聴力レベルの閾値として把握して記録することも提案されている．正常範囲であっても，聴力低下の進行が疑われる場合には，騒音暴露低減のための措置を考慮することが可能となる．

## 3. 純音聴力検査[2)]

ドックなどでは，より精密な検査である純音聴力検査が行われる．低音域から高音域まで左右別の聴力レベルを把握可能であり，選別聴力検査では発見できない低音域の難聴や正常範囲内の一側性の聴力低下，さらに難聴の原因の鑑別につなげることが可能となる．純音聴力検査は，ヘッドホン型の受話器を用いて行う気導聴力検査と骨導受話器を乳突部にあてて行う骨導聴力検査に分かれる．検査音は断続音で聞こえないレベルから徐々に音圧を上げていき，被験者はわずかでも聞こえたらボタンを押して応答し，聴力レベルを決定する．

検査結果は図2に示す聴力図で示される．純音聴力検査にて，全音域にて25dB未満であれば正常とみなされる．25dB以上では，聴力レベルにより軽度・中等度・高度・重度難聴に分けられる．また，聴力図の型により，難聴の種類は大きく3つに分けられる図2A〜C．内耳や蝸牛神経などの聞こえの神経系の異常で生ずる感音難聴は，骨導と気導が一致しており聴力レ

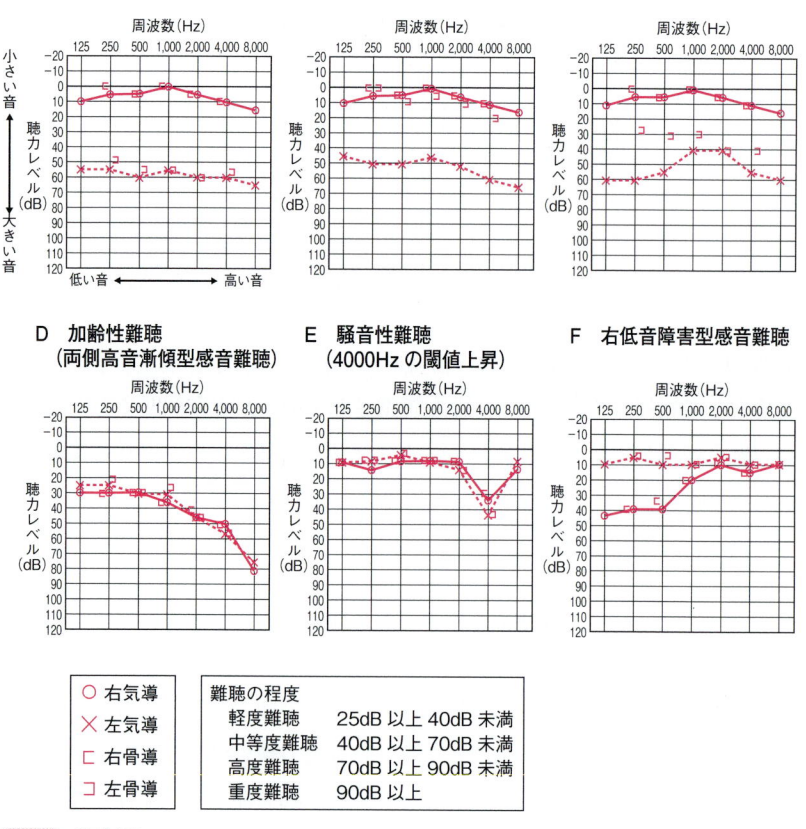

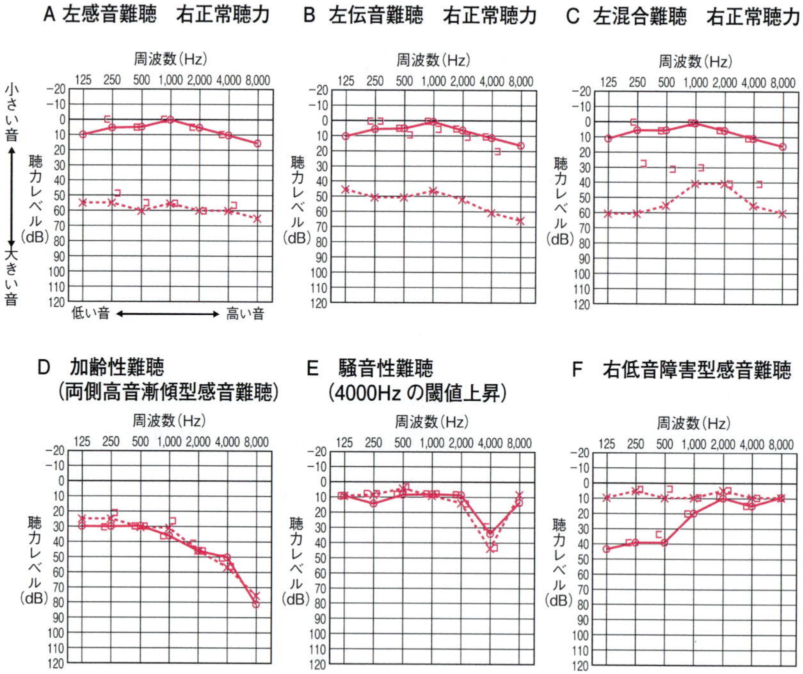


○ 右気導
× 左気導
⊏ 右骨導
⊐ 左骨導

| 難聴の程度 | |
|---|---|
| 軽度難聴 | 25dB 以上 40dB 未満 |
| 中等度難聴 | 40dB 以上 70dB 未満 |
| 高度難聴 | 70dB 以上 90dB 未満 |
| 重度難聴 | 90dB 以上 |

図2 聴力図


JCOPY 498-01219

ベルが難聴の範囲となる．耳垢栓塞や中耳炎などで生ずる伝音難聴は，骨導は正常範囲で気導のみが難聴の範囲となる．感音難聴と伝音難聴が同時に存在している混合難聴では，骨導も気導も難聴の範囲となるが，気導の聴力レベルの方がより高度の難聴を示す．

## 4. 異常所見を認めた場合

会話法，選別聴力検査にて，「所見あり」と判断された場合は，速やかに耳鼻咽喉科に紹介し純音聴力検査や画像検査など精密検査を行う必要がある．健診で発見される難聴で多いのは，加齢に伴う聴力低下である加齢性難聴，騒音暴露によって生ずる騒音性難聴などである．いずれも進行するまで通常の生活で難聴を自覚しないことが多い．加齢性難聴 図 2D では高音域より難聴が進行し，会話に支障がある場合は，軽度難聴であっても補聴器の適応となるため耳鼻咽喉科への受診が必要である．騒音性難聴 図 2E は 4000Hz 付近の高音域から障害され，通常の会話では自覚しないまま進行する．早期に気づき騒音暴露の低減に努める必要がある．また，図 2F に示した低音障害型感音難聴は，症状としては耳閉感が多く，難聴の自覚がない場合があり，純音聴力検査を行わないと気づかれにくい．一方で，急性難聴として生ずる突発性難聴や，中耳炎や耳垢栓塞などにて生ずる伝音難聴などは通常一側性に発症し，健診以前に本人が気づきすでに精密検査がなされていることが多い．しかし，一側性難聴の場合，健側が十分に聞こえることにより生活への支障が小さく，本人が耳鼻咽喉科に受診しないで放置している場合もある．真珠腫性中耳炎など手術を要する中耳炎，聴神経腫瘍などの脳腫瘍が原因であることもあり，生活に支障がなくとも，必ず一度は耳鼻咽喉科で精密検査を受ける必要がある．

# B 耳鼻咽喉科的診察

耳鼻咽喉科的診察が健診に含まれる場合，耳内，鼻内，口腔内の視診と頸部の触診が行われることが多い．また，ドックにおいて，鼻咽腔喉頭ファイバースコープが行われる場合は上咽頭から下咽頭，喉頭の視診も可能となる．

耳：耳鏡を用いて，外耳道から鼓膜までを観察し，耳垢栓塞，滲出性中耳炎（鼓膜所見にて滲出液の貯留），慢性中耳炎（鼓膜穿孔，耳漏）などの有無が確認される．

鼻：鼻鏡を用いて，鼻内を観察し，アレルギー性鼻炎（鼻粘膜の腫脹や蒼白），鼻中隔弯曲症，慢性副鼻腔炎，鼻ポリープなどの有無が確認される．

口腔：舌圧子を用いて，口腔内を観察し，口蓋扁桃肥大，舌腫瘍，口腔粘膜の炎症などの有無が確認される．

咽頭・喉頭：鼻咽腔喉頭ファイバースコープを用いて，咽頭腫瘍，喉頭腫瘍，声帯ポリープなどの有無が確認される．

頸部：触診にて，頸部リンパ節腫脹，唾液腺腫瘍，甲状腺腫瘍などの有無が確認される．

いずれにおいても，異常所見がある場合は，精密検査や治療を要するため，耳鼻咽喉科を受診するよう勧める必要がある．

## ■文献

1) 日本耳鼻咽喉科頭頸部外科学会, 監修. 一般健康診断および特殊健康診断 聴覚管理マニュアル ―産業医および耳鼻咽喉科医のための手引き―. 令和 6 年 4 月 第 5.2 版

2) 小寺一興, 村井和夫, 朝隈真一郎.「日本聴覚医学会聴覚検査法」の制定について 日本聴覚医学会聴覚検査法 1. オージオメータによる純音聴力（閾値）レベル測定法. Audiol Jpn. 2008; 51: 241-9.

〈蒲谷嘉代子　村上信五〉

# 26 ピロリ菌の検査

## A 健診・人間ドックにおけるヘリコバクターピロリ菌検査の意義

### 1. ヘリコバクターピロリ（ピロリ菌）とは

ヘリコバクターピロリ（*Helicobacter pylori*：以下 *H. pylori*）は1982年に西オーストラリア・パースのロビン・ウォーレンと内科研修医バリー・マーシャルが初めて *H. pylori* の分離培養に成功したことで同定された．*H. pylori* は数本の鞭毛を有する約4μmのらせん状のグラム陰性桿菌であり，強力なウレアーゼ活性により尿素をアンモニアと二酸化炭素に分解することで胃酸を中和して生息を可能としている．そして現在，胃がん発症の主要因はピロリ菌感染であることが明らかになっている．

最新がん統計によると2023年における胃がんの死亡率は男女合計で肺がん，大腸がん，膵がんにならび第4位となっている[1)]．日本における胃がんの発症率（数）・死亡率（数）の変化は経時的な変化をみると，年齢標準化された罹患率と死亡率は数十年前から継続して低下傾向にあるが，胃がん罹患の絶対数は低下していない．つまり胃がん診療のわが国における重要性は未だに大きく，胃がんの早期発見は変わらず重要事項である．

さらに *H. pylori* 感染率と胃がん発症率の地理的分布では日本，韓国，中国を中心に東アジアで胃がんの発症率が高い．また *H. pylori* のサブタイプによって，胃がん発症リスクが変動することが知られ，東アジア型の *H. pylori* は欧州型の *H. pylori* と比較して，胃発がんを来たしやすいことが明らかになっている．

## 2. ヘリコバクターピロリ菌が原因となる疾患

日本ヘリコバクター学会が2024年10月に「*H. pylori* 感染の診断と治療のガイドライン 2024 改訂版」を発刊した．このガイドラインには，*H. pylori* 感染症として表1に示す疾患が列挙されている[2]．

2010年6月に「MALTリンパ腫」，「特発性（免疫性）血小板減少性紫斑病」，「早期胃がんに対する内視鏡治療後胃」が認められ，2013年2月に「ヘリコバクターピロリ感染胃炎」が追加承認になった．本ガイドラインでは「*H. pylori* 除菌が強く勧められる疾患」と「*H. pylori* 感染との関連が推測されている疾患」の二項に大きく分けている．

**表1 *H. pylori* 除菌適応疾患**

*H. pylori* 感染症
- Ⓐ *H. pylori* 除菌が強く勧められる疾患
  - *H. pylori* 感染胃炎
  - 胃潰瘍・十二指腸潰瘍
  - 早期胃がんに対する内視鏡的治療後
  - 胃 MALT リンパ腫
  - 胃過形成性ポリープ
  - 機能性ディスペプシア（*H. pylori* 関連ディスペプシア）
  - 胃食道逆流症
  - 免疫性（特発性）血小板減少性紫斑病（ITP）
  - 鉄欠乏性貧血
- Ⓑ *H. pylori* 感染との関連が推測されている疾患
  - 慢性蕁麻疹
  - Cap polyposis
  - 胃びまん性大細胞型B細胞性リンパ腫（DLBCL）
  - 直腸 MALT リンパ腫
  - パーキンソン症候群
  - アルツハイマー病
  - 糖尿病
  - 骨粗鬆症
  - 動脈硬化症

（日本ヘリコバクター学会ガイドライン作成委員会，編．H.pylori 感染の診断と治療のガイドライン 2024 改訂版．東京: 先端医学社; 2024. 日本ヘリコバクター学会より許諾を得て転載）

## B ヘリコバクターピロリ菌の検索意義とその特徴

先に述べた通り，世界的な感染を認め，胃がんリスクである *H. pylori* の予防は重要である．今回のガイドラインでは，「胃がん予防—成人，胃がん予防—未成年」についての項目が加わっており，検診とともに診断・除菌を組み合わせた仕組みが非常に大切であることが示された．生涯で少なくとも1度は可能な限り早期に *H. pylori* 感染の有無を検査し，陽性であれば年代に応じた対策を講じる必要がある．かつては井戸水や湧き水による感染経路が考えられていたが，現在の本邦での *H. pylori* 感染は家族内感染が主である．つまり世代間感染を考慮して，高齢者だけでなく，青少年期もリスクを考慮して，検査や除菌を講じることで胃がん予防を行う必要がある．

## C ヘリコバクターピロリ菌の検出方法

検査方法は，以下の7つの方法（図1 下線）があり，安定した感度と特異度を示す 図1 [2)]．しかし，ガイドラインには，ペプシノゲンの測定，内視鏡所見（胃炎の京都分類など），胃X線検査（バリウム造影検査）も記載されている．しかしこれらは補助的検査のみで感染診断や除菌判定を行うことはできないことを留意すべきである．

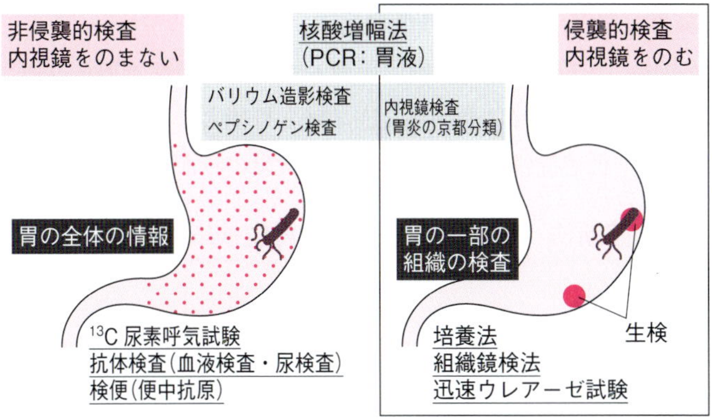


図1 ピロリ菌感染の検査

## 1. 侵襲的検査法（内視鏡を用いて，胃生検材料を用いる方法）

### a. 迅速ウレアーゼ試験

*H. pylori* のウレアーゼ活性によって，尿素から弱アルカリ性のアンモニアが産生されることを利用した検出方法である．迅速性に優れ，簡便である．しかし，プロナーゼに炭酸水素ナトリウムを併用した場合は偽陽性になる可能性があることと迅速ウレアーゼ試験結果の保存ができないことに注意すべきである．

### b. 組織鏡検法

生検組織を直接顕微鏡で *H. pylori* を観察する方法である．*H. pylori* は HE 染色やギムザ染色をはじめ，染色により診断制度を向上させることが可能である．非活動期の Coccoid form 形成時には特殊染色が必要である．生検時は胃体部大弯と幽門前庭部大弯の 2ヵ所から行うが，部位による偽陰性を完全に回避することは困難である．また内視鏡的に腸上皮化生や高度の萎縮性胃炎を認める部分で生検を行っても，*H. pylori* が陰性になる可能性があることを留意する必要がある．

### c. 培養法

特異性に優れ，さらに *H. pylori* の保存が可能であり，3 次除菌で要する薬剤感受性試験も施行できる．判定までに 5〜7 日かかるが，菌株の同定から薬剤感受性試験まで可能なことから特に除菌失敗例での検査意義が高い．

### d. 胃廃液（胃液）を用いた核酸増幅法

新しい手法として胃内視鏡廃液（胃液）を用いた核酸増幅法（PCR）による検出が加わった．本邦は薬剤感受性試験も可能となるが，現時点ではクラリスロマイシン低感受性関連遺伝子変異の検出のみが可能である．

## 2. 非侵襲的診断法（内視鏡を用いず，胃生検以外を用いた方法）

### a. 尿素呼気試験

*H. pylori* のウレアーゼ活性によって，尿素から $CO_2$ が産生されることを利用した検出方法である．簡易であり，感度・特異度ともに高く，除菌判定に用いられる．しかし除菌判定時に cut off 値近傍で陽性を示す場合は，偽

陽性の可能性を留意して他の検査法の併用や再検査が望ましい．さらに抗菌薬や PPI，P-CAB，ウレアーゼ活性を抑制する薬物の使用があると偽陰性の可能性を生じるので注意が必要である．

#### b. *H. pylori* 抗体測定

血清や尿，全血，唾液を用いた測定法である．現在，ABC 分類としてペプシノゲンとともに測定をされるようになった．しかし，従来の E プレート法では陰性高値例で約 20％弱の感染者がいることから，他の検査と併用を行うべきである．さらに *H. pylori* 除菌後も抗体が陰転化するために 1 年以上を要することから絶対値としては除菌判定には適さないとされている．除菌判定として使用する場合には除菌前と除菌後 6ヵ月を定量的に比較して，全治の半分以下に低下した場合で除菌成功と判断する．

#### c. 便中 *H. pylori* 抗原測定法

消化管を経由して排泄される *H. pylori* 抗原を直接的に測定する．感度・特異度がともに高く，除菌判定時にも用いるべき検査として知られている．除菌後はすみやかに陰転化する．また水様便時には希釈によって偽陰性に注意が必要であり，40℃の排便キットを保存していると数日で偽陽性を生じる可能性を留意する必要がある．

#### d. 尿中 *H. pylori* 抗体測定法

尿中 *H.pylori* 抗体測定法には Enzyme-linked immunosorbent Assay（ELISA）（ウリネリザ®H. ピロリ抗体）と Immunochromatographic assay（ICA）（ラピラン®H. ピロリ抗体スティック）がある．尿検査は検体採取が非常に容易である．そして現在の尿中抗体の感染診断の感度は 85～96％，特異度は 79～90％であり，優れた感染診断法である．しかし尿中抗体検査は，感染直後には陽性にならず，急性感染の診断には適さないことと，蛋白濃度が高い尿で測定すると偽陽性となりやすいこと，除菌後判定には適さないことに留意する．

## D ヘリコバクターピロリ菌の治療方法と問題点

本邦のピロリ菌除菌療法では①カリウムイオン競合型アシッドブロッカー

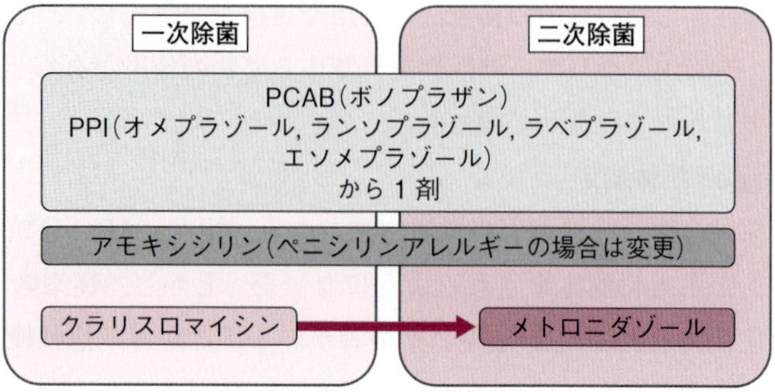


図2 ピロリ菌の除菌療法

(P-CAB) またはプロトンポンプ阻害薬 (PPI), ②アモキシシリン (AMPC), ③クラリスロマイシン (CAM) またはメトロニダゾール (MNZ) の3剤を7日間投与する3剤併用療法によって, 一次除菌療法・二次除菌療法のレジメンが構成されている 図2 [2].

現在, 世界的に耐性菌の増加が問題になっているが, 本邦では特にCAM耐性菌の比率が増加傾向にあり, 近年では40〜50%を占めると報告されている[3]. このCAM耐性菌の問題点, P-CABのレジメン追加などについて今回のガイドラインの改訂にも盛り込まれている. 一次除菌療法・二次除菌療法という区分はなく, 最も高い除菌率のレジメンを選択すべきとされた. ここでP-CABが加わることにより既存のPPIとは一線を画す高除菌率を示している. ほとんどのレジメンはPPIからP-CABに切り替わり, 除菌率も79.9%まで改善し, P-CAB+AMPC+CAMがCAM耐性菌に対してもある程度高い有効性を示した. 一方で, MNZ耐性菌は約5%と低率で, その傾向に現在まで著変はない. 二次除菌療法であるP-CAB+AMPC+MNZはPPI+AMPC+MNZと比較して, わずかに除菌率を改善させるが, 除菌率自体は安定的に高い値を維持している. 二次除菌不成功の場合には, 保険適用外ではあるが三次除菌を検討する. 三次除菌のレジメンとして, シタフロキサシン (STFX) 含有レジメンや高用量PPI+AMPCの二剤レジメン, リファブチン (RBT) 含有レジメンなどがあげられるが, その中でも今後は

P-CAB＋AMPC＋STFXが三次除菌療法で最も除菌率が高く，今後の主流になる可能性が高い[4]．しかし，いずれのレジメンを使用する場合においても三次除菌療法前にはピロリ菌培養および薬剤感受性試験を行い，事前に耐性菌を評価すべきである．

またペニシリンアレルギーがある患者に対してはペニシリン系抗生物質（AMPCなど）を含まないレジメンでの除菌療法を行う．CAM感受性があるピロリ菌に対してはPPI＋CAM＋ MNZで治療を行う．またCAM耐性や感受性不明なピロリ菌に対してはPPI ＋STFX＋MNZまたはPPI ＋MINO＋MNZを使用して除菌を行う．

PPI＋STFX＋MNZはペニシリンアレルギー症例においてSTFXもしくはMNZのいずれかが感受性である場合，90％以上の除菌率を示した一方で，STFXとMNZの両方が耐性であった場合には除菌率は40％まで低下した．P-CAB＋STFX＋MNZがSTFXとMNZの両方が耐性であった場合にどの程度の除菌率を示すのかが注目される．

また腎機能低下例では，抗菌薬の用量を減じるとともに適応に慎重に判断するとされた．これは除菌療法を契機に腎機能増悪症例が報告されたことから[5]，適応については個々の症例判断が委ねられた．透析症例は，抗菌薬の用量を減じ，透析日は透析後に投与するとされている．こちらも本邦で販売されている3剤のパック製剤を使用すべきではないことが明記された．

また，除菌中の副作用は一定の頻度では発熱，下痢，発疹，軟便，舌炎，味覚異常アナフィラキシーなどが出現する．事前に副作用や症状出現時のバックアップ診療体制についての十分な説明が重要である．また副作用の出現は高齢者で有意に出現率が高いという報告はなく，短期的には消化性潰瘍の予防にもなるので，高齢者に除菌を行うことは推奨されている．

■文献

1）厚生労働省保険局: 令和5年（2023）人口動態統計（確定数）の概要. https://www.mhlw.go.jp/toukei/saikin/hw/jinkou/kakutei23/dl/11_h7.pdf

2) 日本ヘリコバクター学会ガイドライン作成委員会, 編. *H. pylori* 感染の診断と治療のガイドライン 2024 改訂版. 東京: 先端医学社; 2024.
3) Kawai T, Takahashi S, Suzuki H, et al. Changes in the first line *Helicobacter pylori* eradication rates using the triple therapy-a multicenter study in the Tokyo metropolitan area (Tokyo *Helicobacter pylori* study group). J Gastroenterol Hepatol. 2014; 29 Suppl 4: 29-32.
4) Nishizawa T, Munkjargal M, Ebinuma H, et al. Sitafloxacin for Third-Line *Helicobacter pylori* Eradication: A Systematic Review. J Clin Med. 2021; 10: 2722.
5) Sheu BS, Huang JJ, Yang HB, et al. The selection of triple therapy for Helicobacter pylori eradication in chronic renal insufficiency. Aliment Pharmacol Ther. 2003; 17: 1283-90.

〈上田 孝　鈴木秀和〉

# 27 腫瘍マーカー検査

腫瘍マーカーとは，腫瘍細胞または非腫瘍細胞が腫瘍細胞に反応して産生する物質の中で，がんの存在，部位，種類，進行度など，がんの状態を知る指標となるものである．今日，腫瘍マーカーはがんの補助診断を目的に検診に利用されており，腫瘍マーカーの上昇はがんの存在を示唆する一方，一見健常と考えられる検診受診者においてその解釈と対応は必ずしも容易でない．本稿では検診における腫瘍マーカーの読み方と対応について述べる．

## A 検診項目としての腫瘍マーカー検査

### 1．がんの早期発見に有用な腫瘍マーカー

がん胎児抗原（carcinoembryonic antigen：CEA）や糖鎖抗原 19-9 carbohydrate antigen（CA 19-9）など腫瘍マーカーの多くは，がんの進行度の診断や治療効果の判定に用いられる．検診項目として腫瘍マーカーの多くは，感度と特異度から早期がんのスクリーニングに有効性はなく，がんの補助診断目的に利用されている 表1 [1)].

検診項目として有効な腫瘍マーカーには，1 歳未満の乳幼児検診での尿中バニルマンデル酸（VMA）/ ホモバニリン酸（HVA）測定による神経芽細胞腫の早期発見と死亡率低下や成人期以降男性での血清前立腺特異抗原（prostate-specific antigen：PSA）測定による前立腺がんの早期発見がある 表2 [1)]．肝炎ウイルス検査は肝臓がんのハイリスク群の選別に有効性がある．糖鎖抗原 125〔carbohydrate antigen（CA）125〕と超音波検査による卵巣がん検診，血清ペプシノゲンによる胃がん検診やヒトパピローマウイルス感染検査による子宮頸がん検診は，死亡率低下に結びつくか有効性は確認されていない．

JCOPY 498-01219

**表1 主な腫瘍マーカーと対象**

| 腫瘍マーカー | 悪性腫瘍 |
|---|---|
| CEA | 直腸・結腸がん，膵臓がん，胆道がん，胃がん，食道がんなど消化器系がん，肺がん，乳がん，甲状腺がん |
| AFP | 原発性肝臓がん，転移性肝臓がん，AFP 産生胃がん，胎児性がん（卵黄嚢腫瘍，奇形腫） |
| CA 19-9 | 膵臓がん，胆道がん（閉塞性黄疸で著高） |
| CA 50 | 膵がん，胆道がん |
| DUPAN-2 | 膵がん，胆道がん |
| Span-1 | 膵がん，胆道がん |
| NCC-ST-439 | 乳がん，膵がん，大腸がん |
| CA 15-3 | 乳がん，肺腺がん |
| CA 125 | 卵巣がん，子宮頸がん，子宮体がん |
| CA 72-4 | 消化器がん，卵巣がん，子宮体がん |
| GAT | 卵巣がん |
| PSA | 前立腺がん |
| SLX | 肺がん，卵巣がん，膵がん |
| SCC | 頭頸部がん，子宮頸がん，肺扁平上皮がん |
| CYFRA 21-1 | 非小細胞肺がん |
| ProGRP | 小細胞肺がん |
| NSE | 小細胞肺がん，神経芽細胞腫 |
| PIVKA-II | 肝臓がん |
| NMP 22 | 尿路上皮がん |
| エラスターゼ 1 | 膵臓がん |
| ApoA2-i | 膵臓がん |
| ErbB-2 蛋白 | 乳がん |
| 抗 p53 抗体 | 肺がん，食道がん |

CEA: carcinoembryonic antigen, AFP: alfa-fetoprotein, CA 19-9: carbohydrate antigen 19-9, CA 50: carbohydrate antigen 50, CA 15-3: carbohydrate antigen 15-3, CA 125: carbohydrate antigen 125, CA 72-4: carbohydrate antigen 72-4, GAT: galactosyl transferase associated with tumor, PSA: prostate-specific antigen, SLX: sialylLe$^x$-iantigen, SCC: squamous cell carcinoma-related antigen, CYFRA 21-1: soluble cytokeratin19 fragment, ProGRP: progastrin releasing peptide, NSE: neuron-specific enolase, PIVKA-II: protein induced by vitamin K absence-2, NMP 22: nuclear matrix protein 22, ApoA2-i: Apolipoprotein A2 isoform.
（宮地勇人. 臨床検査. 2019; 63: 1024-8[1] より）

### 2. 並行検査の活用

検診における検査実施は，限られた受診機会を最大限に活用するため，複数の検査を同時に行う並行検査である．検診では，問診，診察に続き，末梢血，生化学検査など検体検査やさまざまな画像検査が同時に実施される．並行検査の利点は，非特異的でも感度の高い複数の検査を同時に並行して実施することにより短期間で病態の絞り込みを可能とする．多項目の腫瘍マーカー同時（パネル）検査により，卵巣がん，膵臓がん，胃がんなどで検出率は大幅に上昇する[2]．検診での腫瘍マーカー検査実施で重要なポイントは，並行検査の利点を生かし，問診と診察で得られる情報をふまえ，他の検査所見を利用することにより，単独検査実施の場合に比べ付加的な情報を得ることである．その結果，腫瘍マーカーなどがんの検査の陽性予測値を高めたり，腫瘍マーカーの偽陽性となる良性疾患の存在を知ることができる．

## B 検査所見の解釈と対応

### 1. がんのリスク評価と対応

がんのリスクによって，腫瘍マーカーの解釈が異なる．スクリーニング対象とするがんのリスクが高い場合，すなわち，がんの有病者の率（有病率）が高い患者群では，検査結果が陽性の場合にがんと診断できる確率（検査の陽性予測値）が高まる[1]．一方，がんのリスクが低い場合，検査の陽性予測値は低く，腫瘍マーカーが上昇していてもがんが存在する可能性は低くなり，良性疾患などによる偽陽性結果の可能性が高まる．がんのリスク要因とスクリーニングに有用な腫瘍マーカーを表2に示す[1]．腫瘍マーカーの解釈において，問診（年齢，性別，家族歴，症状），診察，他の検査所見からがんのリスクを評価する．

がんの部位別に早期発見に有用性のある手法を併せて実施する．すなわち，乳がんでは乳腺画像，子宮頸がんでは細胞診とHPV検査，喫煙者での肺がんではコンピュータ断層撮影検査，口腔がんでは口腔全体の診察が挙げられる．

**表2 がんのリスクと早期がんスクリーニングに有効な腫瘍マーカー**

| がんのリスクが高い条件 | 腫瘍マーカー | がんの種類 |
|---|---|---|
| 1歳未満の乳幼児 | 尿中VMA/HVA | 神経芽細胞腫 |
| 50歳以上，男性 | 血清PSA | 前立腺がん |
| 成人女性 | 乳汁CEA | 乳がん |
| HCV抗体，HBs抗原陽性者 | 血清AFP | 肝臓がん |
| 卵巣がんの家族歴 | 血清CA 125 | 卵巣がん |
| 閉経後の骨盤内腫瘤 | 血清CA 125，CEA，CA 19-9 | 卵巣がん |
| 若い女性の骨盤内腫瘤 | CA 125，AFP，hCG，LDH | 胚細胞腫瘍 |

(宮地勇人. 臨床検査. 2019; 63: 1024-8[1] より)

CEAは感度，特異度が低いため，スクリーニングや早期診断には利用できない．直腸・結腸がんのスクリーニングには，大腸の症状，特に直腸出血，便通異常や腹部腫瘤などを疑わせる症状や身体所見の有無，便潜血検査が有効性をもつ[3]．これら所見を有する場合，注腸X線検査，S状結腸内視鏡検査，全大腸内視鏡検査を考慮する．

アルファ胎児抗原（alfa-fetoprotein: AFP）上昇による肝臓がんのスクリーニングは，C型肝炎ウイルス抗体陽性やB型肝炎ウイルス（HBs）抗原陽性など肝炎ウイルスキャリア，さらに肝トランスアミナーゼ上昇や蛋白分画異常など慢性肝臓疾患（慢性活動性肝炎，肝硬変）を示唆する検査所見，輸血歴，肝臓がんの家族歴などリスク要因がある場合，有用性が高くなる．血清AFP上昇で発見できる肝臓がんは全体の約半数で，その多くは進行がんである．進行がんの約15%はAFP正常であるため，肝炎ウイルスキャリアでは，AFP値が正常でも超音波検査やコンピュータ断層撮影検査など画像検査で2〜3ヵ月毎に定期検診を行う．肝臓がんに特異性の高いPIVKA-II測定を併用する．

## 2. 生理的変動の評価

腫瘍マーカーは，年齢，性別，習慣などで生理的変動を示す表3[1]．一

**表3 腫瘍マーカーの生理的変動要因**

| 生理的変動要因 | 腫瘍マーカー |
|---|---|
| 加齢で上昇 | CEA，PSA，CYFRA |
| 若年健常者で高値 | CA 125，アルカリホスファターゼ<br>AFP（妊娠），hCG（妊娠）<br>CA 19-9（ルイス式血液型抗原陽性で分泌型） |
| 喫煙者で高値 | CEA，CYFRA，TPA，SCC |
| 性差 | CA 125，PSA，AFP，hCG |
| 薬物投与 | PIVKA-II（ビタミンK拮抗薬で上昇，ビタミンKで低下） |

（宮地勇人. 臨床検査. 2019; 63: 1024-8[1] より）

見健常な者でも加齢とともに，気道や消化管の慢性炎症が生じ進行するため腫瘍マーカーが産生され，肝機能や腎臓機能が低下するため腫瘍マーカーの排泄が低下する．喫煙者のCEA上昇は，慢性の気道炎症と細胞脱落・再生の反復において出現する異型細胞から多量のCEAが産生されることに起因する．喫煙者では加齢とともに2〜4倍上昇する．AFPは妊娠中（4ヵ月〜）に胎児由来が増加する．CA 125は女性で高く，妊娠中に上昇する（300〜800U/mL）．閉経後低下し男性と同じレベルになる．CA 19-9はルイス式血液型抗原陽性で分泌型の者で遺伝的に高値を示し，特に女性は生理周期に一致して上昇する（〜200U/mL）．一方，ルイス陰性（日本人の約10%）では基準値下限を示す．

腫瘍マーカーの解釈において，生理的変動要因の有無（年齢，喫煙本数，最終月経等）を確認し，その影響を評価する．喫煙者でのCEA上昇では，禁煙または喫煙制限によるCEA（半減期は約7日間）の低下を確認する．

CA 19-9など腫瘍マーカーの個人における経年的推移は一定であるため，個人の基礎値，健常時の値を知るうえで有用である．基準値以上の場合でも明らかな原因がなく前年度と比較し変動しない場合は生理的変動の可能性がある．

## 3. 技術的な影響要因

腫瘍マーカーは，検体サンプリングや測定系による技術的変動を示す．PSA 軽度上昇は，直腸指診，前立腺マッサージ，尿道カテーテル留置，膀胱鏡検査の後でみられる．NSE は赤血球など血球にも含まれるため溶血による測定値の上昇がみられる．

CEA，CA 19-9 や PSA の説明困難な上昇の原因として，測定試薬キット間の抗体特異性の違いがあるため，特異性が高いキットで再測定する．この点は施設間差の原因となり，施設ごとに基準値を定める必要理由となる．測定値には変動係数 5～10%の測定誤差が含まれる．前回測定値と比較して測定誤差範囲内の数値上昇は産生増加とは限らない．

測定法によってがん特異性を高めることができる．血中の総 PSA は $\alpha_1$-アンチキモトリプシン（ACT）（や一部 $\alpha_2$-マクログロブリン）と結合して存在するものと遊離型とがあり，総 PSA が境界域にある前立腺がんでは総 PSA における遊離型の比が低下している．AFP レクチン分画（フコシル糖鎖をもつ分画）は肝臓がん細胞から由来し，他の原因による AFP との区別が可能である．

## 4. 良性疾患による上昇

腫瘍マーカー上昇は，組織の炎症や肝臓・腎臓機能障害，糖尿病など代謝・排泄の変化によることがある 表 4 [1]．CEA の軽度上昇は慢性肝炎，肝硬変，胆道炎，気管支炎，肺気腫，潰瘍性大腸炎など慢性炎症性疾患でもみられる．CA 19-9 上昇は膵臓炎，胆管炎，肝炎，気管支嚢胞，卵巣嚢腫など慢性炎症性疾患でみられ，ときに 1000U/mL まで達する．AFP は，慢性肝炎や肝硬変など慢性肝臓疾患でも上昇する．CA 125 上昇は卵巣がんの他，良性卵巣腫瘍，チョコレート嚢胞，子宮内膜症，子宮筋腫でもみられる．CA 125 は，漿膜（胸膜，腹膜）の中皮細胞にも存在し，胸膜や腹膜の炎症で上昇する．血清 PSA 10ng/mL 以上の高値が前立腺炎や前立腺肥大でもみられる場合がある．

データ解釈において，問診，診察，他の検査所見から良性疾患の可能性を

表4 良性疾患における腫瘍マーカー上昇

| 良性疾患 | 腫瘍マーカー |
|---|---|
| 糖尿病 | CEA，CA19-9 |
| 慢性膵炎 | CEA，CA 19-9 |
| 慢性肝障害 | CEA，AFP，CA 19-9，CA 125，PIVKA-II |
| 腎臓障害 | CEA，CA 19-9，SCC，エラスターゼ 1，SLX |
| 慢性肺疾患 | CEA，CA 19-9，SLX など糖鎖抗原 |
| 甲状腺機能低下症 | CEA |
| 自己免疫性疾患 | CA 19-9 |
| 子宮内膜症，良性卵巣腫瘍，チョコレート囊胞 | CA 125，CA 19-9 |
| 胸膜炎，腹膜炎 | CA 125 |

（宮地勇人. 臨床検査. 2019; 63: 1024-8[1] より）

検討する．腫瘍マーカー上昇が良性疾患に起因すると考えられる場合は，その治療経過と一致することを確認する．

腫瘍マーカーの軽度上昇の多くは良性疾患によるため，陽性と判定するカットオフ値（振り分け値）は，健常者で求めた基準値より，良性疾患を含む集団とがん患者集団を判別するカットオフ値とを施設ごとに求めることが望ましい．

## 5. 悪性腫瘍による上昇

腫瘍マーカーの高度上昇では進行がんの存在を考えて画像検査の所見を再確認する．CEA の高度上昇では，直腸・結腸がん，胃がん，食道がんの有無を内視鏡検査または消化管造影検査所見にて確認する．膵臓がん，胆道がん，肺がんの有無を超音波検査やコンピュータ断層撮影検査など画像検査所見で確認する．女性では乳腺，婦人科系のがんの精査をする．AFP 上昇では，肝臓がんや胎児性がん（卵黄囊腫瘍，奇形腫）の有無を画像検査所見で確認する．CA 125 上昇では，卵巣がん（特に卵巣漿液性囊胞腺がん）の存在を考えて，経腟超音波検査，コンピュータ断層撮影検査を行う．PSA上昇では，年齢ごとの基準値を参考に，前立腺がんの存在を考えて，経直腸前立腺超音波検査，CT検査さらに前立腺生検を行う．

悪性腫瘍が確認できない場合，1ヵ月後に腫瘍マーカーを再検査して推移を知る．原因不明の上昇が続く場合は悪性腫瘍が見落とされている場合がある．CEA上昇では特にスキルス型胃がん，右側結腸がん，膵臓尾部がん，小さな甲状腺髄様がんなど，CA 19-9では膵臓尾部がんなど精密検査する．CA 125ではがん性胸水・腹水の有無を検査をする．

## おわりに

検診項目として実施される腫瘍マーカーの多くはがんの早期発見には有効性が認められず，腫瘍マーカーの軽度上昇では生理的変動や良性疾患の鑑別が必要である．腫瘍マーカーの利用においては，その有効性に基づき，適切な読みと対応が行われることが望まれる．

### ■文献

1）宮地勇人. 腫瘍マーカーが高かったら. 臨床検査. 2019; 63: 1024-8.
2）Wen YH, Chang PY, Hsu CM, et al. Cancer screening through a multi-analyte serum biomarker panel during health check-up examinations. Clin Chem Acta. 2015; 450: 273-6.
3）Duffy MJ. Tumor markers in clinical practice: A review focusing on common solid cancers. Med Princ Pract. 2013; 22: 4-11.

〈宮地勇人〉

# 28 PET 検査

PET 検査によるがん検診（以下 PET 検診）で数多くの悪性腫瘍が比較的早期の段階で発見される．また PET/CT 装置が用いられるようになり，情報量は増え，臨床的意義のある良性病変も発見される．PET 検診の得意，不得意も明らかになった．唯一の短所は高額なこととも言える．有効性の証明が得られていないため，国が勧める基本的ながん検診に追加して実施する意義は，適切に説明しなければならない．

## A PET 検査とは

PET は positron emission tomography（陽電子放出断層撮影）の略で，ガリウムシンチ，骨シンチなどと同じ核医学検査である．その違いは，使用する核種（アイソトープ）の相違に由来する．PET で使用されるポジトロン放出核種（$^{11}$C，$^{13}$N，$^{15}$O，$^{18}$F など）はサイクロトロンで人工的に合成されるもので，半減期（放射能が半減する時間）が短い特徴がある．$^{18}$F で 110 分で，検査後の放射能の低下が速やかである．

糖代謝測定で用いられるのは $^{18}$F-fluorodeoxyglucose（FDG）である．がん細胞は正常細胞に比べ糖代謝が亢進しており，FDG が高集積する．FDG-PET は糖代謝画像であり，糖代謝の高い病巣を同時に検出できる．また FDG-PET では局所糖代謝を半定量評価できる．画面上で部位を指定し，FDG 集積量を SUV（standardized uptake value）値として算出するもので，集積程度の経時的評価で役立つ．ただし SUV 値は PET 装置の違いで差が生じる点に注意する．

## B PET によるがんの診断

がん検診では検査の感度と特異度が重要である．感度が低いと見逃し（偽陰性）が増え，特異度が低いと過剰診断（偽陽性）が増える．

PETの感度は進行大腸がんで98%，大腸ポリープ（腺腫）は1.3cmを超えると90%，乳がんは1〜2cmで約70%，2cmを超えると80%以上である[1)]．肺がんの検出感度は92%で，特異度は90%と高い．膵臓がん検出の感度も低く見積もって65%ある．食道がんは壁深達度が粘膜下層を越えると，感度は80%を超える．悪性リンパ腫や甲状腺がんもPETで検出しやすい．ちなみに便潜血検査の感度は進行がんで60〜90%，マンモグラフィーの感度は，触診と同時に実施した場合で73%，特異度94%，子宮の細胞診の感度は75%とされる．PET検診で発見されたがんを 図1〜3 に示した．

一方，脳腫瘍はPETが不得意である．脳はブドウ糖をエネルギー源とするため，FDGが高集積しbackgroundの集積が高くなるためである．腎・膀胱・前立腺など泌尿器がんもPETが不得意である．消化管（食道・胃・大腸）の表在がんは腫瘍体積が小さいためPETで検出できない．ただし早期がんでも隆起型であれば検出しやすい 図4 ．原発性肝がんは糖代謝が通常と異なるためPETで検出困難であるが，分化度が低い場合は検出できる．

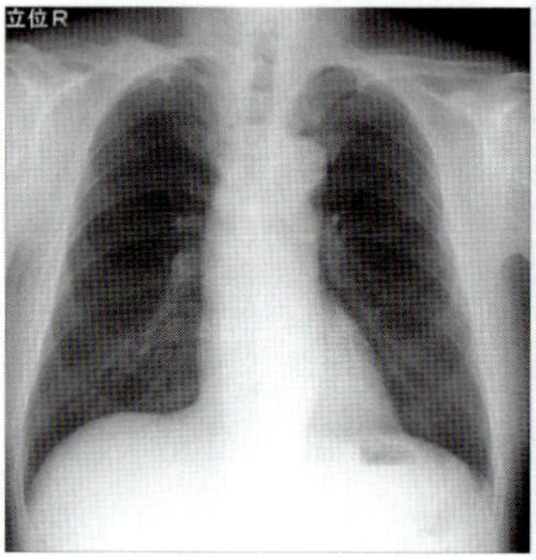


CR

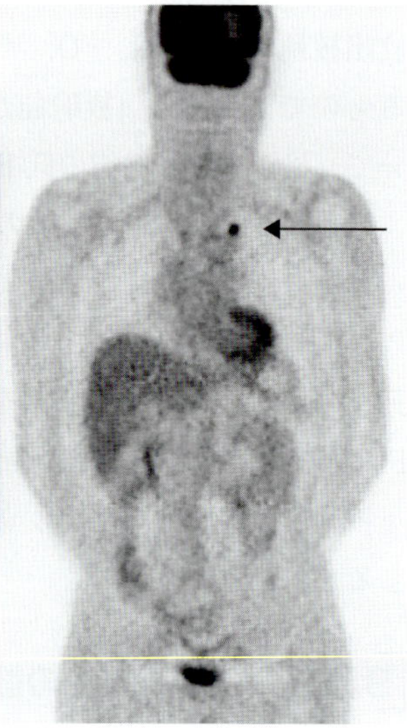

PET

図1 PET/CT検診で発見された左肺上葉の肺がん
1cmの腺がんで，上縦隔の陰影と重なるためCRは陰性であった．

PET が得意ながんと不得意ながんがある 表 1 .

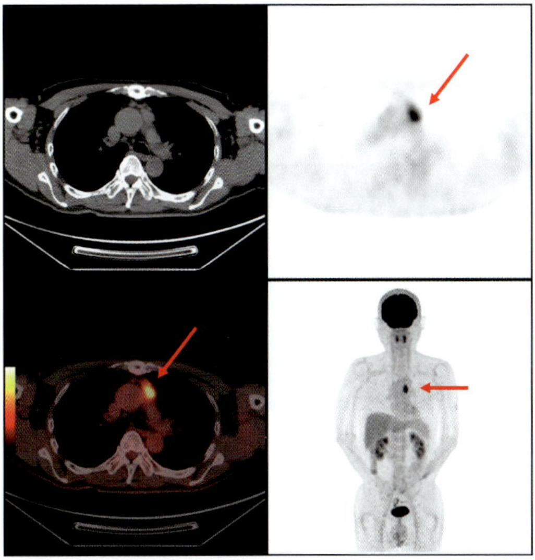

図 2 PET/CT 検診で発見された無症状の胸腺がん

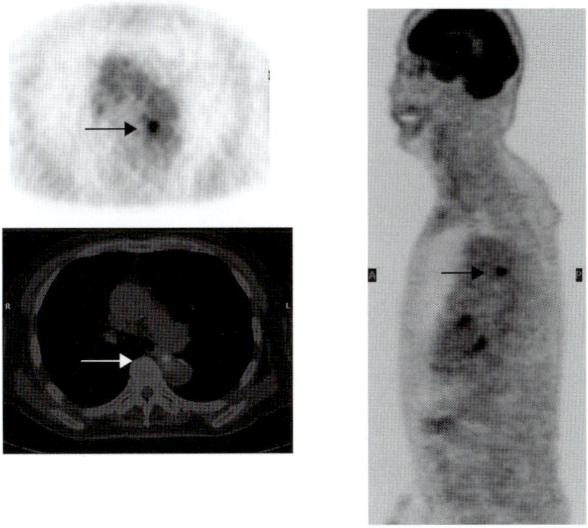

図 3 PET/CT 検診で発見された胸部食道がん
PET/CT では高集積の部位が食道であることがわかる.

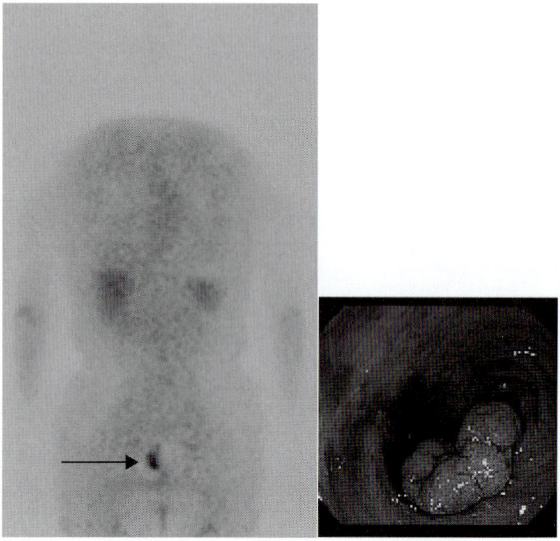


**図4 PET/CT検診で発見された直腸がん**
2cm大の早期がん（sm）であった．隆起型はPETで発見されやすい．

**表1 PET/CTの有用性**

| 有用性 | 悪性腫瘍 |
|---|---|
| 有用 | 肺がん，甲状腺がん，悪性リンパ腫，上顎がん，耳下腺がん，胸腺腫瘍，縦隔腫瘍，後腹膜腫瘍，子宮体がん，骨髄腫，消化管間質腫瘍（GIST），がんの転移・再発 |
| 比較的有用 | 大腸がん，乳がん，膵臓がん，腎臓がん，子宮頸がん，卵巣がん，肉腫（骨，筋肉），悪性黒色腫 |
| 有用でない | 脳腫瘍，早期食道・胃がん，肝細胞がん，尿路のがん（腎盂，尿管，膀胱，前立腺） |

## C PET検診の特徴

PETの特徴は一度に広い範囲を撮像し，標的臓器が多いことである．PETにより種々の悪性腫瘍が比較的早期の段階で発見される[2,3]．また従来の検診で見逃されるがんが発見される場合がある．

しかしPETで発見できるためにはある程度の腫瘍体積が必要で，1cmに満たないミリがんの検出では限界がある．また糖代謝が高い腫瘍であることが必要である．このため食道・胃・大腸での内視鏡検査，子宮頸部の擦過細胞診など，各臓器に特異的な検査と個別に比較した場合は，PETの感度は劣る．またPET単独でのがん発見率は0.8%であった[2)]．これは過去のPET専用装置によるデータで，最近のPET/CT装置は感度が向上し，発見率は平均年齢50歳を超えると約1%になるであろう（自施設データ）．これは他の検査に比べて高い発見率ではあるが，PET単独でのがん検診には限界がある．

しかしCTによる肺がん検診では術後肺，肺に線維化があると見逃しの危

**表2 がんの発見に役立つ検査**

| がんの種類 | 超音波 | CT（単純） | MRI | PET/CT | 内視鏡 | 細胞診 | 腫瘍マーカー |
|---|---|---|---|---|---|---|---|
| 甲状腺 | ◎ | △ | × | ◎ | × | × | × |
| 肺 | × | ◎ | × | ◎ | × | △ | × |
| 乳腺 | ○ | × | ○ | ○ | × | × | × |
| 大腸 | × | × | × | ○ | ◎ | × | × |
| 悪性リンパ腫 | △ | △ | △ | ◎ | × | × | × |
| 膵臓 | ○ | △ | ○ | ○ | × | × | △ |
| 食道 | × | × | × | × | ◎ | × | × |
| 胃 | × | × | × | × | ◎ | × | × |
| 肝臓<br>原発性<br>転移性 | ◎ | ○ | ◎ | △<br>◎ | × | × | ○<br>× |
| 子宮<br>頸部<br>体部 | △<br>○ | × | ○<br>◎ | ○<br>◎ | × | ◎ | × |
| 卵巣 | ○ | △ | ◎ | ○ | × | × | △ |
| 前立腺 | × | × | ◎ | △ | × | × | ◎ |

◎：非常に役立つ，○：かなり役立つ，△：少し役立つ，×：役立たない

険があり，乳がん検診ではマンモグラフィー陰性の乳がんがある．大腸内視鏡では腹部手術後や高齢者では侵襲が高くなり，部位によっては見逃しが生じ得る．臓器特異検査にも限界がある．PETを併用すると1つの臓器を重複して調べる効果もあり，見逃しの回避に貢献する．

また従来の検査では，頭頸部がん，悪性リンパ腫，子宮内膜がん，卵巣がんなど頻度の低いがんは検診の対象にされない．低頻度で経済効果が得られないことにもよる．PETの利点は従来の検診で調べないこれらの臓器も標的臓器になることである 表2 ．

PET/CTでは臨床的意義のある良性病巣が少なからず発見される．慢性甲状腺炎は女性の約9%にみられ，その他大腸ポリープ（腺腫），副鼻腔炎，サルコイドーシス，結核，非定型好酸菌性肺炎などである 表3 ．

図5 はPET/CT検診を受けた症例である．PET/CTで，①上行結腸に限局性集積，②甲状腺にびまん性集積，③左副腎腫大の3所見が認められた．PET/CT診断は①上行結腸のポリープまたはがん，②慢性甲状腺炎，③左副腎腫瘍であった．検診後の精査の結果①はポリープ（腺腫）であり，内視鏡的ポリペクトミーが行われ，②は慢性甲状腺炎で経過観察となった．③はクッシング症候群の診断が得られ，腹腔鏡下の左副腎摘除術が施行された．術後の経過は良好で，PET検診の利点が示された症例である． 図6 はPET/CT検診で脳下垂体の腺腫が発見された例で，従来の検診では見逃される．

表3 PET/CTで発見されることのある良性病変

| | |
|---|---|
| 頭頸部 | 下垂体腺腫，副鼻腔炎，耳下腺腫瘍，唾石，慢性甲状腺炎，甲状腺腺腫，正中頸嚢胞，鼻口蓋管嚢胞，頸椎後縦靭帯骨化 |
| 胸部 | サルコイドーシス，肩関節周囲炎（五十肩），非結核性抗酸菌症，肺炎，肺の気腫性変化，胸腺腫，縦隔腫瘍，冠動脈硬化症，心房細動 |
| 腹部・骨盤 | 腎・尿路結石，石灰化胆石，副腎腫瘍，脂肪肝（高度），自己免疫性膵炎，大腸腺腫（ただし隆起型で1cm以上），潰瘍性大腸炎（活動性），動脈瘤（胸腹部），後腹膜腫瘍，卵巣腫瘍（奇形腫，チョコレート嚢胞），腸回転異常，鼠径ヘルニア，移動性睾丸 |
| その他 | 関節リウマチ，変形性脊椎症，骨折（肋骨，椎体） |

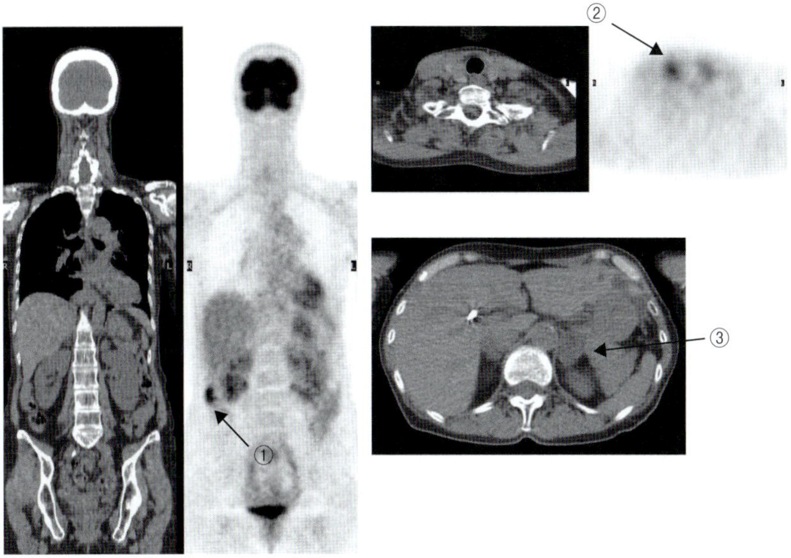


図 5　PET/CT 検診の利点が示された症例
PET/CT 検診で，①上行結腸のポリープ（腺腫），②慢性甲状腺炎，③左副腎腫瘍（クッシング症候群）が同時に発見された．

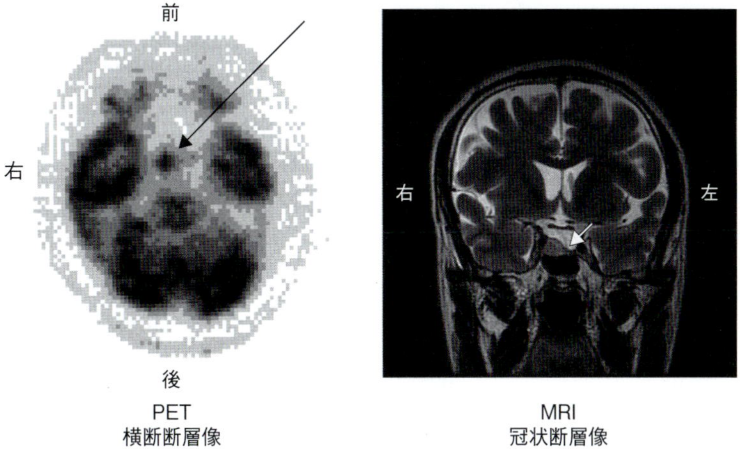


図 6　PET 検診で発見された下垂体腺腫
PET の横断断層像で点状の集積がみられる．MRI の冠状断層像でも確認された．

## D PET 検診の現状

PETが普及したのは2002年4月の保険適用の頃からで，2003年12月のPET/CT装置の薬事承認，2005年9月のFDGの商業的供給の開始も節目であった 図7 ．最近はPET専用装置に代わり，PET/CT装置が用いられている．

PET検診は1994年に山中湖クリニックで始められた[2,3]．その後2000年に西台クリニックがPET検診を開始し，2004年には国立がんセンターでPETを含むがん検診の研究が開始された．PET検診が広まっていく中で，2004年に日本核医学会よりPET検診に関するガイドラインが出され，2019年に改訂版が出ている[4]．PET検診の健全な推進を考慮したもので，受診者にはPETの可能性と限界を含め正しい情報を伝えること，PETの過剰宣伝は戒めること，被曝管理を十分行うことなどが内容に含まれている．日本核医学会のホームページで調べることができる．

現在日本には約411のPET施設がある（2023年現在）．その過半数の施設でPET検診が実施されている．現在多くの悪性腫瘍でPETの保険適用が認められており，PET，PET/CTの保険点数はそれぞれ7500点，8625点である．これに核医学診断450点が加算される．この保険点数は諸外国に比べ安いことで有名である．PET装置の導入・維持には費用がかかるため，PET

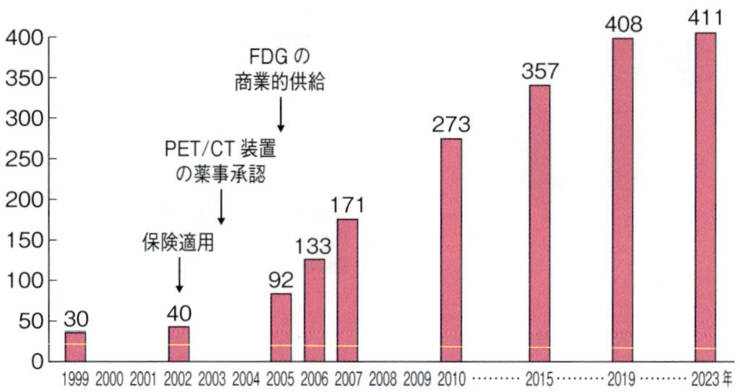


図7 PET 施設数の伸び

JCOPY 498-01219

装置1台で1日7〜8人の検査をしなければ採算が取れないとの計算もある．患者のPET検査の空き時間に，健常者のPET検診に利用される．PET検診はもちろん自費で，大体6〜13万円台で平均はおよそ8万円である．PET検診は日本で始まったもので，海外では韓国，中国・台湾でも一部の施設で実施されている．日本でのPET施設は「PETサマーセミナー」のホームページで調べることができる．

## E PET 検診の有効性

PET検診では有効性の証明が得られていない[5,6]．これは一般成人での肺CTによる肺がん検診，超音波による乳がん検診と同様である．がん検診の有効性は，大規模な無作為比較試験による死亡率減少効果の直接証明によるが，実現性はない．間接的証明法もある．便潜血検査による大腸がん検診は，直接証明が得られている．一方，大腸内視鏡検査は直接証明が得られていないが，大腸がん発見の精度は高いので，有効性を示す根拠ありとされている．PET/CT検査は比較的頻度の高い肺がん，大腸がん，乳がんも治癒可能な段階で発見できるので，将来的には間接的証明が得られると期待している．日本核医学会で全国PET施設へのアンケート調査が実施され，その結果も示されている[7]．引き続き有効性の検証は課題である．

## F 低線量被曝

一般に100mSv（ミリシーベルト）以下が低線量被曝と定められており，ほぼ全ての放射線検査がこれに該当する．PET/CT検診では，1回の検査で十数mSvである．参考に普通に人が無視できると考えられる自然界からの放射線量が2.4mSv/年である．宇宙飛行士は地上での1年分の放射線を，宇宙線から3日で浴びるが，健康被害はない（NASAの発表）．

1回に100〜200mSvを超えると，発がん率は線量に比例して直線的に高まることが認められている．しかし低線量被曝ではDNA修復や免疫応答など生体防御機能が有効に作用するとされる．そして低線量被曝で発がんリスクが高くなるかは証明が得られていない[8]．もしあってもわずかなので証明は難しいというのが，現時点での科学的見解であろう．そして低線量においても発がんリスクがあるとした場合でも，そのリスクは 1.08 倍である．これは肥満 1.2 倍，運動不足，塩分取り過ぎ 1.1 倍より低く，野菜不足 1.06 倍よりわずかに高い[9]．低線量被曝を過度に心配しないことである．ただし低線量であってもリスクありの前提で被曝管理をすることが放射線検査としての宿命であろう．

## おわりに

最近の PET/CT 装置では，撮像時間が短縮し感度も向上した．経験豊富な医師が，一例一例丁寧に読影することで，がん検診に PET を有効活用できる．ただし有効性の科学的根拠が示されるまでは，限界も含め正しい情報を伝える必要がある．最後に PET 検診の特徴を以下にまとめた．

1）苦痛のない検査である．
2）標的臓器が多い．
3）多臓器のがんを比較的早期の段階で発見できる．
4）従来の検査で見逃されるがんが発見される場合がある．
5）PET が得意ながんと不得意ながんがある．
6）ミリサイズのがんの発見で限界がある．
7）PET，PET/CT 単独でのがん発見率は 0.8～1.0%である．
8）他検査との同時実施で見逃しを減らすことができる．
9）臨床的意義のある良性病巣が検出される．
10）費用は他検査に比べ高額である．

■文献

1）Yasuda S, Ide M. PET and cancer screening. Ann Nucl Med. 2005; 19: 167-77.
2）安田聖栄, 井出　満, 高木繁治, 他. 全身 PET によるがんスクリーニングの試み. 核医学. 1996; 33: 1065-71.
3）Yasuda S, Shohtsu A. Cancer screening with whole-body $^{18}$F-fluorodeoxyglucose positron-emission tomography. Lancet. 1997; 350; 1819.

4) 日本核医学会, 日本核医学会 PET 核医学分科会, 編. FDG-PET がん検診ガイドライン. 第 3 版. 2019.
5) Schöder H, Gönen M. Screening for cancer with PET and PET/CT: potential and limitations. J Nucl Med. 2007; 48 (Suppl 1): 4S-18S.
6) Nishizawa S, Kojima S, Teramukai S, et al. Prospective evaluation of whole-body cancer screening with multiple modalities including [18F] fluorodeoxyglucose positron emission tomography in a healthy population: a preliminary report. J Clin Oncol. 2009; 27: 1767-73.
7) Minamimoto R, Senda M, Jinnouchi S, et al. The current status of an FDG-PET cancer screening program in Japan, based on a 4-year (2006-2009) nationwide survey. Ann Nucl Med. 2013; 27: 46-57.
8) 須藤鎮世. 福島へのメッセージ 放射線をおそれないで！ 東京: 幻冬舎; 2017.
9) 国立がん研究センターのホームページ, 東日本大震災関連情報,「わかりやすい放射線とがんのリスク」(2014 年改訂).

〈安田聖栄〉

# 29 遺伝学的検査

遺伝学的検査は，単一遺伝子疾患（遺伝病）において，発症者の確定診断をはじめ，発症前検査，血縁者の（非発症）保因者検査あるいは出生前検査として用いられている．発症者の確定診断としての遺伝学的検査は，疾患（病型）の確定，重要度や経過等の予後推定を目的とする．発症前検査は，将来の発症を予測可能とする．保因者検査は，被検者の子孫における将来の発症を予測する，または回避することを目的とする[1,2]．

近年，ゲノムシークエンス情報の生物学的研究（ゲノミクス）により，ヒト遺伝子の解析研究が進展し，単一遺伝子疾患のみならず，遺伝要因と環境要因とが複雑に関与する多因子疾患の易罹患性（疾患感受性）や薬物反応性の個体差に影響するゲノム多様性が解明されてきた．これらの成果は，遺伝学的スクリーニングあるいは遺伝学的検査を用いた検診において利用がなされている[2]．その利用目的は，治療可能な疾患の診断に加え，健康管理における行動様式の改善にて発症リスクの低減，または生命にかかわる事象に対する計画，さらに家族計画に関する情報と選択肢を与えることである．

## A 遺伝学的検査の定義と分類

遺伝学的検査の利用において，基礎的知識として検査の分類を理解しておく必要がある．従来から用いられてきた「遺伝子検査」の用語は，総称して「遺伝子関連検査」とし，次のように分類・定義されている（日本臨床検査標準協議会 Japanese Committee for Clinical Laboratory Standards：JCCLS 遺伝子関連検査標準化専門委員会）．遺伝子関連検査は，①感染症の原因となるウイルス・細菌などの外来遺伝子を調べる「病原体核酸検査」，②腫瘍細胞における体細胞系列の遺伝子の後天的変異や発現異常を調べる「体細胞遺伝子検査」，および③生来的に保有し生涯変化しない遺伝学的情報を明らかにする「遺伝学的検査」または「生殖細胞系列遺伝子検査」に大別される 図1 [3].

「遺伝学的検査」は，単一遺伝子疾患（遺伝病）の診断，多因子疾患の易罹患性（疾患感受性）や体質に関わる遺伝子多型（バリアント），ファーマコゲノミクス検査（Pharmacogenomics 検査：PGx 検査）の一部，移植に関わるヒト白血球抗原（human leukocyte antigens：HLA）遺伝子型および親子鑑定や法医学的検査など個体識別がある．単一遺伝子疾患の検査には，発症者の確定診断検査，発症前検査，（非発症）保因者検査および出生前検査がある．

遺伝学的検査が他の臨床検査と異なる点は，以下のごとくである．①生涯変化することのない情報を提供する（不変性），②将来の発症を高い確率で予測できる（予見性），③患者本人のみならず，家族や血縁者の遺伝情報も明らかになる場合がある（共有性）．このため，検査の実施においては，インフォームド・コンセントや検査を受ける際のカウンセリング，検査後の結

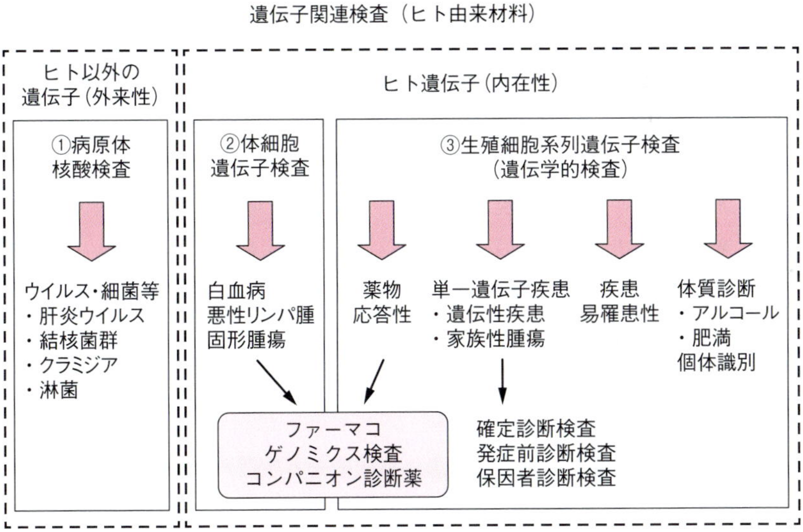


図1 遺伝子関連検査の分類

果解釈やカウンセリング，個人情報保護による情報管理など検査前後の環境整備が必要となる[1,2]．

## B 遺伝学的検査の利用

### 1．単一遺伝子疾患のスクリーニング

遺伝学的スクリーニングは，事前に個別化された個人や家族を対象とする臨床遺伝学的アプローチと異なる．発症前検査の場合，後者では家系内に当該疾患の罹患者がおり，本人も同一の疾患に罹患する可能性がある場合，予め発症の可能性の有無を知り，家族計画，疾患サーベイランスや予防的措置を講じる場合に行う．その疾患の発症と関連が証明されている遺伝子変異が確認されている際に考慮する．一方，遺伝学的スクリーニングは，検査を実施した場合に有用性のある対象集団を明確化し，リスクの高い特定の集団または個人に対し，組織化されたプログラムによって行う[4,5]．具体的には，代謝性疾患を対象とした新生児マススクリーニング，妊婦における出生前スクリーニング，単一遺伝子疾患患者の家族におけるカスケード・スクリーニングなどが該当する．層別化されたリスクの高い集団における遺伝学的スクリーニングとして，相対的に浸透率（生涯の発病確率）が高い *BRCA1*, *BRCA2* による乳がんの遺伝的罹患性のリスク評価がある．次世代シークエンサーを用いた臨床診断研究においては，全ゲノムや全エクソームのシークエンス解析における特定の疾患のスクリーニングの機会がある．個人に対しては，特に高いリスクに気づいていない，または医療側が注意を払っていない者を見い出すことに意義がある．その上で，さらなる精密検査の実施，モニタリングまたは予防的措置が講じられるようにする．

### 2．多因子疾患の易罹患性検査

がん，虚血性心疾患，脳血管疾患，糖尿病など生活習慣病は，遺伝的要因（複数の遺伝子）に加え，環境要因 / 非遺伝性の因子が表現型と関係している多因子疾患である．生活習慣病の遺伝的罹患性（疾患感受性）を知るアプ

ローチには，家族歴，生化学的または身体的な表現型の評価および遺伝学的検査がある．心臓血管疾患や糖尿病の罹患リスク評価には生化学的検査が用いられ，がんの罹患リスク評価には遺伝学的検査（DNA解析）が用いられる．リスク診断は，発症予防，定期的検査による早期発見，家系内の未発症者における予防と早期発見などの有益性がある．多因子疾患または生活習慣病の罹患に関わる遺伝子多型（バリアント）解析で得られる結果は，疾患発症に関わるリスク（確率）で，遺伝型に基づく表現型の予測力が必ずしも高くない（相対的リスク2未満）[4,5]．多くの生活習慣病での遺伝学的検査は，臨床的妥当性に関するデータ不足のため，高リスク患者のスクリーニングに用いる妥当性はない．多くの場合，家族歴情報を正しく収集することが高リスク患者の同定に適切である（相対的リスク2〜10倍）．高リスクの家族歴の特徴として，若年発症，家系内再発率，関連疾患，多発性，両側罹患がある．ただし，患者から聴取した親族の疾患情報の感度は高くないため（7〜8割），陰性の情報は低リスクの指標として用いることができない．

## 3. 一般的な疾患のサブタイプ診断

多くの一般的な疾患（common disease）には，単一遺伝子疾患に起因する病型（サブタイプ）が存在する．一般的な疾患を対象として，遺伝学的検査は，単一遺伝子疾患によるサブタイプの診断に用いられる[2]．例として，大腸がん，乳がん，卵巣がんなど家族性腫瘍，糖尿病，不整脈（QT延長症候群）において疾患管理に有益な情報を提供する．

発症者の確定診断としての遺伝学的検査は，疾患（病型）の確定，重要度，疾患管理や経過等の予後推定に有用である場合に考慮する．主に，臨床的に可能性が高いと考えられる疾患や病型の確定診断や鑑別診断を目的として行われる．家族歴，臨床所見（症状，身体所見）や従来検査所見から病態を絞り込み，実施前に検査の検査前確率（有病率）を高めておく．一例として，乳がんでは，基底細胞様型，髄様型組織，（受容体）トリプルネガティブ（エストロゲン，プロゲステロン，HER2/neu）の場合，*BRCA1*の病的バリアントの保有率が高くなる．

## C 検査のプロセスと対応

### 1. インフォームド・コンセントと遺伝カウンセリング

検査実施に際しては，適切な時期にその意義や目的の説明を行うことに加えて，結果が得られた後の状況，および検査結果が血縁者に影響を与える可能性があること等についても説明し，被検者がそれらを十分に理解した上で検査を受けるか受けないかについて本人が自律的に意思決定できるように支援する[1,2]．検査実施において，当該疾患の経過や予後，治療法，療養に関する情報など，十分な情報を提供することが重要である．十分な説明と支援の後には，書面による同意を得ることが推奨される．これら遺伝学的検査の事前の説明と同意・了解（成人におけるインフォームド・コンセント，未成年者等におけるインフォームド・アセント）の確認は，原則として主治医が行う．また，必要に応じて専門家による遺伝カウンセリングや意思決定のための支援を受けられるように配慮する．

### 2. 検査の選択

a) 遺伝学的検査の分類と検査プロセスを 図2 に示す．遺伝学的検査が必要と考えられる場合，まず，その適用と検査実施の臨床的有用性を確認する．遺伝学的検査を評価するプロセスとしてACCEモデル（米国疾病予防管理センター Center of Disease Control and Prevention：CDC）を 表1 に示す[4]．検査の実施において，分析的妥当性，臨床的妥当性，臨床的有用性，倫理的・法的・社会的な課題および医療経済の観点を踏まえて行う．臨床的有用性とは，特定の病態や疾患の同定に貢献する診断情報で，確定診断だけでなく予後や治療反応性のモニタリングを含む．

b) 遺伝学的検査の測定方法は，標準的なものがなく，多様な遺伝子解析技術が用いられている．検査の分析的妥当性や臨床的妥当性は，利用する検査方法によって異なる．検査依頼施設の選択は，測定方法，分析的妥

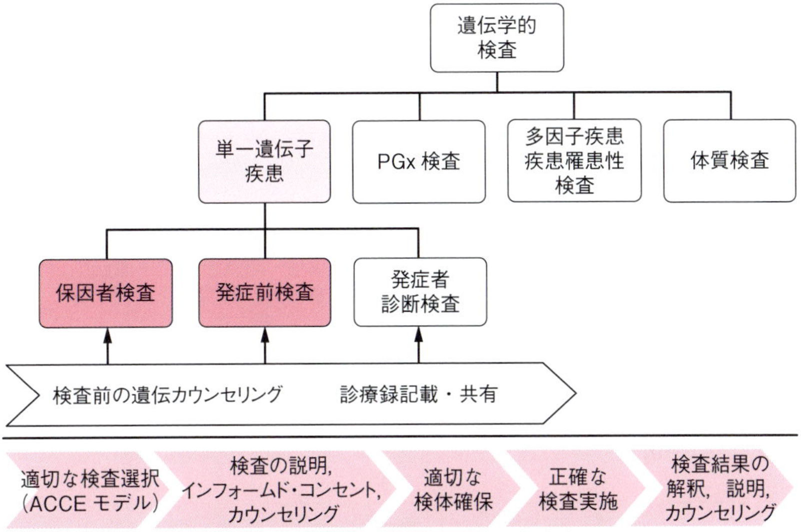


図 2　遺伝学的検査の分類と検査プロセス
PGx 検査：ファーマコゲノミクス検査

当性（分析的感度・特異度，再現性），報告時間，経費を参考とする．当該施設での検査のプロトコール内容や精度保証の取り組み（第三者認定，標準作業書・台帳，内部精度管理，外部精度管理，要員研修等）について確認しておく．

c）遺伝学的スクリーニングは，リスクの高い特定の集団または個人に対し，組織化されたプログラムに基づき行う．

d）確定診断のための遺伝学的検査の対象は，臨床所見や他の検査所見など医学的情報から絞り込まれた疾患の責任遺伝子の変異を調べる．

e）発症前検査，保因者検査や出生前検査においては，検出可能な変異が確認されている必要がある．

f）単一遺伝子疾患の診断は，DNA 解析による分子遺伝学的検査に加え，疾患によって，細胞遺伝学的検査や遺伝生化学的検査（酵素活性など）を利用する．アミノ酸・有機酸・脂肪酸代謝異常症の確定診断には，アミノ酸分析，必要に応じてガスクロマトグラフィー質量分析を用いる．

**表1 遺伝学的検査の評価モデル（ACCE モデル）**

| 評価対象 | 内容 | 指標 |
|---|---|---|
| 分析的妥当性 | 検査がいかに正確かつ信頼性をもって目的の遺伝子型を測定できるか | 分析感度・特異度，再現性（施設内，施設間），検体種レンジ，内部精度管理プログラム，外部精度評価等 |
| 臨床的妥当性 | 検査がいかに正確に目的の病態や成績を検出できるか | （臨床的）感度・特異度，罹患率，偽陽性回避法，陽性・陰性予測値，遺伝型・表現型関係，遺伝的・環境的修飾因子等 |
| 臨床的有用性 | 検査実施によって患者の臨床成績を有意に改善するか | 介入（疾患の自然経過，患者ケアへのインパクト，効果的療法の有無），精度保証手段，パイロット試験結果，健康リスク，経済性（経済的ベネフィット），利用可能な設備・人材，教育・教材，長期モニタリング手段 |
| 倫理的・法的・社会的な課題 | 検査実施にともない発生しうる倫理的，法的，社会的問題 | 倫理的・社会的弊害（差別，機密保持，個人・家族の社会的課題），法的課題（説明と同意，データと検体の所有権，特許，ライセンス，製造販売独占の検査，開示義務，報告要求），安全予防策等 |

ACCE の名称は 4 つの基本的評価基準 Analytical validity 分析的妥当性，Clinical validity 臨床的妥当性，Clinical utility 臨床的有用性，ELSI（Ethical, Legal and Social Implications 倫理的・法的・社会的な課題）から由来する．
（CDC. ACCE Model System for Collecting, Analyzing and Disseminating Information on Genetic Tests. https://archive.cdc.gov/www_cdc_gov/genomics/gtesting/acce/fbr/index.htm）

## 3. 結果の解釈

### a. スクリーニング検査

スクリーニング検査の陽性予測値は，対象とする集団や個人における有病率（検査前確率）によって異なる．実施前に検査前確率を高めておくことが，陽性予測値を高め，偽陽性の可能性を低下させる．

### b. 発症者の確定診断

発症者にて疾患の責任遺伝子に既知の変異が検出された場合，確定診断の根拠となる．新規のバリアントの場合，病的な変異（ナンセンス変異，フレームシフト変異，スプライシング異常）であれば，原因の遺伝子変異と考えられる．新規の変異でミスセンス変異など病的なものか不明の場合，遺伝子多型または病的意義不明のバリアントの可能性について確認する．

検査結果が陰性の場合でも，実施した検査法で検出できない変異を有する可能性がある．その原因として，用いた検査法が責任遺伝子の変異を検出できない場合と，臨床的に同じ疾患でも，異なる責任遺伝子の場合がある．候補となる他の遺伝子領域や他の責任遺伝子の検索を考慮する．

### c. 発症前検査

発症前検査において，同一の疾患に罹患する可能性については浸透率や臨床的多様性を考慮する．

■文献

1）遺伝医学関連の学会等（10 学会および研究会）. 遺伝学的検査に関するガイドライン.（平成 15 年 8 月）〈http://www.jshg.jp/resources/data/10academies.pdf〉
2）日本医学会「医療における遺伝学的検査・診断に関するガイドライン」（2022 年）〈http://jams.med.or.jp/guideline/genetics-diagnosis_2022.pdf〉
3）宮地勇人. 遺伝子関連検査の適正利用に関するガイドライン. 日本血栓止血学会誌. 2011; 23: 427-35.
4）Becker F, van EI CG, Ibarreta D, et al. Genetic testing and common disorders in a public health framework: how to assess relevance and possibilities. Background Document to the ESHG recommendations on genetic testing and common disorders. Eur J Hum Genet. 2011; 19: S6-44.
5）Wilson BJ, Nicholls SG. The Human Genome Project, and recent advances in personalized genomics. Risk Manag Healthc Policy. 2015: 8: 9-20.

〈宮地勇人〉

# 30 サルコペニア・フレイル・ロコモ検査（1）

少子超高齢化が進むわが国において，健康寿命延伸の重要性が医療者の間でも広く認識されてきている．その実現のためには，加齢による身体機能低下の主要因となる，サルコペニア（加齢性筋肉減弱症）の検査が健診や人間ドックにおいても行われることが望ましく，その普及により，早期診断，早期介入・治療への道筋を確立することが重要である．サルコペニアは，ギリシア語で，「筋肉」を表すサルクス（sarx）と，「減少・喪失」を意味するペニア（penia）を組み合わせた造語として提唱された．当初は筋量の測定のみで判定されていたが，2010 年に発表された，EWGSOP（European Working Group on Sarcopenia in Older People）のコンセンサス[1] 以降は，筋量（SMI）のみではなく，筋力（握力），身体機能（歩行速度）の 3 つの要素により判定がされるようになった．本稿では，アジアにおけるワーキンググループによる 2014 年の提唱[2] の後，近年改訂された AWGS 2019[3] に基づき，サルコペニア診断のための検査と診断基準について記述し，また，類似概念であるフレイル，ロコモの評価法についても併せて簡単に記載する．

## A サルコペニア診断のアルゴリズム

AWGS 2019 においては，一般の診療所や地域で，骨格筋量の測定ができない場面での診断基準 図 1 と，装置の整った種々の医療施設や研究を目的として評価される基準 図 2 の 2 つが提示された．前者はサルコペニアの可能性のある人を早期に特定するための基準であり，本書を手に取られる読者の方の多くは，健診や人間ドックで行う場合が多いと思われるために，主に後者について参照されたい．とはいえ，サルコペニアの診断機器や設備，測定人員が広く普及しているといえない現状に鑑み，前者についても記載する．

骨格筋量の測定が困難な地域・プライマリケア現場においては，下腿周囲長などによってスクリーニングを行い，その低値を認めた場合に握力，5回椅子立ち上がり検査を用いて骨格筋機能を測定し，いずれかが低下している場合，サルコペニア（可能性あり）という診断がされる．この診断基準を満たすサルコペニア（可能性あり）に対して，生活習慣介入と関連する健康教育を推奨するのと同時に，確定診断のために病院などに紹介することも奨励している 図1 ．

一方，骨格筋量の測定可能な施設においては，二重X線エネルギー吸収測定（DXA）法や生体電気インピーダンス（BIA）法にて四肢の除脂肪体重または骨格筋量を測定し，骨格筋量低下の有無を判定する．指標としては，四肢の骨格筋量を身長の2乗で除した骨格筋指数SMI（skeletal mass index） 図2 が用いられている．低骨格筋量のカットオフ値はDXAを用いた場合，男性で7.0 kg/m² 未満，女性で5.4 kg/m² 未満，BIAを用いた場合，男性で7.0 kg/m² 未満，女性で5.7 kg/m² 未満にて診断できる．また，BMIで

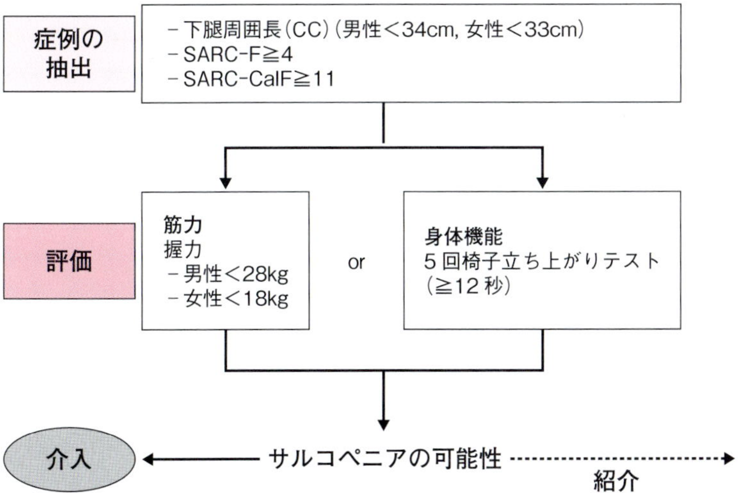


図1 AWGS2019によるサルコペニア診断基準
一般の診療所や地域での評価
（Chen LK, et al. J Am Med Dir Assoc. 2020; 21: 300-307. e2[3] より）

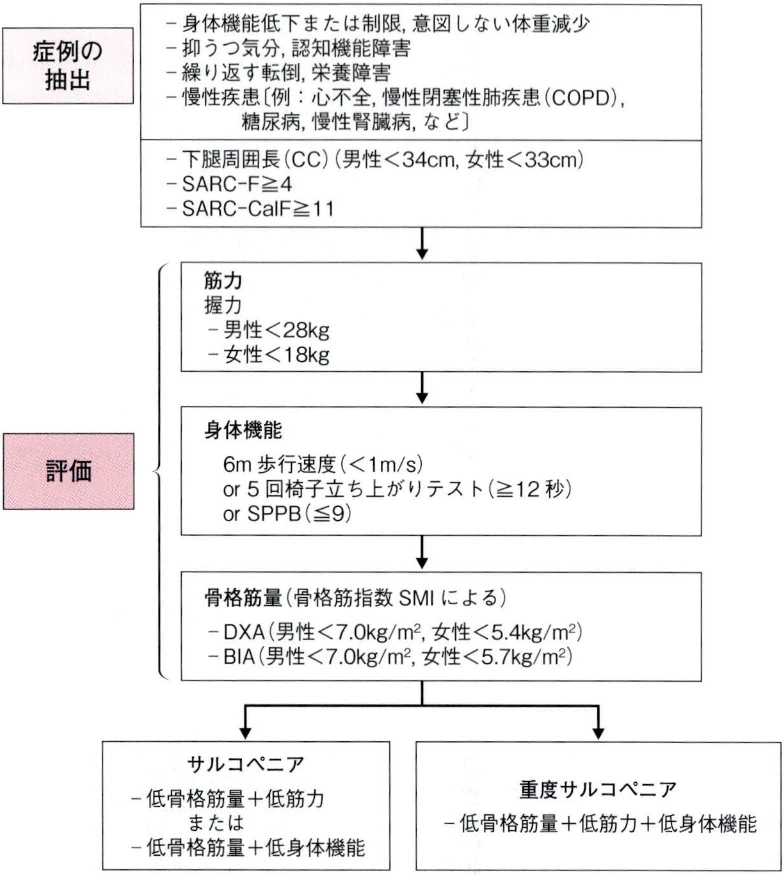


図 2　AWGS2019 によるサルコペニア診断基準
装備の整った種々の医療施設や研究を目的とした評価
(Chen LK, et al. J Am Med Dir Assoc. 2020; 21: 300-307. e2[3] より)

補正する FNIH 基準をも使用可能とし，男性では 0.789 kg/BMI 未満，女性では 0.512 kg/BMI 未満がカットオフ値とされている（ただし DXA のみ）．一方，握力の測定は男性では 28 kg 未満，女性は 18 kg 未満が低筋力の基準である．身体機能のテストとしては，SPPB（short physical performance battery)，6 m 通常歩行速度，5 回の椅子立ち上がり時間に基づいて，身体機能の低下を定義することが推奨されている．それぞれのカットオフ値として，通常歩行速度は 1.0 m/ 秒未満，SPPB は 9 点以下，5 回の椅子立ち上がり時間は 12 秒以上，にて身体能力の低下を定義する 図2 ことが推奨されている．

## B 類似概念，フレイルの判定法

フレイルは，加齢に伴う様々な機能低下（予備力の低下）をもとに種々の健康障害（日常生活機能障害，転倒，独居困難，入院，生命予後など）に陥りやすくなった状態を指す．身体機能障害（disability）に至る手前の，健常（robust）との間で，適切な介入が行われれば，健常近くに戻れる reversible（可逆的）な状態である．フレイルは，筋力の低下や俊敏性が失われ，転倒しやすいなどの身体的問題のみでなく，認知機能障害やうつなどの精神・心理的問題や，独居や経済的困窮などの社会的問題も含め，高齢期の問題を包括的に広く捉えた概念と言える．フレイルの診断方法には統一された基準がないが，Fried らの phenotype model（表現型モデル）[4] に基づく Cardiovas-

表1 改定日本版 CHS 基準（改定 J-CHS 基準）

| 項目 | 評価基準 |
|---|---|
| 体重減少 | 6ヵ月で，2kg 以上の（意図しない）体重減少<br>（基本チェックリスト #11） |
| 筋力低下 | 握力：男性＜28kg，女性＜18kg |
| 疲労感 | （ここ 2 週間）わけもなく疲れたような感じがする<br>（基本チェックリスト #25） |
| 歩行速度 | 通常歩行速度＜1.0m/ 秒 |
| 身体活動 | ①軽い運動・体操をしていますか？<br>②定期的な運動・スポーツをしていますか？<br>上記の 2 つのいずれも「週に 1 回もしていない」と回答 |
| 3 項目以上に該当：フレイル，1～2 項目に該当：プレフレイル，該当なし：ロバスト（健常） | |

（Satake S, et al. Geriatr Gerontol Int. 2020; 20: 992-3[5] より作成）

cular Health Study 基準（CHS 基準）が最も広く用いられており，①体重の減少，②倦怠感（疲れやすさ），③活動性の低下，④筋力の低下，⑤歩行速度の低下の5つの徴候のうち1〜2つに該当する場合を「プレフレイル」，3つ以上に該当する場合を「フレイル」とし，いずれにも該当しない場合を「ロバスト（健常）」と，3つのカテゴリーに分類される．日本版の同基準（J-CHS 基準）[5] における5つの表現型の判定基準は表1に示すとおりである．また，CHS 基準は身体的フレイルの評価であるため，高齢者の多面的な問題をターゲットとするフレイルの特性を考慮し，厚生労働省の二次予防事業の該当者を見出すために考案された，基本チェックリストをフレイル評価指標として用いることもある．その場合は，25 項目中の 4〜7 項目該当する場合を「プレフレイル」，8 項目以上に該当する場合をフレイルとする[6]．

## C 類似概念，ロコモティブシンドローム（ロコモ）の判定法

『ロコモ』は，本邦において日本整形外科学会から 2007 年に提唱され，身体的な臓器のなかでも，特に運動器に焦点を当て移動能力に注目する形で提唱された[7]．現在の定義は，運動器の障害のために移動能力の低下をきたした状態であり，進行すると要介護になる危険が高い，とされている．判定には，3つのロコモ度テスト，すなわち，「立ち上がりテスト」，「2 ステップテスト」，「ロコモ 25」（質問票）の 3 つにて行う[8]．ロコモ度 1, 2, 3 の判定は，年齢にかかわらず以下 3 項目のうち 1 つでもそれぞれの基準に該当する場合とされている．ロコモ度 1 は，「立ち上がりテスト」でどちらか一側の脚で 40 cm の高さから立つことができない，「2 ステップテスト」の値が 1.3 未満，「ロコモ 25」の得点が 7 点以上とされ，移動機能低下が始まっている状態である．また，ロコモ度 2 は，「立ち上がりテスト」において両脚で 20cm の高さから立つことができない，「2 ステップテスト」の値が 1.1 未満，「ロコモ 25」の得点が 16 点以上とされ，移動機能低下が進行している状態である．ロコモ度 3 は，「立ち上がりテスト」において両脚で 30 cm の高さから立つことができない，「2 ステップテスト」の値が 0.9 未満，「ロコモ 25」の得点が 24 点以上とされ，移動機能低下が進行し，社会参加に支障

表2 ロコモ度

| | ロコモ度1 | ロコモ度2 | ロコモ度3 |
|---|---|---|---|
| 立ち上がりテスト | どちらか一方の片脚で40cmの高さから立ち上がれない | 両脚で20cmの高さから立ち上がれない | 両脚で30cmの高さから立ち上がれない |
| 2ステップテスト | 1.3未満 | 1.1未満 | 0.9未満 |
| ロコモ25 | 7点以上 | 16点以上 | 24点以上 |

をきたしている状態である 表2.

## おわりに

サルコペニア，フレイル，ロコモはいずれも，生活機能の低下をきたし，要介護となるリスクを高める状態である．高齢化率が高まり続けている現状においては，身体的に自立した生活を維持する高齢者を増加させ，健康寿命を延伸することが社会的な課題となっている．したがって，今後，健診や人間ドックの項目のなかに，これらの評価が取り入れられる場面がいっそう増えていくことが予想される．

### ■文献


1）Cruz-Jentoft AJ, Baeyens JP, Bauer JM, et al. European consensus on definition and diagnosis: Report of the European Working Group on Sarcopenia in Older People. Age Ageing. 2010; 39: 412-23.
2）Chen LK, Liu LK, Woo J, et al. Sarcopenia in Asia: consensus report of the Asian Working Group for Sarcopenia. J Am Med Dir Assoc. 2014; 15: 95-101.
3）Chen LK, Woo J, Assantachai P, et al. Asian Working Group for Sarcopenia: 2019 Consensus Update on Sarcopenia Diagnosis and Treatment. J Am Med Dir Assoc. 2020; 21: 300-7. e2.
4）Fried LP, Tangen CM, Walston J, et al. Frailty in older adults: evidence for a phenotype. J Gerontol A Biol Sci Med Sci. 2001; 56: M146-56.
5）Satake S, Arai H. The revised Japanese version of the Cardiovascular Health Study criteria（revised J-CHS criteria）. Geriatr Gerontol Int.

2020; 20: 992-3.
6）Satake S, Senda K, Hong YJ, et al. Validity of the Kihon Checklist for assessing frailty status. Geriatr Gerontol Int. 2016; 16: 709-15.
7）Nakamura K, Ogata T. Locomotive syndrome: definition and management. Clin Rev Bone Miner Metab. 2016; 14: 56-67.
8）ロコモチャレンジ！ホームページ. https://locomo-joa.jp/

〈松井康素　荒井秀典〉

# 30 サルコペニア・フレイル・ロコモ検査（2）

## A 疾病構造の変化 図1

1990年代以降，わが国では，急速な高齢化が進み，2007年には65歳以上の割合が21%を超え，超高齢社会となり，その後も高齢化がますます進行している．

そのなかで，平均寿命と健康寿命の差，すなわち，要介護の問題がクローズアップされている．要介護の原因疾患として，戦後50年以上にわたり（男性では現在でも）脳卒中が最多で，メタボ検診，メタボの予防・治療が重要視されてきた大きな理由である．しかし，女性においては，関節疾患お

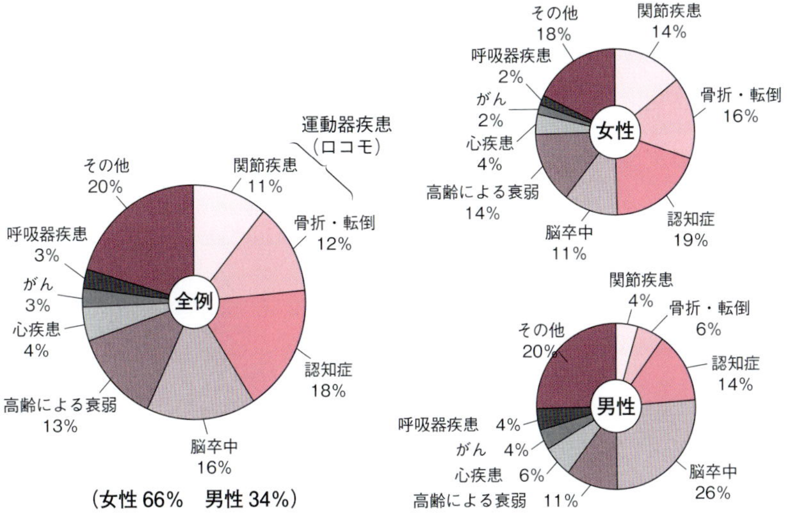


図1 要介護の原因疾患
（2019年国民健康栄養調査より抜粋）

よび骨折転倒による移動能力の低下（ロコモ）が要介護の原因疾患として最も多く，今後ますます増えると予想される．この明らかな性差は，女性が男性に比してより長命であることや，元来筋肉量・筋力に劣ることが考えられる．男女あわせても2010年を境に，関節疾患および骨折・転倒が，脳卒中を上回り，最多の原因疾患となっている．

さらに，要介護の原因疾患として，フレイルによる衰弱を含めると，全体の1/3以上を占める．すなわち寝たきりの予防・健康寿命の延伸やQOLの向上を考慮した場合に，サルコペニア・フレイル・ロコモ健診の重要性は今後ますます高まるものと思われる．

## B サルコペニア・フレイル・ロコモについて 図2

サルコペニアはRosenbergにより1989年に「加齢による骨格筋量の減少」としてその概念が提唱され，2010年代にEuropean Working Group on Sarcopenia in Older People（EWGSOP），Asian Working Group for Sarcopenia（AWGS）よりそれぞれコンセンサスとして診断基準が発表された．その際，筋肉量だけでなく，筋肉の質に相当する身体機能および筋力低下をきたした状態をサルコペニアと定義している（前項「B. 30 サルコペニア・

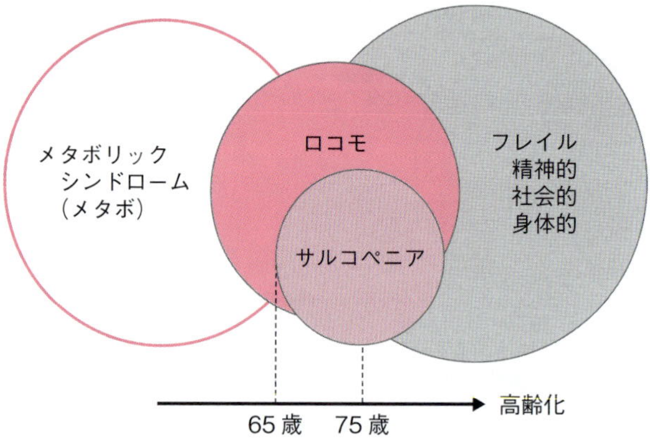


図2 サルコペニア・フレイル・ロコモの概念図

フレイル・ロコモ検査（1）」図2 参照）.

ロコモティブシンドローム（ロコモ）は2007年に日本整形外科学会より提唱された日本独自の概念で，「運動器の障害のために移動機能の低下をきたした状態」と定義されている．3大運動器疾患は，脊柱管狭窄症（腰痛），変形性膝関節症（膝痛），骨粗鬆症（骨折）であり，その根底には，加齢および加齢に伴う運動の量や強度不足をもたらす筋肉量・筋力の低下（サルコペニア）があり，サルコペニアをほぼ包含する概念といえる．ただ，ロコモは全年齢に起こりうり，メタボとの合併もよくみられるのは，サルコペニア・フレイルと異なる点である．

フレイル（frailty）は，「加齢による予備能力・ストレス耐性の低下」を指し，その概念は1980年代以前より存在した．2001年にFriedらが，体重減少，易疲労感，筋力低下，歩行速度低下，身体活動性の低下のうち，3項目以上該当した場合をフレイルと定義した[1)]．わが国では，2014年に「フレイルに関する日本老年医学会からのステートメント」が発表され，身体的のみならず，精神的・社会的側面も包含する概念としてとらえられている．フレイルの身体的側面は，ロコモ・サルコペニアと重なるが，重要な点は精神的・社会的問題と相互に重複しやすく，負の連鎖のなかで，要介護に進展する一方で，適切な介入により可逆性がある段階だということである．

加齢に伴う寝たきりの予防・健康延伸の観点からは，①内臓脂肪蓄積増加によるメタボ→脳卒中の予防，②筋量・筋力低下によるサルコペニア・ロコモの予防，そして最後に，③精神的・社会的要因を含めたフレイルの予防が必要と考えられる 図2．言い換えると，特に75歳以上の後期高齢者は，メタボによる寝たきりのリスクはある程度乗り越えてきた集団であり，フレイルの早期発見・予防がより重要と考えられる．そのためわが国でも，2020年より，後期高齢者を対象に，メタボ質問票に代わり，質問票ベースのフレイル健診が開始となっている．

## C 検査結果の読み方と対応について

### 1. サルコペニア検査

(前項「B. 30 サルコペニア・フレイル・ロコモ検査 (1)」図2 参照)

AWGSより2019年に発表されたコンセンサスに基づく検査が主に用いられる[2]. 大きく, ①(医療現場以外でも行える)スクリーニング検査と, ②診断のための確認検査にわけられる. そしてスクリーニング検査は, 下腿周囲径測定と質問紙 (SARC-F), 確認検査は, 握力 (筋力), 歩行速度 (身体機能), 体組成 (筋肉量) の測定, からそれぞれなる.

#### a. サルコペニアのスクリーニング検査

- 下腿周囲径測定: 筋肉量減少のスクリーニング検査であり, 下腿最大周囲径が男性<34 cm, 女性<33 cmで筋肉量減少疑いとなり, 確認検査がすすめられる. わが国ではより簡便に「指輪っか試験」が用いられる. すなわち, 下腿最大周囲径が, 両親指と両人差し指を用いた指輪っかの大きさと同じか, それより細い場合にサルコペニア疑いとなる.
- SARC-F (質問紙): Strength (筋力), Assistance with walking (歩行), Rising from a chair (椅子立ち上がり), Climbing stairs (階段昇り), Falls (転倒) の頭文字で, 各質問について,「全くない」から「とても難しい」まで0〜2点で回答させ, その合計点を算出する. SARC-F≧4点をスクリーニング陽性とするが, 感度は低いことが指摘されている[3]. その要因として筋肉量の指標がないことがあげられる. そのため下腿周囲径と組み合わせたSARC-Calfという基準もある. SARC-Calf≧11点を陽性とするが, 下腿周囲径の基準を満たす場合+10点, そうでない場合に0点であるため, 下腿周囲径基準に加えてSARC-Fに1つでも当てはまれば, 陽性となる.

#### b. サルコペニアの確認検査

- 筋力 (握力): 筋力の指標として, 握力測定が採用されている. 測定方法は完全には統一されていないが, わが国では文部科学省の新体力テストの握力測定方法が一般的である．すなわち，立位・肘を伸ばした状態で，左右交互に2回ずつ，左右それぞれの最大値の平均値とする．男性＜28 kg，女性＜18 kg でサルコペニア疑いとなる．

握力は，最も簡便かつ安全に，再現性高く測定でき，高齢者のバイタルサインといえるほど重要な指標で，豊富なデータ蓄積に基づくエビデンスが集積されている[4,5]．ただ一方で，個人差が大きいことや，個々人におけるトレーニング効果や経年変化をみるには鋭敏な指標ではないことに注意が必要である．実際に我々も，運動療法を希望して慶應義塾大学病院スポーツ医学総合センターに受診した336名（男190 女146，58±14歳，BMI 27±6）を対象として，握力のほかに膝伸展筋力（下肢筋力），最大酸素摂取量（心肺機能）などの体力指標を測定し，握力との関連を検討，握力測定の有用性を検討した[6]．その結果，男性では握力は，下肢筋力をはじめとした体力指標と良い相関がみられた一方で，女性では相関は認めないか，認めても弱かった 図3．年齢やBMIに男女差はなく，性差の要因として女性では，BMIがより握力と正相関する一方，（おそらく身体活動量低下などを介して）下肢筋力，心肺機能とは負の相関がみられた．

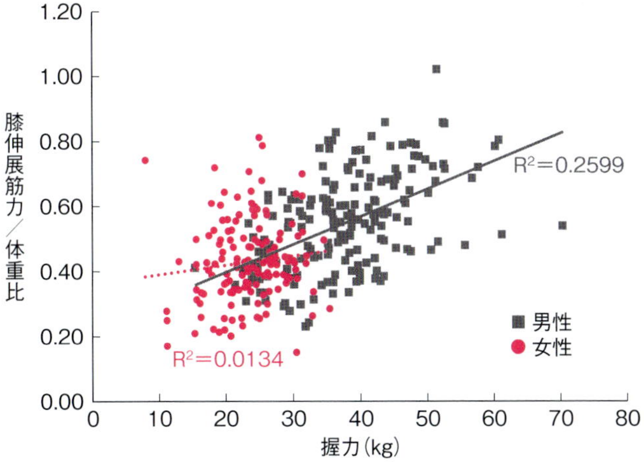


図3　運動療法外来336名における握力と下肢筋力の関連

そのため，特に女性では，握力の解釈には，肥満の影響などに注意が必要で，また個々人への介入を考える上では，膝伸展筋力など身体活動量・トレーニング効果を反映する筋力・身体機能の評価がより望ましいと考えられる．

- 身体機能（歩行速度）：身体機能の指標として，歩行速度のほか，5回椅子立ち上がり時間，Short Physical Performance Battery（SPPB）が用いられている．

歩行速度については，握力よりも測定はやや労力を要し，再現性を高める上で訓練を要するものの，より全身機能・身体活動量を反映し，介護や死亡率とのより密接な関連が報告されている[7]．歩行速度の測定方法はさまざまあるが，サルコペニアの診断では，6 m 普通歩行速度が採用されている．動いている状態から減速なしに歩行させる必要があり，測定には10 m 程度の直線距離が必要である．測定を2回以上行い，その平均を用いる．＜1 m/秒（時速3.6 km，青信号で横断歩道を渡り切れる速さ）で身体機能低下と判断する．

5回椅子立ち上がり時間は，膝伸展筋群の筋パワーの指標ともなるが，ここでは歩行速度の指標として，歩行速度＜1 m/秒に相当する12秒以上で身体機能低下とする．測定は，（一般的な椅子の高さである）40 cm の高さの椅子を用いて，足を肩幅に開き，立位の際は，股関節・膝関節をきちんと伸展させることに注意して，腕を使わずにできるだけ早く立位・座位を繰り返させ，5回立ち座りするのに要する時間を測定する．この際，着座でバランスを崩すことに注意する．そのためまず2，3回ゆっくりと練習させること，着座では，できるだけ前傾姿勢を保たせること，安定の良い椅子を用いて，必ず監視下で行うなどの注意が必要である．

SPPB は，高齢者の下肢機能の組み合わせ評価法で，バランス，歩行速度，5回椅子立ち上がり時間の3つのテストからなり，それぞれの成績を0〜4点でスコア化し，12点満点中9点以下で身体機能低下となる．具体的には，タンデム立位（両足を一直線にして立つ）が10秒以上保持できれば4点，4 m 歩行（平均でなくベストタイム）＜4.82秒（ほぼ時速

3 km 以上）で 4 点，5 回椅子立ち上がり＜11.2 秒で 4 点である．ここで歩行速度の基準が異なるのは（肥満の多い）欧米（EWGSOP）では，歩行速度＜0.8 m/ 秒がカットオフ値のためである．

- 筋肉量（骨格筋量）：体組成評価のゴールドスタンダードである体密度法の 1 つである，DXA（dual-energy X-ray absorptiometry）を用いて評価する．DXA では，骨・脂肪・除脂肪の 3 要素が密度の違いとして区別が可能である．そのため，精度の高い骨密度および体脂肪率測定方法として用いられている．ここで，内臓と筋肉の区別は困難であることから，筋肉量の指標として，内臓を含まない四肢除脂肪量を四肢骨格筋量（ASM：appendicular skeletal muscle mass）として用いる．四肢長の影響を除外するため，BMI（体格指数）同様に，身長の 2 乗で除した骨格筋指数〔SMI：skeletal muscle mass index＝ASM/ 身長（m）$^2$〕で評価し，SMI が男性＜7.0，女性＜5.4 で筋肉量減少となる．ただ，DXA 測定は，必ずしもすべての施設で行えないため，DXA 法の代用としてインピーダンス（bioelectrical impedance analysis：BIA）法の使用も認められている．その場合は，男性基準は同じであるが（＜7.0），女性では＜5.7 で減少と定義する．インピーダンス法も，（主に家庭用の）年齢・性別・人種による統計補正が必要な簡易のものから，異なる周波数の交流電流を組み合わせることでより精度高く測定できるものまであり，可能な限り精度の高い測定が望ましい．

高齢者の体重減少は，筋肉減少や骨量減少を疑う重要な指標であるが，体組成の個人差は，特に高齢女性では大きく，体組成評価の意義は大きい．

慶應義塾大学病院予防医療センターで健診をうけた 65 歳以上の 126 名の女性（73±5 歳，BMI 22±4）を DXA を用いた体組成評価で，SMI＜5.4，体脂肪率≧30％をカットオフとして正常，肥満，サルコペニア，サルコペニア肥満の 4 群に分けて評価したところ，22 名がサルコペニア，20 名がサルコペニア肥満に該当した．そして後者は正常群に比して体重は同様にもかかわらず，骨密度低下リスクは 2 倍高く，サルコペニア群と同様で，年齢と内臓脂肪面積で補正すると，サルコペニア群よりさらに 2 倍（オッズ比は正常群の4.3倍）高い結果であった[8]．その理由として（内臓）脂肪増加・筋肉量減少いずれも，身体活動量・強度不足が背景にあり，両者は表裏一体の関係であることが考えられる．いずれにしても，特に活動量が低下した高齢者では，体重のみの評価では，筋肉量減少・脂肪量増加が相殺されて見かけ上は正常体重となり，リスクを正しく評価できない可能性がある点に注意を要する．

また，筋肉量は筋力と良く相関するものの，ばらつきは大きく，特に高齢者や疾病者では筋肉量以上に筋肉の質の低下が大きいことも指摘されており，決して筋肉量だけで評価することはできない．

そのため，①筋力もしくは，②身体機能の基準を満たし，③筋肉量の基準を満たす場合にサルコペニアと診断する．①，②，③全てを満たす場合は，重症サルコペニアと診断して，十分な蛋白・エネルギー摂取を中心とした食事療法・レジスタンス運動を中心とした運動療法によるより早急かつ十分な介入が必要となる．

## 2. ロコモ検査

サルコペニア検査と異なりわが国独自のもので，日本整形外科学会が定めたスクリーニングのためのロコモ問診票（7項目の質問紙）と，予防・治療のためのロコモ度テストからなる．ロコモ問診票は，ロコモ25の簡易版であり1項目でもあてはまればスクリーニング陽性である．ロコモ度テストは，①立ち上がりテスト，②2ステップテスト，③ロコモ25（質問紙）の3つで，①，②，③いずれかの基準に該当する場合ロコモ該当とする．基準はロコモ度1（予備群），ロコモ度2（進行群），ロコモ度3（フレイル群）に分類されており，それぞれ食事・運動の注意，専門医の受診推奨，治療推奨としている．詳細は，各検査のガイドムービーもついたロコモ公式サイト（https://locomo-joa.jp/check/test/）を参照されたい．

### a. 立ち上がりテスト

膝伸展筋力（下肢筋力）の指標かつ，日常生活動作における垂直方向の移動能力の評価とされている．片脚で（両腕を組み）反動をつけずにかつバランスを崩さずに 40 cm（通常の椅子の高さ）の台から立ち上がれるのが，健常な状態であり，村永らによる立ち上がりテストと膝伸展筋力や膝痛発症との関係[9]をもとに以下に分類する．

- 片脚で 40 cm の台から立ち上がれる→ロコモ非該当
- 両脚で 20 cm の台から立ち上がれる→ロコモ度 1
- 両脚で 30 cm の台からは立ち上がれる→ロコモ度 2
- 不可→ロコモ度 3

片脚 40 cm が可能な場合には，膝伸展筋力体重比（下肢筋力指標）は～60％と考えられ，日常生活には支障ないレベルであるのに対して，両脚 20 cm が可能な場合の膝伸展筋力体重比は～40％で，歩行で膝痛などの障害をきたすリスクが生じうるレベルとなる．

### b. 2 ステップテスト

歩行速度の指標かつ，日常生活動作における水平歩行の移動能力の評価とされている．ジャンプや反動をつけずバランスを崩さない範囲での最大 2 歩幅を，（歩幅に影響の大きい）身長比で表したものを 2 ステップ値（最大 2 歩幅 / 身長）と定義した．

2 ステップ値は，歩行速度と異なり，わが国独自の指標であるが，歩行速度測定に比しより狭いスペースで実施でき，容易に比較的再現性高く測定が行えるなどのメリットがある．

- 2 ステップ値≧1.3　　ロコモ非該当
- 2 ステップ値 1.1～1.3　　ロコモ度 1
- 2 ステップ値 0.9～1.1　　ロコモ度 2
- 2 ステップ値＜0.9　　ロコモ度 3

### c. ロコモ 25（質問紙）

身体の痛み（4 問）・社会活動を含む日常生活能力（21 問）に関する全 25 問の質問を程度により 5 段階（0～4 点）に分け，最大で 100 点，健常者では，ほぼ 0 点となる質問紙である．

- 0～6 点　　ロコモ非該当
- 7～15 点　　ロコモ度 1

- 16〜23 点　　ロコモ度 2
- 24 点以上　　ロコモ度 3

ロコモ度テストは，下肢筋力および歩行速度の簡便な指標でもあり，高齢者や糖尿病などの慢性疾患患者における運動指導の個別化に役立てられる可能性がある 図 4 表 1．我々も，ロコモ度テストにおいてロコモ度 1（ロコモ予備群）に相当する片脚 40 cm 立ち上がり，2 ステップ値＜1.3 を指標とした，体力の層別化・運動介入への活用を検討した[6]．前述の運動療法希望で受診した 336 名（男 190 女 146, 58±14 歳, BMI 27±6）を対象として，ロコモ度テストに加えて，握力，開眼片足立ち，等尺性膝伸展筋力（大腿四頭筋力），自転車エルゴメータを用いた心肺運動負荷試験（最大酸素摂取量）を行い，ロコモ度 1 該当数と体力指標の関連を検討した．結果，2 ステップ値＜1.3 にもかかわらず片脚 40 cm 立ち上がりが可能であったものは，わずか 7 名（男 5 女 2）にすぎず，ロコモ度 1 のどちらかのみの該当者は，ほぼ全例（116 名）が片脚 40 cm 立ち上がり不可（かつ 2 ステップ値≧1.3）であった．そのため，ロコモ非該当，立ち上がりのみロコモ度 1（片脚 40 cm

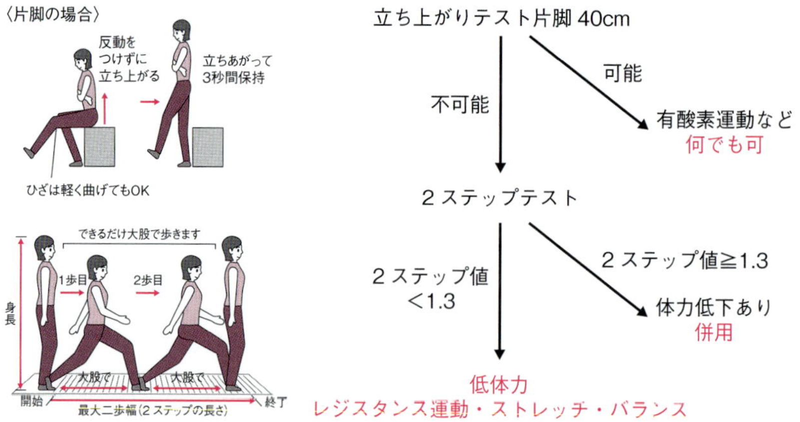


図 4 ロコモ度テストによるセミオーダメードの運動指導（私案）
〔ロコモ online より（https://locomo-joa.jp/check/test/)〕

**表1 ロコモ度1該当数による体力指標の層別化**

| 項目 | 男性 | | | 女性 | | |
|---|---|---|---|---|---|---|
| | ロコモ非該当(n=89) | 立ち上がりロコモ度1(n=70) | 両方ロコモ度1(n=26) | ロコモ非該当(n=58) | 立ち上がりロコモ度1(n=46) | 両方ロコモ度1(n=40) |
| 年齢（歳） | 53±14 | 59±14 | 69±12 | 52±15 | 59±12 | 65±12 |
| BMI(kg/m²) | 26±5 | 29±7 | 26±6 | 24±5 | 27±7 | 27±7 |
| 最大酸素摂取量（メッツ） | 8.5±2.3 | 7.1±1.5* | 5.6±1.3*† | 7.8±1.7 | 6.5±1.3* | 5.5±1.3*† |
| 握力(kg) | 40±8 | 41±23 | 27±6 | 24±5 | 24±5 | 22±4 |
| 開眼片足立ち（秒） | 55±14 | 38±23* | 14±19*† | 56±11 | 44±21* | 24±23*† |
| 膝伸展筋力体重比(%) | 64±13 | 50±11* | 38±8*† | 51±12 | 40±10* | 34±9* |

*: $p<0.01$ vs 非ロコモ，†: $p<0.01$ vs 立ち上がりのみロコモ（年齢・BMIで補正後）

不可），両テストともにロコモ度1の3群で体力指標を比較すると，年齢・BMIで補正しても，心肺機能（最大酸素摂取量），下肢筋力（膝伸展筋力体重比），バランス（開眼片足立ち時間）のいずれも有意な差を認め，体力の層別化が可能と考えられた表1．そして，2ステップ値<1.3の症例（両方ロコモ度1）では，（特に女性では）膝伸展筋力体重比が<40%であり，通常歩行（日常生活）でも膝痛を発症しうること，また，最大酸素摂取量から予測される有酸素運動レベル（通常は最大酸素摂取量の50%程度）が<3メッツであり，日常生活強度（3〜4メッツ）を下回っていた．そのため健常成人に勧められる「1日1万歩」の指導は，むしろ膝痛発生や，時間ばかりかかって効果があがらない，続かないなどのデメリットの方が大きく，むしろ日常生活をより活動的とすることやレジスタンス運動・ストレッチなどがまずすすめられる 図5．

最後にロコモ検査の目的は，移動能力低下の原因となる運動器疾患，すなわち変形性膝関節症，脊柱管狭窄症（腰椎疾患），骨粗鬆症の早期発見・予防・治療にあり，痛みや機能低下による活動量の低下→運動器疾患のさらなる増悪という悪循環を早期に断ち切るところにある．ここで，腰部脊柱管狭窄症・変形性膝関節症のように腰痛・膝痛といった症状が出る疾患に比して，骨粗鬆症は，転倒・骨折をきたさない限り症状が出現せず，高齢やせ型女性や急激な体重減少をきたした症例などハイリスクグループでは，積極的に骨密度検査を行う必要がある．

## 3. フレイル検査

前述の通り，まだコンセンサスは得られていないが，Fried らが提唱した5つの基準に基づく心血管健康調査（Cardiovascular Health Study：CHS）モデル[1]をアレンジした日本版 CHS 基準（J-CHS 基準）が知られている[10]．

すなわち，

| | |
|---|---|
| ① 体重減少（筋量減少） | ≧2 kg/6ヵ月の意図しない体重減少 |
| ② 筋力低下 | 握力　男＜28 kg　女＜18 kg |
| ③ 疲労感 | （過去2週間）わけもなく疲れた感じ |
| ④ 歩行速度 | 通常歩行速度＜1.0 m/秒 |
| ⑤ 身体活動量 | 軽い運動・体操/定期的な運動・スポーツの頻度がいずれも週1回未満 |

1～2項目に該当：プレフレイル，3項目以上に該当：フレイルとする．

ここで，②と④はサルコペニアの基準と同様であり，サルコペニアは，すくなくともプレフレイルに該当することになる．

また，フレイルのハイリスクグループである後期高齢者を対象に，2020年より開始となったフレイル健診では，①健康状態，②心の健康状態，③食習慣，④口腔機能，⑤体重変化，⑥運動・転倒，⑦認知機能，⑧喫煙，⑨社会参加，⑩ソーシャルサポートの10分野からなる15項目の質問紙「後期高齢者の質問票」が中心となっている（https://www.mhlw.go.jp/content/000620854.pdf）．これは，介護予防事業で広く用いられてきた25項目からなる「基本チェックリスト」をもとにしており，より容易に色々な場面で広く実施されること，そして単なる質問に終わらず，そのまま介入につなげることが想定されており（https://www.mhlw.go.jp/content/12401000/000557576.pdf），今後のエビデンスの構築が待たれる．

最後にフレイル検査の目的は，要介護の前段階で，身体的・精神的・社会的問題を明らかにすることで，より早期にこれらの悪循環を断ち切るべく栄養（食事・口腔機能），身体活動，社会参加に取り組むことにある[11]．

## おわりに

サルコペニア・フレイル・ロコモ検査に共通する項目として筋力（握力もしくは下肢筋力），歩行速度があり，高齢者の健康寿命延伸のために身体機能評価の重要性は今後ますます高まるものと思われる．簡便な指標として，握力や立ち上がり・2ステップテスト（ロコモ度テスト）は有用で，運動指導方法の指標ともなりうる．また，体重減少（筋量・骨量減少）は高齢者では十分に注意が必要であり，指輪っか試験（サルコペニアスクリーニング検査）も有用である．

### ■文献


1）Fried LP, Tangen CM, Walston J, et al. Frailty in older adults: evidence for a phenotype. J Gerontol A Biol Sci Med Sci. 2001; 56: M146-56.
2）Chen LK, Woo J, Assantachai P, et al. Asian Working Group for Sarcopenia: 2019 Consensus update on sarcopenia diagnosis and treatment. J Am Med Dir Assoc. 2020; 21: 300-7 e2.
3）Ida S, Murata K, Nakadachi D, et al. Development of a Japanese version of the SARC-F for diabetic patients: an examination of reliability and validity. Aging Clin Exp Res. 2017; 29: 935-42.
4）Leong DP, Teo KK, Rangarajan S, et al. Prognostic value of grip strength: findings from the Prospective Urban Rural Epidemiology（PURE）study. Lancet. 2015; 386:266-73.
5）Nofuji Y, Shinkai S, Taniguchi Y, et al. Associations of walking speed, grip strength, and standing balance with total and cause-specific mortality in a general population of Japanese elders. J Am Med Dir Assoc.

2016; 17: 184 e1-7.
6) 堀澤栞里, 東宏一郎, 田畑尚吾, 他. ロコモ度テストによるロコモ該当数と体力指標の関連. 日本臨床スポーツ医学会誌. 2018; 26: S227.
7) Abellan van Kan G, Rolland Y, Andrieu S, et al. Gait speed at usual pace as a predictor of adverse outcomes in community-dwelling older people an International Academy on Nutrition and Aging (IANA) Task Force. Nutr Health Aging. 2009; 13: 881-9.
8) Takayama M, Azuma K, Shimizu-Hirota R, et al. Sarcopenic obesity is associated with osteopenia among Japanese elderly women: A cross-sectional study from comprehensive health checkups. 総合健診. 2018; 45: 573-8.
9) 村永信吾. 立ち上がり動作を用いた下肢筋力評価とその臨床応用. 昭和医学会雑誌. 2001; 61: 362-7.
10) Satake S, Arai H. The revised Japanese version of the Cardiovascular Health Study criteria (revised J-CHS criteria). Geriatr Gerontol Int. 2020; 20: 992-3.
11) Lyu W, Tanaka T, Son BK, et al. Associations of multi-faceted factors and their combinations with frailty inJapanese community-dwelling older adults: Kashiwa cohort study. Arch Gerontol Geriatr. 2022; 102: 104734.

〈東宏一郎　石田浩之〉

# 31 抗加齢（アンチエイジング）ドック検査

抗加齢医学は，健康寿命を延ばし「サクセスフル・エイジング」を実現することを目的とする，一次予防的な学問分野である．抗加齢（アンチエイジング）ドックの検査項目は，現在の「老化の度合い」を知る項目と，「老化に影響を与える因子」に大別され，老化度は動脈硬化，ホルモン，骨密度・体組成，筋力，肺機能，感覚機能，神経等，また老化危険因子は血清脂質，酸化・抗酸化力，心身ストレス，その他の一般項目などの観点から評価されている．抗加齢（アンチエイジング）ドックは，その先進性ゆえ意義や目的が明確に伝わらないこともあるため，この方面を正しく成長発展させるためには，科学的根拠に基づく抗加齢医学を実践することが重要である．

本稿では抗加齢医学の考え方と，2006 年 6 月に開設された東海大学医学部付属東京病院における抗加齢ドックの実践的な取り組みについて紹介する．

## A 抗加齢医学とは

抗加齢医学とは，「加齢」という誰もが避けられない生物学的プロセスに介入を行い，あらゆる加齢性疾患の発症確率を低下させ，さらには認知症，ロコモ，フレイルなど，加齢に起因する QOL 低下要因を防ぎ，「心身共に健やかで豊かに老いる」ことを追求する医学である．超高齢社会を迎えた現在，いかにして健康寿命を延ばし「サクセスフル・エイジング」[1] を実現するかが重要である．

予防医学は，介入段階により，一次予防，二次予防，三次予防に区分される 表 1 ．通常の健康診断や人間ドックは，病気をできるだけ早期に発見し，早期の治療につなげる，二次予防に相当する．一方，抗加齢医学は，老いに伴って疾病が発生する「傾向」に介入し，これに抗う医学である[2]．老

**表1 予防医学の区分**

| | |
|---|---|
| 一次予防 | 健康増進，アンチエイジング，疾病の発症予防 |
| 二次予防 | 早期発見，早期治療，疾病の重症化予防 |
| 三次予防 | リハビリテーション，再発予防 |

化を「疾病発生の準備段階」と位置づけ，健康な段階あるいは症状発生前より介入が行われることから，一次予防的な医学分野といえる．また，抗加齢医学では，集団を対象として標準的な予防法を行う一般論としての予防医療を超えて，個人の特徴に応じた発症予防，または発症前治療，遺伝子や個人歴などに基づいて実施される「先制医療」[3]の考え方が取り入れられることもある．ゆえに抗加齢医学は「究極の予防医学」とも言われ，今後の発展が期待されている．

一方，アンチエイジングを考える際に忘れてならないのは個人差である．オプティマル・ヘルス[4]と呼ばれる，それぞれの年齢において心身ともに最善の状態を目指すという考え方がある 図1．オプティマルとは「最善の，最も望ましい」という意味であり，各年代において心身ともにつくり得るべ

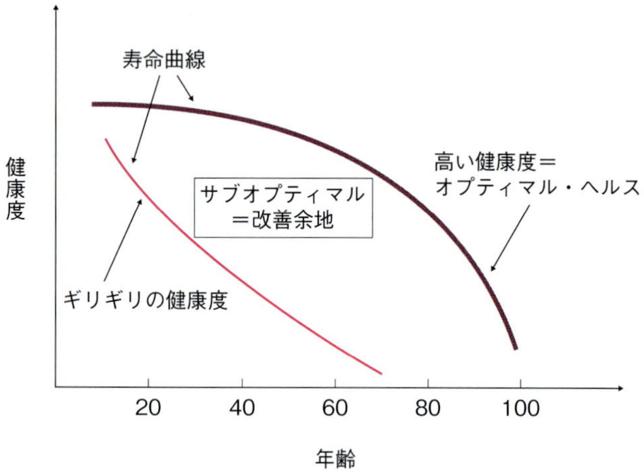


図1 オプティマル・ヘルスとは

ストな健康状態＝オプティマルなヘルス（健康）を保つことが，結果的に寿命を延伸するというものである．

## B 抗加齢（アンチエイジング）ドックでわかること

抗加齢（アンチエイジング）ドックの検査項目は，現在の「老化の度合い」を知る項目と，「老化に影響を与える因子」に大別される[2)]．「老化度」は，例えば動脈硬化や骨粗鬆症のように加齢による変化が明らかとなっている項目である．「老化危険因子」は，血清脂質や酸化ストレスのように，それらに影響することは明らかだが加齢とは関係なく変動する項目である．抗加齢ドックでは，老化度を動脈硬化，ホルモン，骨密度・体組成，筋力，肺機能，感覚機能，神経などから，また老化危険因子は血清脂質，酸化・抗酸化力，心身ストレス，その他の一般項目などの観点から評価する 図2 ．

東海大学付属東京病院の抗加齢ドックの検査項目は7つのカテゴリーに分類されており，その検査項目を 表2 に示す[5)]．

① 血管の動脈硬化：血管の硬さや詰まり具合と，動脈硬化の進行度をチェックする

② 血液老化度：血液中の脂質成分等を検査し，動脈硬化の進行を予見する

③ 活性酸素，抗酸化力：活性酸素の血中濃度と抗酸化物質の濃度との

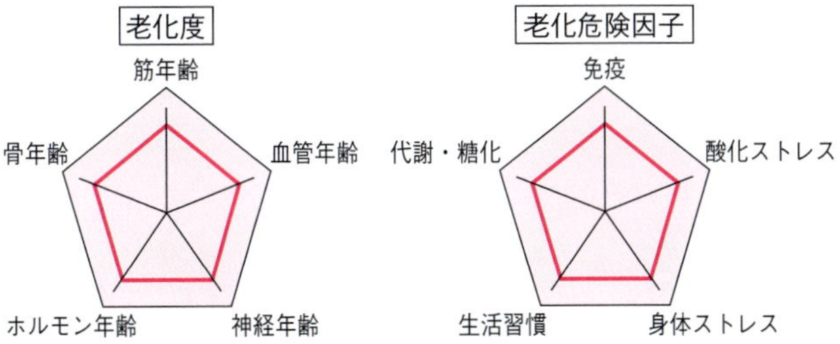


図2 「老化度」と「老化危険因子」
〔日本抗加齢医学会, 編. アンチエイジング医学の基礎と臨床第4版. 東京: メジカルビュー社. 2023. p.20 より〕

**表2 東海大学医学部付属東京病院の抗加齢ドック検査項目**

| アドバンスコース | ベーシックコース | コンパクトコース |
|---|---|---|
| ①血管の動脈硬化 | ①血管の動脈硬化 | ①血管の動脈硬化 |
| 頸動脈エコー | 頸動脈エコー | 頸動脈エコー |
| ABI（脈波伝播速度） | ABI（脈波伝播速度） | ABI（脈波伝播速度） |
| 視力・眼底撮影・眼圧 | | |
| ICAM-1 | | |
| ②血液老化度 | ②血液老化度 | ②血液老化度 |
| T-Cho，LDL-C，HDL-C | T-Cho，LDL-C，HDL-C | T-Cho，LDL-C，HDL-C |
| コレステロール精密測定 | | |
| TG，Lpa | TG，Lpa | TG |
| RLP-C | RLP-C | |
| アディポネクチン | アディポネクチン | アディポネクチン |
| 総 PAI-1 | | |
| 総ホモシステイン | | 総ホモシステイン |
| 高感度 CRP | 高感度 CRP | |
| シスタチン C | シスタチン C | |
| ③活性酸素・抗酸化力 | ③活性酸素・抗酸化力 | ③活性酸素・抗酸化力 |
| 8OHdG，イソプラスタン | 8OHdG | |
| STAS | | |
| ビタミン A・C・E・B12 | ビタミン A・C・E・B12 | ビタミン A・C・E |
| β - カロテン・葉酸 | β - カロテン | 葉酸 |
| ④ホルモンバランス | ④ホルモンバランス | ④ホルモンバランス |
| ソマトメジン C，FT4 | | |
| コルチゾール | | |
| DHEA-s | DHEA-s | DHEA-s |
| フリーテストステロン(遊離) ※男性 | | |
| エストラジオール(E2) ※女性 | | |
| ⑤免疫バランス | ⑤免疫バランス | ⑤免疫バランス |
| NK 細胞，IL-6 | NK 細胞 | NK 細胞 |
| ⑥一般検査 | ⑥一般検査 | ⑥一般検査 |
| 血液一般，尿検査，アミノ 酸分画 40 項目，ビタミン D，インスリン等 | 血液一般，尿検査，アミノ 酸分画 40 項目，ビタミン D，インスリン等 | 血液一般，尿検査，アミノ 酸分画 40 項目，ビタミン D，インスリン等 |
| 便中ピロリ抗原 | | |
| ⑦体の構成 | ⑦体の構成 | ⑦体の構成 |
| 身長・体重・腹囲 | 身長・体重・腹囲 | 身長・体重・腹囲 |
| INBODY | INBODY | INBODY |
| 骨密度＋体組成（DXA） | 骨密度＋体組成（DXA） | 骨密度＋体組成（DXA） |
| ロコモチェック | ロコモチェック | ロコモチェック |
| 酸素飽和度 | 酸素飽和度 | |
| 背筋力，握力 | 背筋力，握力 | |
| 平衡機能検査 | | |
| 肺機能検査 | | |

バランスをチェックする
④ ホルモンバランス：加齢とともに変化するホルモンバランスを男女別にチェックする
⑤ 免疫バランス：免疫バランスを細胞レベルでチェックする
⑥ 一般検査：一般的な病気が現存していないかをチェックする
⑦ 体の構成：基礎的な身体機能と脂肪・筋肉・骨など体の構成成分と，そのバランス異常をチェックする

現在の老化度を知るとともに，今後の進行を予見し回避するためのあらゆる項目が含まれているアドバンス（A）コース，生活習慣病と現在の老化度を知るためのエッセンスが網羅されているベーシック（B）コース，血管と血流に強い抗加齢ドックのエッセンスが凝集されているコンパクト（C）コースの3種類が用意されている．

## C 東海大学医学部付属東京病院における取り組み

### 1．抗加齢ドックの特徴

体組成測定は，インピーダンス法を用いた測定に加えて，体水分の分布状態の影響を受けにくく体組成測定のゴールドスタンダードといわれる全身Dual energy X-ray absorptiometry（DXA）法を用いた測定を行っている．また，骨密度は腰椎，大腿骨，橈骨の3部位の測定を行っている．

2019年4月から，一般検査・体の構成の中に血中ビタミンD濃度測定やロコモチェックを追加して，超高齢社会で顕在化，さらには深刻化するロコモティブシンドロームへの対策を強化している．健常人であってもビタミンD不足/欠乏の頻度は高く，新型コロナウイルス感染症の発症や重症化のリスクとしても注目されている[6)]．ビタミンD不足/欠乏の診断には通常血中25(OH)D濃度を測定するが，簡便にビタミンD欠乏者をスクリーニングできるVDDQ-J質問票[7)]も有用である．実際我々は，25(OH)D濃度・VDDQ-J質問票スコアともにVD不足と筋肉量低値との関連を示すこと，さらにはVDDQ-J質問票スコアは筋力低下やサルコペニアと有意に関連する

ことを確認している[8]．他にも，筋力に影響を与える因子として，ビタミンB群の不足で上昇するホモシステイン（Hcy）の関与も知られている[9]．Hcyによる筋力低下の機序としては，Hcyによる直接的な筋蛋白の変性や炎症の関与が示唆されている．

ドック当日の昼食には，低塩・高蛋白・高食物繊維とともに抗酸化作用のある食材を多用して，サビにくい体づくりをテーマとした「抗加齢御膳」を提供している．潜在的にビタミンD不足/欠乏者が非常に多いことへの対策として，ビタミンD摂取量アップに取り組んでおり，令和4年度のメニューでは1食でビタミンDが3.4μg（1/3日の必要量の121%）摂取できるように工夫している 図3 ．また，1食あたり蛋白質28.2g（1/3日の必要量の135～174%），ビタミンC 108mg（1/3日の必要量の261%），食物繊維15.7g（1/3日の必要量の224～262%）等，アンチエイジングに重要な栄養素が十分に摂取できるものとなっている 図3 ．

## 2. 抗加齢ドックにおける指導

抗加齢ドックの最大の目的は健康寿命の延伸である．数々の検査結果に基づいた適正な指導が行われ，その成果が上がってこそ初めて「抗加齢」が達成されるため，当院の抗加齢ドックでは，受診者との双方向のやりとりを重要視している．検査日の約1ヵ月後に面談日を設け，30分かけて専門医から検査結果や現病歴・既往歴に基づいた様々な個別指導を行う．抗加齢ドックでは，個人のリスクを可視化してアドバイスに役立てる．例えば，標準体重の範囲内の人でも，筋肉量が少なく，体脂肪が多い，いわゆる「かくれ肥満」のように見た目だけではわからないことを数値化して受診者に伝える．運動・食事に関しては，健康運動指導士・管理栄養士が，その人それぞれに向けたおすすめの食材やレシピ，運動メニューなどを制作しアドバイスを行っている．なかでもサプリメントに関する関心は高い．血中ビタミン濃度や酸化ストレスレベルが測定されているため，栄養素が不足している場合はまずは食事のアドバイスを行い，必要性が高い者にはサプリメントのアドバイスも行う．疾病への不安心理や不摂生から過剰にサプリメントを利用して

＜栄養量＞エネルギー：637kcal　たんぱく質：28.2g
脂質：16.4g　カルシウム：299mg　ビタミンC：108mg
ビタミンD：3.4μg　食物繊維：15.7g　食塩相当量：2.3g

～抗加齢御膳でとれる栄養量の割合～

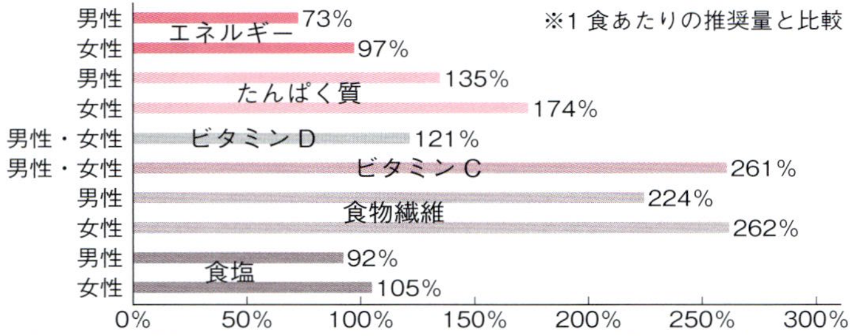


※日本人の食事摂取基準 2020 年版　男性・女性 50～64 歳の推奨量 1/3 日（1 食分）と比較
※エネルギーは推定必要エネルギー量，ビタミン D は目安量，食物繊維・食塩は目標量と比較

**牛ヒレ肉の利久焼き**

**牛ヒレ、オクラ、蓮根、白ゴマ、カカオニブ**

利久焼きは炒り胡麻や練り胡麻を肉や魚にまとわせた料理で、千利休が胡麻を使った料理を好んだことが名前の由来とされています。使用しているヒレ肉は低脂質高たんぱくで、効率よく筋肉の材料になるのが特徴です。カカオニブに含まれるカカオポリフェノールは活性酸素を抑える抗酸化物質の1つでアンチエイジング効果があります。添えのオクラや蓮根に含まれる粘り成分のムチンは、粘膜や胃の保護、美容にも効果があります。

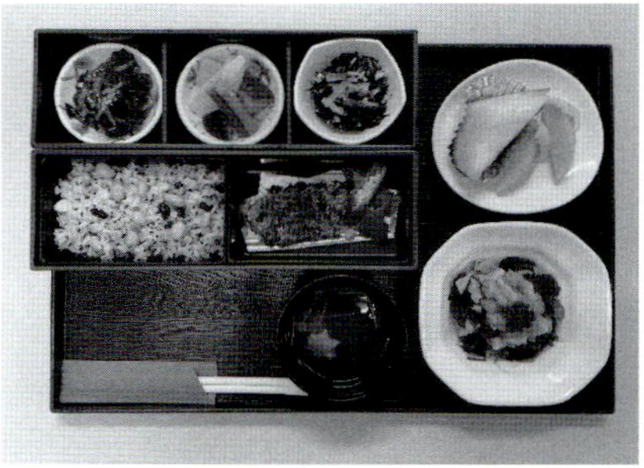

**五穀御飯**

**白米、枝豆、大麦、小豆、黒豆、うるちあわ、黒ゴマ**

黒豆に含まれる「アントシアニン」は抗酸化作用をもち、眼精疲労改善、美肌効果、血液サラサラ効果があります。また五穀米をあわせることで、糖質量を抑え、食物繊維を増やすことができます。

**とんぶりと海藻のわさび風味サラダ**

**とんぶり、わかめ、桜草、昆布、寒天、白きくらげ、トマト、キャベツ、胡瓜、わさび**

食物繊維の豊富な海藻に、とんぶりを組み合わせたサラダです。とんぶりはほうき草の種子で、中性脂肪やコレステロール値の低下に効果があるとされるサポニンを含みます。プチプチとした食感があり、「畑のキャビア」とも呼ばれています。

**炊き合わせ**

**筍、南瓜、しいたけ、高野豆腐、いんげん**

南瓜に含まれるβカロテンには強い抗酸化作用があり、また高野豆腐のたんぱく質の一部はレジスタントプロテインと呼ばれ、水溶性食物繊維と同様に腸内環境を整えてくれます。

**小松菜ときくらげのナムル**

**小松菜、きくらげ、人参、生姜**

小松菜は野菜の中でカルシウムの含有量がダントツで、きくらげのビタミンDと共に骨の健康に役立つ組み合わせです。

**ひじきとキノコのマリネ**

**ひじき、えのきだけ、赤パプリカ、黄パプリカ、酢、オリーブ油**

赤パプリカの色素はカプサイシンで血行促進作用があり、黄パプリカの色素はルテインで目の健康に役立ちます。発酵調味料である酢は疲労回復効果があり、酸味により減塩でも美味しく仕上げる利点があります。

**お吸い物　季節の果物**

図 3 『抗加齢御膳』

いる者も散見され，血中濃度の異常がみられた場合には，サプリメントの減量・中止を指導することもある[10].

## 3. 抗加齢ドックにより得られた知見

東海大学医学部付属東京病院では，抗加齢ドックのみならず，全てのドックデータをデータベース化して研究に役立て，数々の学会発表や論文報告を行っている.

介入前の1回受診者データを性別年齢別に評価した結果，加齢と強い相関を示す項目は，動脈硬化の指標baPWV，IMT（上昇），性ホルモン，テストステロン，エストラジオール，DHEA-S（減少），遊離脂肪酸（上昇），シスタチンC（上昇），IGF-1（減少），収縮期血圧（上昇），体脂肪率（上昇）であった[11]．また，複数回受診者で，老化度マーカーが不変または改善する例が多数認められている[11,12]．さらに我々は，食事・運動の詳細な調査を行った抗加齢ドック受診者81名の研究で，筋肉量が少なくエネルギー消費量の少ない者では糖代謝異常をきたしやすいことを明らかにし，体組成評価の重要性を示した[13].

酸化ストレスとの関連では，尿酸，葉酸，ビタミンA，分枝鎖アミノ酸が高いと抗酸化マーカーであるSTASが高いこと，年齢，フェリチンが高いと酸化ストレスマーカーである8-OHdGが高いことを明らかとし，酸化・抗酸化マーカーの臨床的意義を示した[14]．抗酸化ビタミンとしてビタミンCやβカロテンが知られているが，我々は血中のビタミンCやβカロテン濃度の低値と空腹時血糖やHbA1c高値との間に有意な相関があり，非糖尿病者と比較して糖尿病者では有意にビタミンCやβカロテンが低いことを明らかとし，糖尿病リスク軽減のためには緑黄色野菜を多く摂取することが有効である可能性を示した[15].

このように大学としてエビデンスを見出し発信していくことは，抗加齢医学の信頼度を高め，その発展に重要な役割を果たすと考えられる.

## おわりに

抗加齢医学は発展の途上にあり，抗加齢（アンチエイジング）ドックはその先進性ゆえ意義や目的が明確に伝わらないこともある．この方面を正しく成長せしめるためには，科学的根拠に基づく抗加齢医学を実践することが重要であり，相反するエビデンスも知りつつ客観的に評価して，受診者に十分な情報と選択肢を提供するべきである．

### ■文献


1） Rowe JW, Kahn RL. Human aging: usual and successful. Science. 1987; 237: 143-9.
2） 西﨑泰弘, 桑平一郎, 谷野隆三郎, 他. 抗加齢を目的とした総合健診・人間ドックの可能性. 総合健診. 2011; 38: 241-50.
3） 井村裕夫. 日本経済新聞　電子版. 2016/5/30 3:30.
4） Drewnowski A, Evans WJ. Nutrition, physical activity, and quality of life in older adults: summary. J Gerontol A Biol Sci Med Sci. 2001; 56: 89-94.
5） 東海大学医学部付属東京病院ホームページ　https://tokyo-kenshin.med.u-tokai.ac.jp/anti-age.html（アクセス日：2024 年 5 月 10 日）
6） 山田千積, 西﨑泰弘. ビタミン D と COVID-19 感染リスク・重症化リスクの関係. New Diet Therapy. 2021; 36: 25-9.
7） Kuwabara A, Tsugawa N, Mizuno K, et al. A simple questionnaire for the prediction of vitamin D deficiency in Japanese adults（Vitamin D Deficiency questionnaire for Japanese: VDDQ-J）. J Bone Miner Metab. 2019; 37: 854-63.
8） Yamada C, Kuwabara A, Sakai Y, et al. Usefulness of vitamin D deficiency questionnaire for Japanese（VDDQ-J）for screening of vitamin D deficiency and low muscle mass in relatively healthy Japanese anti-aging health checkup examinees. J Nutr Sci Vitaminol（Tokyo）. 2023; 69: 435-43.
9） Yamada C, Okuno C, Sakai Y, et al. The role of inflammation in homocysteine-related muscle weakness in relatively healthy Japanese men and women. Health Evaluation and Promotion. 2023; 50: 420-6.
10） Yamada C, Kondo M, Kikuchi M, et al. An approach to providing supplement advice in health evaluation and promotion - Including experi-

ences from our anti-aging health check-up system -. Health Evaluation and Promotion. 2013; 40: 482-7.

11）西﨑泰弘, 山田千積, 茂出木成幸, 他. 抗加齢ドック 7 年間の成果. 日老医誌. 2013; 50: 784-7.

12）Yamada C, Kishimoto N, Yukumatsu N, et al. Longitudinal trajectories of adiponectin and HDL-C levels over a 3-year survey within the anti-aging health checkup system at Tokai University Tokyo Hospital. Health Evaluation and Promotion. 2015; 42: 444-9.

13）Yamada C, Kikuchi E, Kishimoto N, et al. Impact of lifestyle habits and body composition on glucose dysregulation. Health Evaluation and Promotion. 2017; 44: 594-9.

14）Oda K, Kikuchi E, Kuroda E, et al. Uric acid, ferritin, and γ-GT can be informative in prediction of the oxidative stress. J Clin Biochem Nutr. 2019; 64: 124-8.

15）Yamada C, Kishimoto N, Urata N, et al. Relationship between serum antioxidative vitamin concentrations and type 2 diabetes in Japanese subjects. J Nutr Sci Vitaminol（Tokyo）. 2020; 66: 289-95.

〈山田千積　西﨑泰弘〉

# 32 口腔機能検査
## 8020運動とオーラルフレイル

### A 8020運動

8020(ハチマル・ニイマル)運動とは，1989年に厚生省の検討会が提唱したもので，「80歳になっても自分の歯を20本以上保つことにより，健やかで楽しい食生活を過ごそう」とする歯科保健の啓発活動と一連の事業のことである．8020達成者の割合は1987年の7.0%から2022年には51.6%へと，大幅に増加している[1)]．

歯を喪失する主な原因は，う蝕と歯周病である．う蝕の検査は，視診および歯科用探針での触診が主たる方法である．また，歯周病の検査は，歯肉の炎症の評価や歯周組織の破壊（歯を支える歯槽骨の吸収など）の程度をプロービングデプスと呼ばれる歯周ポケットの深さの測定などにより行われる．また，X線画像検査や細菌検査も行われる．

### B オーラルフレイル

高齢者にとってう蝕や歯周病を予防して自分の歯を保つことは，咀嚼機能の維持に重要であり，そのために8020運動などが行われてきた．しかし，高齢者では，残存歯数が多くても咀嚼機能が十分に発揮できない場合もある．これは，単に歯が残っていても，咀嚼筋や口腔周囲筋の筋力や巧緻性が低下したり，唾液分泌量が低下したりすることによって咀嚼機能が低下するからである．

口腔機能は，様々な機能の複合体である 表1 ．従来は，それら個々の機能を評価し，治療の対象としてきた．しかし近年，全身状態との関連や食べる能力，話す能力といった視点から，口腔機能を1つのものとして捉える考え方がなされるようになり，口腔機能全体の衰えを示す考え方が求められる

表1 口腔機能の種類と主な働き

| | |
|---|---|
| 運動性口腔機能 | 感覚性口腔機能 |
| 咀嚼 | 味覚 |
| 嚥下 | 温度感覚 |
| 構音 | 食品認知 |
| 呼吸 | 防御 |
| 分泌性口腔機能 | 社会的な口腔機能 |
| 唾液分泌 | 表情（非言語的コミュニケーション） |
| 免疫 | 愛情表現（キスなど） |

ようになってきた背景がある．

全身のフレイルに対して，口腔機能が低下した状態のことをオーラルフレイル（oral frailty）と呼ぶ．2024 年 4 月に日本老年医学会，日本老年歯科医学会，日本サルコペニア・フレイル学会は合同で，「オーラルフレイルに関する 3 学会合同ステートメント」を公表し，統一的な定義と概念が示された[2)]．

## 1. オーラルフレイルの概念

オーラルフレイルは，口の機能の健常な状態（いわゆる『健口』）と『口の機能低下』との間にある状態である．

## 2. オーラルフレイルの定義

オーラルフレイルは，歯の喪失や食べること，話すことに代表される様々な機能の「軽微な衰え」が重複し，口の機能低下の危険性が増加しているが，改善も可能な状態である．

また，統一的なオーラルフレイルのチェック項目（Oral frailty 5-item Checklist：OF-5）が提唱された 表2 [2)]．OF-5 の 5 項目のうち，2 項目以上に該当する場合に，オーラルフレイルとするものである．これは，OF-5 で評価したオーラルフレイルが健康や身体的フレイル，社会的フレイルと関連することが明らかとなっているためである[3,4)]．

現在，8020 運動とオーラルフレイル予防の 2 つの柱で口腔の健康維持の

**表2 オーラルフレイルのチェック項目（Oral frailty 5-item Checklist：OF-5）**
2項目以上該当する場合，オーラルフレイルとする．

| 項目 | 質問 | 選択肢 | |
|---|---|---|---|
| | | 該当 | 非該当 |
| 残存歯数減少 | 自身の歯は，何本ありますか（さし歯や金属をかぶせた歯は，自分の歯として数えます．インプラントは，自分の歯として数えません．） | 0〜19本 | 20本以上 |
| 咀嚼困難感 | 半年前と比べて固いものが食べにくくなりましたか | はい | いいえ |
| 嚥下困難感 | お茶や汁物等でむせることがありますか | はい | いいえ |
| 口腔乾燥感 | 口の渇きが気になりますか | はい | いいえ |
| 滑舌低下（舌口唇運動機能の低下） | 普段の会話で，言葉をはっきりと発音できないことがありますか | はい | いいえ |

（Tanaka T, et al. Geriatr Gerontol Int. 2023; 23: 651-9 より）

啓発活動が行われている．わずかなむせや滑舌の低下といった些細な口腔機能の低下の徴候を早期にとらえ，障害のレベルに陥る手前の段階での対応が重要であり，オーラルフレイルの概念と用語を用いて，その必要性を国民に知ってもらう必要がある．

## C 口腔機能低下症

### 1. 口腔機能低下症とは

口腔機能低下症（oral hypofunction）は，2016年に日本老年歯科医学会が提唱し，2018年に歯科の公的保険制度に収載された疾患名である[5,6] 図1．オーラルフレイルが概念であるのに対し，口腔機能低下症は検査結果によって診断される疾病である．「加齢だけでなく，疾患や障害など様々な要因によって，口腔の機能が複合的に低下している疾患．放置しておくと咀嚼障害，摂食嚥下障害など口腔の機能障害を引き起こし，また，低栄養や

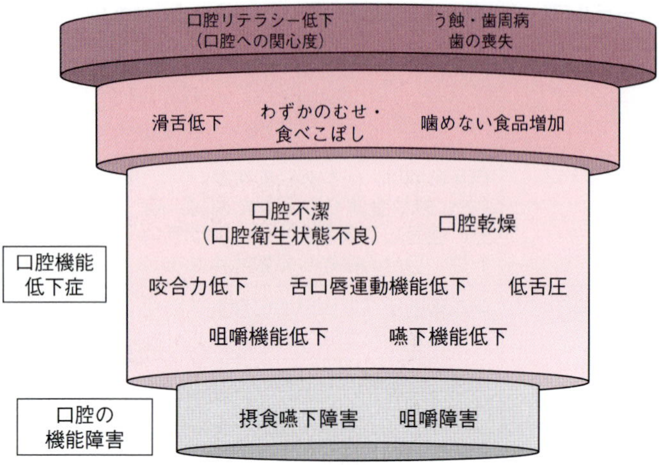


**図1 口腔機能低下症の概念図**
（上田貴之, 他. 老年歯科医学. 2018; 33: 299-303[8] より）

フレイル，サルコペニアを進展させるなど全身の健康を損なう」と定義されている[7].

## 2. 口腔機能精密検査[5, 7]

口腔機能低下症の診断のためには，7項目の検査を行う 表3 . この7つの検査を総称して，口腔機能精密検査と呼ぶ. 口腔機能精密検査のうち，3項目以上で低下していた場合に口腔機能低下症と診断される.

### a. 口腔衛生状態不良（口腔不潔）

高齢者の口腔内で微生物が異常に増加した状態で，誤嚥性肺炎，術後肺炎，術後感染，口腔内感染症などを引き起こす可能性がある状態. 検査法に

**表3 口腔機能低下症の診断に用いられる検査項目（口腔機能精密検査）**

| | |
|---|---|
| 口腔衛生状態 | 最大舌圧 |
| 口腔乾燥 | 咀嚼機能 |
| 最大咬合力 | 嚥下機能 |
| 舌口唇運動機能 | |

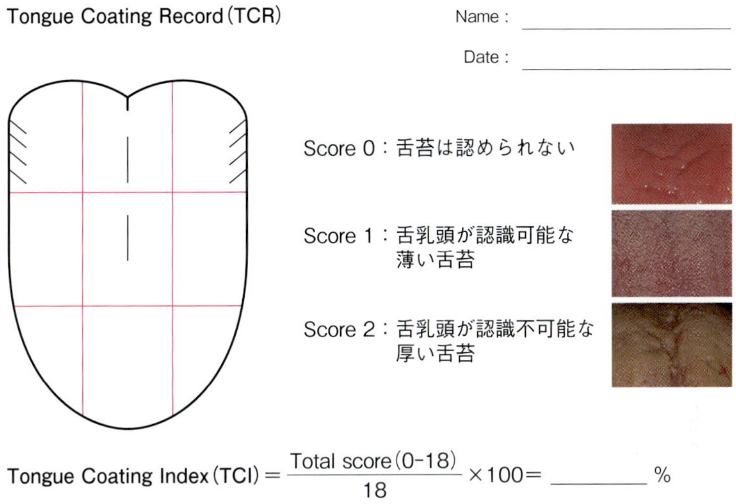

Tongue Coating Record (TCR)
Name :
Date :
Score 0：舌苔は認められない
Score 1：舌乳頭が認識可能な薄い舌苔
Score 2：舌乳頭が認識不可能な厚い舌苔
Tongue Coating Index (TCI) = Total score (0-18) / 18 ×100= ______ %


図2 Tongue Coating Index（TCI）法
舌表面を9分割して評価を行い，各エリアの評価スコアを合計し，百分率でTCIを算出する．
(Shimizu T, et al. J Oral Rehabil. 2007; 34: 442-7[9] より)

は，舌背上の微生物の測定もしくは視診による舌苔の付着程度の評価法であるTongue Coating Index（TCI）法[9]を用いる 図2．舌背上の微生物が$3.162 \times 10^6$ CFU/mL以上または舌苔の付着度が50%以上の場合に，口腔衛生状態不良と判定する．

### b. 口腔乾燥

口腔内の異常な乾燥状態あるいは乾燥感を伴った自覚症状を示す状態．検査法には，舌表面の湿潤度または刺激時唾液量の測定を用いる．舌表面の湿潤度の測定は，生体インピーダンス法を用いた口腔水分計を用いて，27未満の場合に口腔乾燥と判定する 図3．刺激時唾液量測定は，サクソンテストにより行い，唾液分泌量が2 g/2分以下の場合に口腔乾燥と判定する．

### c. 咬合力低下

天然歯あるいは義歯装着時の咬合力の低下した状態．検査法には，最大咬合力の測定または残存歯数を用いる．これは，最大咬合力と残存歯数との間

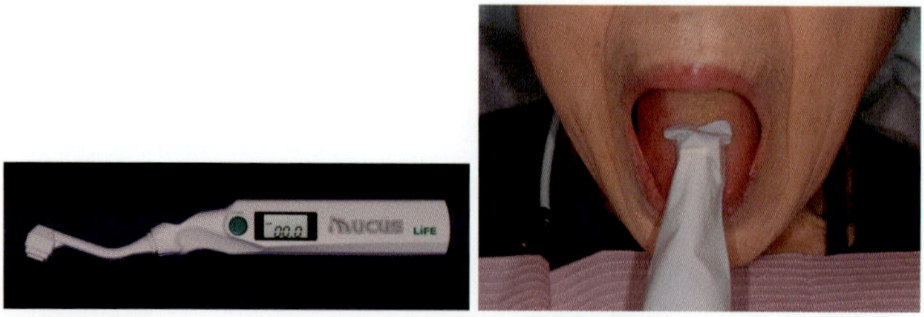


図 3　口腔水分計と測定例

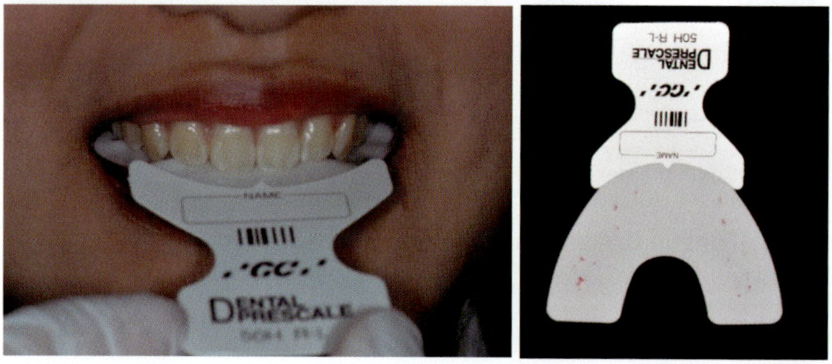


図 4　感圧フィルムによる随意的最大咬合力の測定中の様子と測定後の感圧フィルム

このフィルムをスキャナーで読み取ることで，最大咬合力が算出される

に相関関係があることがわかっているためである．

最大咬合力の測定は，感圧フィルム等で計測し，それぞれの方法での基準値を下回る場合に咬合力低下と判定する 図 4 ．

残存歯数は，口腔内に残存する自分自身の歯の本数を数える．その際，咬合に関与しない残根状態の歯と動揺が顕著（動揺度 3）な歯を除くことになっている．残存歯数が 20 本未満の場合に咬合力低下と判定する．

### d. 舌口唇運動機能低下

全身疾患や加齢変化によって，脳・神経の機能低下や口腔周囲筋の機能低下が生じた結果，舌や口唇の運動速度や巧緻性が低下した状態で，摂食行動，栄養，生活機能，QOL などに影響を及ぼす可能性がある状態．検査法には，オーラルディアドコキネシス（/pa/，/ta/，/ka/ それぞれの音節の発音速度）を用いる．/pa/ は口唇の，/ta/ は舌前方部の，/ka/ は舌後方部の運動機能を評価するために行う．/pa/，/ta/，/ka/ それぞれの音節を 5 秒間なるべく早く繰り返し発音させ，発音回数を計測する．計測には，自動計測機を用いる．どれか 1 つでも 6 回 / 秒未満の場合，舌口唇運動機能低下と判定する．

### e. 低舌圧

舌を動かす筋群の機能低下によって，咀嚼，嚥下や発音時に舌と口蓋や食物との間に生じる圧力が低下した状態で，健常な咀嚼や食塊形成に支障が生じて将来的に必要栄養量を摂取できなくなる可能性がある状態．検査法には，舌圧測定を用いる．舌圧測定器に接続されたプローブを，随意的に舌と口蓋で押しつぶす力を最大舌圧とする．最大舌圧が基準値（30kPa）未満の場合，低舌圧と判定する 図 5 ．

### f. 咀嚼機能低下

噛めない食品が増加し，食欲低下や摂取食品の多様性が低下した状態で，結果的に低栄養や代謝量低下を引き起こすことが危惧される状態．検査法には，グミゼリーを咀嚼させ，その粉砕度を測定する 2 種類の方法があり，粉砕後のグミゼリーからのグルコース溶出量を測定する方法または粉砕度をスコアシートと比較して判定する方法を用いる．

グルコース溶出量を測定する方法では，専用のグミゼリーを 20 秒間自由

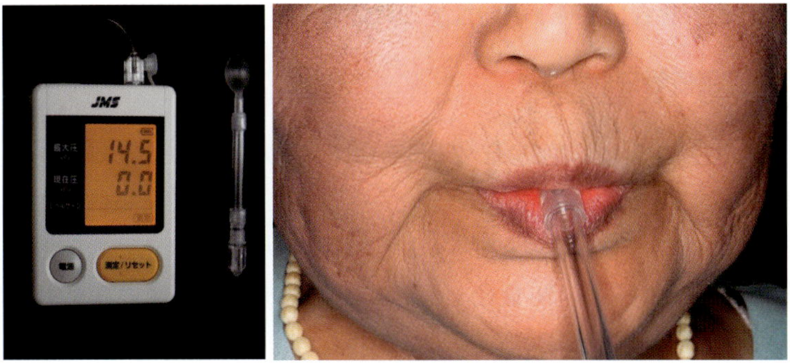


図 5　舌圧測定器と測定例

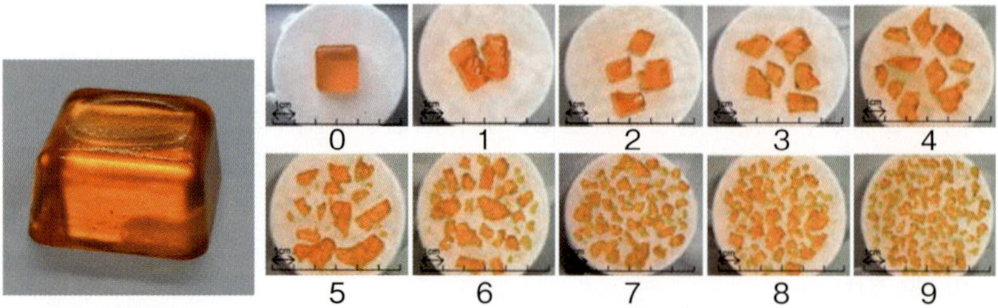


図6 咀嚼能力スコア法に用いるグミゼリーと評価用のスコアシート
（大阪大学産業連携本部咀嚼評価開発センター，2012）

咀嚼させた後，10 mL の水で含嗽させ，グミと水を濾過用メッシュ内に吐き出させ，メッシュを通過した溶液中のグルコース溶出量を測定し，グルコース濃度が 100 mg/dL 未満の場合に咀嚼機能低下と判定する．

咀嚼能力スコア法は，専用のグミゼリーを 30 回咀嚼させ，その粉砕度をスコアシートと照合し，スコア 0，1，2 の場合に咀嚼機能低下と判定する 図6 ．

**g. 嚥下機能低下**

加齢による摂食嚥下機能の低下が始まり，明らかな摂食嚥下障害を呈する前段階での機能不全を有する状態．検査は，質問紙法で行い，嚥下スクリーニング検査（EAT-10，ネスレ）または自記式質問票（聖隷式嚥下質問紙）を用いる．EAT-10 の場合には 3 点以上，聖隷式嚥下質問紙の場合には A が 1 項目以上の場合に，嚥下機能低下と判定する．

## 3. 口腔機能管理

7 つの検査のうち 3 項目以上で低下が認められた場合には口腔機能低下症と診断され，口腔機能のさらなる悪化を予防し，口腔機能を維持，回復することを目的に口腔機能管理を行う．口腔周囲筋の筋力は老化により低下し，舌[10] や口唇[11] の筋力も 70 歳代を超えると顕著な低下を示すことが明らかとなっている．そのため，咀嚼筋や舌や口唇などの口腔周囲筋，嚥下に関与する筋の筋力と運動機能の維持向上を図るために，生活習慣の改善やトレーニングなどの指導が行われる．また，口腔機能低下症は，放置すると低栄養につながることが示されており[12]，栄養状態や摂取食品の評価，食事指導や栄養指導も併せて行われる．生涯を通じて歯ごたえのある食事を食べ，食べる楽しみを維持することは，健康長寿を実現するうえで大切なことであると考えられる．「健やかで楽しい食生活を過ごそう」という点では，8020 運動もオーラルフレイルや口腔機能低下症・口腔機能管理も目標は同じである．

## ■文献

1）厚生労働省. 令和 4 年歯科疾患実態調査の概要. https://www.mhlw.go.jp/toukei/list/dl/62-17b_r04.pdf

2）一般社団法人日本老年医学会, 一般社団法人日本老年歯科医学会, 一般社団法人日本サルコペニア・フレイル学会. オーラルフレイルに関する 3 学会合同ステートメント. 老年歯医. 2023; 38: E86-96.

3）Tanaka T, Hirano H, Ikebe K, et al. Oral frailty five-item checklist to predict adverse health outcomes in community-dwelling older adults: A Kashiwa cohort study. Geriatr Gerontol Int. 2023; 23: 651-9.

4）Iwasaki M, Shirobe M, Motokawa K, et al. Prevalence of oral frailty and its association with dietary variety, social engagement, and physical frailty: Results from the Oral Frailty 5-item Checklist. Geriatr Gerontol Int. 2024; 24: 371-7.

5）水口俊介, 津賀一弘, 池邉一典, 他. 高齢期における口腔機能低下―学会見解論文 2016 年度版―. 老年歯科医学. 2016; 31: 81-99.

6）Minakuchi S, Tsuga K, Ikebe K, et al. Oral hypofunction in the older population: Position paper of the Japanese Society of Gerodontology in 2016. Gerodontology. 2018; 35: 317-24.

7）日本歯科医学会. 口腔機能低下症に関する基本的な考え方（令和 2 年 3 月）. https://www.jads.jp/basic/pdf/document-200401-2.pdf（アクセス日： 2021 年 9 月 29 日）

8）上田貴之, 水口俊介, 津賀一弘, 他. 口腔機能低下症の検査と診断―改訂に向けた中間報告―. 老年歯科医学. 2018; 33: 299-303.

9）Shimizu T, Ueda T, Sakurai K. New method for evaluation of tongue-coating status. J Oral Rehabil. 2007; 34: 442-7.

10）Utanohara Y, Hayashi R, Yoshikawa M, et al. Standard values of maximum tongue pressure taken using newly developed disposable tongue pressure measurement device. Dysphagia. 2008; 23: 286-90.

11）Kugimiya Y, Oki T, Ohta M, et al. Distribution of lip-seal strength and

its relation to oral motor functions. Clin Exp Dent Res. 2021. Epub ahead of print.
12) 松尾浩一郎, 谷口裕重, 中川量星, 他. 急性期病院入院高齢者における口腔機能低下と低栄養との関連性. 老年歯科医学. 2016; 31: 123-33.

〈上田貴之〉

# C

# 各種けんしん受診後の保健指導等について

# 1 特定保健指導

## A 保健指導の目的と基本的なスタンス

生活習慣病に対する健診の目的は，治療の必要な者への医療機関受診勧奨だけでなく，薬物治療の必要のない軽症例や予備群の者に対して具体的な生活習慣改善策を提案し，健康行動への意欲を高めることである．健診は本人が自らの体の状況に向き合う年に一度の機会であり，保健指導を通じて「今，行動を起こすべきだ」と感じ，行動変容につなげることが期待される[1] 図1．

ただ，実際には生活習慣改善の必要性や方法について同じように説明をしても，人によって反応が異なる．保健指導においては一方的に理想的な健康

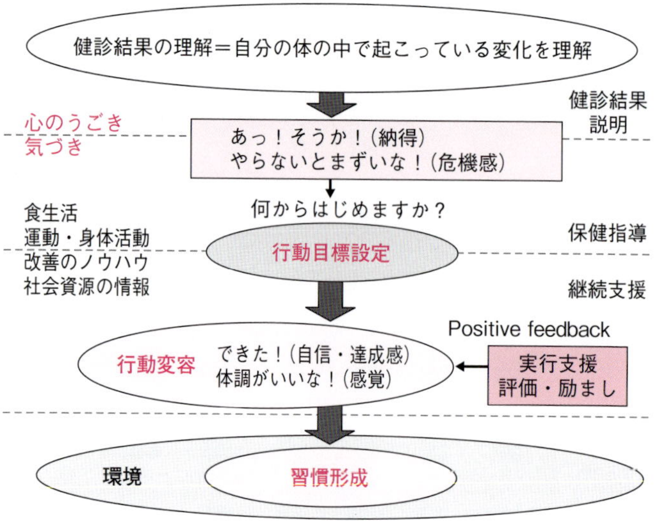


図1 保健指導のプロセス



JCOPY 498-01219

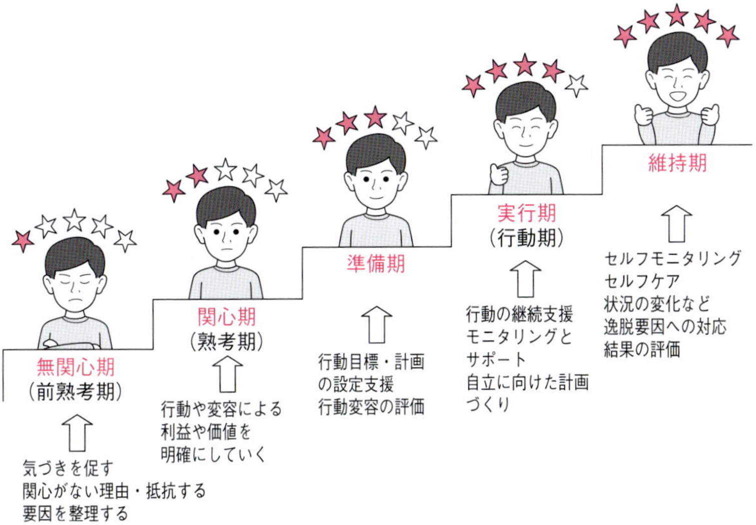


図2 行動変容ステージモデル

習慣について説明するのではなく，本人の生活状況や経験に基づく考えなどを聞き取りながら，すぐに取り組めることを探し出し，行動目標を設定することが大切である[2]．その際，行動変容のステージモデルなどの行動科学の考え方を活用し，対象者の準備度を把握したうえで，適切な支援を行うことが望ましい 図2 ．また，一定の保健指導期間を終えたあとも，健康な生活習慣を維持できるよう，身近に活用できる環境やアプリなどを体験してもらうことも心がけたい．

## B 第4期の特定保健指導の流れ

特定健診の結果に基づいて階層化された基準該当者に対し，動機づけ支援，積極的支援を行う 表1 [3]．腹囲・体重などにより過剰な脂肪が蓄積している状態であり，かつ血糖，血圧，脂質などが保健指導判定値以上，もしくは現在喫煙などのリスクの数に応じて，初回面接と3ヵ月後以降の評価のみの動機づけ支援，その間に継続的な支援を行う積極的支援に振り分けられる．すでに薬剤を使用している者やすぐに薬物治療が必要なハイリスク者は

**表1 特定保健指導の対象者（階層化）**

<table>
<tr><th rowspan="2">腹囲</th><th>追加リスク</th><th rowspan="2">④喫煙*</th><th colspan="2">対象</th></tr>
<tr><th>①血圧　②脂質　③血糖</th><th>40～64 歳</th><th>65～74 歳</th></tr>
<tr><td rowspan="3">≧85cm（男性）<br>≧90cm（女性）</td><td>2 つ以上該当</td><td></td><td rowspan="2">積極的支援</td><td rowspan="3">動機付け<br>支援</td></tr>
<tr><td rowspan="2">1 つ該当</td><td>あり</td></tr>
<tr><td>なし</td><td></td></tr>
<tr><td rowspan="4">上記以外で<br>BMI≧25kg/m²</td><td>3 つ該当</td><td></td><td rowspan="2">積極的支援</td><td rowspan="4">動機付け<br>支援</td></tr>
<tr><td rowspan="2">2 つ該当</td><td>あり</td></tr>
<tr><td>なし</td><td></td></tr>
<tr><td>1 つ該当</td><td></td><td></td></tr>
</table>

（注）喫煙の斜線欄は，階層化の判定が喫煙の有無に関係ないことを意味する．
*質問票において「以前は吸っていたが最近 1ヵ月は吸っていない」場合は，「喫煙なし」として扱う．
〔厚生労働省. 健康・生活衛生局. 標準的な健診・保健指導プログラム（令和 6 年度版）[3] より〕

医療管理下での指導を優先するため，特定保健指導の対象とはしない．

特定保健指導では，メタボリックシンドローム[4] の概念を活用し，①内臓脂肪増加が検査データに悪影響を及ぼしていること，②内臓脂肪を減少させることにより健康上の利益があること（まずは体重 2 kg，腹囲 2 cm 程度減少させることで健康指標の改善が期待できる）を説明，そのうえで，③生活習慣を振り返って修正できる点を発見し，④食生活や運動等の具体的な行動目標を立て，⑤セルフモニタリングをしながら実行・継続する，というプロセスをとる 表2 ．

初回は個別面接またはグループ支援を行い，生活習慣改善への意欲を高め，具体的な行動計画をたてることを目標とする．第 4 期から健診当日に初回面接をすることに 20 ポイント（P），健診後 1 週間以内の初回面接には 10P が付与されるように，健診後の早い時期に面接を行うことが望ましい[5]．

積極的支援対象者に対しては 3ヵ月以上保健指導者が継続的に関わり，行動目標の実現をサポートしていく．たとえば，体重や歩数などの記録をつけ

表2 メタボリックシンドロームに着目した保健指導

| 保健指導プロセス | | メタボリックシンドロームにおける着眼点 |
|---|---|---|
| 問題点の確認 | 健診結果を理解して体の変化に気づく | 内臓脂肪蓄積の害，エネルギー収支動脈硬化リスクの重複 |
| | 自らの生活習慣を振り返って問題点を発見 | 体重増加時や現在の生活習慣の振り返り，生活習慣のひずみに気づかせる |
| 行動目標設定 | 健康上の目標設定 | 減量による検査データ改善の見込みを提示．3～4%減量，腹囲○ cm 減少など |
| | 食事や運動，喫煙などの生活習慣をどのように変えるべきかを考える． | 実現可能な食事・運動の目標を立てる．摂取エネルギーと消費エネルギーの収支に着目する． |
| | やる気を高める． | まず短期的かつ実現可能な行動目標設定． |
| 実行支援 | 行動目標を実行し，継続できる． | 体重・腹囲・歩数などのセルフモニタリング，プログラムへの参加 |
| 評価 | 達成感・満足感・楽しさ<br>自己効力感の高まり<br>健康状態の改善 | 内臓脂肪を減少させることの重要性を自分自身のデータで理解，リバウンド対策，継続できる目標設定 |

ること（セルフモニタリング），グループワークや運動プログラム等の集団教室と個人面談を組み合わせる．生活記録に対しては，対象者のがんばりを積極的に評価し，継続意欲を高めることに用いたい（positive feedback）．対象者の利便性にあわせて，個別面接・グループワーク・実技・実習・ICT など通信手段の活用などの支援方法を組み合わせる．これらの指導回数については表2にあるように1回あたりのポイント付与が行われる．第3期（2018～2023 年度）までは保健指導時間（何分指導したか）が評価対象であったが，第4期からは時間ではなく，行動変容につながる目標ができたか，を評価する方向に修正されている表3.

また，2024 年度からの第4版では，第4期は，オンラインによる面接は対面と同じ評価となる．オンラインの利便性を活かし，実施率を高めることを期待したい．健康アプリが普及していることから，継続的支援におけるセルフモニタリングや助言などに活用することが期待される[6]．

**表3 積極的支援における評価方法と各支援のポイント構成**

| | | |
|---|---|---|
| アウトカム評価 | 2cm・2kg | 180p |
| | 1cm・1kg | 20p |
| | 食習慣の改善 | 20p |
| | 運動習慣の改善 | 20p |
| | 喫煙習慣の改善（禁煙） | 30p |
| | 休養習慣の改善 | 20p |
| | その他の生活習慣の改善 | 20p |
| プロセス評価 | 個別支援* | ・支援1回当たり70p<br>・支援1回当たり最低10分間以上 |
| | グループ支援* | ・支援1回当たり70p<br>・支援1回当たり最低40分間以上 |
| | 電話支援 | ・支援1回当たり30p<br>・支援1回当たり最低5分間以上 |
| | 電子メール・チャット等支援 | ・1往復当たり30p |
| | 健診当日の初回面接 | 20p |
| | 健診後1週間以内の初回面接 | 10p |

＊情報通信技術を活用した面接を含む
〔厚生労働省健康・生活衛生局. 標準的な健康・保健指導プログラム（令和6年版）[3] より〕

## C アウトカムを重視した評価体制

近年，健康経営の進展や健康アプリなどの多彩な健康サービスが充実してきたことから，保健指導以外の方法を組み合わせて効果を出すことも可能であり，投入量だけでなく，成果（アウトカム）をより重視した評価への転換が図られた．

アウトカム評価の指標として，3ヵ月後の実績評価時に体重・腹囲の減少と行動変容の状況を評価する．この背景には，体重減少率と血糖，血圧，脂質などの検査値の改善の間に相関関係があること[7] 図3，3％以上の減量で血糖，血圧，脂質の有意な改善を認めることから，「3％以上の減量」の8

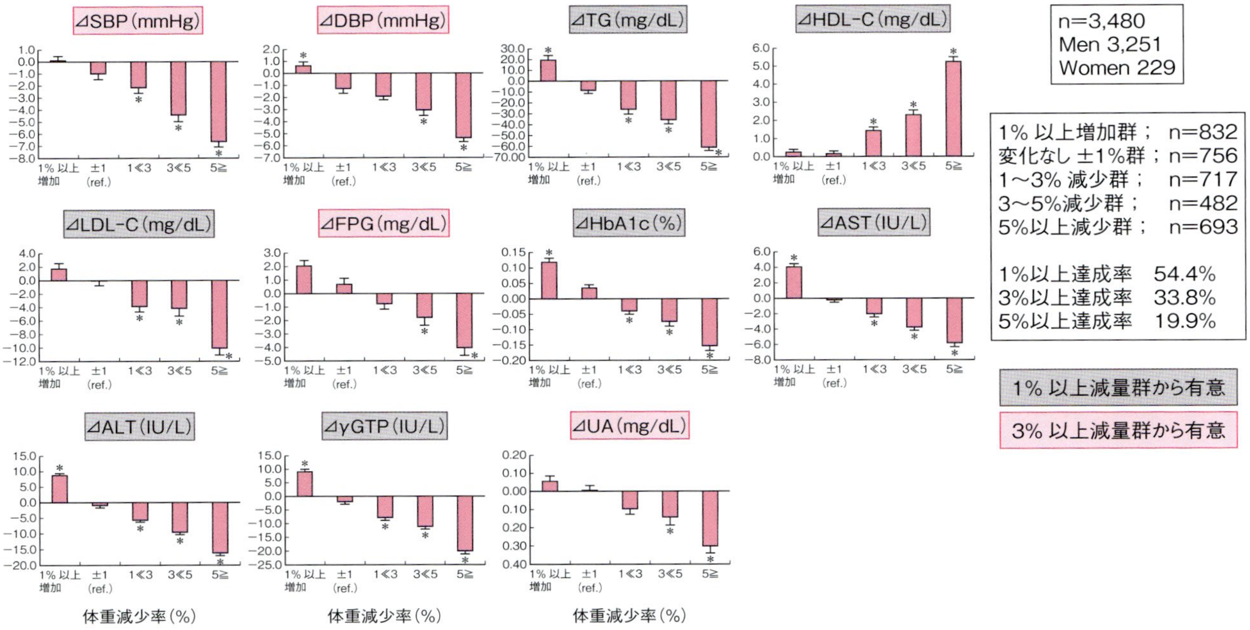

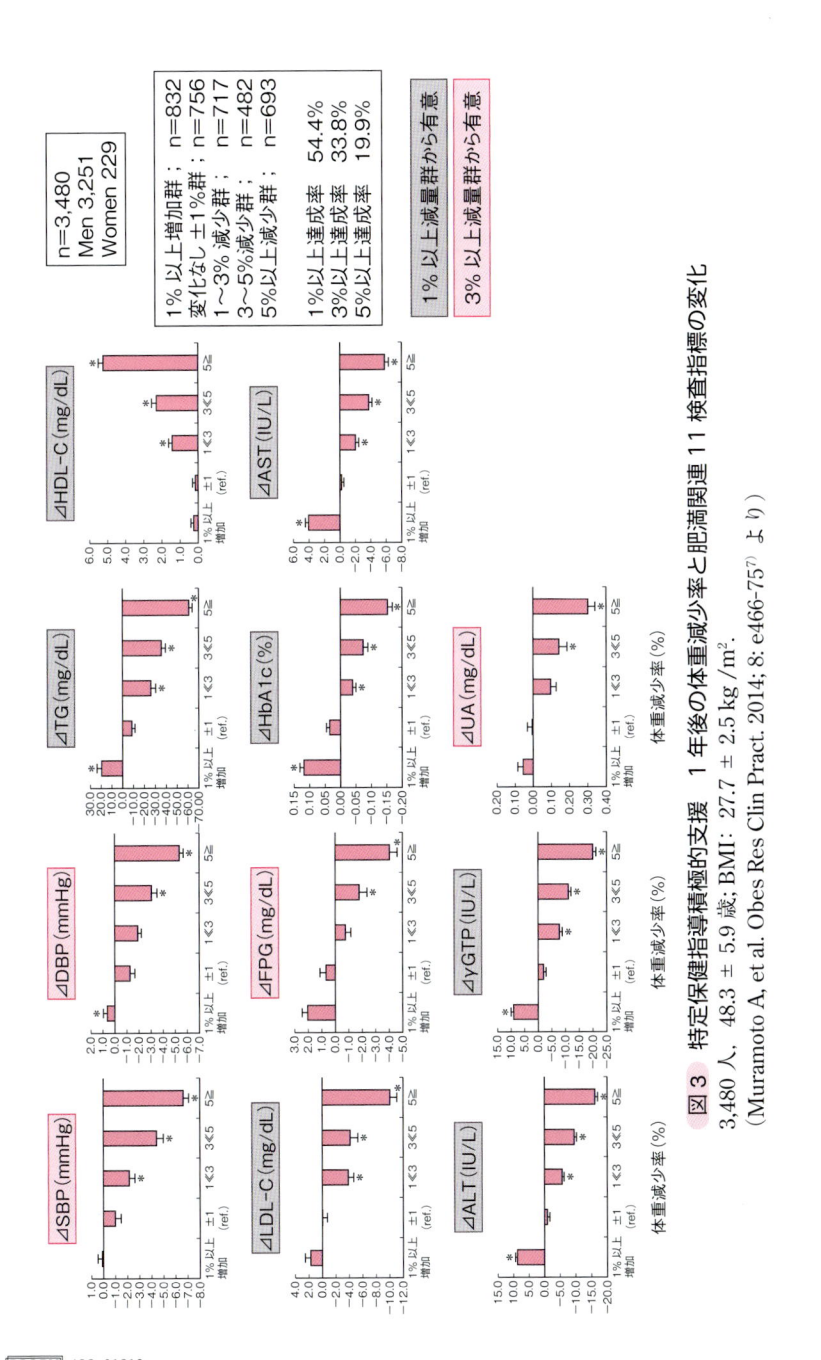

**図 3** 特定保健指導積極的支援　1 年後の体重減少率と肥満関連 11 検査指標の変化

3,480 人，48.3 ± 5.9 歳; BMI：27.7 ± 2.5 kg/m$^2$.

（Muramoto A, et al. Obes Res Clin Pract. 2014; 8: e466-75[7] より）

割程度の達成（2.4%），もしくはより簡便な方法として「腹囲2cm以上かつ体重2kg以上」を主要評価項目とすることになった．

第3期に実施した「モデル実施」では，「2cm 2kgで合格」という目標を立てて保健指導を行ったところ，モデル実施参加者約千人のうち45%が目標を達成，翌年度の健診においてリバウンドは少なく，血圧，脂質，血糖などの改善を認めていた．成果を上げたプログラムでは，初回面接のときに達成目標について話し合い，無理のない具体的な行動目標を立てるとともに，アプリや運動施設活用など継続的な実施をサポートする仕組みを用意していた．

一方，すべての対象者が2cm 2kg減を目指すのではなく，本人の希望や健康状態，メンタルなどの側面も考慮し，あせらず行動変容を促したり，プロセス評価でポイントを取得していくことも可能である．

## D 行動変容を目的とした行動目標の例

メタボリックシンドロームを予防，改善するためには，エネルギー収支バランスを逆転させ，内臓脂肪の減少をめざすことが第一の目標となる．そのため，エネルギー摂取量や脂肪摂取量の減少，エネルギー消費量の増大をもたらすような行動目標を立てることが必要である．まずは「3ヵ月間で2kg減量」など具体的な数値目標を定め，それを達成するために「1日あたり160kcal収支のバランスを変えることが必要」というように，毎日の行動目標にブレークダウンするなどの方法が推奨される．いったん減量目標に達したら，体重の維持が重要であることを説明したい．±1kgの変動のなかで安定してくるよう，食事・運動量を調整するコツを身につけると，リバウンドを防止することができる．メタボリックシンドロームと喫煙の重複により心血管疾患発症リスクが相乗的に高まることから，禁煙への働きかけも重要である．

表4には厚生労働省「標準的な健診・保健指導プログラム」に例示された行動目標例を示した．表3のアウトカム評価に行動変容に対するポイントが示されているが，保健指導者とともに立てた行動目標が2ヵ月以上継続

できている場合にポイントとしてカウントすることができる．

具体的な保健指導の内容については他項に譲るが，特定保健指導ではこれらの行動目標設定に向けた初回面接を行うことと，それが継続できるようセルフモニタリングを勧める．それにより，

- 毎日生活を振り返ることができ，自ら課題を認識できる．
- 歩数などを維持することへの意欲が高まる．
- 体重減量などの効果を実感できる．

などの利点がある．保健指導者は対象者の努力をねぎらい，行動目標の達成状況を確認しながら，必要に応じて目標の修正を行う．

**表4 特定保健指導において目標設定および評価を行うための行動変容の例（食習慣）**

| 目標（例） | |
|---|---|
| 総エネルギー摂取量を減らす | 1日の間食は，適量（○ kcal以内）にする（または週に○回に減らす）<br>甘い飲み物（清涼飲料水，加糖コーヒーなど）を飲まない（または○回に減らす）<br>毎食のご飯は適量（○ g以内）にする，<br>　丼もの（カツ丼，天丼など）は月（または週）○回に減らす<br>　主食同士を組合わせた食事は月（または週）○回に減らす<br>　パン食の時には，揚げパン，菓子パン以外のものにする<br>1○ g以上，野菜を食べる |
| 脂質の多い食品を減らす | 肉料理は，週○回に減らす，を週○回摂取する<br>（肉類摂取回数が多い場合）魚介類の料理，大豆製品の料理に換える<br>揚げ物の料理は，週○回に減らす，バター，チーズ，ラードを減らす<br>菓子パン，洋菓子，スナック菓子をやめる（または○回に減らす，別の食品に変える）<br>インスタントラーメンは食べない（または○回に減らす）<br>牛乳やアイスは低脂肪のものにする，<br>肉加工品（ハム・ソーセージ）は，月○回に減らす |
| その他 | 食塩の多い食材や濃い味付けのものは，1日1回にする（または○回に減らす）<br>主食・主菜・副菜がそろった食事を1日2回以上食べる<br>毎日，同じ時間帯に食事をとる |

表4 （続き）特定保健指導において目標設定および評価を行うための行動変容の例（運動・その他）

| 目標（例） | | |
|---|---|---|
| 運動習慣 | 運動・生活活動の時間を増やす | 軽く汗をかく運動を週○日に増やす，1回あたり○分に増やす<br>掃除機をかける日数を週○日に増やす，<br>日常生活における歩行時間を今より○分増やす<br>1日の歩数を○歩増やす |
| | 運動・生活活動の強度を上げる | 電車（または車）での移動時間のうち，○分を徒歩での移動にする<br>○分以内の移動であれば，徒歩や自転車で移動する<br>エレベーターでの上下移動のうち，1日○回以上階段を使用する<br>歩行による移動時間を今より○分短くする（より速い速度で歩く） |
| 喫煙 | たばこを吸わない（加熱式，電子たばこを含む） | |
| 休養 | 毎日○時間以上睡眠をとる，毎日○時までに寝る | |
| その他 | 毎日体重を測り，結果を記録する，毎日血圧を測り，結果を記録する，1日の飲酒量は適量（1合以内）にする，週に○日以上休肝日にする | |

〔厚生労働省健康・生活衛生局．標準的な健康・保健指導プログラム（令和6年版）[3] より〕

## E 保健指導の評価

特定健診・保健指導は，健診実施率，保健指導実施率，メタボリックシンドローム該当者・予備群の減少率などの指標をもとに，医療保険者は保健事業評価を行う．いずれの支援においても3ヵ月後の実績評価時に体重・腹囲や生活習慣の変化を確認する．

筆者らは翌年度の健診結果にて，体重減量率と各検査値の改善との関係を示した 図3 [7]．体重の3～5％の減量でも血圧，脂質，糖代謝などの改善を認めたことから，無理のない目標設定が重要であることがわかる．

保健指導機関においては，対象者の改善意欲（行動変容ステージ）・生活習慣（歩数，食事記録等），体重や腹囲，検査データなどを評価し，保健指導の質の向上に努めることが大切である．対象者に合った保健指導となっているのかを確認し，教材・指導方法の検討や指導者養成に活用することができる．

## おわりに

特定保健指導は多くの対象者が健康の大切さを理解し，そのために行動を起こすことに対しての支援であり，型にはまった説明を行えばよいというものではない．対象者の生活環境や準備度を把握し，本人にあった具体的な方法を提供できるよう，指導者は保健指導の効果を評価し，よりよい保健指導プログラムへと改善していくことが求められる．

### ■文献

1）津下一代. 生活習慣病健診の活用のされ方. BIO Clinica. 2022; 37: 610-4.
2）津下一代. 相手の心に届く保健指導のコツ. 東京: 東京法規出版; 2007.
3）厚生労働省健康・生活衛生局. 標準的な健診・保健指導プログラム（令和6年度版）. 2024年4月 https://www.mhlw.go.jp/content/10900000/001231390.pdf
4）メタボリックシンドローム. 日本肥満学会肥満症診療ガイドライン 2022. 東京: ライフサイエンス出版; 2022. p.18-27.
5）厚生労働省保険局医療介護連携政策課 医療費適正化対策推進室. 特定健康診査・特定保健指導の円滑な実施に向けた手引き（第4.1版）2024年3月 https://www.mhlw.go.jp/content/12400000/001248033.pdf
6）津下一代. ICTを活用した特定保健指導～現状と第4期に向けた展望. 日本栄養士会雑誌. 2022; 65: 4-9.
7）Muramoto A, Tsushita K, Kato A, et al. Three percent weight reduction is the minimum requirement to improve health hazards in obese and overweight people in Japan. Obes Res Clin Pract. 2014; 8: e466-75.

〈津下一代〉

# 2 酒

酒は我々の生活の至る所に出てくる．食品であるため，食事や宴席に登場することが多い．また，酔いをもたらす性質から，儀式や交渉場面・パーティーなど対人関係を円滑にさせる目的でも広く使用されてきている．一方，過度の飲酒は様々な問題を引き起こすことも知られている．これらを念頭におきながら，本稿では，酒に関する基本的なことがら，過度の飲酒が引き起こす問題，飲酒行動改善のための指導方法などについて略述する．

## A 酒に関する基本事項

### 1. 酔いのメカニズム[1)]

酔いは，酒に含まれるエチルアルコール（以下単にアルコール）が脳の様々な神経系に作用するためにもたらされる．アルコールは，覚せい剤など他の依存性薬物と異なり，大量に摂取しないとその効果が現れない．そのために，多くの神経系に影響を与え，その総合的結果が「酔い」となる．たとえば，「酔い」のなかには，気持ちがよくなる快感効果，眠くなる鎮静効果，記憶が喪失するなどの認知に関わる効果などが含まれる．快感にはドパミン神経系，鎮静には$\gamma$-aminobutyric acid（GABA）神経系，認知にはN-methyl D-aspartate（NMDA）受容体の機能変化が主に関係している．長期に大量飲酒を続けていると，これらの神経系がアルコールの存在下で普通に機能するように変化する．これは神経順応と呼ばれ，依存の中心的現象の一つとされている．

### 2. アルコールの分解[2)]

体内に取り込まれたアルコールは，主に肝臓で人体にとって有害物質であるアセトアルデヒドに，次いで酢酸に代謝される．酢酸は肝臓を離れ，心臓や全身の筋肉に移動し，多くのステップを経て，最終的に炭酸ガスと水に代謝される．アルコールの代謝速度は，肝臓の大きさに比例する．一般的に肝臓の大きさは概ね体重，より正確には除脂肪体重に比例するといわれている．ただし同じ体重では体脂肪率の関係で女性は男性より遅くなる．したがって女性より男性，体の小さい人より大きい人のほうが代謝速度は速い．1時間に分解できるアルコールの平均値は，男性が9g，女性が6.5g程度であるが[3]，個人差が大きく，吸収速度も食事の影響を受けやすいことなどから，予想外にアルコールが体内に残り，翌朝の飲酒運転の原因となることもある．

### 3. フラッシング[2, 4]

日本人の約45%は飲酒後に顔面紅潮，心悸亢進などのいわゆるフラッシング反応を示す．これは，アセトアルデヒド分解の主要酵素である2型アルデヒド脱水素酵素（aldehyde dehydrogenase-2：ALDH2）が遺伝的に低または無活性になっているためである（両方を合わせて非活性型ALDH2と呼ばれる）．活性型を有する者に比べて，これらの者のアルコールの分解は遅い傾向があり，多量飲酒やアルコール依存症のリスクも低い．

## B アルコールによる健康影響と飲酒ガイドライン

### 1. アルコールによる健康影響[5~7]

飲酒量と健康のリスクに関して，以前，少量飲酒は非飲酒に比べて健康リスクを低下させるといわれていた．また，この効果はJまたはUカーブ効果と呼ばれていた．日本人中年男性を対象とした研究では1日平均21gまでの飲酒者の死亡率が最も低くなっていることや，欧米人を対象としたメタ解析で男性では1日平均29gまでの飲酒者の死亡率が最も低くなることから，従来，1日平均20g程度の飲酒を目安にすることが推奨されてきた．しかし，2018年および2022年にLancetに発表された大規模なGlobal Burden

**表1 わが国における疾病別の発症リスクと飲酒量（純アルコール量）**

| | 疾病名 | 飲酒量〔純アルコール量（g）〕 | |
|---|---|---|---|
| | | 男性 | 女性 |
| | | 研究結果（参考） | 研究結果（参考） |
| 1 | 脳卒中（出血性 | 150g/週　（20g/日） | 0g< |
| 2 | 脳卒中（脳梗塞） | 300g/週　（40g/日） | 75g/週　（11g/日） |
| 3 | 虚血性心疾患・心筋梗塞 | ※ | ※ |
| 4 | 高血圧 | 0g< | 0g< |
| 5 | 胃がん | 0g< | 150g/週　（20g/日） |
| 6 | 肺がん（喫煙者） | 300g/週　（40g/日） | データなし |
| 7 | 肺がん（非喫煙者） | 関連なし | データなし |
| 8 | 大腸がん | 150g/週　（20g/日） | 150g/週　（20g/日） |
| 9 | 食道がん | 0g< | データなし |
| 10 | 肝がん | 450g/週　（60g/日） | 150g/週　（20g/日） |
| 11 | 前立腺がん（進行がん） | 150g/週　（20g/日） | データなし |
| 12 | 乳がん | データなし | 100g/週　（14g/日） |

注.「参考」の欄にある数値については，研究結果の数値を元に，7で除した場合の参考値.「0g<」は少しでも飲酒をするとリスクが上がると考えられるもの.「関連なし」は飲酒量とは関連がないと考えられるもの.「データなし」は飲酒量（純アルコール量）と関連する研究データがないもの.「※」は現在研究中のもの.
（厚生労働省. 健康に配慮した飲酒に関するガイドライン[8] より）

of Disease 研究によれば，健康リスクは飲酒量にほぼ比例して直線的に増加することが示された．このような知見を背景にして，2024 年初頭に厚労省から「健康に配慮した飲酒に関するガイドライン」[8] が公表された．このガイドラインには，表1のように，それぞれの疾患で推奨される飲酒量の上限が示されている．

## 2. 飲酒ガイドライン[8]

飲酒ガイドラインは，アルコール健康障害対策基本法の第 2 期推進基本計画に従い作成された．その内容について，以下のように記述されている．「本ガイドラインは，基礎疾患等がない20歳以上の成人を中心に，飲酒による身体等への影響について，年齢・性別・体質等による違いや，飲酒による疾病・行動に関するリスクなどを分かりやすく伝え，その上で，考慮すべき飲酒量（純アルコール量）や配慮のある飲酒の仕方，飲酒の際に留意していただきたい事項（避けるべき飲酒等）を示すことにより，飲酒や飲酒後の行動の判断等に資することを目指すものとします．」

具体的な内容では，「アルコールの代謝と飲酒による身体等への影響」や「飲酒量と健康に配慮した飲酒の仕方等」について記載されている．既述のとおり，飲酒量と健康リスクに関しては，男女別の1日または週平均の基準値を示すのではなく，表のように疾病毎の発症リスクが上がる純アルコール換算の飲酒量を示している．いずれも日本人を対象とした研究結果に基づく数値で，エビデンスを正確に伝える意図のようである．しかし，わかりやすさやメッセージ性は低く，今後の検討が必要である．

ガイドラインでは，さらに飲酒に係る留意事項についてまとめられている．この中には，酒気帯び運転，20歳未満の者の飲酒，妊娠・授乳中の飲酒など，飲酒の禁止事項や，一時多量飲酒や他人への飲酒の強要など，避けるべき飲酒行動が示されている．

## C 他の重要なアルコール関連問題

### 1．胎児性アルコール障害[9)]

アルコールは催奇形性物質であり，妊娠中の飲酒は，胎児・乳児に，出生時の低体重，顔面の奇形，成長の遅れ等様々な悪影響を与えることがあり，これらは胎児性アルコールスペクトラム障害（Fetal Alcohol Spectrum Syndrome：FASD）と呼ばれている．FASDは非遺伝性の予防可能な精神発達遅滞の最多の原因と推測されているが，妊娠中の安全な飲酒量や時期ははっきりしていない．従って，妊娠を予定している場合には，完全禁酒が望ましく，健康日本21（第二次）でも妊娠中の飲酒をゼロにすることが目標となっている.

### 2. アルコールによる社会的影響[10)]

アルコールは多くの社会的問題を引き起こす. これはたばこと大きく異なる点である. たとえば, 飲酒運転による悲惨な事故を想起しただけでもその重大性は理解できるだろう. その他, 飲酒は離婚, 家庭内暴力, 虐待, 子どもの心身障害など深刻な家族問題の原因となる.

最近, 飲酒による暴言・暴力, セクハラなどの迷惑行為は「アルハラ」とよばれている. 周知のとおり, この「アルハラ」は家族内だけでなく, 社会や職場にも広がっている.

## D ICD-11 によるアルコール健康障害の分類[11)]

ICD-11 は 2022 年に世界保健機関（WHO）で発効され, まもなくわが国の臨床でも使用される予定である. 現行の ICD-10 に比べてアルコールに関連した健康障害の分類もかなり変更されているので, その主な点について簡単に説明する. アルコールは物質使用症群の一物質であり, その分類や診断要件は他の物質と同じである.

### 1. アルコール依存

ICD-10 では, 名称がアルコール依存症候群（alcohol dependence syndrome）で, 6 項目の診断基準からなっていた. しかし, ICD-11 ではアルコール依存（alcohol dependence）となり, 診断要件も, コントロール障害, 飲酒中心の生活, 耐性または離脱症状, の 3 項目に減った. これらの項目のうち 2 項目以上が, 3ヵ月以上続いている場合, 依存と診断される.

### 2. 有害な使用パターン等

ICD-10 では, 飲酒により何らかの身体的または精神的健康問題が起きているが, 依存症候群にまで至っていない状態は有害な使用（harmful use）と診断される. ICD-11 においては, この状態は有害な使用パターン（harmful pattern of use）と改名された．しかし，最も大きな変更は，従来の本人の健康問題に加えて，本人の飲酒により他者が健康問題を起こした場合も，本人にそのように診断できる点である．他者への害を重んじるWHOの姿勢が反映された形になっている．

新しい診断カテゴリーとして，有害な使用エピソード（episode of harmful use）が加わった．これは，1回の物質使用がその個人の健康障害を引き起こしている，または，結果的に他者の健康障害を引き起こしているが，患者の背景情報が入手できないような診療場面で使用される．後に正確な情報が得られた場合，診断は他に変更されることもある．

### 3. 危険な使用

危険な使用はICD-11で初めて収載されたカテゴリーである．これは，頻度や量において，本人または周囲の者に明確に健康障害を引き起こすリスクが高いが，未だ実際に健康障害を引き起こしていない飲酒パターンであり，予防的意義が大きい．

## E 飲酒習慣の改善指導[5)]

一般に，飲酒ガイドラインに沿った飲酒レベルの人に改善指導は不要であろう．指導の対象となるのは，有害な使用やアルコール依存症である．前者と後者では，改善目標が異なり，前者は通常は減酒であり，後者は原則的に断酒である．飲酒問題の対策としては，SBIRT（Screening, Brief Intervention, Referral to Treatment）と呼ばれる枠組みが有効である．これはスクリーニングによって患者を分類し，有害な使用の場合には簡易介入によって飲酒量低減を図り，依存症の場合には専門医療機関に紹介するという介入技法である．

### 1. スクリーニング（screening）

問題飲酒者のスクリーニングテストとしては，WHOによって開発された（Alcohol Use Disorder Identification Test, AUDIT,「オーディット」と読む，

表2 Alcohol Use Disorder Identification Test（AUDIT）邦訳版

| | | |
|---|---|---|
| 1. あなたはアルコール含有飲料をどのくらいの頻度で飲みますか？ | | |
| 0. 飲まない | 1. 1ヵ月に1度以下 | 2. 1ヵ月に2〜4度 |
| 3. 1週に2〜3度 | 4. 1週に4度以上 | |
| 2. 飲酒するときには通常どのくらいの量を飲みますか？量の換算は別紙の表を参照してください. | | |
| 0. 0〜20グラム | 1. 30〜40グラム | 2. 50〜60グラム |
| 3. 70〜90グラム | 4. 100グラム以上 | |
| 3. 1度に60グラム以上飲酒することがどのくらいの頻度でありますか？ | | |
| 0. ない | 1. 1ヵ月に1度未満 | 2. 1ヵ月に1度 |
| 3. 1週に1度 | 4. 毎日あるいはほとんど毎日 | |
| 4. 過去1年間に，飲み始めると止められなかったことが，どのくらいの頻度でありましたか？ | | |
| 0. ない | 1. 1ヵ月に1度未満 | 2. 1ヵ月に1度 |
| 3. 1週に1度 | 4. 毎日あるいはほとんど毎日 | |
| 5. 過去1年間に，普通だと行えることを飲酒していたためにできなかったことが，どのくらいの頻度でありましたか？ | | |
| 0. ない | 1. 1ヵ月に1度未満 | 2. 1ヵ月に1度 |
| 3. 1週に1度 | 4. 毎日あるいはほとんど毎日 | |
| 6. 過去1年間に，深酒の後体調を整えるために，朝迎え酒をせねばならなかったことが，どのくらいの頻度でありましたか？ | | |
| 0. ない | 1. 1ヵ月に1度未満 | 2. 1ヵ月に1度 |
| 3. 1週に1度 | 4. 毎日あるいはほとんど毎日 | |
| 7. 過去1年間に，飲酒後罪悪感や自責の念にかられたことが，どのくらいの頻度でありましたか？ | | |
| 0. ない | 1. 1ヵ月に1度未満 | 2. 1ヵ月に1度 |
| 3. 1週に1度 | 4. 毎日あるいはほとんど毎日 | |
| 8. 過去1年間に，飲酒のため前夜の出来事を思い出せなかったことが，どのくらいの頻度でありましたか？ | | |
| 0. ない | 1. 1ヵ月に1度未満 | 2. 1ヵ月に1度 |
| 3. 1週に1度 | 4. 毎日あるいはほとんど毎日 | |
| 9. あなたの飲酒のために，あなた自身か他の誰かがけがをしたことがありますか？ | | |
| 0. ない | 2. あるが，過去1年にはなし | 4. 過去1年間にあり |
| 10. 肉親や親戚，友人，医師，あるいは他の健康管理にたずさわる人が，あなたの飲酒について心配したり，飲酒量を減らすように勧めたりしたことがありますか？ | | |
| 0. ない | 2. あるが，過去1年にはなし | 4. 過去1年間にあり |

点数の計算: 各質問項目の回答の前にある数字を合計する．最低点が0点，最高点が40点となる．

〔Babor TF, et al. AUDIT: The Alcohol Use Disorders Identification Test: Guidelines for Use in Primary Care. Second Edition. Geneva: World Health Organization; 2001, 廣　尚典, 訳. WHO/AUDIT（オーディット）日本版 問題飲酒指標. 千葉テストセンター; 2000〕

表3 酒類の純アルコール換算表

| 種類 | 量 | グラム数 |
|---|---|---|
| ビール（5%）・発泡酒 | コップ（180mL）1杯<br>レギュラー缶1本<br>ロング缶1本<br>中ジョッキ（320mL）1杯 | 7<br>14<br>20<br>13 |
| 日本酒（15%） | 1合（180mL）<br>お猪口（30mL）1杯 | 22<br>4 |
| 焼酎・泡盛（20%） | ストレートで1合（180mL） | 29 |
| 焼酎・泡盛（25%） | ストレートで1合（180mL） | 36 |
| 酎ハイ（7%） | レギュラー缶 酎ハイ1本<br>ロング缶 酎ハイ<br>中ジョッキ（320mL）1杯 | 20<br>28<br>18 |
| ワイン（12%） | ワイングラス（120mL）1杯<br>ハーフボトル（375mL）1本<br>フルボトル（750mL）1本 | 12<br>36<br>72 |
| ウイスキー（40%） | シングル水割り1杯（原酒で30mL）<br>ダブル水割り1杯（原酒で60mL）<br>ボトル半分（360mL） | 10<br>19<br>115 |
| 梅酒（14%） | 1合（180mL）<br>お猪口（30mL） | 19<br>3 |

表2）[10] が一般的である．AUDITは10項目の質問からなり，各回答項目の合計点（最大40点）で飲酒問題の評価を行う．AUDITの区分点は集団の特性や目的に応じて決めることができる．特定保健指導で用いられている「標準的な健診・保健指導プログラム（改訂版）」ではAUDIT 8点〜14点を減酒指導，15点以上を断酒指導の対象としている．表3はAUDITに含まれる酒類の純アルコール換算表である．

## 2. 簡易介入[5)]

飲酒指導の領域では，減酒指導を簡易介入と称することが多い．簡易介入は通常，短時間（通常5〜30分）の非専門家による介入であり，基本的に有害な使用者や多量飲酒者の飲酒量低減に使われる．WHO が主導してきたアルコール関連問題対策であり，日本でも特定保健指導や飲酒運転違反者への講習などで幅広く実施されている．具体的な簡易介入のやり方としては，通常，目標設定，セルフモニタリングおよびフォローアップの三段階で行う．

**a. 目標設定**

原則的に飲酒目標は対象者自身が決定し，目標は，例えば 1 日に日本酒 2 合までなど，具体的なものにする．特に最初は，目標達成によって自己効力感を高めてもらうために低めの目標設定が良い．また介入者は対象者への受容・共感，支持を積極的に言葉で示していくことで，本人の減酒への取り組みを積極的にサポートしていく．

**b. セルフモニタリング**

他の生活習慣同様に，飲酒でも記録は重要である．減酒指導では飲酒日記と呼ばれる表を飲酒行動の記録に用い，お酒の種類と量，飲んだ時の状況を自ら記録する．飲酒以外に血圧，体重，γGTP なども記録することで，減酒による具体的な変化を実感してもらいやすくなる．紙ベースやスマートフォンアプリなど様々な飲酒日記が提案されている．

**c. フォローアップ**

1 回の簡易介入は効果が短期間しか続かないが，複数回行うことで効果が長期に持続することが期待できる．そのため減酒意欲がまだ高い 2〜4 週間後に再度支援のための面接を行うようにする．フォローアップでは，結果に拘らず，本人のできたことにフォーカスを当てて自己効力感を高めていく．しかし，本人の努力にもかかわらず飲酒量が増加するなど問題が悪化し，飲酒コントロールの喪失が疑われるケースでは，アルコール依存症の可能性を考え専門医療機関への紹介も検討する．

## 3. アルコール依存症[12, 13]

アルコール依存症は飲酒に関連した問題が特定の個人に集積し，大切にしていた家族，仕事，本人の健康などよりも飲酒をはるかに優先させるような状態である．アルコール依存症の治療は専門性が高いため，基本的には依存症専門医療機関にその治療を委ねることになる．しかし，専門医療機関に対しては抵抗が大きい依存症者であっても，一般医療機関スタッフや保健師に対しては耳を傾けてくれることも多く，その役割は非常に大きい．以前は，治療目標が断酒一辺倒であったが，近年，ケースによって減酒を治療目標にすることも可能になった．また，そのための治療薬も使用できるようになり，治療の幅が広がった．

## ■文献


1）樋口　進. アルコール依存: 生物学的背景. In: 松下正明, 加藤　敏, 神庭重信, 編. 精神医学対話. 東京: 弘文堂; 2008. p.855-71.
2）樋口　進, 編. アルコール保健指導マニュアル. 東京: 社会保険研究所; 2003.
3）樋口　進. アルコール・クランプ法を用いた依存の機序解明に関する研究. 厚生労働省精神・神経疾患研究委託費「アルコール・薬物関連障害の病態と治療に関する総合的研究総括研究報告書（平成 13 年年度〜平成 15 年度, 主任研究者白倉克之）」, 2004.
4）横山　顕. 赤くなる人のルーツの多い地方・少ない地方. お酒を飲んでがんになる人, ならない人. 東京: 星和書店; 2017. p.33-5.
5）真栄里　仁, 杠　岳文, 樋口　進. 減酒支援のポイント. 診断と治療. 2019; 107: 1105-11.
6）GBD 2016 Alcohol Collaborators. Alcohol use and burden for 195 countries and territories, 1990-2016: a systematic analysis for the Global Burden of Disease Study 2016. Lancet. 2018; 292: 1015-35.
7）GBD 2020 Alcohol Collaborators. Population-level risks of alcohol consumption by amount, geography, age, sex, and year: a systematic analysis for the Global Burden of Disease Study 2020. Lancet. 2022; 400: 185-235.
8）厚生労働省. 健康に配慮した飲酒に関するガイドライン. https://www.mhlw.go.jp/content/12200000/001211974.pdf（2024 年 7 月アクセス）.
9）Lange S, Rovet J, Rehm J, et al. Neurodevelopmental profile of fetal alcohol spectrum disorder: a systematic review. BMC Psychol. 2017; 5: 22.
10）Saunders JB, Aasland OG, Babor TF, et al. Development of the Alcohol Use Disorders Identification Test（AUDIT）: WHO Collaborative Project on Early Detection of Persons with Harmful Alcohol Consump-

tion—II. Addiction. 1993; 88: 791-804.

11）World Health Organization. ICD-11 for Mortality and Morbidity Statistics. https://icd.who.int/browse11/l-m/en.（2024 年 7 月アクセス）.

12）樋口　進, 斎藤利和, 湯本洋介, 編著. 新アルコール・薬物使用障害の診断治療ガイドライン. 東京: 新興医学出版; 2019.

13）樋口　進. 新しくなったアルコール依存症治療: 新薬とガイドライン改定をふまえて. 日本医事新報. 2020; 5038: 18-35.

〈樋口　進　真栄里 仁〉

# 3 タバコ

成人の喫煙率に関する調査は，国民健康・栄養調査が新型コロナ禍により2020年以降中止されていることから，2022年に実施された国民生活基礎調査によるものが最新で，男性25.4%，女性7.7%となっている[1) 図1.

健康意識の高まりや，健康増進法など受動喫煙防止のための施策の推進により，減少傾向ではあるものの，2016年より全国発売され，近年急速に広がっている新型タバコ（加熱式タバコ）の影響により，減少傾向は鈍化している．

加熱式タバコについて，各種インターネット調査では喫煙者の半数近く，特に20～30代の若い世代では6割近くが使用している[2)]．また，加熱式タバコを使用するもののなかで，半数以上が従来の紙巻きタバコも併用しており，加熱式タバコ単体の健康影響の評価が困難な一因となっている．

そして，喫煙率の低下とともに，ニコチン依存が強く禁煙が困難な喫煙者

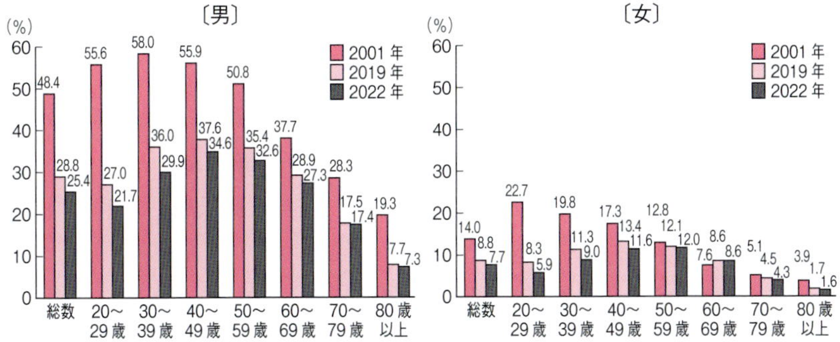


注：1)20歳以上の者(入院者は含まない.)について集計した.
：2)「喫煙している者」とは,「毎日吸っている」または「時々吸う日がある」と回答した者の合計である.

図1 性・年齢階級別にみた喫煙している者の年次比較
〔厚生労働省. 2022（令和4年）国民生活調査の概況より〕

が取り残される状況となり，禁煙支援の選択肢の一つとして，喫煙によるダメージの相対的減少をめざす「ハームリダクション」の議論も始まっている．

もっとも，職域健診の主な受診層である30〜50代の喫煙率は，男性30〜35%，女性9〜12%とまだまだ高率である．健診・保健指導は，日頃医療機関を受診しない喫煙者が期せずして健康について意識をし，医療者と接する貴重な機会であり，過去の研究から，短時間の禁煙支援介入でも禁煙率が向上することは明らかになっている[3]．臨床医学と比して健診・保健指導は受診者数が格段に多いことから，わずかな効果でも実際に禁煙に至る方の絶対数は多くなり，公衆衛生上のインパクトはきわめて高い．タバコをめぐる状況が複雑化する中において，不確実な情報に惑わされずに，客観的に正しい最新の知見を身につけて，禁煙支援に取り組んでいただきたい．

## A 能動喫煙および受動喫煙の健康影響

「タバコは健康によくない」「受動喫煙は健康に影響する」ことはすでに常識であり，医学的な議論は終了している．2016年に，厚生労働省より「喫煙と健康　喫煙の健康影響に関する検討会報告書」[4]が発出されているので，詳細はそちらを参照していただきたいが，概略を以下に示す．

### 1．能動喫煙

「レベル1：科学的証拠は，因果関係を推定するのに十分である」とされた疾病は下記の通りである．

① がん：肺がん，口腔・咽頭がん，喉頭がん，鼻腔・副鼻腔がん，食道がん，胃がん，肝臓がん，膀胱がん，子宮頚がん

② 循環器疾患：虚血性心疾患，脳卒中，腹部大動脈瘤，末梢性動脈硬化症

③ 呼吸器疾患：慢性閉塞性肺疾患（COPD），結核による死亡

④ その他：2型糖尿病，歯周病，乳幼児突然死症候群（妊婦の能動喫煙による）

「レベル2：科学的証拠は，因果関係を示唆しているが十分ではない」と

された疾病も多数ある（大腸がん，乳がん，腎盂尿管・腎細胞がん，前立腺がん，急性骨髄性白血病，子宮体がん，胸部大動脈瘤，気管支喘息，特発性肺線維症，骨密度低下，関節リウマチ，認知症）．

「喫煙でがんや脳卒中・心臓病になる」といった旧来型の知識にとどまらず，2 型糖尿病や歯周病の原因となること，高齢化社会において，骨粗鬆症（〜骨折による ADL 低下）や認知症など，要介護となる要因として喫煙が重要であることを啓発していく必要がある．

また，喫煙者ががんに罹患した時に，喫煙を継続することで生命予後の悪化，二次がんの罹患（以上レベル 1），再発リスク増加，治療効果低下，治療関連毒性（以上レベル 2）が報告されており，喫煙者に対してはどのような状況下でも禁煙支援を行っていく必要がある．

## 2. 受動喫煙

肺がんや虚血性心疾患および脳卒中は，「レベル 1：科学的証拠は，因果関係を推定するのに十分である」とされた．これにより，年間 1 万 5 千人余りが死亡していると推計され[5]，受動喫煙は生命予後に直結する重大な問題であること，喫煙は喫煙者自身の健康を損なうばかりではなく，他者に危害を加える行為であることをまず認識する必要がある．

このほか，呼吸器への急性影響（臭気・不快感，鼻の刺激感）は言うまでもなく，小児が受動喫煙を受けることでの乳幼児突然死症候群や喘息既往もレベル 1 である．

また，「レベル 2：科学的証拠は，因果関係を示唆しているが十分ではない」とされた疾病や症候も以下のように多岐にわたっている．

① がん：乳がん，鼻腔・副鼻腔がん

② 呼吸器への急性影響：急性呼吸器症状（咳嗽，痰，喘鳴，胸部絞扼感，呼吸困難など）

③ 慢性呼吸器疾患：慢性呼吸器症状，呼吸機能低下，喘息の発症・コントロール悪化，慢性閉塞性肺疾患（COPD）影響

④ 母子への影響

1）妊婦の受動喫煙：子宮内胎児 発育遅延，出生体重の減少（低出生体重児）

2）小児の受動喫煙：喘息発症・重症化，肺機能低下，学童期の咳・痰・喘鳴・息切れ中耳疾患，齲歯

## 3. 受動喫煙対策（分煙）の有効性と三次喫煙（残留受動喫煙）について

受動喫煙の有害性が明白になり，法的にも対策が求められるようになった結果，様々な対応（いわゆる分煙）が行われている．

建物内に喫煙室を設置する場合，出入口から室外へタバコ煙が漏れないように，室外から室内へ 2m/s 以上の風速を確保するような大規模な空調設備（換気装置）設置が求められている．高額な費用がかかり，現状でこの基準をクリアしている喫煙室は少ない．また，たとえこの基準をクリアしていても，出入り口扉の「ふいご作用」による押し出しや，喫煙者の後ろにできる空気の渦に巻き込まれる形で煙の漏れ出しは防げない[6]．

屋外に喫煙所を設置しても，風向きによっては 25m 離れた場所でも受動喫煙が発生することが示されている[7]．

屋内にせよ屋外にせよ，喫煙所のそばを通りかかると「タバコ臭い」と感じることは日常経験されるが，これは受動喫煙の被害を受けているということであり，分煙によって受動喫煙を防止することが極めて困難であることを示している．

また，喫煙者の呼気からは喫煙終了後 45 分間にわたりガス状物質（Total Volatile Organic Compounds: TVOC）が発生することが示されている[8]．呼気と合わせて，喫煙直後に毛髪や服に付着した有害成分が徐々に揮発することで，喫煙所から戻った喫煙者が隣に来ると「タバコ臭い」と感じることは日常経験され，三次喫煙（残留受動喫煙）として新たな問題となっている．

以上，受動喫煙を起こさずに喫煙することは極めて困難であることを強調しておく．

## B 新型タバコ（加熱式タバコ）について

2014年に日本とイタリアの一部の都市限定で加熱式タバコの発売が開始され，2016年に世界で初めて日本が加熱式タバコを全国販売している国となった．2024年時点でも，世界シェアの8割以上を日本が占めており，日本が加熱式タバコの「実験場」となっている．

加熱式たばこは，紙巻きタバコと同様にたばこ事業法に規定されたタバコ製品として販売されているが，タバコ産業による「有害物質低減」といった宣伝が広く行われ，あたかも紙巻きタバコと比較して健康リスクが減っているとの誤解が広まっている．

一部の有害物質が低減されていることは確かであるが，それが直接健康リスクの低減につながるものではない．タバコ産業が作成したポスターにも，「“有害性成分の量を約90%カット”の表現は，本製品の健康に及ぼす悪影響が他製品と比べて小さいことを意味するものではありません」，と明記されている．

我が国をはじめ，世界から加熱式タバコについての知見が少しずつ集積され始めているが，能動喫煙，受動喫煙いずれについても，紙巻きタバコと同等の健康被害がみられるとする報告が多い．2024年5月，日本呼吸器学会，日本内科学会など32学会が参加する禁煙推進学術ネットワークが，現時点での知見の集積として，下記3項目を見解として国に提出した[9]．

1）加熱式タバコから発生するエアロゾルには発がん性物質を含む有害成分が含まれており，呼吸器障害，妊婦や胎児・児童の健康障害，心臓血管の健康影響などが懸念されている

2）加熱式タバコの使用者の呼気に含まれる有害成分により，周囲の他者において有害物質の曝露があることが生体試料を用いた研究で示されている（加熱式タバコによる受動喫煙の問題がある）

3）加熱式タバコの使用は，紙巻きタバコの禁煙意欲を阻害し，禁煙施行時に適切な禁煙治療法の選択を妨げる可能性が指摘されている

「禁煙したいからまずは加熱式に変えた」という喫煙者に対しては，禁煙

を試行する意欲を尊重しつつ，後述するような適切な禁煙支援に導いていただきたい．

**・電子タバコについて**[10)]

電子タバコとは，香料などを含むリキッド（溶液）を電気的に加熱し，発生させたエアロゾル（蒸気）を吸入する製品である．しばしば加熱式タバコと混同して使用される用語であるが，わが国では，医薬品医療機器等法（薬機法）により，ニコチンを含むリキッドの販売は許可されていない．

海外においては，ニコチンを含む電子タバコについて，紙巻きタバコよりも健康影響が少ないという意見や，ニコチン入りの電子タバコの使用により紙巻きタバコを中止させる効果があるという研究データが発表されている．その一方，不適切な使用あるいは幼小児の誤飲などによる事故や，10 代への流行などが問題視されており，加熱式タバコと同様，使用が推奨されるものでないことは言うまでもない．

## C 禁煙支援について

### 1．禁煙外来

2006 年 4 月より禁煙治療の保険診療「ニコチン依存症管理料」の算定が開始された．喫煙を単なる「習慣」ではなく，依存症という「病気」と捉えるという意味で画期的な出来事であった．ニコチン依存度や喫煙本数・年数など一定の条件を満たす喫煙者に対して，薬物治療やカウンセリングなどを保険診療として実施するものである[11)]．

当初はニコチンパッチによるニコチン補充療法のみであったが，2008 年よりニコチン受容体作動薬である内服薬（バレニクリン）による治療が可能となり，「飲み薬で禁煙できる！」として，禁煙外来実施医療機関や利用者が急速に増えた．しかしながら，バレニクリンの副反応であるめまい，眠気により，2011 年より服用中の自動車運転が禁止されたことから，安易な使用にブレーキがかかり，さらに 2021 年 7 月，製造過程での発がん物質混入問題でバレニクリンが出荷停止となり，現時点ではニコチンパッチのみが使用可能となっている．

一方で，2016年にはニコチン依存症管理料の対象患者が拡大され，35歳未満の方に対しては，喫煙本数や喫煙年数によらず保険適用となった．加えて，2020年度からは加熱式タバコ使用者も健康保険による禁煙治療の対象として認められ，また，医療機器として国から認められた「禁煙治療用アプリ及びCOチェッカー」が保険診療で使えるようになった．さらに，かかりつけ医をもっている患者については，5回の治療を医療機関に行かずにオンライン診療で完結することが認められることとなり，様々な形での禁煙治療が可能となっている．

## 2. 一般用医薬品（OTC薬）による禁煙[12)]

禁煙外来に通院することが困難な方に対しては，一般医療用（Over The Counter: OTC）医薬品としてニコチンガムとニコチンパッチといった禁煙補助薬が薬局・薬店で市販されている．禁煙補助薬を利用すると，ニコチンガムでは1.5倍，ニコチンパッチは1.6倍，自力の禁煙に比べて禁煙成功率が高まると報告されている[13)]．

### a. ニコチンガム 図2

ニコチンガムは口腔粘膜からニコチンを吸収させるタイプのニコチン製剤である．短時間で効果が出るので，急なニコチン欲求に対応できる．

噛み方

・ピリッとした味を感じるまでゆっくりと15回程度噛む．
・ほほと歯茎の間にしばらく置く（約1分以上）．
・上記を約30〜60分間繰り返した後，紙などにつつんで捨てる．
・唾液はニコチンを含むため飲み込まないようにする．

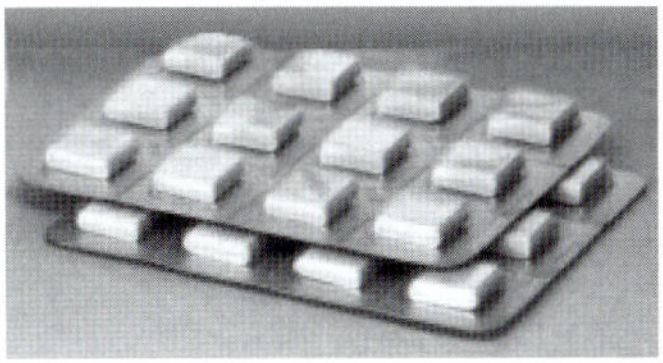

図2 ニコチンガム

### b. ニコチンパッチ 図3

ニコチンパッチは，身体に貼り，皮膚からニコチンを吸収するタイプのニコチン製剤である．持続的にニコチンを入れるので離脱症状を弱めることが可能である．

貼り方

・朝起きてすぐに上腕，背中，おなかのいずれかに貼る．

・薬局で販売しているニコチンパッチは寝る前にはがす．

※かゆみなどが出た場合は，薬剤師に相談する．

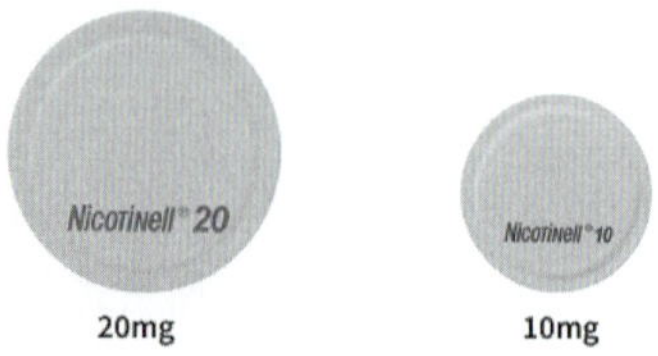

図3 ニコチンパッチ

ニコチンパッチは，禁煙外来で処方されるものと比べて用量が少ないので，ニコチン依存度の強い喫煙者に対しては効果が不十分となる可能性がある．ニコチンガムと合わせて，薬局薬剤師により，医薬品の販売と合わせて適切な禁煙支援を実施することが求められる．

## 3. SNSの利用

IT社会の進展に伴い，インターネット上に無料でダウンロードできる様々な禁煙支援アプリが公開されている．いずれのアプリも，禁煙開始日を設定すると，伸びた寿命や節約できた金額などが表示されたり，ニコチン離脱症状の出やすい時期に，自動的な応援メールや，過去の禁煙経験者からのアドバイスがタイムリーに届くなどの機能がある．数万〜数百万ダウンロードされ，使用者からの評価も概ね高く，使用することで自力よりは禁煙成功率が高まることが期待される．禁煙外来への通院や，薬局で適切な禁煙支援を受けることが難しい喫煙者に対して，選択肢の一つとなり得る．

## 4. ハームリダクション

タバコのハームリダクションとは，タバコを完全にやめさせるのではなく，その害を少なくしてタバコによる健康被害を減少させる意味で使用される．喫煙の健康リスクが明らかとなったなかで，タバコの販売を継続したいタバコ産業側から，低タールタバコや加熱式タバコなどが発売され，ハームリダクションとして宣伝されている．

様々な議論があるが，タバコ煙に含まれる有害物質に安全域はなく，ハームリダクションに科学的根拠はないとする考えが主流である．2024年2月，欧州呼吸器学会は現在までの知見に基づき，タバコのハームリダクションを全面的に否定する声明を発表した[14]．タバコの使用を減らし，タバコの使用を常態化させる可能性のある新興製品への依存から青少年を守ることは，最優先事項であるべきと結論付けられている．

一方で，欧州呼吸器学会のステートメントが発せられた直後に，電子タバコが紙巻きタバコの禁煙に有効であるとするスイスでの臨床試験結果が，New England Journal of Medicine誌に発表された[15]．加熱式タバコを含めて，ハームリダクション論争に注視していく必要はあるが，電子タバコについては前述したように，わが国でニコチン入りリキッドが許可されていない現状で，たとえ紙巻きタバコの禁煙に有効であったとしても，青少年への影響などマイナス面が大きく，安易に合法化するべきではないと考えられる．

■文献

1）厚生労働省. 2022（令和4）年国民生活基礎調査の概況. https://www.mhlw.go.jp/toukei/saikin/hw/k-tyosa/k-tyosa22/dl/04.pdf

2）堀　愛. 加熱式タバコに関するインターネット調査の実施およびその分析―加熱式タバコの受動喫煙の割合の場所別推計―. 厚生労働科学研究費補助金（循環器疾患・糖尿病等生活習慣病対策総合研究事業）分担研究報告書. 2023. https://mhlw-grants.niph.go.jp/system/files/report_pdf/20FA1005-%E5%88%86%E6%8B%85_%E5%A0%80_0.pdf

3）中山富雄, 嶋田ちさ. 健診・検診や保健指導の場における禁煙支援の事例報告.「特定健康診査・特定保健指導における禁煙支援から始めるたばこ対策」. 日本公衆衛生協会. 2013年8月.

4）厚生労働省. 喫煙と健康　喫煙の健康影響に関する検討会報告書. 2016. https://www.mhlw.go.jp/file/05-Shingikai-10901000-Kenkoukyoku-Soumuka/0000172686.pdf

5）片野田耕太. 厚生労働科学研究費補助金. たばこ対策の健康影響および経済影響の包括的評価に関する研究　平成27年度報告. 2016.

6）大和　浩. 第8条　たばこの煙にさらされることからの保護. 保健医療科学. 2015; 64: 433-7.

7) Yamato H, Mori N, Horie R, et al. Designated smoking areas in streets where outdoor smoking is banned. Kobe J Med Sci. 2013; 59: E93-E105.
8) 大和　浩. 受動喫煙の健康影響に関する最新情報. 保健師ジャーナル. 2019; 75: 105-12.
9) 日本禁煙推進学術ネットワーク. 加熱式タバコに関する見解及び要望. 2024. https://tobacco-control-research-net.jp/media/20240531-104641-718.pdf
10) 電子たばこ｜e-ヘルスネット（厚生労働省）. https://www.e-healthnet.mhlw.go.jp/information/dictionary/tobacco/yt-059.html
11) 禁煙外来｜e-ヘルスネット（厚生労働省）. https://www.e-healthnet.mhlw.go.jp/information/dictionary/tobacco/yt-007.html
12) 禁煙のおくすりってどんなもの？｜e-ヘルスネット（厚生労働省）https://www.e-healthnet.mhlw.go.jp/information/tobacco/t-06-006.html
13) 日本循環器学会, 日本肺癌学会, 日本癌学会, 日本呼吸器学会. 禁煙治療のための標準手順書（第 8.1 版）. 2021.
14) Chen DT, Grigg T, Filippidis FT, et al. European Respiratory Society statement on novel nicotine and tobacco products, their role in tobacco control and "harm reduction". Eur Repir J. 2024; 63: 2301808.
15) Auer R, Schoeni A, Humair JP, et al. Electronic nicotine-delivery systems for smoking cessation. N Engl J Med. 2024; 390: 601-10.

〈高木重人〉

# 4 ストレス

## A ストレスと健康

ストレスによる健康障害については，多くの研究が行われている．ストレスが100%原因であるということではないが，多くの疾病の症状の発現や経過に様々な程度に影響を与えると考えられている 表1 ．一例として，個人に知覚されたストレスと冠血管疾患・脳卒中発症，および循環器疾患・がん・総死亡の関連を観察したスウェーデンの疫学研究を紹介する．Rosengren らは，スウェーデンの一都市における心筋梗塞の既往のない 47～55 歳の地域在住男性 6935 人を，平均 11.8 年追跡した[1]．調査開始時に聴取された情報で，「職場や家庭事情に関連して起こる緊張感，イライラ，不安，睡眠の障害」を，前年もしくは過去 5 年にわたってずっと経験していると答えたグループを高ストレスグループ，過去 5 年にわたって何度か経験した～経験していないと答えたグループを低ストレスグループとして解析が行われた．その結果，高ストレスグループは，低ストレスグループに比較して，冠血管疾患・脳卒中の発症リスク，循環器疾患死亡・総死亡のリスクが上昇し

表1 ストレスが引き起こす心身の異常

| ストレスが密接に関係するとされる代表的なからだの病気 | ストレスが密接に関係するとされる代表的なこころの病気 |
|---|---|
| 虚血性心疾患（狭心症・心筋梗塞）<br>高血圧<br>消化性潰瘍<br>過敏性腸症候群<br>気管支ぜんそく<br>更年期障害<br>円形脱毛症 | うつ病<br>アルコール依存症<br>全般性不安障害<br>パニック障害<br>摂食障害 |

ていた.

ストレスは，交感神経系の亢進や視床下部－下垂体－副腎系を経由したストレスホルモンの分泌を通じて，血圧や血糖値の上昇，免疫機能の制御不全などの生理学的な変化を生じる．この変化が長期にわたって持続すると循環器疾患などの器質的な疾患の発症につながる．こうして生じたホルモンや免疫の変化は脳に対してフィードバックグループを形成しており，脳機能を変化させることもわかってきている．自律神経系のバランスの崩れやストレスホルモンの分泌，ストレスによって引き起こされる心理的な負担で引き起こされる不安，抑うつ，焦燥感は，食欲や睡眠に影響し，好ましくない行動パターンに陥ることも示されている.

## B ストレスに関する理解

さて，冒頭に例示した研究で，「職場や家庭事情に関連して起こる緊張感，イライラ，不安，睡眠の障害」としてストレスが把握されていたことについて，読者はどのように思われたであろう．ストレスという用語は，多義的に使われていて，この例のように，心身に影響を及ぼす外的な要因であるストレス要因と，ストレス要因によって引き起こされるストレス反応が混同して使用されていることが多い．日常会話のなかでは，とくに問題はないが，ストレスの要因とそれによる反応，および，両者の関係を修飾する要因に分けてストレスを理解すると，ストレス対処を目的とした保健指導に活かすことができる.

ストレスは，もともと工学系分野で使用されていた用語で，外部からの圧力によって金属が歪んだ状態（圧力が強ければ歪みは大きくなり，一定程度の圧力であれば，金属はそれに反発して，形状を基に戻そうとするプロセス全般）について用いられていた．生理学者のSelyeは，このストレスの概念を人間の生体反応に適用し，肉体や精神に加えられる刺激（ストレス要因，または，ストレッサー）によって観察される生体の反応をまとめて，汎適応症候群として紹介した．Selyeは，また，ストレスは有害な作用をもたらすものだけではなく，心身の健康にとって有益な作用をもたらすもの（eustress）もあるとした．

同じような状況下でも，ストレスによる影響は，個人のとらえ方に大きく左右される．心理学の分野で，Lazarus と Folkman は，ストレスへの対処（コーピング）について，ストレス要因に対する個人の認知的な評価を取り入れたモデルを提唱した[2]．このモデルでは，個人が直面している事態が，その人にとって脅威なのか，困難だけれどやりがいがあるのか，無関係かといった視点でなされる評価を 1 次評価とした．そのうえで，その出来事や状況に，どのように対処するか，対処する方策や資源があるかを評価する 2 次評価がなされ，選択された対処の成否とその結果が再評価されるとした．対処がうまくいかなかったときは，別の対処が検討され，対処がうまくいけば，成功体験として，対処法のレパートリーに加えられる．対処の方法には，ストレス要因自体に対応する問題焦点型対処（ストレス要因の解決）と，ストレスの結果生じた不快な情動を変化させようとする情動焦点型対処（ストレス反応の軽減）がある．

## C ストレス要因とストレス反応

私たちの身の回りには，実に様々なストレス要因がある 表2 ．ストレス要因を客観的に把握することは，ストレスの原因に対処できるという点で有用である．一方，ストレスに反応して起こる心身および行動の変化も多様である 表3 ．ケース（相談者）が自らを省みて，ストレス反応を自覚し，適切な行動（ストレスへの対処行動）につなぐことができるような支援が求められる．

Holmes と Rahe は，人生の節目で発生する重大な出来事（ライフイベント：life events）を，いわゆる社会的なストレス要因として抽出した[3]．そしてライフイベントによって引き起こされた生活様式の変化に，再び適応するのに要する労力を尺度化し，一定以上のライフイベントを経験すると，疾病に罹患する可能性が高まるとした．社会的，文化的な状況が異なる現在の日本で，彼らが設定したスコアがそのまま当てはまるものではない．また，ライフイベントの影響も個人差が大きいなどといった批判もあるが，ストレス

**表2 様々なストレス要因**

| |
|---|
| ライフイベント（注1）<br>配偶者の死，離婚，配偶者との別居，刑務所での服役，親密な家族員の死，自分の大きなけがや病気，結婚，失業・解雇，結婚の承諾，退職 |
| 日常の苛立ち事<br>物理的要因：暑熱や寒冷，騒音<br>化学的要因：有機溶剤，タバコ（の匂い）<br>生物学的要因：微生物による感染症，体の不調による症状や不快感，睡眠不足<br>心理社会的要因：ものの置忘れや紛失，借金の心配，対人関係，収入の減少 |
| 外傷的な出来事<br>自然災害：地震，火災，火山の噴火，台風，洪水<br>社会的不安：戦争・紛争，テロ事件，暴動<br>生命などの危機に関わる体験：暴力，事故，犯罪，性的被害，逆境的小児期体験<br>喪失体験：家族・友人の死，大切な物の喪失 |

注1：Holmes と Rahe が提唱した社会的再適応評価尺度で取り上げられた42のライフイベントのうち，影響の大きいものから10のイベントを挙げた．
（Holmes TH, et al. J Psychosom. 1967; 11: 213-8[3] より）

要因を客観的にとらえられるようになった点や，結婚のような慶事であっても，再適応するのに労力がかかる点等を示し，ストレス研究やストレス対策の考え方を進めた貢献は大きい 表2 .

Lazarus は，家事や育児，仕事の多忙，人間関係のトラブル，騒音等，慢性的に発生する日常の苛立ち事（daily hassles）は，人生の節目で発生するライフイベントより深刻な影響があり，健康との関連の点では妥当なストレス要因であるとし，日常的なストレス要因の重要性を示した．日常の苛立ち事は，実に多岐にわたるが 表2 ，一方で，些細なことでも環境面をよくすることがストレス対策になることに気づかせてくれる．

いうまでもなく，自然災害や戦争・犯罪被害など破局的な体験となるような（その人の生命や存在に影響をおよぼす強い衝撃をもたらす）出来事は，心身に大きな影響を与え，しばしば，心的外傷後ストレス障害（post traumatic stress disorder: PTSD）の原因になる．これらのストレス要因は，外傷的な出来事（traumatic events）と呼ばれる．

**表3 ストレス反応として起こりやすい心身および行動の変化**

気分の変化
- 悲しい，憂うつな気分，沈んだ気分
- 何事にも興味がわかず，楽しくない
- 疲れやすく，元気がない（だるい）
- 気力・意欲・集中力の低下（おっくう，何もする気がしない）
- 寝付きが悪く，朝早く目が覚める
- 食欲がなくなる，または，食欲が止まらなくなる
- 人に会いたくなくなる
- 心配ごとが頭から離れず，考えが堂々めぐりする
- 失敗，悲しみ，失望から立ち直れず，自分を責める

身体の変化
- 頭痛，めまい，不眠，発汗，緊張，だるさ，身体不調感
- 発疹，吹き出物
- 目のかすみ，充血，耳鳴り
- せき，たん，のどの痛み
- 高血圧，動悸
- 消化不良，胸やけ，食欲低下，下痢，便秘
- 肩こり，腰痛，関節痛

日常生活や業務遂行時の変化（周囲から気が付かれる変化を含む）
- 通常でない出勤状況，遅刻・早退の増加
- 飲酒量や喫煙量の増加
- 以前は素早くできた業務に時間がかかる，業務が期限内に間に合わない
- 以前は正確にできた業務にミスが目立つ
- ルーチンの（日常的に決まっている）業務に手こずる
- 業務の遂行レベルが良かったり悪かったりする
- 上司や同僚との言い争いや，気分のムラが目立つ

## D ストレス対策に関する保健指導

上述したストレスに関する理解は大切である．ケース（相談者）に，ストレス要因の同定と，適切なストレス対処ができるような支援が求められる．外的な要因によって，様々な心身の反応が起こることは，正常な反応であることも伝えたい．

ストレス要因を客観的に認識することは，ストレス対処，ストレスによる健康障害の予防のファーストステップである．これにより，ストレス要因（環境）への働きかけが可能となる（問題焦点型対処）．一方で，ケース（相

談者）個人が，ストレス要因を，ひとりで解決できないことも多い．問題解決のための資源を探す支援も有用である．

重要な他者—家族や友人，上司の支援など，その人の周囲から得られる支援（ソーシャル・サポート）は，ストレス要因の影響に緩衝してストレス反応を軽減することがわかっている．問題解決のための情報や実際の手助けなどといった支援や，必ずしも，問題の解決にはつながらなくとも，ケースが置かれた状況への理解や共感がストレス反応を和らげる可能性がある．ストレス対処のための心理教育として，日頃から，相談できる相手をもつようにしておくことは，有用な対策として挙げられている．

一般的なストレス対処法として，十分な休養と睡眠，バランスの取れた食事や運動など，好ましい保健行動はストレス耐性を高める効果があることも指導内容に加えられる．フルーツや緑黄色野菜の摂取は，成人のメンタルヘルスに好影響を与える．身体活動には，うつ病や不安障害発症予防効果があることが認められている．積極的なストレス対処法として，漸進的筋弛緩法や腹式呼吸等のリラクゼーション法，アサーティブなコミュニケーションスキルの獲得等が数えられるが，これらの解説は成書に譲る．

## E ストレスチェック

ストレスチェック制度は，労働者のストレスの状況について定期的に検査をし，本人にその結果を通知して自らのストレスの状況について気付きを促してメンタルヘルス不調のリスクを低減させるとともに，検査結果を集団的に分析し職場環境の改善につなげることにより，メンタルヘルス不調の一次予防に資することを主な目的としている．さらに，ストレスの高い労働者を早期に把握し，医師による面接指導につなげることでメンタルヘルス不調を予防することを副次的な目的としている．

ストレスチェックを受けた後，労働者が保健指導を受けるシチュエーションには，大きく分けて二つの機会がある．一つは，高ストレスで，面接指導が必要であると判断された労働者が受ける医師による面接指導，もう一つは，高ストレスでも，医師による面接指導を希望しない労働者が産業保健スタッフ等（保健師，看護師，カウンセラー等）による相談対応を受ける機会である．いずれの場合も，ストレスチェックの結果を通じて，自身の状況を把握してもらう点が，保健指導のスタートとなる．

ストレスチェックで汎用されている職業性ストレス簡易調査票では，表4で示すストレス要因，ストレス反応および修飾要因が把握される．ストレスチェックの結果を見ながら，各要因について対象者が思い当たるとこ

**表4 職業性ストレス簡易調査票で測定される項目**

| 仕事のストレス要因 | ストレス反応 | 修飾要因 |
|---|---|---|
| 量的労働負荷（3）<br>質的労働負荷（3）<br>身体的労働負荷（1）<br>仕事のコントロール（3）<br>技術の低活用（1）<br>対人問題（3）<br>職場環境（1）<br>仕事の適性（1）<br>働きがい（1） | 心理的ストレス反応<br>活気（3）<br>イライラ感（3）<br>疲労感（3）<br>不安感（3）<br>抑うつ感（6）<br><br>身体的ストレス反応<br>身体的愁訴（11） | 上司，同僚，家族・友人の支援（9）<br>職場・家庭生活に対する満足度（2） |

カッコ内は項目数
〔厚生労働省．労働安全衛生法に基づくストレスチェック制度実施マニュアル（令和3年2月改訂）より〕

**表5 仕事のストレス要因**

| | |
|---|---|
| 量的な負担<br>● 非常にたくさんの仕事をしなければならない<br>● 時間内に仕事が処理しきれない<br>● 一生懸命働かなければならない<br>技能の低活用<br>● 自分の技能や知識を仕事で使うことが少ない<br>対人関係<br>● 部署内で意見の食い違いがある<br>● 所属部署と他の部署とで「うま」が合わない<br>● 職場の雰囲気が友好的でない<br>作業環境<br>● 作業環境（騒音，照明，温度，換気など）が良くない | 質的な負担<br>● かなり注意を集中する必要のある仕事だ<br>● 高度な知識や技術が必要な難しい仕事だ<br>● 勤務時間中はいつも仕事のことを考えていなければならない<br>裁量権の少なさ<br>● 自分のペースで仕事ができない<br>● 自分で仕事の順番・やり方を決めることができない<br>● 職場の仕事に自分の意見を反映できない<br>仕事の適性<br>● 仕事の内容が自分に合わない<br>働きがいのなさ<br>● 働きがいのある仕事ではない |

**表6 就業制限や専門医への相談の必要性を警告する症状**

- めまい，ふらつき，嘔気，冷感，微熱などの自律神経症状や倦怠感が強い
- 慢性疲労感など自覚症状が強く，労働意欲の喪失傾向がある
- 日常業務の遂行に支障をきたすような，強いうつ状態や不安，焦燥感，睡眠障害
- 自殺念慮

ろを確認してもらうことで，ストレス要因の整理ができ，職場に働きかけることでストレス要因の影響を減弱させるヒントになる．ストレスチェックで把握される仕事のストレス要因としては，表5のような例が挙がる．職場への働きかけは，労働者自身にはできないこともあるが，面接者が，労働者の同意を得ながら，しかるべき対象（上司や人事）とも相談して，たとえば，仕事量の減量（ストレス要因の調整）や応援の増員（修飾要因の調整）等の，配慮を依頼することもある．

ストレスチェックで把握される高ストレス状態は，仕事によって引き起こされるものであるが，家庭内の出来事など，仕事以外の要因が関わっていることもある．有意な仕事上のストレス要因が把握されない場合は，生活上の問題がないか確認する．面接指導では，面接対象者の診断をする必要はないが，ストレス反応が強く，専門家の支援が必要と考えられる労働者には医療機関への紹介や治療を勧めることもありうる表6．

■文献

1) Rosengren A, Hawken S, Ounpuu S, et al; INTERHEART investigators. Association of psychosocial risk factors with risk of acute myocardial infarction in 11119 cases and 13648 controls from 52 countries (the INTERHEART study): case-control study. Lancet. 2004; 364: 953-62.
2) Lazarus RS, Folkman S. Stress, appraisal, and coping. New York: Springer; 1984.
3) Holmes TH, Rahe RH. The social readjustment rating scale. J Psychosom Res. 1967; 11: 213-8.

〈堤　明純〉

# 5 栄養・食生活
## 1) 肥満, 糖代謝, 血圧のコントロール

2008年度から開始された特定健診・特定保健指導では，メタボリックシンドロームに主眼をおき，糖尿病などの生活習慣病に関する健康診査（特定健診）およびその後の保健指導（特定保健指導）が行われている[1]．

栄養・食生活との関連が深いとされる疾病には糖尿病，高血圧，高脂血症，虚血性心疾患，脳卒中，一部のがん（大腸がん，乳がん，胃がんなど），骨粗鬆症などがあり，これらの生活習慣病を予防するには，特に食事や運動の習慣改善が重要である．また，食を取り巻く社会環境の変化に伴い，特に食生活の乱れが著しい人たちにおいては，健康への影響が懸念されている．

特定保健指導では，内臓脂肪蓄積の程度と心疾患などのリスクが高い順に，「積極的支援」，「動機づけ支援」，「情報提供」に振り分けられ，対象者が生活習慣の改善を自らが選択し，行動変容に結びつけられるように支援・指導が行われている．

本稿では，特定保健指導における食生活の改善を目指した支援・指導（以下，「食生活指導」とする）における食事バランスガイドの活用について概説する．

### A 特定保健指導において求められる栄養・食生活の専門知識

栄養指導の目的は，食に関する課題について適切な方向づけをし，個人が可能な限りの自己管理ができる能力を育成することであり，たとえば，医療機関では外来における個人を対象とした疾患の予防・治療のための食事指導などがあげられる．

特定保健指導に従事する者には，対象者の栄養状態や習慣的な食物摂取状況を把握し，健診結果と代謝，食事内容との関係を対象者にわかりやすく説

明することが求められている．その上で，食事摂取基準や食事療法の各種ガイドラインなどをふまえ，対象者にとって改善しやすい食行動の具体的内容，さらには対象者の食環境の状況をふまえた支援を提案できる能力が必要とされている．

## B 食生活指導のための食事調査

糖尿病などの生活習慣病に対する保健指導は，個人の生活行動，行動の背景にある健康に対する認識，そして価値観に働きかける行為である．このため保健指導の実践過程は個々人に応じて千差万別であり，限られた時間のなかで何を優先的に把握・評価するかを見極めることが重要である．

特定保健指導の「動機づけ支援」,「積極的支援」では，医師，保健師，管理栄養士が，① 初回の面接，② 対象者の行動目標・支援計画の作成，③ 保健指導の評価を担当している．これら支援の実施にあたっては，対象者の生活習慣および行動変容のステージ（準備状態）およびどのような生活習慣の改善が必要なのかを把握する必要があることから，詳細なアセスメントを実施することが望ましい．ここで，食生活に関する質問としては，食習慣・食行動や食事の内容・量などがあげられる．

食生活指導において，対象者の栄養・食生活の問題点を明確化し，実施した指導を評価するための基礎資料となるのが食事調査である．食事調査は，対象者における短期間または長期にわたる食事摂取状況を把握することを目的としており，大きく2種類に分類される．1つは日常の食習慣や食行動（例：夜食，早食い）を質問する調査であり，もう1つは「何をどれだけ食べているか」を明らかにする，つまり，食品や栄養素摂取量を調べる調査である．

さらに，後者の食事摂取量に関する調査は，「短期間の栄養摂取状況を把握する方法」と「長期間の習慣的な栄養摂取状況を把握する方法」の2つに分けられ，食生活指導の各段階の目的に応じて使い分ける．主な特徴を表1にまとめる．

**表1 主な食事調査の特徴**

| | 短期間の摂取状況を把握 | 長期間の習慣的な摂取状況を把握 |
|---|---|---|
| 主な調査方法 | 24時間思い出し法<br>(対象者が24時間以内または前日に摂取した食事の内容を面接により聞き取る) | 食物摂取頻度調査<br>(食品リストと摂取頻度を組み合わせたもので，食品の分量と摂取頻度から1日あたりの摂取量を算出する) |
| | 食事記録法<br>(対象者が1日または数日間に摂取したすべての食品について記録する) | 食事歴法<br>(摂取頻度と摂取量に加えて日常摂取される食物の特徴や食事様式を評価する．個人の日常の食物摂取を確認する食事評価法の1つ) |
| 長所 | • 何を食べたか具体的な食事の内容がわかる<br>• 個々の食品レベルでの分析が可能 | 習慣的な摂取量および集団内での相対的な位置づけがわかる |
| 短所 | 短期間の把握しかできない | 個々の食品と食事がみえにくい |

(高橋啓子. In: 山本　茂, 他編. 管理栄養士講座「公衆栄養学」. 建帛社; 2006. p.85[2] の表を基に作成)

## C 食生活指導の方法

健診および食事調査の結果をもとに，食生活指導の目標を設定し，指導内容を決定する．

糖尿病患者を対象とした指導は，1単位80 kcalを目安として食品交換表およびフードモデルなどを用いて行われる．特定保健指導において，特に，エネルギー制限を厳しく行う必要のある場合には食品交換表を用いられることもあろう．しかし，実際に毎度の食事に複雑な食品交換表を用いてカロリー計算をするのは対象者にとって大きな負担であり，長続きしない．また，特定保健指導の対象となる年齢層の男性は自ら料理する機会がほとんどなく，外食あるいはコンビニエンスストアの弁当などを利用することも多く，栄養素レベル（例: ○○ kcal，カルシウム××mg）や食品レベル（例: 野菜1日350 g）での目標を示し，それを自己モニタリングしながら食事コントロールを行うことは難しい．

特定保健指導では対象者の意識向上・行動修正を促し，健康的な生活を維持できるような指導を行うことが前提であり，対象者の行動変容につながるような具体的でわかりやすいツールが必要である．このようなツールの１つとして「料理レベル」で量的な目安が示されている「食事バランスガイド」 図１ がある．これを活用することにより，対象者自身が食事の全体像を把握し，目標を設定する方法も有効であろう．「食事バランスガイド」は，食品交換表などのように“量的な”詳細を示した指導ツールに置き換わるものではないが，無関心層，すなわち食事改善への関心が薄い段階の人々や生活習慣病予備群を対象とした指導の第１ステップとしては十分に活用できるであろう．

コマの基本形 図１左 は，2,000～2,400 kcal を想定しており，身体レベルが「ふつう」以上の成人女性（高齢者を除く）や身体活動レベルが低めの成人男性における１日当たりのエネルギー摂取量の目安となる．そこで，この「基本形」をベースとして，各料理区分で±1～2 つ（SV）程度の調整をすることにより，約 1,400～3,000 kcal 程度をカバーできる 図１．なお， 図２

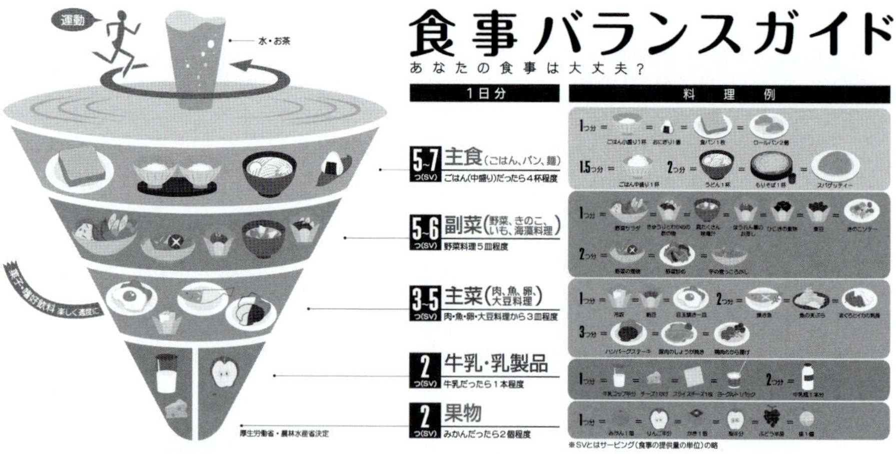


図１ 食事バランスガイド
(厚生労働省・農林水産省決定. 食事バランスガイド. https://www.maff.go.jp/j/balance_guide/attach/pdf/index-3.pdf)

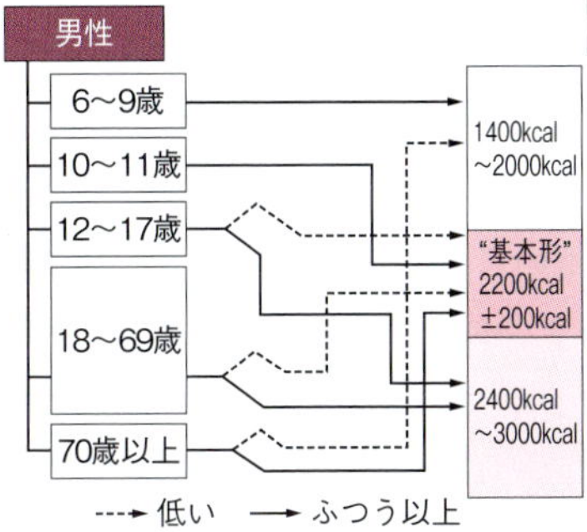


| エネルギー (kcal) | 主食 | 副菜 | 主菜 | 牛乳・乳製品 | 果物 |
|---|---|---|---|---|---|
| 1400<br>1600<br>1800 | 4~5 | 5~6 | 3~4 | 2 | 2 |
| 2000<br>2200 | 5~7 | | 3~5 | | |
| 2400<br>2600<br>2800<br>3000 | 6~8 | 6~7 | 4~6 | 2~3 | 2~3 |

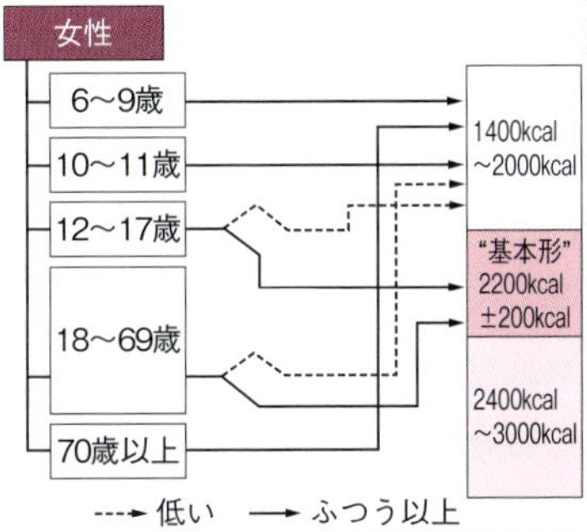


| エネルギー (kcal) | 主食 | 副菜 | 主菜 | 牛乳・乳製品 | 果物 |
|---|---|---|---|---|---|
| 1400<br>1600<br>1800 | 4~5 | 5~6 | 3~4 | 2 | 2 |
| 2000<br>2200 | 5~7 | | 3~5 | | |
| 2400<br>2600<br>2800<br>3000 | 6~8 | 6~7 | 4~6 | 2~3 | 2~3 |

**身体活動**

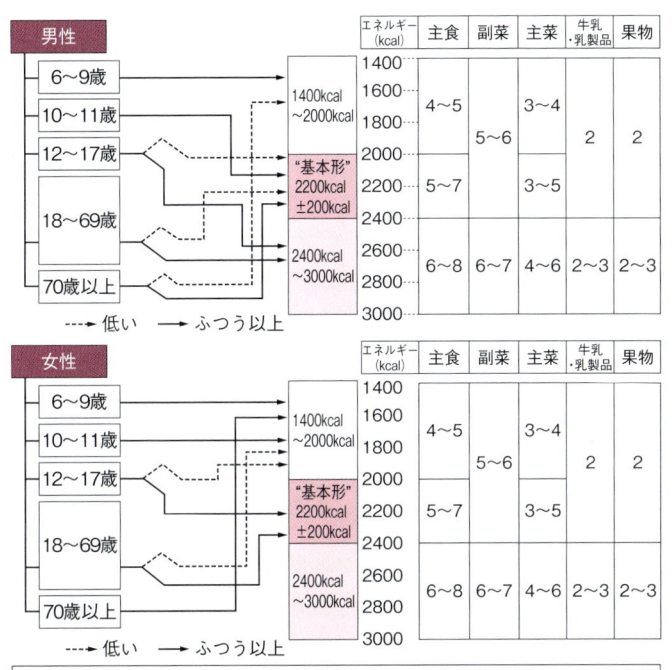

「低い」＝生活の大部分が座位の場合，
「ふつう以上」＝座位中心だが仕事・家事・通勤・余暇での歩行や立位作業を含む場合，または歩行や立位作業が多い場合や活発な運動習慣を持っている場合.

※強いスポーツ等を行っている場合には，さらに多くのエネルギーを必要とするので，身体活動のレベルに応じて適宜必要量を摂取する.

○成長期で，身体活動レベルが特に高いまたは低い場合，主食・副菜・主菜について，必要に応じて SV 数を増減させることで適宜対応する.

○肥満（成人で BMI≧25）のある場合には，体重変化を見ながら適宜，「摂取の目安」のランクを 1 つ下げることを考慮する.

**図 2** 食事摂取基準（2010 年版）による性・年齢，身体活動レベルからみた 1 日に必要なエネルギー量と料理区分における摂取の目安
〔厚生労働省健康局. 日本人の食事摂取基準（2010 年版）の改訂を踏まえた食事バランスガイドの変更点について. 2010[4] より〕

のフローチャートは，「日本人の食事摂取基準（2010年版）」における，身体活動レベル別の推定エネルギー必要量を参考としたもので，実際には基礎代謝や体位の個人差などにより，個人のエネルギー必要量は大きく異なる．したがって，実際には個々人の体重の変化などをみながら全体的な食事量を調整していく必要がある[3]．現在，用いられている「日本人の食事摂取基準（2020年版）」[5]における推定エネルギー必要量および50歳以上の年齢区分変更に留意しながら参考にされたい．

なお，「食事バランスガイド」の認知が食行動と関連しており，その食行動はBMIおよび内臓脂肪蓄積と負の関連性があること，そして，「食事バランスガイド」を認知することが食行動の変容および肥満予防につながる可能性が報告されている[6]．また，女子大学生を対象とした横断研究において「食事バランスガイド」に沿った食生活を遵守している人ほど代謝リスク要因（腹囲，LDLコレステロール）が低いこと[7]，さらに多目的コホート研究（JPHC Study）において「食事バランスガイド」に沿った食生活を遵守している人ほど総死亡のリスクが低下しており，死因別では循環器疾患死亡，特に脳血管疾患死亡のリスクが低いことが明らかになっている[8,9]．このことから，「食事バランスガイド」に準じて，不足しがちな野菜や果物の積極的な摂取およびバランスのよい食生活の実践につながる指導が重要といえる．

## D 食生活指導における留意点

コマ本体の5つの料理区分の他，菓子・嗜好飲料は，食生活の中での楽しみでもあり，食事全体の中での量的なバランスを考えて適度な摂取とする必要があることから，コマを回すための「ヒモ」として表現されている．他の料理区分とは異なり，「つ（SV）」としての量的な目安は示されておらず，エネルギーとして，「100 kcal」，「200 kcal」という100 kcalごとの区切りで摂取量を調整する．特に，菓子類とアルコールはつい摂り過ぎてしまいがちであり，エネルギー摂取過剰の原因となるため留意が必要である 図3 [10,11]．

「食事バランスガイド」はエネルギーの厳密な確認とコントロールを目的としたものではなく，料理の中の「隠れてみえない」油脂や調味料に関して

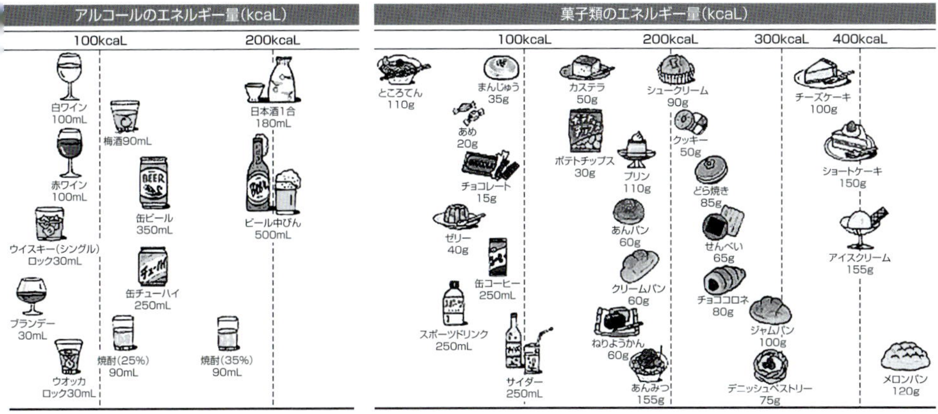


**図3 主なアルコール[10]および菓子類[11]のエネルギー量**
(日本栄養士会, 監修.「食事バランスガイド」を活用した栄養教育・食育実践マニュアル第2版. 東京: 第一出版; 2015)

さらに注意することが必要である．たとえば，天ぷら1人前には15gもの油が含まれており，ご飯や麺類の炒め物（例：チャーハン，焼きそば）も油を吸いやすい．そこで，摂取エネルギーを抑えるための指導としてどのように調理されたものであるかにも注意を促す必要がある．たとえば，「野菜は炒め物より，（油を使わない）蒸す・ゆでたものを選ぶように心がける」などの指導が考えられる．また，「隠れてみえない」調味料のうち，特に注意が必要なのは食塩である．食塩の摂取量を減らす指導として，高塩分の食品（例：味噌汁，漬物，インスタント食品）の摂取を控えること，そして塩分控えめの薄味でもおいしく食べられる調理法，例えば「しょうがや大葉などの香味野菜，またスパイスやハーブを活用する」などを勧めることが考えられる．さらに，「コマのヒモ」に着目することにより，過剰なエネルギーおよびアルコールの把握と目標設定による指導を効果的に取り入れることが可能である．

氏名

| 月 | 日(月) | 日(火) | 日(水) | 日(木) | 日(金) | 日(土) | 日(日) |
|---|---|---|---|---|---|---|---|
| **天気** | □晴 □曇 □雨 □雪 | □晴 □曇 □雨 □雪 | □晴 □曇 □雨 □雪 | □晴 □曇 □雨 □雪 | □晴 □曇 □雨 □雪 | □晴 □曇 □雨 □雪 | □晴 □曇 □雨 □雪 |

**身体チェック**

| | | | | | | | |
|---|---|---|---|---|---|---|---|
| ●体重計測<br>(毎朝 計測) | □計測した<br>(計測時間 : )<br>□計測しなかった | □計測した<br>(計測時間 : )<br>□計測しなかった | □計測した<br>(計測時間 : )<br>□計測しなかった | □計測した<br>(計測時間 : )<br>□計測しなかった | □計測した<br>(計測時間 : )<br>□計測しなかった | □計測した<br>(計測時間 : )<br>□計測しなかった | □計測した<br>(計測時間 : )<br>□計測しなかった |
| ●今日の体重 | ( )Kg | ( )Kg | ( )Kg | ( )Kg | ( )Kg | ( )Kg | ( )Kg |
| ●腹囲計測<br>(毎週に1回計測) | □計測した( )cm<br>□計測しなかった | □計測した( )cm<br>□計測しなかった | □計測した( )cm<br>□計測しなかった | □計測した( )cm<br>□計測しなかった | □計測した( )cm<br>□計測しなかった | □計測した( )cm<br>□計測しなかった | □計測した( )cm<br>□計測しなかった |

**身体活動チェック　目標：60Kcal/日 消費量アップ　目安→普通歩行(10分間)約40Kcal**

| | | | | | | | |
|---|---|---|---|---|---|---|---|
| ●普通歩行 10分 | □できた<br>□できなかった | □できた<br>□できなかった | □できた<br>□できなかった | □できた<br>□できなかった | □できた<br>□できなかった | □できた<br>□できなかった | □できた<br>□できなかった |
| ●エレベーターではなく階段を使う<br>5分 | □できた<br>□できなかった | □できた<br>□できなかった | □できた<br>□できなかった | □できた<br>□できなかった | □できた<br>□できなかった | □できた<br>□できなかった | □できた<br>□できなかった |
| ●スポーツ( )<br>(週2回) | □できた( )<br>□できなかった | □できた( )<br>□できなかった | □できた( )<br>□できなかった | □できた( )<br>□できなかった | □できた( )<br>□できなかった | □できた( )<br>□できなかった | □できた( )<br>□できなかった |
| ●今日の歩数 | ( )歩 | ( )歩 | ( )歩 | ( )歩 | ( )歩 | ( )歩 | ( )歩 |

**食事チェック　目標：140Kcal/日 摂取ダウン　目安→ご飯(1杯)約300Kcal　ざるそば(普通盛1人前)約300Kcal**

| | | | | | | | |
|---|---|---|---|---|---|---|---|
| ●甘い清涼飲料水は飲まない<br>1本(500ml)約200Kcal | □できた<br>□できなかった | □できた<br>□できなかった | □できた<br>□できなかった | □できた<br>□できなかった | □できた<br>□できなかった | □できた<br>□できなかった | □できた<br>□できなかった |
| ●コーヒーは無糖にする。<br>砂糖、ミルク入り缶コーヒー(185ml)<br>70kcal | □できた<br>□できなかった | □できた<br>□できなかった | □できた<br>□できなかった | □できた<br>□できなかった | □できた<br>□できなかった | □できた<br>□できなかった | □できた<br>□できなかった |
| ●揚げ物・炒め物は1日1料理まで | □できた<br>□できなかった | □できた<br>□できなかった | □できた<br>□できなかった | □できた<br>□できなかった | □できた<br>□できなかった | □できた<br>□できなかった | □できた<br>□できなかった |
| ●毎食のご飯は茶碗1杯まで<br>ご飯(1杯)約300Kcal | □できた<br>□できなかった( ) | □できた<br>□できなかった( ) | □できた<br>□できなかった( ) | □できた<br>□できなかった( ) | □できた<br>□できなかった( ) | □できた<br>□できなかった( ) | □できた<br>□できなかった( ) |
| ●3食以外の夜食は食べない<br>ご飯(1杯)約300Kcal | □できた<br>□できなかった | □できた<br>□できなかった | □できた<br>□できなかった | □できた<br>□できなかった | □できた<br>□できなかった | □できた<br>□できなかった | □できた<br>□できなかった |
| ●ゆっくりよく噛む | □できた<br>□できなかった | □できた<br>□できなかった | □できた<br>□できなかった | □できた<br>□できなかった | □できた<br>□できなかった | □できた<br>□できなかった | □できた<br>□できなかった |

**総合チェック**

| | | | | | | | |
|---|---|---|---|---|---|---|---|
| ●今日はよく頑張った！ | □Yes<br>□No | □Yes<br>□No | □Yes<br>□No | □Yes<br>□No | □Yes<br>□No | □Yes<br>□No | □Yes<br>□No |
| ●気分よい1日だった | □Yes<br>□No | □Yes<br>□No | □Yes<br>□No | □Yes<br>□No | □Yes<br>□No | □Yes<br>□No | □Yes<br>□No |

図 4　行動計画実施状況把握のためのチェックリスト（例）

＊対象者の行動目標・行動計画に合わせてチェック項目を作成すること.

（厚生労働省健康局. 標準的な健診・保健指導プログラム【令和 6 年版】[12] より）

**表2 目標設定に活用できる健康行動（例）**

| | |
|---|---|
| 総エネルギー | コーヒー・紅茶に砂糖やミルクを入れないようにしている. |
| | 甘い清涼飲料水を飲まないようにしている. |
| | 間食（菓子類・アイスクリーム）を食べないようにしている. |
| | 毎食のご飯は茶碗1杯までにしている. |
| | パン食の時は菓子パン以外のものにしている. |
| | 丼もの（カツ丼，天丼など）は食べないようにしている. |
| | 野菜（いも類以外）はたっぷり食べるようにしている. |
| | 肉は脂身（あぶらみ）の少ないものにしている. |
| | 炭水化物を組み合わせた食事（ラーメンとライス，スパゲッティとご飯等）はやめるようにしている. |
| 食塩 | 漬け物・梅干しや佃煮を減らしている. |
| | 食卓でおかずに塩をかけないようにしている. |
| | 食卓でおかずにしょう油をかけないようにしている. |
| | 塩蔵魚（塩じゃけ・干物類）を減らしている. |
| | 肉加工食品（ハム・ソーセージ）を減らしている. |
| | 魚加工食品（かまぼこ・ちくわ）を減らしている. |
| | みそ汁をあまり飲まないようにしている. |
| | 麺類（うどん・ラーメンなど）の汁を飲まないようにしている. |
| | 煮物（しょうゆ味）を減らしている. |
| | 味付けに酢・ゆず・レモンを使うようにしている. |
| | スパイスで上手に味付けをしている. |
| | 毎日果物を食べるようにしている. |
| LDLコレステロール | 朝食は和食にしている. |
| | 魚を多くとるようにしている. |
| | ベーコンやソーセージは食べないようにしている. |
| | バター，チーズを食べないようにしている. |
| | バターやラードをやめ，サラダ油を使っている. |
| | 菓子パン，洋菓子，スナック菓子をやめ，和菓子にしている. |
| | 大豆製品（豆腐，油揚げ，など）をとるようにしている. |
| | インスタントラーメンは食べないようにしている. |
| | 牛乳やアイスクリームは低脂肪のものにしている. |
| 身体活動 | 歩数計を身に付けるようにしている |
| | 1日の活動量の目標を1万歩にしている. |
| | 食後のウォーキングをしている. |
| | 通勤や買い物はできるだけ徒歩にしている. |
| | エレベーターを使わないで階段を上っている. |
| | 週2回は何か運動やスポーツをしている. |
| 飲酒 | お酒は1日1合（ビールなら中瓶1本）までにしている. |
| | 週1日以上，飲まない日を作っている. |
| 肥満 | 毎日体重計で体重をチェックしている. |
| | 1ヵ月1キロの減量を目標にしている（肥満である人）. |

（厚生労働省健康局. 標準的な健診・保健指導プログラム【令和6年度版】[12] より）

## E 自己チェック，モニタリング

食生活指導の後，実際の行動修正につなげるためには継続的な自己チェックが不可欠である．特定保健指導の「積極的支援」においては行動の変化を「行動計画実施状況把握のためのチェックリスト」図4 [12] などを用いて支援するが，食事に関しても，対象者の行動目標・行動計画に応じたチェック項目を作成することが重要である．表2を参考に目標とする行動を（多くなり過ぎないように留意しながら）設定し，記録を継続することによって効果的なセルフモニタリングが期待できる．

## F 食生活指導後の評価

食生活指導の成果を評価する指標には様々なものがある．まず，身体状況の評価には体重や腹囲，血液検査などの健診データの変化をみる．食に関する知識や態度の改善の評価は，主に質問紙などで指導前後の正答率や回答の変化によって行う．行動の変化については継続性をみるために，ある程度の期間をおいて行動変容に関する質問紙などを用いて目標の達成度をみることが望ましい．また，対象者の行動目標に応じて，食事調査により食事内容・量が望ましいものに変化したかどうかを評価することも必要であろう．

## おわりに

特定保健指導において食生活指導の知識や技術を導入し，運動指導・生活習慣指導など，行動変容を促し，対象者が健康的な生活を維持できるような指導を行うことが重要である．特定保健指導の支援ツールとして「e-ヘルスネット」[13] が活用されており，特に，本稿で取り上げている食生活指導に関連する項目として「肥満と健康」[14]，「栄養・食生活と高血圧」[15]，「メタボリックシンドロームを予防する食事・食生活」[16] があげられる．これら食生活指導において，継続可能な行動変容プログラムを実施するために，「食事バランスガイド」は有用なツールであり，また，油脂や食塩の摂取量についてもチェックリスト 図4 を活用したフォローアップが可能であろう．


JCOPY 498-01219

また，エネルギーの摂取と消費のバランスを考慮した時，食事改善だけではなく，適度な運動を組み合わせたほうが体重の減少が容易となり，内臓脂肪の減少量も大きくなる．そこで，特定保健指導においては，「食事バランスガイド」と「健康づくりのための身体活動・運動ガイド 2023」[17] を組み合わせて活用することによりさらなる効果が期待される．

■文献

1） 厚生労働省健康局. 標準的な健診・保健指導プログラム（確定版）. 2007.
2） 高橋啓子. 栄養調査（食事評価）の目的・方法. In: 山本　茂, 吉池信男, 編. 管理栄養士講座「公衆栄養学」. 建帛社; 2006. p.83-104.
3） 吉池信男.「食事バランスガイド」の目的と策定の背景, 基本的な考え方. In: 武見ゆかり, 吉池信男, 編.「食事バランスガイド」を活用した栄養教育・食育実践マニュアル. 東京: 第一出版: 2006. p.5-20.
4） 厚生労働省健康局. 日本人の食事摂取基準（2010 年版）の改訂を踏まえた食事バランスガイドの変更点について. 2010.
5） 厚生労働省. 日本人の食事摂取基準（2020 年版）. 東京: 第一出版; 2020.
6） 高泉佳苗.「食事バランスガイド」の認知と食行動, 肥満との関連. In: 武見ゆかり, 吉池信男, 編.「食事バランスガイド」を活用した栄養教育・食育実践マニュアル　第 3 版. 東京: 第一出版; 2018. p.102-6.
7） Nishimura T, Murakami K, Livingstone MB, et al; Japan Dietetic Students' Study for Nutrition and Biomarkers Group. Adherence to the food-based Japanese dietary guidelines in relation to metabolic risk factors in young Japanese women. Br J Nutr. 2015; 114: 645-53.
8） Kurotani K, Akter S, Kashino I, et al; Japan Public Health Center based Prospective Study Group. Quality of diet and mortality among Japanese men and women: Japan Public Health Center based prospective study. BMJ. 2016; 352: i1209.
9） 黒谷佳代.「食事バランスガイド」を用いた食事の質の評価と死亡との関連. In: 武見ゆかり, 吉池信男, 編.「食事バランスガイド」を活用した栄養教育・食育実践マニュアル　第 3 版. 東京: 第一出版; 2018. p.107-11.
10） 中村丁次, 大久保公美. 30～60 歳代男性向けの活用－肥満予防・改善のために. In: 武見ゆかり, 吉池信男, 編.「食事バランスガイド」を活用した栄養教育・食育実践マニュアル. 東京: 第一出版; 2006. p.72-83.

11）野末みほ, 吉池信男. 若い女性向けの活用－身体も心も美しく. In: 武見ゆかり, 吉池信男, 編.「食事バランスガイド」を活用した栄養教育・食育実践マニュアル. 東京: 第一出版; 2006. p.55-63.
12）厚生労働省健康局. 標準的な健診・保健指導プログラム【令和6年度版】. 2024
13）厚生労働省. e- ヘルスネット http://www.e-healthnet.mhlw.go.jp
14）厚生労働省. e- ヘルスネット「肥満と健康」https://www.e-healthnet.mhlw.go.jp/information/food/e-02-001.html
15）厚生労働省. e- ヘルスネット「栄養・食生活と高血圧」https://www.e-healthnet.mhlw.go.jp/information/food/e-02-002.html
16）厚生労働省. e- ヘルスネット「メタボリックシンドロームを予防する食事・食生活」https://www.e-healthnet.mhlw.go.jp/information/food/e-02-005.html
17）厚生労働省. 運動施策の推進 https://www.mhlw.go.jp/stf/seisakunitsuite/bunya/kenkou_iryou/kenkou/undou/index.html

〈三好美紀　吉池信男〉

# 5 栄養・食生活
# 2）脂質異常症の病態・病型に応じた栄養指導管理

わが国の冠動脈疾患死亡率は他の先進諸国と比して，極めて低く推移し，その要因に食事の影響がある．多くの疫学調査において，わが国の食材を用いた，いわゆる“伝統的な日本食（The Japan Diet）”は冠動脈疾患の予防に有効であることが示されている[1,2]．The Japan Diet では，主に飽和脂肪酸を肉類（獣鳥），一価不飽和脂肪酸を肉類，魚類と植物油，n-6 系多価不飽和脂肪酸を植物油と大豆製品，n-3 系多価不飽和脂肪酸を海産物と植物から摂取している．肉類や卵類よりも魚類と大豆・大豆製品を多めに摂取し，脂肪酸を動脈硬化予防に適したバランスで摂取している[3]．また，雑穀類や大麦と精白度の低い米類，果物類，野菜類，海藻類，緑茶を摂取することで食物繊維やビタミン，ミネラル類を充足している[4]．ただし，日本食の欠点は食塩摂取量過多であり，減塩が必要である．減塩に留意した日本食型の食パターンでは洋風型と比べて冠動脈疾患による死亡が約 20％低いことも報告されている[5]．

## A 脂質異常症・食事療法に関するガイドライン

日本動脈硬化学会では 2007 年に動脈硬化性疾患予防ガイドライン[6]を策定し，日本栄養士会もオブザーバーとして参加いただき，低リスク症例では，生活習慣の改善を中心とするメッセージを重要視した．2012 年の改訂版[7]では，危険因子を改善する食事として，指導にあたっては，個々の患者の栄養素摂取量を含めたライフスタイルを把握した上で対応することを目標に策定された．2017 年版[8]では，生活習慣の改善における食事療法においても，特にエビデンスが求められることから，Minds の手法に基づいた文献のシステマティックレビュー（SR）を行われた．2022 年版[9]では，食事療法においては脂質異常症と，それに関連する病態に対する指針について，11

のクリニカルクエスチョン（CQ）が作成され，FQ（foreground question, 前景疑問）：臨床現場において医療行為を選択する意思決定に関する疑問．そのFQのなかで，現時点の診療プロセスにおいて複数の選択肢が存在し，基本的にはランダム化比較試験を中心として推奨が出され，患者アウトカムの改善が期待されるものを重要臨床課題として取り上げた．

## B 動脈硬化性疾患予防ガイドライン・食事療法におけるCQ（FQ）[9]

① 総エネルギー摂取量を制限して適正な体重を維持することを動脈硬化性疾患の予防に推奨するか？

Ans.）肥満者においては，総エネルギー摂取量を制限することによって減量し血清脂質異常を含む代謝異常の改善をはかることが，動脈硬化性疾患の発症を予防できる可能性があるために推奨する．

② 適正な総エネルギー摂取量のもとで日本人に適切な脂肪エネルギー比率を維持することを動脈硬化性疾患の予防に推奨するか？

Ans.）肥満者では適正な総エネルギー摂取量のもとで，減量に加えて脂質の摂取内容を修正して制限，また非肥満者においても脂質の摂取内容を修正して制限することにより血清脂質が改善されて，動脈硬化性疾患の発症を抑制できる可能性があるために推奨する．

③ 適正な総エネルギー摂取量のもとで，飽和脂肪酸を減らすこと，または飽和脂肪酸の摂取量を他の不飽和脂肪酸（一価不飽和脂肪酸，多価不飽和脂肪酸）に置換することは動脈硬化性疾患発症の予防に推奨するか？

Ans.）適正な総エネルギー摂取量のもとで飽和脂肪酸を減らすこと，または飽和脂肪酸を多価不飽和脂肪酸に置換することは血清脂質の改善に有効であり，冠動脈疾患発症予防に推奨する．適正な総エネルギー摂取量のもとで，血清脂質の改善を目的に，飽和脂肪酸を一価不飽和脂肪酸に置換することを推奨する．

④ n-3系多価不飽和脂肪酸の摂取量を増やすことを動脈硬化性疾患発症の予防に推奨するか？

Ans.）トリグリセライドの低下を目的に，n-3系多価不飽和脂肪酸のうち魚油摂取量を増やすことを推奨する．食事による魚油の摂取を増やすことは，動脈疾患発症の抑制が期待できるために推奨する．

⑤ n-6系多価不飽和脂肪酸の摂取量を増やすことを動脈硬化性疾患発症の予防に推奨するか？

Ans.）血清脂質の改善を目的に，適正な総エネルギー摂取量のもとでn-6系多価不飽和脂肪酸の摂取を増やす，あるいは飽和脂肪酸をn-6系多価不飽和脂肪酸で置換することを推奨する．適正な総エネルギー摂取量のもとで，飽和脂肪酸をn-6系多価不飽和脂肪酸，なかでもリノール酸で置換することを，動脈硬化性疾患の予防のために提案する．

⑥ 一価不飽和脂肪酸の摂取量を増やすことを動脈硬化性疾患発症の予防に推奨するか？

Ans.）血清脂質の改善を目的に，適正な総エネルギー摂取量のもとで一価不飽和脂肪酸の摂取を増やす，あるいは飽和脂肪酸を一価不飽和脂肪酸で置換することを推奨する．一価不飽和脂肪酸の摂取を増やすことによる動脈硬化性疾患発症の予防効果は明らかでないが，適正な総エネルギー摂取量のもとで，飽和脂肪酸を食物食品由来の一価不飽和脂肪酸で置換することを動脈硬化性疾患の予防のために提案する．

⑦ トランス脂肪酸を制限することを動脈硬化性疾患予防のために推奨するか？

Ans.）血清脂質の改善を目的に，トランス脂肪酸を一価不飽和脂肪酸もしくは多価不飽和脂肪酸に置換することを推奨する．冠動脈疾患予防のために，トランス脂肪酸の摂取を控えることを推奨する．

⑧ コレステロール摂取量を制限することを動脈硬化性疾患発症の予防に推奨するか？

Ans.）高LDLコレステロール血症の患者では，コレステロールの摂取を200mg/日未満に制限することでLDLコレステロールを低下させ，動脈硬化性疾患発症を予防できる可能性があるため，コレステロール摂取制限を推奨する．

⑨ 食物繊維の摂取を増やすことが動脈硬化性疾患予防に推奨できるか？

Ans.）血清脂質の改善のために，食物繊維の摂取を増やすことを推奨する．
食物繊維の摂取を増やすことを，総死亡の減少，心血管疾患，脳卒中の予防のために提案する．また全粒穀物および野菜・果物の摂取を，総死亡の減少，心血管疾患の予防のために提案する．

⑩ 果糖を含む加工食品の摂取量を減らすことを動脈硬化性疾患予防に推奨するか？

Ans.）果糖を含む加工食品の過剰摂取は，動脈硬化疾患のリスクを高める可能性があり，果糖を含む加工食品の摂取量を減らすことでトリグリセライドの低下が期待できるため，その摂取を減らすことを推奨する．

⑪ 日本食パターンの食事を動脈硬化性疾患予防に推奨するか？

Ans.）肉の脂身や動物脂（牛脂，ラード，バター），加工肉を控え，大豆，魚，野菜，海藻，きのこ，果物，未精製穀類を取り合わせて食べる減塩した日本食パターンの食事は血清脂質を改善し，動脈硬化性疾患予防が期待されるため推奨する．

## C 動脈硬化性疾患予防のための脂質異常症診療ガイド

日本動脈硬化学会では，2023 年に動脈硬化性疾患予防のための脂質異常症治療ガイド[10]を改訂した．3 つのポイントを挙げ，①食事療法に前向きに取り組めるようにする．②個々の患者ごとに食事に関する課題を修正する．③食事療法を無理なく長期間継続できるように支援する．そのためには，食事療法に対する理解を深め，動機づけをすることが必要である．食品摂取状況を把握して，是正すべき食品・食品群を明らかにし，ライフスタイルを把握することで，改善すべきポイントを明らかにする．以上について留意しながら，確実に実行できそうなことから始めることが重要と考える．ただし，高齢者では過度な食事制限による低栄養やサルコペニア・フレイルに注意することも大切である．ただし，減量を必要とする患者では筋肉量を減らさないために運動療法を併用させることにも留意する．

## おわりに

前述してきたとおりに，脂質異常症治療の目的は食事療法や運動療法，薬物療法問わず，動脈硬化性疾患発症予防が第一義にある．一般的に脂質異常症は，明確な自覚症状がないことから，健康診断や人間ドックなどの血液検査で指摘されることが多い．それゆえに，本人自身が病識に欠けていることも多く，数年前の健診結果から血清脂質値高値を指摘され，受診勧奨されているにも関わらず，医療機関を受診せずに経過していることを度々見かける．ゆえに，様々な機会の初回時が大変重要と考える．人間ドック健診受診時の結果面接時，結果より受診勧奨となり，医療機関を初めて受診した際，または医師からの指示による初回栄養指導時など，何度かその機会を得ることができる．医療従事者の職種を問わず，本人が困っていない問題に対して，治療の必要性や，その方法などについて，納得いただく説明や指導は初回がポイントになると考える．

2022年版のガイドライン[9]でも，肥満・脂質異常症の改善を目的とした保健指導では，一般的な指導より健康行動理論に基づく保健指導を推奨すべきか？のFQに対し，肥満・脂質異常症の改善を目的とした保健指導において，いくつかの健康行動理論に基づく保健指導は一般的な保健指導と比較して脂質値の改善や受療行動の促進により効果的であるため推奨するとされている．すなわち，初回に原則論から展開する指導では十分な効果が得られず，継続した食生活改善を実現することが困難であり，個々の患者の食習慣と，その問題点を踏まえた指導管理が必要不可欠である．たとえば，肉類や乳製品などをあまり摂取せず，比較的魚介類を好んで摂取しているが，毎日のように間食している脂質異常症患者に対して，「できるだけ油ものや揚げ物など動物性脂肪摂取を控えて週3回以上は魚類を摂取し，根菜類もしっかり摂るように！」と，指導した際に，患者は，『今の説明内容は，もう自分はやっている．こんな指導なら時間を割いて聞かなくても….もう病院や人間ドック健診は受診しない！』と思ってしまうかもしれない．ガイドラインによるリスク評価や，動脈硬化性変化のスクリーニングなど，個別の評価を得た上で，脂質異常症の治療の重要性を理解いただく．次に，本人の食生活に関する評価（栄養素の摂取量を含め）を定量化することを励行する．評価方法によっては簡単に施行できないものもあるが，本人の食事摂取量をできるだけ正確に評価することで個別の問題点を明らかにすることができる．必要症例に対しては，BDHQ（簡易型自記式食事歴法質問票）[10,11]を用いて，概ねの推定摂取量を把握し，ピンポイントで指導することも有用な方法の1つである．ガイドラインに記されている数値化目標を具体的なメニューや食材，あるいは実際使用する量などにできるだけ置き換えて説明・指導することが大切である．

食事は毎日の生活の源であり，それと同時に生活や人生の楽しみでもある．単なる数値化を患者に示しても実効性には乏しい．評価した内容から，改善点を見つけ出し，具体的な改善方法論を提示することが人間ドック健診に従事するすべての医療者がなすべき仕事である．

## ■文献

1）Ueshima H. Explanation for the Japanese paradox: prevention of increase in coronary heart disease and reduction in stroke. J Atheroscler Thromb. 2007; 14: 278-86

2）Tada N, Maruyama C, Koba S, et al. Japanesedietary lifestyle and cardiovascular disease. Atheroscler Thromb. 2011; 18: 723-34.

3）Tokudome Y, Imaeda N, Ikeda M, et al. Foods contributing to absolute intake and variance in intake of fat, fatty acids and cholesterol in middle-aged Japanese. J Epidemiol. 1999; 9: 78-90.

4）Shimazu T, Kuriyama S, Hozawa A, et al. Dietary patterns and cardiovascular disease mortality in Japan: a prospective cohort study. Int J Epidemiol. 2007; 36: 600-9.

5）Nakamura Y, Ueshima H, Okamura T, et al. National integrated project for prospective observation of non-communicable disease and its trends in the aged, 1980 research group: a Japanese diet and 19-year mortality: national integrated project for prospective observation of non-communicable diseasc and its trends in the aged, 1980. Br J Nutr. 2009; 101: 1696-705.

6）日本動脈硬化学会，編．動脈硬化性疾患予防ガイドライン 2007 年版．

日本動脈硬化学会; 2007.
7) 日本動脈硬化学会, 編. 動脈硬化性疾患予防ガイドライン 2012 年版. 日本動脈硬化学会; 2012.
8) 日本動脈硬化学会, 編. 動脈硬化性疾患予防ガイドライン 2017 年版. 日本動脈硬化学会; 2017.
9) 日本動脈硬化学会, 編. 動脈硬化性疾患予防ガイドライン 2022 年版. 日本動脈硬化学会; 2022.
10) 日本動脈硬化学会, 編. 動脈硬化性疾患予防のための脂質異常症治療ガイド 2023 年版. 日本動脈硬化学会; 2023.
11) Kobayashi S, Murakami K, Sasaki S, et al. Comparison of relative validity of food group intakes estimated by comprehensive and brief-type self-administered diet history questionnaires against 16 d dietary records in Japanese adults. Public Health Nutr. 2011; 14: 1200-11.
12) Kobayashi S, Honda S, Murakami K, et al. Both comprehensive and brief self-administered diet history questionnaires satisfactorily rank nutrient intakes in Japanese adults. J Epidemiol. 2012; 22: 151-9.

〈岸本憲明〉

# 5 栄養・食生活
# 3）食事バランスガイドに基づく食事の質の評価と長寿との関連

日本は長寿国の1つで，男女とも健康寿命は世界第1位である．それは，がんや虚血性心疾患などの非感染性疾患（NCD）による死亡率が低いことに起因している．NCD の食事関連リスク要因について，世界 195 カ国のデータを用いて，それらに起因する死亡者数などが推計された結果によると，全死亡の 22%が，望ましくないとされる食事に起因すると推計されている[1]．このように，日本の長寿の理由の1つとして，食生活があげられる．

C-5-1）の章にて既述のように，1日に「何を」「どれだけ」食べたらよいかの目安を料理の数で示した「食事バランスガイド」〔(C-5-1）項の図 1，520 頁〕は，「食生活指針」を具体的な行動に結び付けるため，2005 年に厚生労働省と農林水産省が決定した食事ガイドであり，ポピュレーションアプローチへの展開に有用な食育ツールである可能性が示唆され，それに沿って食生活を見直すことで健康寿命のさらなる延伸が期待される．本稿では，食事バランスガイドと死亡リスクとの関連について，地域住民を対象とした大規模前向き研究である「多目的コホート研究（JPHC Study)」（当時の主任研究者：津金昌一郎，国立がん研究センター社会と健康研究センターセンター長）において検討した知見を概説する[2]．

## A 研究方法

1995 年と 1998 年に，45〜75 歳であった全国の 11 保健所管内在住の一般住民のうち，循環器疾患，がん，肝疾患のいずれにも罹っていなかった 79,594 人（男性 36,624 人，女性 42,970 人）を対象に，食事調査を含む生活習慣についてのアンケートを実施し，平均約 15 年追跡した．食事調査は多目的コホート研究において開発された，半定量的な食物摂取頻度調査票を用い，147 食品・食品グループについて，過去1年間の摂取頻度を 9 カテゴリ

**表1 食事バランスガイドの目安量**

| 年齢・身体活動レベル | | 主食〔つ（SV）/日〕 | 副菜〔つ（SV）/日〕 | 主菜〔つ（SV）/日〕 | 牛乳・乳製品〔つ（SV）/日〕 | 果物〔つ（SV）/日〕 | エネルギー（kcal/日） | 菓子・嗜好飲料由来のエネルギー（kcal/日） |
|---|---|---|---|---|---|---|---|---|
| 男性 | 女性 | | | | | | | |
| 70歳以上 | 70歳以上または18～69歳・低い | 4～5 | 5～6 | 3～4 | 2 | 2 | 1800±200* | 0～200 |
| 18～69歳・低い | 18～69歳・ふつう以上 | 5～7 | 5～6 | 3～5 | 2 | 2 | 2200±200 | 0～200 |
| 18～69歳・ふつう以上 | — | 7～8* | 6～7 | 4～6 | 2～3 | 2～3 | 2600±200* | 0～200 |

＊日本人の食事摂取基準（2010年版）の改訂を踏まえた食事バランスガイドの変更において，男性18～69歳の身体活動レベルふつう以上の人の主食目安量は「6～8つ」，エネルギーは2,400～3,000kcal，70歳以上および女性の身体活動レベルの低い人のエネルギーは1,400～2,000kcalとなっている．
（Kurotani K, et al. BMJ. 2016; 352: i12092にて使用した目安量）

**表2 食事バランスガイド得点算出方法**[*1]

| | 0点基準 | 1～9点基準 | 10点基準 | 対象 |
|---|---|---|---|---|
| 主食〔つ(SV)〕 | 0または≧10 | 0<～<4または5<～<10 | 4～5 | 70歳以上および女性18～69歳・身体活動レベル低い |
| | 0または≧14 | 0<～<5または7<～<14 | 5～7 | 男性18～69歳・身体活動レベル低いおよび女性18～69歳・身体活動レベルふつう以上 |
| | 0または≧16 | 0<～<7または8<～<16 | 7～8 | 男性18～69歳・身体活動レベルふつう以上 |
| 副菜〔つ(SV)〕[*2] | 0 | 0<～<5 | ≧5 | 70歳以上および女性18～69歳・身体活動レベル低い |
| | 0 | 0<～<5 | ≧5 | 男性18～69歳・身体活動レベル低いおよび女性18～69歳・身体活動レベルふつう以上 |
| | 0 | 0<～<6 | ≧6 | 男性18～69歳・身体活動レベルふつう以上 |
| 主菜〔つ(SV)〕 | 0または≧8 | 0<～<3または4<～<8 | 3～4 | 70歳以上および女性18～69歳・身体活動レベル低い |
| | 0または≧10 | 0<～<3または5<～<10 | 3～5 | 男性18～69歳・身体活動レベル低いおよび女性18～69歳・身体活動レベルふつう以上 |
| | 0または≧12 | 0<～<4または6<～<12 | 4～6 | 男性18～69歳・身体活動レベルふつう以上 |
| 牛乳・乳製品〔つ(SV)〕 | 0または≧4 | 0<～<2または2<～<4 | 2 | 70歳以上および女性18～69歳・身体活動レベル低い |
| | 0または≧4 | 0<～<2または2<～<4 | 2 | 男性18～69歳・身体活動レベル低いおよび女性18～69歳・身体活動レベルふつう以上 |
| | 0または≧6 | 0<～<2または3<～<6 | 2～3 | 男性18～69歳・身体活動レベルふつう以上 |
| 果物〔つ(SV)〕[*2] | 0 | 0<～<2 | ≧2 | 70歳以上および女性18～69歳・身体活動レベル低い |
| | 0 | 0<～<2 | ≧2 | 男性18～69歳・身体活動レベル低いおよび女性18～69歳・身体活動レベルふつう以上 |
| | 0 | 0<～<2 | ≧2 | 男性18～69歳・身体活動レベルふつう以上 |

（次頁につづく）

**表2 つづき**

| | 0 点基準 | 1～9 点基準 | 10 点基準 | 対象 |
|---|---|---|---|---|
| エネルギー (kcal) | ≧4000 | <1600 または 2000<～<4000 | 1600～2000 | 70 歳以上および女性 18～69 歳・身体活動レベル低い |
| | ≧4800 | <2000 または 2400<～<4800 | 2000～2400 | 男性 18～69 歳・身体活動レベル低いおよび女性 18～69 歳・身体活動レベルふつう以上 |
| | ≧5600 | <2400 または 2800<～<5600 | 2400～2800 | 男性 18～69 歳・身体活動レベルふつう以上 |
| 菓子嗜好飲料 (kcal) | ≧400 | 200<～<400 | 0～200 | 70 歳以上および女性 18～69 歳・身体活動レベル低い |
| | ≧400 | 200<～<400 | 0～200 | 男性 18～69 歳・身体活動レベル低いおよび女性 18～69 歳・身体活動レベルふつう以上 |
| | ≧400 | 200<～<400 | 0～200 | 男性 18～69 歳・身体活動レベルふつう以上 |
| 食事バランスガイド得点 (0～70 点) | 主食得点＋副菜得点＋主菜得点＋牛乳・乳製品得点＋果物得点＋エネルギー得点＋菓子嗜好飲料得点 | | | |

*1 以下の計算式にて各料理区分（エネルギー）得点は算出される．食事バランスガイドの目安量よりも摂取量が少ない場合：料理区分（エネルギー）得点＝10×摂取量 / 目安下限量．食事バランスガイドの目安量よりも摂取量が多い場合：料理区分（エネルギー）得点＝10－10×（摂取量 - 目安上限量）/ 目安上限量．

*2 副菜および果物を目安量以上摂取している場合は，10 点満点を与えた．

（食育実践ネット．平成 24 年度農林水産省食育実践活動推進事業．）

（月に 1 回未満から毎日 7 回以上）で尋ね，1 回あたりの摂取量を目安量と比べて，“少ない”“同じ”“多い”のいずれかで回答してもらい，1 日あたりの食品・食品群および栄養素などの摂取量を算出した．

食事調査の結果から，食事バランスガイド得点を算出した．食事バランスガイド得点算出のために，食事調査の結果から，各料理区分における量的基準に基づき，1 日あたりの主食，副菜，主菜，牛乳・乳製品，果物の各料理区分別摂取量〔つ（SV）〕を算出した．また，菓子・嗜好飲料由来のエネルギーおよび総エネルギー摂取量を算出した．次に，各料理区分，菓子・嗜好飲料由来のエネルギーおよび総エネルギーの摂取量と性・年齢・身体活動量に応じた食事バランスガイドの目安量表1により，各料理区分（エネルギー）得点を10点満点にて算出した表2．なお，この研究で用いた表1の目安量は，日本人の食事摂取基準（2010年版）の改訂を踏まえた食事バランスガイドの変更を反映していない値を用いているため，注意が必要である．

各料理区分（エネルギー）得点の算出において，摂取量が目安量よりも少ない場合には，以下の式を用いた．

各料理区分（エネルギー）得点＝10×摂取量÷目安下限量

一方，摂取量が目安量よりも多い場合には，以下の式により得点を算出した．

各料理区分（エネルギー）得点

＝10－10×（摂取量－目安上限量）÷目安上限量

ただし，副菜と果物については，諸外国の食事の質に関するスコアリングシステムと同様に，目安量以上摂取している場合，10点満点を与えた．主食，副菜，主菜，牛乳・乳製品，果物，菓子嗜好飲料由来のエネルギー，総エネルギーの7項目の得点を合計し，0点（最も食事バランスガイドに沿っていない）から70点（最も食事バランスガイドに沿っている）の食事バランスガイド得点を算出した．

対象者を食事バランスガイド得点によって，4つのグループに分け，その後の死亡（全死亡・がん死亡・循環器疾患死亡・心疾患死亡・脳血管疾患死亡）との関連を調べた．分析にあたって，年齢，性別，地域，肥満度，喫煙，身体活動，糖尿病既往歴，高血圧・脂質異常症の現病歴，職業，コーヒー・緑茶の影響をできるだけ取り除いた統計解析を行った．

## B 研究結果

食事バランスガイド得点の平均値は，47.4点（標準偏差10.2）であった．平均14.9年（標準偏差3.3）の追跡期間中に，10,183人の死亡，4,187人の

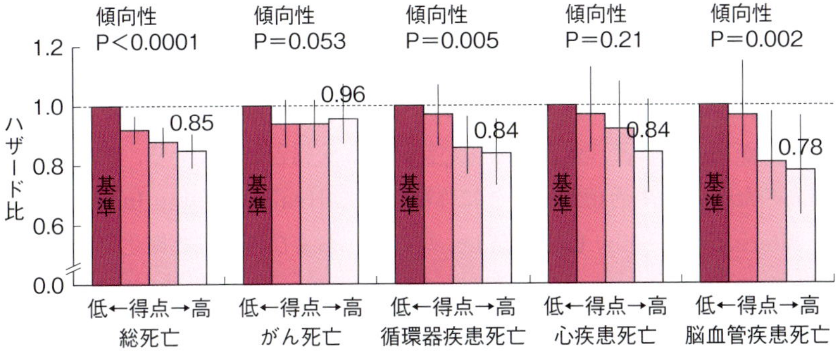


**図 1 食事バランスガイド得点と死亡との関連**
共変量：年齢，性別，地域，BMI，喫煙，身体活動，高血圧治療，糖尿病現既往，脂質異常症治療，コーヒー摂取，緑茶摂取，職業
（Kurotani K, et al. BMJ. 2016; 352: i1209[2] より）

がんによる死亡，2,560 人の循環器疾患による死亡，1,342 人の心疾患による死亡，1,005 人の脳血管疾患による死亡が確認された．食事バランスガイド得点と全死亡リスクの関連では，得点が最も低いグループ（最も食事バランスの悪いグループ）に比べ，最も高いグループ（最も食事バランスガイドに沿った食事のグループ）では，全死亡のリスクが 15％低かった（ハザード比 0.85；95％信頼区間 0.79-0.91）図 1．また，死因別では，心疾患や脳卒中などを含む循環器疾患による死亡のリスクは，得点が最も低いグループに比べ，最も高いグループで 16％低く（ハザード比 0.84；95％信頼区間 0.73-0.96），なかでも脳卒中を中心とした脳血管疾患による死亡リスクは 22％低かった（ハザード比 0.78；95％信頼区間 0.63-0.97）．しかし，がんによる死亡と心疾患による死亡との明らかな関連はみられなかった．

各料理区分（エネルギー）得点と死亡リスクとの関連を検討したところ，副菜および果物の得点が高い人，つまり副菜および果物の摂取量が多い人ほど循環器疾患による死亡リスクが低く，主菜および果物の得点が高い人ほど脳血管疾患による死亡リスクが下がっていた．

## C 結果の解釈

諸外国においても，各国の食事ガイドや食生活指針への遵守度を指標化した得点が高い人ほど，死亡リスクが低いことが報告されている．例えば，米国人のための食生活指針をもとに作成されたHealthy Eating Index（HEI）やAlternative Healthy Eating Index（AHEI）および米国国立衛生研究所が提唱したDietary Approaches to Stop Hypertension（DASH）に基づくスコアが高い人（指針に沿った食事をしている人）ほど，全死亡リスク，循環器疾患発症・死亡リスク，がん発症・死亡リスクなどが低いことが，複数の前向き研究をまとめたメタアナリシスで報告されている[3)]．本研究において，日本の食事ガイドである「食事バランスガイド」に沿った食事の人ほど，全死亡，循環器疾患による死亡，特に脳血管疾患による死亡リスクが低いことがわかった．また，副菜および果物の摂取量が多い人ほど，循環器疾患による死亡リスクが低いことが示唆された．このことは，野菜・果物の高摂取による循環器疾患のリスク低下を報告した国内外の研究結果と一致する[4)]．また，脳血管疾患死亡のリスク低下は主菜得点が高い人で顕著であった．これは，魚の摂取量[5)]や肉に多く含まれる飽和脂肪酸の摂取量[6)]が少ないと脳血管疾患のリスクが高いというアジアを中心とした国内外の研究データによって支持される．

がん死亡については，食事バランスガイドへの遵守との明らかな関連はみられなかった．がんは不均質なエンドポイントであり，食事ががんの発症に寄与するのは特定のがんのみであることが理由の１つとしてあげられる．野菜・果物は，循環器疾患リスク低下との関連の報告されているものの[4)]，国際がん研究機関のワーキンググループでは，野菜・果物が確実にがんのリスクを下げるという報告はされておらず，じゃがいもなどを除いた非でんぷん野菜が，口腔・咽頭・喉頭で，果物が，口腔・咽頭・喉頭・肺で，がんのリスクを下げる「可能性が大きい」と報告されている[7)]．

## D 社会経済状況と食事バランスガイド

食事バランスガイドに沿った食事は，上述の研究以外にも長寿への関連[8,9]や高齢者におけるサルコペニア評価指標[10]との関連が前向き研究において報告され，健康寿命延伸につながることが期待される．しかしながら，2014年国民健康・栄養調査に協力した成人のデータに基づき，食事バランスガイド得点と世帯所得との関連を検討した結果，世帯所得が低い人ほど食事バランスガイド得点が低く，世帯所得が低い人では食事バランスガイドに沿った食事をすることが難しい状況にあることが示唆された[11]．とりわけ，世帯所得の低い若年男性において，食事バランスガイド得点は低く，反対に，世帯所得の高い高齢女性において，食事バランスガイド得点は高いことが同研究において報告されている．

食事バランスガイドを活用した長寿や生活習慣病のコントロールにつながる食事改善のアドバイスをする際には，対象者の所得や教育歴など，社会経済状況についてのアセスメントを行い，社会的に不利な状況の対象者においては，安価に入手できる食材を使ったレシピの提供と合わせて食事バランスガイドを活用するなどの対応が必要であろう．対象者に応じた個別の対応による，有用な食事バランスガイドの活用が期待される．

### ■文献


1） GBD 2017 Diet Collaborators. Health effects of dietary risks in 195 countries, 1990-2017: a systematic analysis for the Global Burden of Disease Study 2017. Lancet. 2019; 393: 1958-73.

2） Kurotani K, Akter S, Kashino I, et al. Quality of diet and mortality among Japanese men and women: Japan Public Health Center based prospective study. BMJ. 2016; 352: i1209.

3） Morze J, Danielewicz A, Hoffmann G, et al. Diet quality as assessed by the healthy eating index, alternate healthy eating index, dietary approaches to stop hypertension score, and health outcomes: a second update of a systematic review and meta-analysis of cohort studies. J Acad Nutr Diet. 2020; 120: 1998-2031. e15.

4) Wang X, Ouyang Y, Liu J, et al. Fruit and vegetable consumption and mortality from all causes, cardiovascular disease, and cancer: systematic review and dose-response meta-analysis of prospective cohort studies. BMJ. 2014; 349: g4490.
5) Chowdhury R, Stevens S, Gorman D, et al. Association between fish consumption, long chain omega 3 fatty acids, and risk of cerebrovascular disease: systematic review and meta-analysis. BMJ. 2012; 345: e6698.
6) Yamagishi K, Iso H, Kokubo Y, et al. Dietary intake of saturated fatty acids and incident stroke and coronary heart disease in Japanese communities: the JPHC Study. Eur Heart J. 2013; 34: 1225-32.
7) World Cancer Research Fund International. Diet, nutrition, physical activity and cancer: a Global perspective. the third expert report. https://www.wcrf.org/sites/default/files/Summary-of-Third-Expert-Report-2018.pdf (2018).
8) Oba S, Nagata C, Nakamura K, et al. Diet based on the Japanese Food Guide Spinning Top and subsequent mortality among men and women in a general Japanese population. J Am Diet Assoc. 2009; 109: 1540-7.
9) Watanabe D, Yoshida T, Nanri H, et al. Dose-response relationships between diet quality and mortality among frail and non-frail older adults: a population-based Kyoto-Kameoka prospective cohort study. J Nutr Health Aging. 2023; 27: 1228-37.
10) Huang CH, Okada K, Matsushita E, et al. Dietary patterns and muscle mass, muscle strength, and physical performance in the elderly: A 3-year cohort study. J Nutr Health Aging. 2021; 25: 108-15.
11) Kurotani K, Ishikawa-Takata K, Takimoto H. Diet quality of Japanese adults with respect to age, sex, and income level in the National Health and Nutrition Survey, Japan. Public Health Nutr. 2020; 23: 821-32.

〈黒谷佳代〉

# 6 サプリメントとその指導
## 1）サプリメントの基礎知識

少子高齢社会が深刻化するわが国では，現在“健康寿命の延伸”が国策となっている．それに伴い健康の維持・増進への意識が高まり，サプリメント市場が拡大している．また「飽食の時代」と称される今日では，過剰な栄養摂取や，偏った食生活による生活習慣病等の発生が問題視されており，食品自体の機能性解明と健康保持への利用が求められるようになった．さらに近年では，自然災害等が多発していることもあり，避難時の栄養管理におけるサプリメントの役割が注目されている．

米国における「サプリメント」すなわちDietary Supplementは，「従来の食品・医薬品とは異なるカテゴリーの食品で，ビタミン，ミネラル，アミノ酸，ハーブ等の成分を含み，通常の食品と紛らわしくない形状（錠剤やカプセル等）のもの」と定義されている．またヨーロッパでも同様のカテゴリーに属するものを“Food supplement”と定義し，欧米では法律により管理されている[1)]．一方，日本において「サプリメント」に法的な定義付けはなされておらず，一般的には「特定の成分を含む錠剤やカプセル形態の製品」を指し，成分が濃縮された形で含まれるものが多い[1)]．

私たちが口から摂取するもののうち，医薬品（医薬部外品を含む）以外は全て「食品」に分類される．「食品」はさらに，特定の用途を表示できる「特別用途食品」，機能の表示ができる「保健機能食品」，機能の表示ができない「一般食品」に分類される．サプリメントの多くは，この「一般食品」に属し「栄養補助食品」，「健康補助食品」，「栄養調整食品」，「自然食品」，「健康食品」などの表示で販売されている．一方，先述の「保健機能食品」は，国の承認を得て機能等の表示ができることが特徴であり，「特定保健用食品：トクホ」，「栄養機能食品」，「機能性表示食品」の3種に分類されてお

**表1 保健効果や健康効果を期待させる食品まとめ**

| 制度 | 許可 | 健康食品の種類 | | 用途 | 機能表示例 |
|---|---|---|---|---|---|
| 国が制度を創設しているもの | 許可が必要 | 特別用途食品 | | 乳児，妊産婦・授乳婦，病者等，医学・栄養学的な配慮が必要な対象者の発育や健康の保持・回復に適するという「特別の用途の表示が許可された食品」．健康増進法（第26条）に基づく消費者庁長官の許可が必要．許可基準があるものについてはその適合性を審査し，許可基準がないものについては個別に評価が行われる．特定保健用食品は，その制度が創設された際の分類の関係から特別用途食品の一つでもある． | 「病者用食品（低たんぱく質食品，アレルゲン除去食品，無乳糖食品，総合栄養食品，糖尿病用組合せ食品，腎臓病用組合せ食品　等）」，「妊産婦，授乳婦用粉乳」，「乳児用調製乳（乳児用調製粉乳，乳児用調製液状乳）」，「えん下困難者用食品（えん下困難者用食品，とろみ調整用食品）」等 |
| | | 保健機能食品 | 特定保健用食品 | 食品機能を有する食品の成分全般を広く関与成分の対象として，ある一定の科学的根拠を有することが認められたものについて，消費者庁長官の許可を得て特定の保健の用途に適する旨を表示した食品．特定保健用食品（疾病リスク低減表示・規格基準型・再許可等を含む）と条件付き特定保健用食品がある． | 「お腹の調子を整える（オリゴ糖，乳酸菌，食物繊維等を含む食品）」，「コレステロールが高めの方に適する（キトサン，植物ステロール，大豆たんぱく質等を含む食品）」，「食後の血糖値の上昇を緩やかにする（食物繊維〈難消化性デキストリン〉，小麦アルブミン等を含む食品」，「血圧が高めの方に適する（ラクトトリペプチド，サーディンペプチド，カゼインドデカペプチド，γ-アミノ酪酸〈ギャバ〉等を含む食品）」等 |
| | | | 栄養機能食品<br>※マークなし | 身体の健全な成長，発育，健康の維持に必要な栄養成分の補給・保管を目的に利用する食品．13種類のビタミン（ビタミンA，ビタミンB1，ビタミンB2，ビタミンB6，ビタミンB12，ビタミンC，ビタミンE，ビタミンD，ビタミンK，ナイアシン，パントテン酸，葉酸，ビオチン），6種類のミネラル（鉄，カリウム，カルシウム，マグネシウム，亜鉛，銅），1種の脂肪酸（n-3系脂肪酸）の含有量が国の基準を満たしている製品には，定められた栄養機能表示を付け，国への届出や審査を受けなくても販売可． | 「n-3系脂肪酸は，皮膚の健康維持を助ける栄養素です．（n-3系脂肪酸を含む食品）」，「ビタミンAは，夜間の視力の維持を助ける栄養素です．ビタミンAは，皮膚や粘膜の健康維持を助ける栄養素です．（ビタミンAを含む食品）」，「カルシウムは，骨や歯の形成に必要な栄養素です．（カルシウムを含む食品）」等 |



JCOPY 498-01219

| | | | | |
|---|---|---|---|---|
| | 許可は不要 | 機能性表示食品 | 食品の三次機能（体調調節作用）に着目し，その機能性を表記した食品．有効性を示す摂取量については記載する必要はなく，試験管内実験や動物実験から得られた効果から機能性をうたうことも可能な食品． | 「〈届出表示〉本品には◇◇が含まれるので，お腹の調子を整える機能があります」，「〈機能性関与成分〉本品には○○が含まれるので，コレステロールが高めの方に適する機能があります」，「〈届出番号△△〉本品には▽▽が含まれるので，内臓脂肪を減らす機能があります」等 |
| 国の制度はないもの | 許可は不要 | 栄養補助食品 | 各種栄養素を補助することを目的とした食品．「健康食品」に係る制度の見直し（2004 年）以前に，よく使用されていた名称．以前は錠剤，カプセル等通常の食品の形態でないものと定義されていたが，現在は制度化はされておらず定義されていない． | 機能表示はできない． |
| | | 健康補助食品 | 栄養成分を補給し，または特別の保護の用途に適するもの，その他健康の保持・増進及び健康管理の目的のために摂取される食品として，財団法人日本健康・栄養食品協会が提唱している食品． | 機能表示はできない． |
| | | 栄養調整食品など | どのような食品が該当するかは不明． | 機能表示はできない． |
| | | サプリメント | 米国の Dietary Supplement のように特定成分が濃縮された錠剤やカプセル形態のものが該当すると考えられているが，スナック菓子や飲料までサプリメントと呼ばれることもある． | 機能表示はできない． |

（厚生労働省，日本医師会，国立健康・栄養研究所：「健康食品による健康被害の未然防止と拡大防止に向けて」2013.9.（検索 2024.6.28）「表 1　保健効果や健康効果を期待させる製品」より改変）

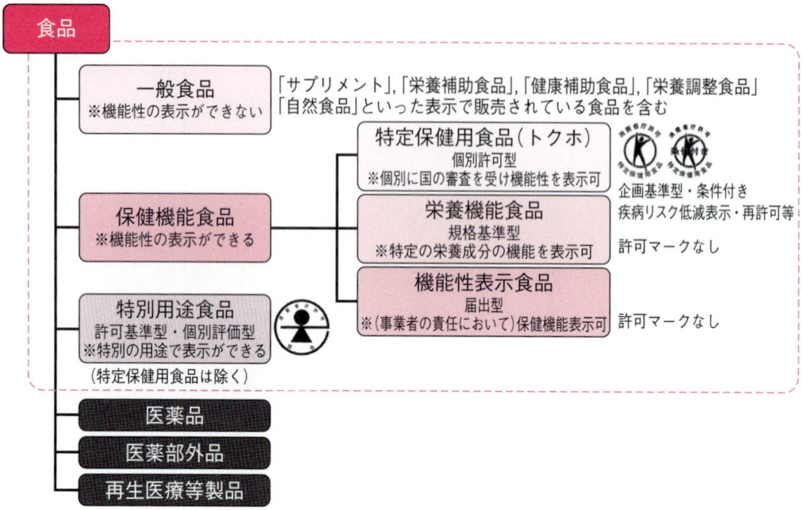


図1 食品の分類
（厚生労働省『「統合医療」に係る 情報発信等推進事業』eJIM[2] より改変）

り，保健機能食品でも錠剤やカプセル形状を呈するものが同様にサプリメントと称される[1,2] 表1 図1.

## A 保健機能食品制度の変遷

国民の健康に対する関心の高まりとともに，食品への期待は単に空腹を満たし栄養を補うだけではない，機能の追求などへと発展し，複雑かつ多様化するなかで同時に様々な問題を発生させてきた.

食品管理区分上における制度としては，1952 年には栄養改善思想を普及して国民の健康及び体力の維持向上を図ることを目的とした「栄養改善法」が制定された．この法律には，「特殊栄養食品の標示許可に関する事項」が制定され，「特殊栄養食品」として“特定の栄養成分を積極的に補給できる旨の標示”が可能となった[3]．その後，栄養面以外の食品成分の機能性が注目されるようになり，「機能性」をうたった製品が広く販売されるようになった．しかし，科学的根拠がないものも多く存在し，消費者の混乱を防ぐため1991年に「栄養改善法」の一部を改訂し，特殊栄養食品のうち栄養補給のできるものを「栄養強化食品」，特別の用途に適するものを「特別用途食品」と制定した．この「特別用途食品」は，乳児，幼児，妊産婦，病者等の発育，健康の保持・回復等に適するという特別の用途について表示するものであり，いわゆる病者用食品，妊産婦・授乳婦用粉乳，乳児用調製粉乳およびえん下困難者用食品が該当し，表示には国の許可を受ける必要がある．そして，同年，特別用途食品の一部として，個別に生理機能や特定の保健機能を示す有効性や安全性に関する国の審査を受け，保健用途の表示の許可を得る必要がある「特定保健用食品（個別許可型）」が制度化された[1,4)] 表1．2001年には特定の栄養補給を目的とした「栄養機能食品」が創設され，ミネラル2種類（カルシウム，鉄），ビタミン類12種類（ナイアシン，パントテン酸，ビオチン，ビタミンA，ビタミンB1，ビタミンB2，ビタミンB6，ビタミンB12，ビタミンC，ビタミンD，ビタミンE，葉酸）についての規格基準が設定された．この食品は，一日当たりの摂取目安量に含まれる当該栄養成分量が，定められた上・下限値の範囲内にある必要があるほか，注意喚起表示等の表示が必要であり（食品表示基準第7条及び第21条），基準に適合した場合には申請や届出をせず成分の機能表示が可能となる（規格基準型）[5)]．このように，食品の機能性が注目され，食事と薬の区分の見直し等が必要になったことにより，2001年には「特定保健用食品」や「栄養機能食品」といった一定の要件を満たすものを「保健機能食品」と称することとし「保健機能食品制度」の発足に至った．同時に，従来，食品として認められていなかった，カプセルや錠剤等の形態の製品も，食品として扱うことが可能となった．その後，2004年には「栄養機能食品」に3種類のミネラル（亜鉛，銅，マグネシウム）が追加となり，2015年には，カリウム，ビタミンK，葉酸とn-3系脂肪酸が追加された[6)] 表2．また，「特定保健用食品」においては，2005年に一定の有効性が示された食品のうち，限定的な科学的根拠である場合に対して許可される「条件付き特定保健用食品」，消費者庁事務局にて規格基準に適合するか否かの審査を行い許可される「特定保健用食品（規格基準型）」，保健機能を示す食品中の関与成分

**表2 栄養機能食品の規格基準と栄養機能表示，注意喚起表示**

| 栄養成分 | 下限値 | 上限値 | 栄養成分の機能 | 摂取をする上での注意事項 |
|---|---|---|---|---|
| n-3 系脂肪酸 | 0.6g | 2.0g | n-3 系脂肪酸は，皮膚の健康維持を助ける栄養素です． | 本品は，多量摂取により疾病が治癒したり，より健康が増進するものではありません．一日の摂取目安量を守ってください． |
| 亜鉛 | 2.64mg | 15mg | 亜鉛は，味覚を正常に保つのに必要な栄養素です．亜鉛は，皮膚や粘膜の健康維持を助ける栄養素です．亜鉛は，たんぱく質・核酸の代謝に関与して，健康の維持に役立つ栄養素です． | 本品は，多量摂取により疾病が治癒したり，より健康が増進するものではありません．亜鉛の摂り過ぎは，銅の吸収を阻害するおそれがありますので，過剰摂取にならないよう注意してください．一日の摂取目安量を守ってください．乳幼児・小児は本品の摂取を避けてください． |
| カリウム | 840mg | 2,800mg | カリウムは，正常な血圧を保つのに必要な栄養素です． | 本品は，多量摂取により疾病が治癒したり，より健康が増進するものではありません．一日の摂取目安量を守ってください．腎機能が低下している方は本品の摂取を避けてください． |
| カルシウム | 204mg | 600mg | カルシウムは，骨や歯の形成に必要な栄養素です． | 本品は，多量摂取により疾病が治癒したり，より健康が増進するものではありません．一日の摂取目安量を守ってください． |
| 鉄 | 2.04mg | 10mg | 鉄は，赤血球を作るのに必要な栄養素です． | 本品は，多量摂取により疾病が治癒したり，より健康が増進するものではありません．一日の摂取目安量を守ってください． |
| 銅 | 0.27mg | 6.0mg | 銅は，赤血球の形成を助ける栄養素です．銅は，多くの体内酵素の正常な働きと骨の形成を助ける栄養素です． | 本品は，多量摂取により疾病が治癒したり，より健康が増進するものではありません．一日の摂取目安量を守ってください．乳幼児・小児は本品の摂取を避けてください． |
| マグネシウム | 96mg | 300mg | マグネシウムは，骨や歯の形成に必要な栄養素です．マグネシウムは，多くの体内酵素の正常な働きとエネルギー産生を助けるとともに，血液循環を正常に保つのに必要な栄養素です． | 本品は，多量摂取により疾病が治癒したり，より健康が増進するものではありません．多量に摂取すると軟便（下痢）になることがあります．一日の摂取目安量を守ってください．乳幼児・小児は本品の摂取を避けてください． |
| ナイアシン | 3.9mg | 60mg | ナイアシンは，皮膚や粘膜の健康維持を助ける栄養素です． | 本品は，多量摂取により疾病が治癒したり，より健康が増進するものではありません．一日の摂取目安量を守ってください． |
| パントテン酸 | 1.44mg | 30mg | パントテン酸は，皮膚や粘膜の健康維持を助ける栄養素です． | 本品は，多量摂取により疾病が治癒したり，より健康が増進するものではありません．一日の摂取目安量を守ってください． |
| ビオチン | 15μg | 500μg | ビオチンは，皮膚や粘膜の健康維持を助ける栄養素です． | 本品は，多量摂取により疾病が治癒したり，より健康が増進するものではありません．一日の摂取目安量を守ってください． |

| | | | | |
|---|---|---|---|---|
| ビタミンA注) | 231μg | 600μg | ビタミンAは，夜間の視力の維持を助ける栄養素です．ビタミンAは，皮膚や粘膜の健康維持を助ける栄養素です． | 本品は，多量摂取により疾病が治癒したり，より健康が増進するものではありません．一日の摂取目安量を守ってください．妊娠3ヵ月以内または妊娠を希望する女性は過剰摂取にならないよう注意してください． |
| ビタミンB1 | 0.36mg | 25mg | ビタミンB1は，炭水化物からのエネルギー産生と皮膚や粘膜の健康維持を助ける栄養素です． | 本品は，多量摂取により疾病が治癒したり，より健康が増進するものではありません．一日の摂取目安量を守ってください． |
| ビタミンB2 | 0.42mg | 12mg | ビタミンB2は，皮膚や粘膜の健康維持を助ける栄養素です． | |
| ビタミンB6 | 0.39mg | 10mg | ビタミンB6は，たんぱく質からのエネルギーの産生と皮膚や粘膜の健康維持を助ける栄養素です． | |
| ビタミンB12 | 0.72μg | 60μg | ビタミンB12は，赤血球の形成を助ける栄養素です． | |
| ビタミンC | 30mg | 1,000mg | ビタミンCは，皮膚や粘膜の健康維持を助けるとともに，抗酸化作用を持つ栄養素です． | |
| ビタミンD | 1.65μg | 5.0μg | ビタミンDは，腸管でのカルシウムの吸収を促進し，骨の形成を助ける栄養素です． | |
| ビタミンE | 1.89mg | 150mg | ビタミンEは，抗酸化作用により，体内の脂質を酸化から守り，細胞の健康維持を助ける栄養素です． | |
| ビタミンK | 45μg | 150μg | ビタミンKは，正常な血液凝固能を維持する栄養素です． | 本品は，多量摂取により疾病が治癒したり，より健康が増進するものではありません．一日の摂取目安量を守ってください．血液凝固阻止薬を服用している方は本品の摂取を避けてください． |
| 葉酸 | 72μg | 200μg | 葉酸は，赤血球の形成を助ける栄養素です．葉酸は，胎児の正常な発育に寄与する栄養素です． | 本品は，多量摂取により疾病が治癒したり，より健康が増進するものではありません．一日の摂取目安量を守ってください．葉酸は，胎児の正常な発育に寄与する栄養素ですが，多量摂取により胎児の発育がよくなるものではありません． |

注）ビタミンAの前駆体であるβ−カロチンについては，ビタミンA源の栄養機能食品として認めるが，その場合の上限値は3,600μg，下限値1,080μgとする．この場合，「妊娠3ヵ月以内または妊娠を希望する女性は過剰摂取にならないように注意してください」旨の注意喚起表示は，不要とする．

の疾病リスク低減効果が医学・栄養学的に確立されている場合に許可される「特定保健用食品（疾病リスク低減表示）」が追加された．疾病リスク低減表示は現時点で，カルシウムと葉酸にのみ許可され，それぞれ骨粗鬆症および胎児の二分脊椎等の神経管閉塞障害のリスクを軽減できる可能性を表示することが認められている．2015年には，国の定めるルールに基づき，事業者が食品の安全性と機能性に関する科学的根拠等の必要な事項を販売前に消費者庁に届け出れば，機能性を表示することができる「機能性表示食品制度」が開始され，事業者の責任において有効性の表示が可能となった．なお，生鮮食品を含め全ての食品が対象となり，販売日の60日前までに消費者に届出をすることで届出番号が交付され，この届出番号等の情報は全て消費者庁ホームページで確認することが可能となっている．このように，近年は機能性の表示が行いやすい環境に変化しており，加えて消費者は食品の機能性情報を得やすくなっている．

## B サプリメントの安全性確保のために

健康食品のなかでも特に錠剤やカプセル形状の製品は，味や香りがなく食経験を反映することは不能である．さらに製造の過程で濃縮や混合等の作業が行われるため，製品中の成分量にバラつきがでたり，汚染等により有害物質が混入したりする可能性がある．そこで，この問題を未然に防ぐために，原材料の受け入れから製造，出荷まで全ての過程において，製品が「安全」に作られ，「一定の品質」が保たれるようにするための製造工程管理基準であるGMP（Good Manufacturing Practice）に基づいて製造された製品が推奨されている．これは「医薬品及び医薬部外品の製造管理及び品質管理の基準に関する省令（GMP省令）」という規則により定められており，GMPの基準を順守し製造されたサプリメント等の健康食品には「GMPマーク」がついている．なお，GMPは，承認する団体が2種類あることから，GMPマークも2種類存在し，いずれかのマークがついている製品であれば一定の品質が確保されていると考えてよい[7) 図2．その他，健康食品の製品品質をはじめ，様々な科学的情報や法規制などに基づいて，製品設計・製品企

図 2　GMP マーク
左: 公益財団法人　日本健康・栄養食品協会による GMP マーク
右: 一般社団法人　日本健康食品規格協会による GMP マーク
(厚生労働省「GMP マークを目印に健康食品を選びましょう！」[7] より)

画・減量企画・製品表示・製造工程等を認定審査会で審査して認定する JHFA（認定健康食品）制度に基づく「JHFA マーク」[8] 図 3 や，健康食品・サプリメント製品の構成素材（原材料）や，その製品の安全性について事業者が自己点検した項目について承認を得て登録する制度である安全性自主点検認証「SAFETY マーク」[8] 図 4 なども安全性を判断する上で参考となる．また，令和 3 年には，原則としてすべての食品等事業者に対し，食品の安全性を確保するための国際的な衛生管理手法である「HACCP」に沿った衛生管理を行うことが制度化されており，年々，サプリメントを含む食品の安全性確保における管理体制は厳格化している[9]．このように様々な認定や認証を取得していること，安全な製造管理が保たれている食品等事業者である証明等が，サプリメントの製造販売者と消費者双方の安全性確保に重要となる．

図 3　JHFA マーク

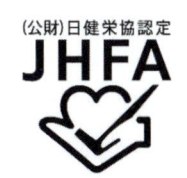

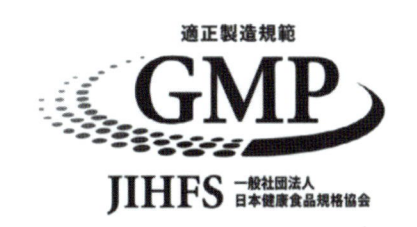

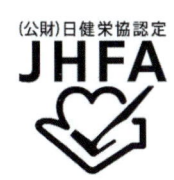

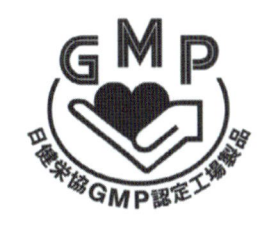

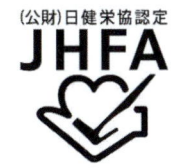

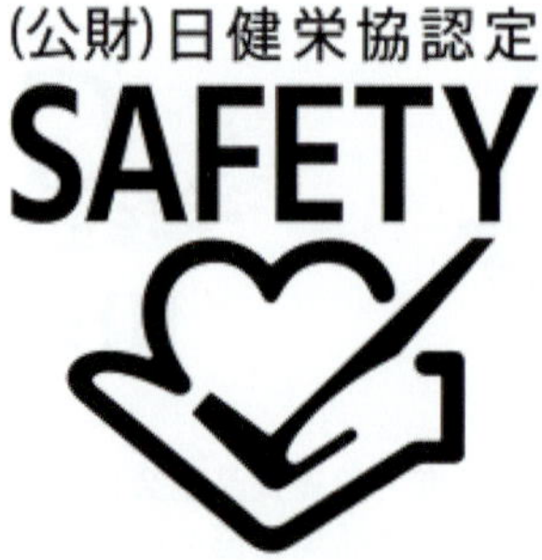


図4 SAFETYマーク

## C「健康食品」の安全な情報収集について

「健康食品」は，医薬品と似た錠剤やカプセル等の形態の製品から飲料や菓子類，野菜等の食品も該当し，健康の維持・増進だけでなく，ダイエットや美容等に関する内容をうたった製品も数多く存在する．

三井住友銀行の調査では，2017 年における健康食品市場は 1.2 兆円であり，2015 年から開始された機能性食品表示制度による市場の拡大が明らかであった[10] 図5．また，2019 年の国民生活基礎調査における「サプリメ

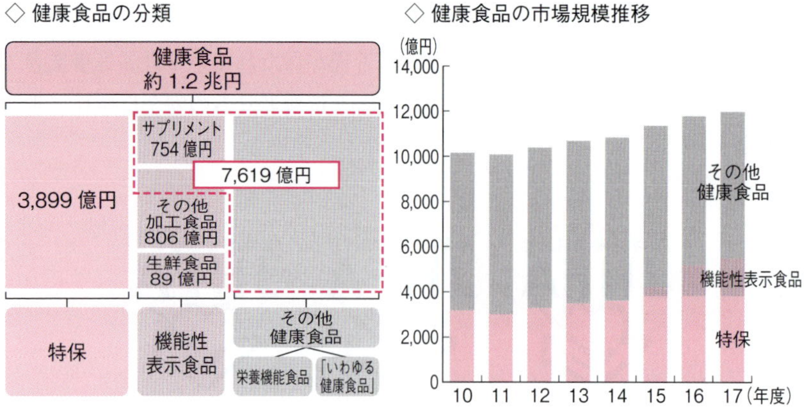


図5 健康食品の市場規模
(三井住友銀行. 健康食品業界の動向～「健康」をキーワードに成長する市場の戦力方向性[10] を改変)

ントのような健康食品の摂取の状況」では，摂取している者の割合は，男性が21.7%，女性が28.3%と女性で高くなっている[11] 図6．さらに，2019年の国民健康・栄養調査の「健康食品を摂取している者の割合」では，男性では30.2%，女性では38.2%の者が摂取していると回答しており[12] 図7，その目的は男女共に「健康の保持・増進」が上位である[12] 表3．このよう

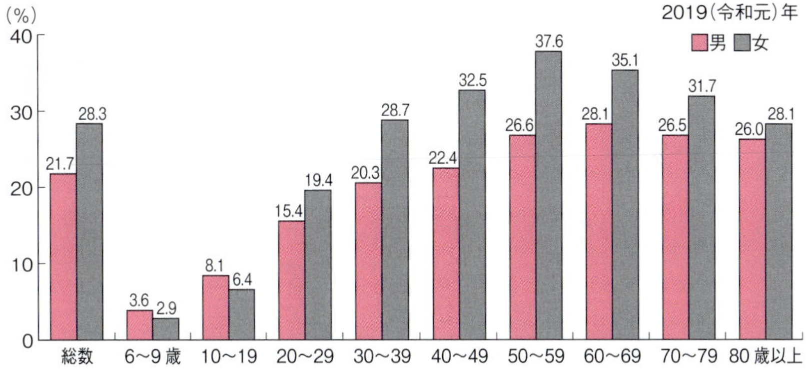


図6 性・年齢階級別にみたサプリメントのような健康食品を摂取している者の割合（6歳以上）

注：入院者は含まない．
（厚生労働省. 2019年 国民生活基礎調査の概況[11] より）

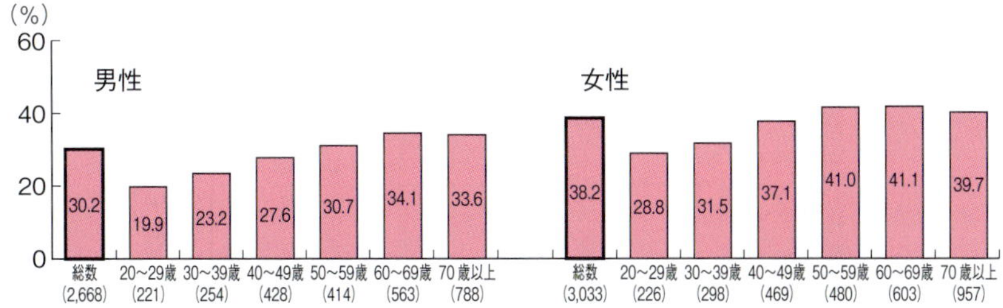


図7 健康食品を摂取している者の割合（20歳以上，性・年齢階級別）

設問）あなたは，サプリメントのような健康食品（健康の維持・増進に役立つといわれる成分を含む，錠剤，カプセル，粉末状，液状などに加工された食品）を食べたり，飲んだりしていますか．
（厚生労働省. 令和元年「国民健康・栄養調査」の結果[12] より）

**表3 健康食品を摂取している目的（20歳以上，性・年齢階級別）**

設問）健康食品を利用する目的は何ですか．

| | | 総数 | | 20～29歳 | | 30～39歳 | | 40～49歳 | | 50～59歳 | | 60～69歳 | | 70歳以上 | |
|---|---|---|---|---|---|---|---|---|---|---|---|---|---|---|---|
| | | 人数 | % | 人数 | % | 人数 | % | 人数 | % | 人数 | % | 人数 | % | 人数 | % |
| 男性 | 総数 | 805 | － | 44 | － | 59 | － | 118 | － | 127 | － | 192 | － | 265 | － |
| | 健康の保持・増進 | 582 | 72.3 | 19 | 43.2 | 37 | 62.7 | 70 | 59.3 | 94 | 74.0 | 155 | 80.7 | 207 | 78.1 |
| | たんぱく質の補充 | 84 | 10.4 | 22 | 50.0 | 10 | 16.9 | 18 | 15.3 | 11 | 8.7 | 10 | 5.2 | 13 | 4.9 |
| | ビタミンの補充 | 243 | 30.2 | 19 | 43.2 | 30 | 50.8 | 42 | 35.6 | 33 | 26.0 | 52 | 27.1 | 67 | 25.3 |
| | ミネラルの補充 | 87 | 10.8 | 7 | 15.9 | 7 | 11.9 | 19 | 16.1 | 10 | 7.9 | 21 | 10.9 | 23 | 8.7 |
| | その他 | 123 | 15.3 | 7 | 15.9 | 7 | 11.9 | 19 | 16.1 | 18 | 14.2 | 28 | 14.6 | 44 | 16.6 |
| 女性 | 総数 | 1,158 | － | 65 | － | 94 | － | 174 | － | 197 | － | 248 | － | 380 | － |
| | 健康の保持・増進 | 818 | 70.9 | 25 | 38.5 | 55 | 58.5 | 114 | 65.5 | 140 | 71.1 | 184 | 74.2 | 300 | 78.9 |
| | たんぱく質の補充 | 109 | 9.4 | 11 | 16.9 | 6 | 6.4 | 15 | 8.6 | 17 | 8.6 | 29 | 11.7 | 31 | 8.2 |
| | ビタミンの補充 | 374 | 32.3 | 45 | 69.2 | 34 | 36.2 | 74 | 42.5 | 61 | 31.0 | 66 | 26.6 | 94 | 24.7 |
| | ミネラルの補充 | 128 | 11.1 | 10 | 15.4 | 12 | 12.8 | 21 | 12.1 | 20 | 10.2 | 28 | 11.3 | 37 | 9.7 |
| | その他 | 192 | 16.6 | 8 | 12.3 | 23 | 24.5 | 34 | 19.5 | 36 | 18.3 | 41 | 16.5 | 50 | 13.2 |

※複数回答のため，内訳合計が100%にならない．
※網掛けは，各年代で最も高い項目．
（厚生労働省．令和元年「国民健康・栄養調査」の結果[12)]より）



JCOPY 498-01219

に，サプリメントを含む健康食品を健康管理に活用することが増え身近なものになっており，健康食品の市場は拡大傾向にあると考えられる．

一方，食品であっても偏った摂取は健康被害を起こす可能性があり注意が必要である．健康食品による健康被害の特徴として，①製品の品質や偽装表示（違法に医薬品成分を添加，有害物質が混入等），②不適切な利用方法（効果を過大評価し有害影響を過小評価して長期間，大量に摂取したこと等），③利用対象者の体質等（高齢者，幼児，妊婦，アレルギー体質，病者の利用），④医薬品や他の健康食品との相互作用（医薬品の主作用の減弱や副作用の増強など）があげられ[1)]，これらは複合的に影響する．近年は，テレビや雑誌，インターネット，ソーシャルネットワーキングサービス（SNS）等により不確かな情報の氾濫傾向が発生し，健康食品に対する誤解や健康被害が不可避な状態となっている．これまでに発生した健康食品の主な健康被害事例として，1979 年のクロレラによる事例（未加熱のクロレラに有機溶媒を使用したことによるフェオホルバイド生成を原因とする，クロレラのサプリメント摂取による皮膚障害），2000 年から発覚した個人輸入中国製のダイエット食品による事例（N-ニトロソフェンフルラミン等の医薬部外品が含まれており，それを摂取した人に肝機能障害等が発生），平成 15 年のアマメシバによる事例（アマメシバを原材料としたサプリを摂取した人に呼吸器疾患を発症），2012 年のプエラリアミリフィカによる事例（プエラリアミリフィカに含まれる女性ホルモン様作用のある成分により生理不順等の症状が発生），近年では 2023 年の紅麹サプリによる事例（紅麹の成分を含むサプリメントを摂取した人が腎臓の病気などを発症）などがあり，その都度サプリメントの安全性確保が検討されてきた．

ただし，天然や自然のものでも，人体に有害な影響を与えるものは多数あり，不適切な利用方法によって命を落とす危険性のあるもの存在し，自然や天然だからといって安心というわけではない．たとえば，天然の毒は，キノコやフグ，ジャガイモの芽の毒など身近なものに含まれている．また，ハーブのなかには有害事象を起こすことが明らかになっているものあり，セントジョーンズ・ワート（セイヨウオトギリソウ），朝鮮ニンジン等に代表される医薬品との相互作用，ウコンやスギナ等による病状の悪化，アリストロキア属の植物による腎障害や尿路系のがん発症，スギ花粉含有製品によるアナフィラキシー症状等，様々報告されている[1)]．なお，健康被害の発生にあたっては，服薬や治療中，妊娠等の個人の状況により変化するため，誰にでも当てはまる現象なのか，特定の人に対する現象なのかをしっかり理解する必要がある．一方，栄養素の必要量は年齢や性別等によっても変化するため，食事で不足する量を他の食品とのバランスを考えて摂取する必要があり，判断が難しい．科学的根拠が示された成分であっても，研究が進むにつ

**表4 健康食品に関する公的情報提供サイト**

| 組織名称 | アドレス |
|---|---|
| 厚生労働省<br>（健康・医療 ＞ 食品） | https://www.mhlw.go.jp/stf/seisakunitsuite/bunya/kenkou_iryou/shokuhin/index.html |
| 内閣府<br>（食品安全委員会） | https://www.fsc.go.jp/ |
| 消費者庁<br>（食品表示企画） | https://www.caa.go.jp/policies/policy/food_labeling/ |
| 国立医薬品食品衛生研究所<br>（食品） | https://www.nihs.go.jp/kanren/shokuhin.html |
| 東京都健康安全研究センター<br>（健康食品ナビ） | https://www.tmiph.metro.tokyo.lg.jp/kj_shoku/kenkounavi/ |
| 日本医師会<br>（「健康食品」・サプリメントについて） | https://www.med.or.jp/people/knkshoku/ |
| 独立行政法人国民生活センター | http://www.kokusen.go.jp/index.html |
| 一般社団法人　日本健康食品・サプリメント情報センター | https://jahfic.or.jp/ |
| 国立研究開発法人　医薬基盤・健康・栄養研究所<br>（「健康食品」の安全性・有効性情報） | https://hfnet.nibiohn.go.jp/ |
| 公益財団法人　日本健康・栄養食品協会 | https://www.jhnfa.org/ |

れ結果が変わる場合もあり，日常的に適正な情報収集を適宜行い，適切に選択する必要がある．実際，飲料や菓子類，サプリメントなど手軽に摂取できる健康食品では，栄養素の過剰摂取につながる可能性が高くなる．

このように，手軽に健康維持・増進に関わる食品を手に入れやすくなった半面，私たちは正確な情報をしっかりと判断することが大切である．メディアが発信している情報は，必ずしも公正かつ科学的なわけではなく，商品販売に関する情報では，販売に不利な情報は公表しなかったり，販売効果がある内容だけを提示したりする可能性があることを考えなければならない．特にダイエットや筋力増強効果，若返り等をうたう食品について，運動や食事管理をしなくても痩せられる，綺麗になれるといった内容には特に注意が必要である．健康被害を発生させないためにも，消費者が正確な情報を入手できる環境が必要であり，そのためには医療従事者がサプリメントに対しての正しい知識を持つことはもとより，消費者自身が正確な情報を取り入れることが大切である．サプリメントに不安や疑問がある場合は，それを販売している企業にもモラルが求められる．また後述する資格者や医師，薬剤師，管理栄養士等に相談してみたりするのもよい．また，インターネット等で調べる場合は，国や研究機関等の公的機関が提供している信頼できるサイト等で情報収集をすることが大切である 表4．

## D 医療従事者によるサポート

サプリメントは「健康の維持増進を目的として利用される食品」であり，一次予防を中心とする位置にあると言える．疾病の早期発見，早期治療の二次予防にでは，必要時に医師の処方による医薬品が用いられるため，併せて摂取する場合は注意が必要である．摂取しているサプリメントがある場合は，いつからどれくらいの量を摂っているか，摂取量や摂取頻度，摂取期間等を申告することが重要である．また，サプリメントの摂取状況記録については，何らかの病気の治療を開始した場合など変化に対応できるよう，お薬手帳等と一緒に保管しておくとよい．なお，医師や薬剤師，管理栄養士等，医療従事者には，サプリメントの相談がしやすい環境づくりを目指し，相談時には誤った情報を提供しないよう常に最新の情報を収集することが求められる.

## サプリメント情報を提供する資格者

### a. NR・サプリメントアドバイザー[13)]

2003年から始まった独立行政法人国立健康・栄養研究所が認定する栄養情報担当者制度による認定資格が，事業仕分けによって2013年から日本臨床栄養協会が行っていたサプリメントアドバイザーと統合された形で形成されている．本資格の取得者の多くは管理栄養士であるが，医師，栄養士，薬剤師及び医療・公衆衛生に関わる免許取得者のほか，医療業務や健康に関わる業務に従事する者も含まれる．認定は，研修単位を取得し，認定試験にて合格すれば取得可能で，学生でも受験可能である．5年間の更新制度となっており，資格取得後も研修等により単位を取得し，更新する必要がある．

### b. 健康食品管理士 / 食の安全管理士[14)]

一般社団法人日本食品安全協会が認定している，健康食品のみならず，食品添加物，ゲノム編集食品，遺伝子組み換え食品，食品偽装，残留農薬，GMP，HACCP等の品質管理の食の安全・安心を巡る種々の問題に科学的に対処できる専門家の認定資格として設置されている．具体的には，健康食品と健康との係わりを物質代謝レベルで理解し，疾病や生活習慣病等の検査結果に関する知識を有した上で，『食品，健康食品に関して安全・安心』を担保できる人材であること，またこの分野における研究開発，販売等でのトラブルを未然に防ぐことのできる人材の育成を目標としている．5年間の更新制度となっており，資格取得後も研修等により単位を取得し，更新する必要がある．協会が『特に秀でた能力を有する「健康食品管理士 / 食の安全管理士」であることを積極的に認めた会員』には「上級健康食品管理士 / 食の安全管理士（上級)」として更新することも可能となっている.

### c. 食品保健指導士[15)]

公益財団法人 日本健康・栄養食品協会が認定する保健機能食品等の専門アドバイザー資格である．保健機能食品（特定保健用食品・栄養機能食品・

機能性表示食品)，その他の健康食品等について正しく理解し有効に利用できるようサポートすることを目的としている．栄養士，薬剤師等の他，資格を持っていなくても一定の受講条件を満たせば受験可能である．5年間の更新制度となっており，資格取得後も研修等により単位を取得し，更新する必要がある．

### d. 総合健診指導士・業務管理士[16)]

日本総合健診医学会が日野原重明先生の理念に則って設立した制度であり，学会会員及び施設会員に所属する人を対象として，総合健診に携わる上で必要な知識，能力を有する場合に認定する資格である．指導士は，看護師(准看護師含む)，保健師，臨床検査技師，衛生検査技師，診療放射線技師，診療X線技師，管理栄養士，栄養士，薬剤師，理学療法士，作業療法士，視能訓練士の有資格者が対象であるが，業務管理士は有資格者でなくても受験可能である．サプリメント指導は一部であるが，認定要件にその知識が含まれ，先述のNR・サプリメントアドバイザーと単位更新についての相互認定を行っている．5年間の更新制度となっており，資格取得後も研修等により単位を取得し，更新する必要がある．

### e. 抗加齢専門医・指導士[17)]

日本抗加齢医学会が，抗加齢医学に基づく健康管理を専門とする優れた医師・指導士を養成し，抗加齢医療の向上を図り，国民の福祉の貢献を目的として発足した認定資格である．医師・歯科医師の方々ならびに国家資格を有するメディカルスタッフで，規定のカリキュラムを修了し認定試験に合格すると取得できる．サプリメントだけでなくハーブやコーヒー，食品等の機能性における指導も充実している．3年間の更新制度となっており，資格取得後も研修等により単位を取得し，更新する必要がある．

## おわりに

本来のサプリメント（supplement）の意味は，「補足」や「追加」を意味する言葉であり，通常の食事だけでは補えない場合に栄養を補うということである．しかし，医薬品とは違うため，それ自体が健康不調の改善をしたりするわけではなく，ましてやダイエットや筋力増強効果を促進したりするわけでもない．サプリメントには，摂取により服薬している薬の効果を増強させるものや命にも関わる重大な働きをするものも存在し，取り扱いには十分注意が必要である．健康管理の基本は，栄養，運動，休養である．様々な食品から栄養素のバランスを整えること，定期的な運動で筋力の維持・向上に努めること，適度な睡眠でしっかり休養をとること，この3本柱のバランスを保つことで心身の健康を保つことにつながる．健康の維持・向上には，サプリメント等の健康食品に頼るのではなく，基本的な生活習慣を見直してみることも重要である．

## ■文献


1）厚生労働省, 日本医師会, 国立健康・栄養研究所.「健康食品による健康被害の未然防止と拡大防止に向けて」2013.9.（検索 2024.6.27）https://www.mhlw.go.jp/topics/bukyoku/iyaku/syoku-anzen/dL/pamph_healthfood.pdf

2）eJIM 厚生労働省.『「統合医療」に係る 情報発信等推進事業』:「健康食品」2020.11.（検索 2024.6.27）https://www.ejim.ncgg.go.jp/doc/index_food.html

3）厚生労働省.「○栄養改善法の施行について」1952.9.（検索 2024.6.27）https://www.mhlw.go.jp/web/t_doc?dataId＝00ta4642&dataType＝1&pageNo=1

4）厚生労働省.「○保健機能食品制度の創設について」2013.3.（検索 2024.6.27）https://www.mhlw.go.jp/web/t_doc?dataId=00ta6111&dataType=1&pageNo=1

5）e-Gov 法令検索.「食品表示基準（内閣府）」2013.3.（検索 2024.6.27）https://elaws.e-gov.go.jp/document?lawid=427M60000002010

6）消費者庁.「知っていますか？栄養機能食品」2020.7.（検索 2024.6.27）https://www.caa.go.jp/policies/policy/food_labeling/health_promotion/pdf/food_labeling_cms206_20200730_02.pdf

7）厚生労働省.「GMPマークを目印に健康食品を選びましょう！」2014.3.（検索 2024.6.27）https://www.mhlw.go.jp/topics/bukyoku/iyaku/syoku-anzen/dL/kenkou_shokuhin_gmp.pdf

8）日本健康・栄養食品協会.「認定・認証事業」（検索 2024.6.27）https://www.jhnfa.org/index.html

9）厚生労働省.「HACCP（ハサップ）に沿った衛生管理の制度化」（検

索 2024.6.27）https://www.mhlw.go.jp/content/11130500/000662484.pdf
10）三井住友銀行. 健康食品業界の動向～「健康」をキーワードに成長する市場の戦力方向性.2018.10.（検索 2024.6.27）https://www.smbc.co.jp/hojin/report/investigationlecture/resources/pdf/3_00_CRSDReport080.pdf
11）厚生労働省. 2019 年 国民生活基礎調査の概況. 2020.7.（検索 2024.6.27）https://www.mhlw.go.jp/toukei/saikin/hw/k-tyosa/k-tyosa19/dL/14.pdf
12）厚生労働省. 令和元年「国民健康・栄養調査」の結果. 2020.10.（検索 2024.6.27）https://www.mhlw.go.jp/content/10900000/000687163.pdf
13）日本臨床栄養協会. NR・サプリメント アドバイザーとは（検索 2024.6.27）https://www.jcna.jp/supple/info/
14）日本食品安全協会. 健康食品管理士 / 食の安全管理士とは（検索 2024.6.27）https://www.jafsra.or.jp/manager/index.html
15）日本健康・栄養食品協会. 食品保健指導士について（検索 2024.6.27）https://www.jhnfa.org/hoken-01.html
16）日本総合健診医学会.「総合健診指導士」および「総合健診業務管理士」のご案内（検索 2024.6.27）https://jhep.jp/jhep/sikaku/pdf/syokai.pdf
17）日本抗加齢医学会. 認定資格を取得・更新について（検索 2024.6.27）https://www.anti-aging.gr.jp/soudan/syutoku/

〈菊地恵観子　石垣洋子〉

# 6 サプリメントとその指導 2）健診・人間ドックでのサプリメント指導

## A 問診

まず問診表を一覧し本人の現病歴，服薬状況などとともに服用しているサプリメントをチェックする．サプリメントに関しては主治医を含めて明らかにしていない場合もあるので注意が必要である．以前はサプリメントと相互作用のある薬剤としてワルファリン，インスリンや経口血糖降下剤，ジゴキシン，アスピリンなどが重要であったが経口直接Xa阻害薬（DOAC）など薬剤使用状況の変化も把握しておく．一方サプリメントの成分からみた薬剤との相互作用に関する米国家庭医協会の勧告を 表1 にあげる[1]．高リスクのセントジョーンズワートは気分の落ち込みに対しての統合医療的アプローチで用いることもあり，イチョウやノコギリヤシもサプリメントに含まれていることが少なくない．そのほかカルシウムがニューキノロン系，テトラサイクリン系抗菌薬の効果を低下させること，ビタミンCが抗真菌薬のフルコナゾールの活性を低下させる可能性がある．ビタミンDが脂質代謝改善剤のアトルバスタチンの濃度を低下させる点は臨床的に大切なポイントとなる．

## B サプリメントとは

消費者庁によるサプリメント，健康食品の分類を 図1 に示す．本図は健診・人間ドック受診者への指導を行う場合の参考となる．調査の地域，年代等によって差はあるが東京都の2016年の調査では1年間の健康食品使用状況は66％で男性62％女性71％であった．また医薬品との併用は31％であった．特定保健用食品（トクホ）は最終製品を用いたヒト試験が義務づけられ，査読のある雑誌への投稿が必須となる．トクホのなかで疾病リスク低減

表1 American Academy of Family Physicians の勧告

| | 成分 | エビデンス |
|---|---|---|
| 高リスク | ヒドラスチス | ほとんどのOTC薬・処方薬について併用を避けるよう強く推奨する. |
| | セントジョーンズワート | シクロスポリン, タクロリムス, ワルファリン, プロテアーゼ阻害薬, イリノテカン, テオフィリン, ジゴキシン, ベンラファキシン, 経口避妊薬の効果を低減する可能性がある. OTC薬・処方薬との併用は避ける. |
| 低リスク | ブラックコホシュ | スタチンの効果を低減する可能性がある. アトルバスタチンとの併用で肝酵素上昇の報告がある. |
| | クランベリー | 臨床的意義のある相互作用のリスクは小さい. |
| | イチョウ | ワルファリンとの併用で出血リスク上昇の可能性がある. |
| | アメリカ人参 | INRを下げる可能性がある. 血糖値をわずかに下げる可能性がある. |
| | オオアザミ | ワルファリン, ジアゼパムなどのCYP2C9で代謝される薬剤の濃度を下げる可能性がある. |
| | ノコギリヤシ | 複数のヒト試験よりCYP1A2, CYP2D6, CYP2E1, CYP3A4に影響がないことが報告されており, これらの酵素で代謝される薬剤との相互作用はないと考えられる. |
| | セイヨウカノコソウ | 複数のヒト試験よりCYP1A2, CYP2D6, CYP2E1, CYP3A4に影響がないことが報告されており, これらの酵素で代謝される薬剤との相互作用はないと考えられる. |

表示が可能な成分はカルシウムと葉酸である. 栄養機能食品は規格基準型の区分けで, ビタミン13種類（ナイアシン, パントテン酸, ビオチン, ビタミンA, B1, B2, B6, B12, C, D, E, K, 葉酸）ミネラル6種類（カルシウム, マグネシウム, 鉄, 亜鉛, 銅, カリウム）, n-3系多価不飽和脂肪酸が含まれる. 機能性表示食品は最終製品を用いたヒト試験または機能性関与成分に関するシステマティックレビューを根拠とでき国の審査, 許可ではなく事業者の責任で保健機能を表示できる. サプリメントはこれらの分類に含

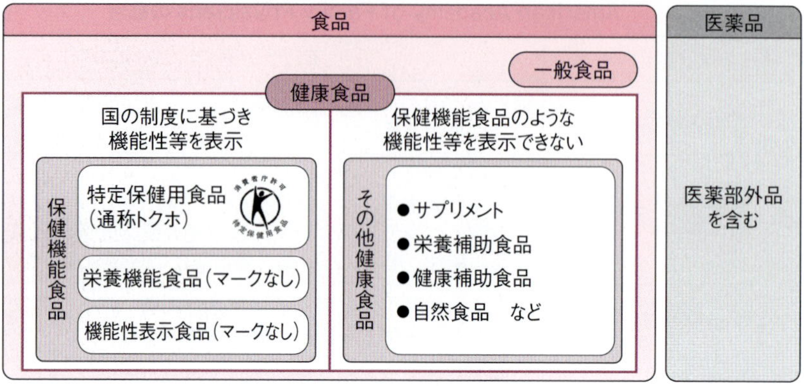


図1　健康食品の分類

まれないものの総称ともいえる．2024年に起きた紅麹による健康被害を契機としてサプリメントの製造・品質管理におけるGMP（Good Manufacturing Practice）導入と副作用発生時の迅速な報告義務の法制化を視野に入れた動きがある．GMPは“人為的な誤りを最小限にする”“汚染および品質低下を防止する”“高い品質を保証するシステムを設計する”という3原則からなる．実際に医薬品として多くの臨床試験に用いられ栄養機能食品に含まれるn-3系多価不飽和脂肪酸はサプリメントとしても使用されており受診者のサプリメント摂取状況を知ることは健診・人間ドックの検査結果を判断するうえで重要である．2021年の米国心臓病学会が発表した高中性脂肪症例に関するエキスパートコンセンサスでは空腹時の中性脂肪150mg/dL以上，非空腹時では175mg/dL以上をスクリーニング対象として生活習慣改善，および4g/日以上のEPA＋DHAなどを勧めているがサプリメントの使用に関しては慎重である[2]．またCirculation誌上ではn-3系多価不飽和脂肪酸が用いられ相反する結果が出たREDUCE-IT（有意差あり）とSTRENGTH（有意差なし）の2つの臨床試験について考察が行われ，血管障害発症を有意に抑制した前者においては血中n-3系多価不飽和脂肪酸濃度が明らかに高かったことを指摘した[3]．

受診者にサプリメントを指導する場合は摂取しているサプリメントの瓶等

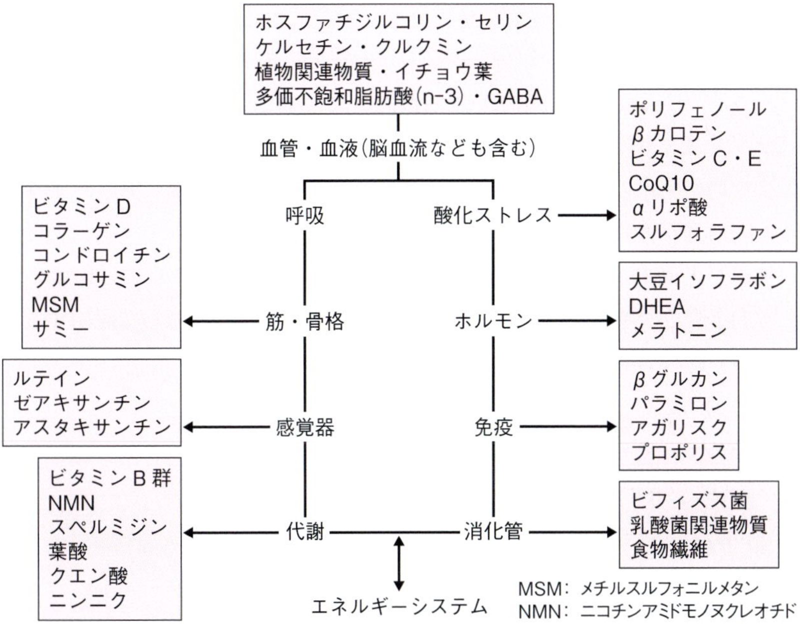


図2 体の各系統に働くサプリメントマップ

に記載してある成分内容をチェックし，お客様相談室があることを確認することが必要と思われる．図2に体の各系統に働くサプリメントの主な成分を示す．

## C サプリメントのエビデンス

サプリメントのエビデンスを考える場合に重要なのは以下の点である．

- サプリメントを摂取する目的は何か？　寿命延長や生活習慣病予防，がんや血管障害予防（1次予防か2次予防か），関節痛や視力低下など日常生活における様々な主訴への対処か．
- 投与するサプリメントの種類，投与量をどのように定めるか．ビタミンなどが含まれている場合は検討開始時点における対象者の血中濃度をどのように判断するか．

- 対照群をおいて行うか否か．
- 効果の判定を何で行うか．最終的な疾病発生とするか，サロゲートマーカーとするか，自覚症状や生活機能の改善などとするか．

サプリメントは薬剤と異なるためこれらの条件をすべて考慮に入れた研究は少ないが薬剤の効果に限界がある認知症においては表2にあげたような多くの研究が行われている．

健診・人間ドック受診者も過剰な医療・健康情報に接することが多いため，向き合う医療スタッフは情報の量のみならず質にも留意して説明するこ

**表2 認知症に対する各種サプリメントの効果**

| positive（有意な効果） | | negative（有意差なし / リスク上昇） |
|---|---|---|
| ・6件のSR：VD欠乏（<25nmol/L）群では，VDが十分な群（≧50nmol/L）と比較して認知症リスクが高かった（point estimate 1.54）． <BMC Geriatr><br>・コホート研究：VD不足群では，VDが十分な群と比較して認知能低下が速く，AD発症リスクが高かった（HR 2.85）． <Alzheimers Dement> | VD | ・コホート研究：ベースライン時のVD値 / 摂取量 / 遺伝子リスクスコアは長期（～18年間）の認知症 / 認知能障害リスクと有意な相関なし． <Am J Clin Nutr><br>・無作為化試験：健常者において，高用量VD（4000IU/日）は低用量VD（400IU/日）と比較して非言語記憶を改善したが，言語記憶やその他の認知領域には有意な効果なし． <Exp Gerontol> |
| ・50件のSR：認知能障害のない群では，ある群と比較して平均血中VC値が高かった． <Nutrients><br>・観察研究：VCと / もしくはVE摂取群では，非摂取群と比較して認知症のリスクが有意に低かった（HR 0.62）． <Ann Pharmacother><br>・12件のSR：AD患者では，対照群と比較してセレン値が有意に低かった． <J Trace Elem Med Biol> | 抗酸化物質 | ・50件のSR：認知能障害のある被験者において，血中VCと認知能スコアは有意な相関なし． <Nutrients><br>・4件のSR：VEはMCIから認知症への進行抑制，MCI/AD性認知症患者の認知能改善に対して有意な効果なし． <Cochrane Database Syst Rev><br>・RCT後コホート研究：VE・セレン・VE+セレン・プラセボ群では認知症の発症率に有意差なし． <JAMA Neurol> |

（次頁につづく）

**表2 つづき**

| positive（有意な効果） | | negative（有意差なし / リスク上昇） |
|---|---|---|
| ・21件のSR：魚やDHAの摂取が多いと認知症 / ADのリスクが有意に低かった（魚が1単位 / 週増えるごとにRR 0.95/0.93，DHAが0.1g/日増えるごとにRR 0.86/0.63）．＜Am J Clin Nutr＞<br>・RCT：DHA（2g/日）はプラセボと比較してMCI患者の認知能を向上させ海馬萎縮を抑制した．＜J Alzheimers Dis＞ | n-3 | ・RCT：記憶障害を訴える高齢者にオメガ3を単独もしくは複合的介入の一貫として与えたところ，認知能低下の抑制に有意な効果なし．＜Lancet Neurol＞<br>・3件のSR：軽・中等度のAD患者においてオメガ3は有意な認知能改善効果なし．＜Cochrane Database Syst Rev＞ |
| ・プラセボ対照試験：高ホモシステインの被験者において，VB群はホモシステインを低下させ認知能スコアを改善した．＜Nutr Neurosci＞<br>・観察研究：健常高齢者においてVB6値 / 摂取量が低いとその後の認知能低下が速かった（OR 3.48/4.22）．＜Nutrients[15]＞<br>・観察研究：股関節骨折をした高齢者のうち，VB12が境界低値（＜350pg/mL）だと認知能低下リスクが高かった．＜Isr Med Assoc J＞ | VB群 | ・4件のSR：VB群はホモシステイン値を有意に低下させたが，認知能向上には繋がらなかった．＜J Geriatr Psychiatry Neurol＞<br>・RCT：糖尿病でVB12値が境界低値（150〜300pmol/L）の高齢者において，VB12補充は認知能低下を抑制しなかった．＜Clin Nutr＞ |
| ・SR12件のまとめ：認知症 / 認知能障害の患者において，22週以上にわたってイチョウ葉エキス＞200mg/日（主に＞240mg/日）を与えると，認知能が改善する可能性が示唆された．＜J Ethnopharmacol＞ | イチョウ葉 | ・SR12件のまとめ：認知症 / 認知能障害の患者において＜200mg/日のイチョウ葉エキス摂取は有意な臨床効果を示さなかった．また＜22週の摂取による効果についても十分なエビデンスがない．＜J Ethnopharmacol＞ |

（VB：ビタミンB，VC：ビタミンC，VD：ビタミンD，VE：ビタミンE）

とが重要になる．

J Am Coll Cardiol誌は心血管障害の予防や治療におけるビタミンやミネラルの臨床研究をフォーカスセミナーとしてまとめた[4]．ここでは心血管障害と脳血管障害の発症抑制に葉酸摂取が有意な効果があり，脳血管障害発症抑制にビタミンBコンプレックスが有意な効果があるとした．

またVITAL（the Vit Dand Omega-3 Trial）研究では，がんと心血管障害発症の1次予防を目的としてビタミンD 2000 IU/日とn-3系多価不飽和脂肪酸1g/日を用いた[5]．本研究ではがん死亡は0.83と17%減少したが有意差は認められなかった．さらにこの両者を心房細動の新規発生予防に用いた研究でも有意な結果は得られなかった．

1次予防と比較して短期間で結果がでやすい2次予防の臨床研究としてはTACT研究（Trial to Assess Chelation Therapy）がある．本研究では開始時点でスタチン製剤を使用していない心筋梗塞後の症例で1日あたりビタミンC 1200mg ビタミンE 400 IU，ビタミンB1 100mg，マグネシウム500mgなど高用量のビタミン，ミネラルを摂取することで心臓，脳の血管障害再発リスクが38%低下した[6]．

観察研究では30年間の観察期間で男性において血中βカロテン濃度が高いと全死亡，心血管障害死亡がともに低下することを示したATBC研究（αトコフェロール-βカロテンスタディー）もある[7]．日本人の血中βカロテン濃度はきわめて個人差が大きいことが明らかである[8]．

今後はサプリメントを摂取する個人の各種ビタミン血中濃度や，活性酸素の程度，頸動脈中膜内膜複合体肥厚などのサロゲートマーカーを勘案することで個人差に基づくサプリメントの予防的投与の可能性がありうる．特に，より健康でありたいと願う健診・人間ドック受診者にとっては大切な課題といえよう．

最近では新型コロナウイルス感染症のまん延に伴い，免疫系にはたらくサプリメントが注目されている．本感染症では血中ビタミンD濃度が低いと死亡率や入院のリスクが高まることが指摘され，Long-COVIDと称される後遺症では著しい疲労感が特徴の一つにあげられている．英国で行われた37万人対象の研究では女性においてプロバイオティクス，n-3系多価不飽和脂肪酸，マルチビタミン，ビタミンD摂取でCOVID-19の感染リスクがわずかに低下することが示された[9]．ビタミンDに関しては2024年Endocrine Review誌にコンセンサスステートメントが掲載され，骨格系以外の心血管系，免疫系，糖代謝など幅広い作用についてまとめられた[10]．

## D サプリメントの光と影

サプリメントとして用いられる主要な成分の光と影を 表3 にまとめた．鉄に関しては貧血治療での鉄剤による消化器症状を避けるため鉄含有量の少ないサプリメントを長期服用することで鉄過剰になった例もある．またカルシウムに関しては女性では死亡率低下が認められたが男性において1日1000mg以上の摂取で全死亡，心血管死亡ともに増加したという報告もあり，骨密度のみならず頸動脈硬化など複数の臨床指標を用いて指導する必要がある．

相互作用としては経口血糖降下薬のメトホルミンがビタミンB12の吸収を低下させること，朝鮮人参の含有成分やショウガ，ニンニクなどで血糖を下げる作用が報告されている．

表3 サプリメント・健康食品素材の光と影

| | 光 | 影 |
|---|---|---|
| 食物繊維(fiber) | がん・血管障害発症抑制 | 栄養素の排出 |
| 鉄 | 潜在性鉄欠乏性貧血の治療(フェリチン測定) | 酸化ストレス増強<br>2型糖尿病発症促進 |
| カルシウム | 骨形成促進，<br>一部がん発症抑制 | 動脈硬化促進 |
| アルギニン | 血管拡張，動脈硬化抑制(NO) | 臨床研究の失敗 |
| n-3（ω-3） | 炎症・動脈硬化抑制 | 出血傾向？<br>（抗血栓薬併用上の注意） |
| ビタミンE | 抗酸化作用，動脈硬化抑制 | 骨吸収増大（ヒトでは？） |
| βカロテン | 抗酸化作用，動脈硬化抑制 | 喫煙者における肺がん増加 |
| カルニチン | 脂質代謝促進 | 動脈硬化促進<br>トリメチルアミンNオキシド（TMAO）増加 |

## E Senolytics 老化細胞除去剤（薬）の可能性

健診・人間ドックを受診する目的のひとつとして疾病予防があげられ，その延長線上に抗加齢，若返りやWell-Beingも視野にはいる．Senolyticsは加齢で蓄積する老化した細胞を除去するサプリメントともいえる．その研究は多方面から注目され，PalmerらはEndocrinologyのミニレビューにおいてダサチニブとケルセチンを糖尿病の合併症を軽減するSenolyticsの代表としてあげている[11]．前者は化学療法として用いられ，副作用は胸水，肺高血圧がある．ケルセチンはサプリメントの成分として日本でも用いられおり血管拡張作用を有するが，高用量での腎機能障害は留意すべきである．クルクミンは心臓機能の保護作用，レスベラトロールやNMN（ニコチンアミドモノヌクレオチド）などは長寿遺伝子とされるサーチュインへの作用が解明されつつある．表4にSenolyticsとして可能性のある成分を掲げた．米国ハーバード大学のシンクレア博士は8種類のサプリメント成分を提供し，生活習慣を見直しながら口腔内粘膜のエピジェネティックエイジを指標に用いる新しい健康増進システムを開発，実践している．

## おわりに

健診・人間ドックにおけるサプリメント指導は可能な限り医学的・科学的根拠に基づきつつ受診者とのコミュニケーションを重視して行うことで受診者の生活の質向上に寄与すると考えられる．

表4 Senolytics　老化細胞除去剤（薬）

| | | |
|---|---|---|
| 抗体薬 | ダサチニブ | NMN（ニコチンアミドモノヌクレオチド） |
| 天然物 | ケルセチン<br>クルクミン<br>レスベラトロール<br>ホノキオール<br>スタニオカルシン<br>シリビン | AICAR（アカデシン）<br>SRT1720（サーチュイン活性化剤）<br>など |

謝辞

東海大学医学部　総合診療学系　健康管理学　西﨑泰弘教授，日本臨床栄養協会前理事長　多田紀夫先生のご指導に感謝いたします．

## ■文献

1）Asher GN, Corbett AH, Hawke RL. Common herbal dietary supplement-drug interactions. Am Fain Physician. 2017; 15: 101-7.
2）Virami SS, Morris PB, Agarwala A, et al. 2021 ACC expert consensus decision pathway on the management of ASCVD risk reduction in patients with persistent hypertriglyceridemia. J Am Coll Cardiol. 2021; 78: 960-93.
3）Pirillo A, Catapano L. Omega-3 for cardiovascular diseases. Circulation. 2021;144:183-5.
4）Jenkins DJA, Spence JD, Giovannucci EL, et al. Supplemental vitamins and minerals for cardiovascular disease prevention and treatment: JACC Focus Seminar. J Am Coll Cardiol.2021;77:423-36.
5）Manson JE, Cook NR, Lee M, et al. Vitamin D supplements and pre-Vention of cancer and cardiovascular disease. N Engl J Med. 2019; 380: 33-44.
6）Issa OM, Roberts R, Mark DB, et al. Effect of high-dose oral multivitamins and minerals in participants not treated with statins in the randomized Trial to Assess Chelation Therapy（TACT）. Am Heart J. 2018; 195: 70-7.
7）Huang J, Weinstein SJ, Yu K, et al. Serum beta carotene and overall and cause-specific mortality a prospective cohort study. Circ Res. 2018; 123: 1339-49.
8）久保　明, 西﨑泰弘. サプリメントのメリット, デメリット. 診断と治療. 2021; 109: 1147.
9）Louca P, Murray B, Klaser K, et al. Modest effects of dietary supple-Ments during the COVID-19 pandemic. BMJ NPH. 2021; 4: 149-57.
10）Giustina A, Bilezikian JP, Adler RA, et al. Consensus statement on Vitamin D status assessment and supplementation: Whys, Whens, and Hows. Endocrine Rev. 2024: on line 1-30
11）Palmer AK, Tchkonia T, Kirkland JL. Senolytics: Potential for alleviating diabetes and Its complications. Endocrinology. 2021; 162: 1-7.

〈久保　明〉

# 7 運動

身体活動は，骨格筋によりエネルギーを消費するすべての身体の動き（movement）を指す．運動はその一部をなし，体力向上を目的に意図的に行うものを言う．本稿では，健診受診者をその多くを占める低リスク者と，中〜高リスク者に分け，運動・身体活動の推奨とエビデンスを概説する．

## A 一般的な健康目的のための運動・身体活動

健診受診者の多くを占める低リスク者における運動・身体活動は，一般的な健康が目的となる．一般集団を対象にした身体活動指針には，WHO「身体活動・座位行動ガイドライン」（2020）[1]や厚生労働省「健康づくりのための身体活動・運動ガイド 2023」[2]などがある．これらは有酸素運動，レジスタンス運動，座位行動について，成人，高齢者など対象ごとに推奨内容を設定しており共通点が多い．本稿では，成人，高齢者の推奨内容とエビデンスの現状を概説する．

### 1．有酸素運動

#### a．有酸素運動の推奨量

有酸素運動の目的は身体活動によるエネルギー消費増大にある．厚生労働省の指針[2]では，3 メッツ以上の強度で，成人は週 23 メッツ・時以上，高齢者は週 15 メッツ・時以上行うよう推奨している．ここで，1 メッツは安静座位の強度で，3.5mL/kg/ 分の酸素消費量に相当する．酸素 1L の消費で約 5 kcal のエネルギーが産生されるので，1 メッツは（3.5×5×60÷1000≒）1 kcal/kg/ 時のエネルギー消費に相当し，1 メッツで 1 時間過ごせば 1 メッツ・時（1 kcal/kg）となる．上記の成人の指針は，「3 メッツ以上の強度で 1 週間あたり（体重×23）kcal を消費せよ」というメッセージである．これ



JCOPY 498-01219

は，およそ1日60分以上の中強度身体活動に相当する．

一方，WHOの指針[1]は，成人および高齢者に対し，中強度の身体活動を週150〜300分以上，または高強度の身体活動を週75〜150分以上行うよう指示している．中強度の身体活動は，ウォーキングの場合，中高年者では無理なく歩ける最も速い速度（男性：時速5〜6キロ，女性：4〜5キロ）に相当する．一方，高強度はたとえばジョギングなどである．「中強度身体活動を，1日30分以上×ほぼ毎日（週5日）＝週150分以上行う」とする運動指針は，1995年にCDCやNIHが提唱して以来，種々の生活習慣病の診療ガイドラインの運動処方に広く採用されており，有酸素運動の基本といえる．

### b. 体重コントロール

中強度×週150分の身体活動で達成される体重減少は約2kgである[3]（減量でエネルギー消費量が減少するため，この運動を継続することで減量が維持される）．これに対し，肥満やメタボリックシンドローム（MetS）など体重コントロールが関連する疾患では，倍の活動量（中強度×週300分）が指示される．これはWHOの指針[1]の高い方のレベルに一致する．食事療法による体重減少は6ヵ月後が最大で，その後は食事制限が緩むことで体重のリバウンドが生じる．リバウンドを防ぎ減量体重維持に必要な身体活動量としてこの活動量が指示される[3]．身体活動は結腸癌，閉経以降の乳癌，前立腺進行癌，子宮体癌といった肥満に関連する癌の予防にも有効で，こうした癌の予防目的でも中強度×週300分が推奨される．

### c. 様々な身体活動パターンの有効性

活動量計を1週間装着させ，身体活動パターン（頻度，強度，合計時間や1回の持続時間等）と，MetSやこれを構成する疾患との関連をみた複数の研究では，指針からはずれる運動の頻度（週4日以下），持続時間（1回10分未満）でも，身体活動の総量が十分なら同程度に有効なことが示されている．また，WHOの指針[1]は，エネルギー消費量が同じなら運動の効果は同等と考え，高強度身体活動で中強度の半分の時間を指示しているが，実際は，エネルギー消費量が同じなら，死亡リスクやMetS有病率の低下効果は高強度身体活動の方が大きい．同じエネルギー消費を高強度運動は短時間でこなせ，リスク低下はさらに大きいことになる．

健診受診者は，平日は多忙で運動時間がとれないが，一方で体力レベルは比較的高く1週間に必要な運動量を週末にまとめてこなすことが可能な場合が多い．また，通勤や職場で階段の上り下りなど持続時間の短い中〜高強度運動を積極的に増やす機会もあり，高強度運動をリスクなく導入することも可能なことが多い．こうした低リスク者は，柔軟性の高い指示を行って運動機会を増やすとともに，スマートホンや各種ウェアラブル端末の利用も多いことから，身体活動量を自身でモニターしながら運動するよう指示するとよい．

#### d. 身体活動のある生活

一般的な健康目的の運動・身体活動における重要なコンセプトの一つに「少しの身体活動でも何もしないよりは良い．多い方がさらに良い」というものがある．実際に観察研究では，死亡や糖尿病発症リスクは身体活動量に対し直線的または少ない身体活動量から大きなリスク低下を示す．身体活動は，良好な睡眠や食生活，低ストレスなど，好ましいライフスタイルと密接に関連しており，「身体活動のある生活」はこれら交絡因子を含む総合的効果としてリスク低下をもたらしている可能性もある．諸外国の身体活動指針の中には食事や睡眠の指針と一体のものもあり，身体活動の推奨にあたってはこうした広い視野を考慮すべきかもしれない．

#### e. 余暇時間 vs. 仕事時間の身体活動

近年の複数の観察研究で，余暇時間の身体活動量が総死亡や心血管病イベントのリスクを減少させるのに対し，仕事時間の身体活動量はリスクを増加させるとの報告がある[4]．リスクを増加させる交絡因子の存在も推察されるが，リスク増加の機序は明確でない．現状では，余暇時間で楽しく身体を動かすよう勧めるのが望ましい．

## 2. レジスタンス運動

上記2つの指針[1,2]は，レジスタンス運動（筋トレ）を週2〜3回行うよう推奨している．高齢者は，蛋白同化抵抗性から筋蛋白の合成が起こりにくくなるため，レジスタンス運動の重要性が大きい．従来より高齢者では有酸素，レジスタンス，ストレッチング，バランス運動等異なる種類の運動をオールラウンドに行うことが推奨されており，近年はこうした多要素の運動を「マルチコンポーネント運動」と呼ぶ．

ただし，レジスタンス運動単独とマルチコンポーネント運動の効果を比較したエビデンスは不足している．高齢者の筋力，運動機能改善に関し，後者の前者に対する優位性は明らかではなく，レジスタンス運動単独でも，取り組み方によっては十分な効果が期待できるといえる．レジスタンス運動は，大きな筋群を使って多関節を動かす運動を8〜10種目，1セットは8〜12回とし，2，3分間隔をあけて2〜4セット行うのが一般的である．運動選手の筋トレと異なり，健康目的ではセット数は1セットでもかまわない．また，高齢者では，自重を使ったトレーニングや階段昇りなど軽度の負荷でもよい．有酸素運動に先立って十分筋力を確保すると，有酸素運動の有効性（歩行速度の改善）・安全性（転倒予防）も高くなる．

## 3. 座位行動

座位行動（sedentary behavior）は覚醒した状態で過ごす強度が1.5メッツ以下の活動を指し，座位・臥位など姿勢は問わない．中〜高強度身体活動が1日に占める時間はごくわずかで，大半の時間は座位行動およびそれと相補的な関係にある低強度身体活動（1.5〜3メッツ）に費やされる．両者は中〜高強度運動時間とは独立した関係にあり，1日のエネルギー消費量は低強度身体活動が大きく規定する．

長い座位時間は，生活習慣病や心血管病の発症，死亡リスクの増加と関連するため，座位行動を減らし低強度生活活動を増やす，すなわち日常生活で小まめに動くことが望ましい．また，座位30分毎に1回3分間の低強度身体活動をはさむことで糖尿病患者の食後高血糖の上昇が抑制されるなど，座位行動の中断も一部のリスク改善に有効である．こうして近年の身体活動指針は，身体活動量の増加とは別に，座位時間の減少や中断が推奨される（定量的エビデンスは不足しており数値目標は設定されていない）．わが国は先進国の中でも座位時間が長く，なんらかの指示が重要だが，座位行動や低強度身体活動は意図的に行うものではないため，心掛けだけで変化させることは難しい．職場や家庭の環境づくり（立ったまま会議，スタンディングデスク）やウェアラブル端末の利用などが有用である．

## B 中～高リスク者の運動・身体活動

一般集団を対象とした運動指針のエビデンスは，中～高リスク者には必ずしも当てはまらない場合がある．中～高リスク者に対する運動指導の相違点について概説する．

### 1. 肥満者

肥満者では，身体活動の死亡リスク低下効果は普通体重者ほど明確でなく，体重変化と相補的な関係にある（体重増減と身体活動量の増減が互いに効果を打ち消し合う）[5]．また，中強度×週150分の身体活動の体重増加予防効果は数十g/年程度で，現状の職域集団の体重増加（若年ほど大きく200～400g/年程度）[6] に比べて小さい．したがって，肥満者では運動推奨と同等に食事による体重コントロールに重点をおくべきである．

### 2. 高リスク者の糖尿病予防

IGTやIFG（空腹時血糖高値）など境界レベルの耐糖能異常者を対象に，食事と身体活動による糖尿病発症予防効果を検証した米国，フィンランドの介入研究やそのフォローアップ研究では，身体活動よりも減量の方が予防効果が大きく，身体活動の予防効果は中強度×週150分といった一定の身体活動レベルをクリアした者で認められた[7]．少ない活動量から糖尿病予防効果が認められる一般集団の観察研究の結果とは異なる所見である．高リスク者に糖尿病発症予防目的で指導する場合，食事療法がまず重要で，身体活動は中強度×週150分といった一定量をクリアする目標設定をすべきである．

## 3．疾患ごとの運動処方

個々の生活習慣病の改善に最適な運動様式を明らかにする介入研究は近年乏しい．このため新規エビデンスは不足しているが，既存のメタ解析の知見は個別の指示に参考になるかもしれない．

まず，高血圧では，中強度×週150分より少ない活動量から十分な降圧が認められ，血圧の高い者で改善効果が大きい[8]．レジスタンス運動の降圧効果は，重い負荷より軽い負荷で大きく，高血圧者より正常高値～高値血圧で降圧が大きい[8]ことから，有酸素運動に比べ補助的位置にとどまる．

一方，糖尿病のレジスタンス運動では，HbA1c改善は骨格筋量の増加と関連するため，重い負荷を用いることになり，高血圧とは対照的となる．

脂質異常症では，高TG血症，低HDL-C血症の改善には，中強度×週150分よりやや多い活動量が必要で，低HDL-C血症の改善には1回の運動持続30分以上が有効である．また，運動による高TG血症，低HDL-C血症の改善は男性の方が大きく，HDL-Cが非常に低い者では改善があまり期待できない．一方，LDL-コレステロールの運動による改善効果は明確でない．

## 4．メディカルチェック

中～高リスク者では，運動開始にあたり，虚血性心疾患とそれによる突然死など心血管イベントのリスクが問題になる．アメリカスポーツ医学会では，運動負荷試験の要否を，運動習慣の有無と自覚症状と既往歴（高血圧，心疾患，糖尿病，腎臓病）から判断している．これは，運動処方の現場では血液データ等の確認が従来，難しかったこと，運動不足で体力レベルの低い者が高強度の運動を急に始めた場合に心イベントが起こりやすいことによる．しかし，全国健康保険協会の健診・レセプトデータから心血管病の新規発症を機械学習で予測した筆者らの検討（投稿中）では，標準的な質問表の身体活動関連の項目は特徴量に採択されず，健診データ，喫煙歴などの古典的な危険因子や服薬歴の重要性が明らかだった．運動習慣の精度高い評価が難しく，一方で，マイナ保険証や採血データがスマートホンで確認可能な環境が現在，整備されつつある．とくに健診現場では，採血データ，喫煙歴等危険因子の把握が容易である．したがって，日本高血圧学会「高血圧治療ガイドライン 2019」や日本動脈硬化学会「動脈硬化性疾患予防ガイドライン 2022 年版」などのリスク評価にもとづき高リスク者を判定し，必要に応じ運動負荷試験等を考慮することとなる．

## C 運動継続のためのフレームワーク

診察室での指示としては，まず「各人が歩ける一番速い速度のウォーキングを 1 日合計 30 分以上×週 5 日」を基本とし，数年かけて運動時間や強度を増していくよう指示する．低リスク者は，上記の運動量を達成するのに，頻度（週末等にまとめて行っても良い），持続時間（1 回 10 分未満を積み重ねるのでもよい）を柔軟に指示し，高強度運動がリスクなく行える場合は高強度運動も推奨する．また，座位時間の減少も指示する．一方，高齢者ではレジスタンス運動を含む多要素の運動を（当初は指導者に習うよう）指示し，運動習慣が全くない者は，身体活動量を少しでも増やせばそれなりの健康上の効用があることを伝え，動く量を今より少しでも増やすよう指示する．

運動療法がうまく導入されても，長期継続は難しいことが多い．運動は，意識的に選び取って行うものなので，運動を行う動機に着目する必要がある．疾患の予防・治療，減量など運動以外に目標があり，運動がその達成手段であるものを外発的動機づけ，一方，楽しさなど運動それ自体が目標となるものを内発的動機づけと呼ぶ．前者は，目標達成まで長期間を要し，目標と運動の関係も強固でないためドロップアウトが起こりやすいのに対し，後者は運動するその場で目標が達成され運動継続に重要とされる．

内発的動機づけには，自律性，有能感，社会的関係性の 3 つが重要とされる．当初は，コンディショニングのためにウォーキングを指示するとしても，次第に運動の選択をクライアントの自律性にまかせ，主体的に選択するよう指示するのが良い．運動それ自体の楽しさや遊びの要素，技術向上や進歩による有能感（その時点の習熟度よりも若干高いレベルの運動課題が最も楽しい），さらに運動を通じた他者との関わりに注目させることが，結果として，運動の長期継続につながる可能性がある．

なお，外発的動機づけには段階があり，内発的動機づけに近い段階（運動は楽しくないが重要である，運動は私の一部であると感じる段階）は，やはり継続に有効とされる．医療者が運動の重要性を説くことは，こうした側面からも運動継続に重要である．

## ■文献


1) Bull FC, AL-Ansari SS, Borodulin K, et al. World Health Organization 2020 guidelines on physical activity and sedentary behaviour. Br J Sports Med. 2020; 54: 1451-62.
2) 厚生労働省: 健康づくりのための身体活動・運動ガイド 2023. available at https://www.mhlw.go.jp/content/001194020.pdf.
3) Donnelly JE, Blair SN, Jakicic JM, et al. American College of Sports Medicine Position Stand. Appropriate physical activity intervention strategies for weight loss and prevention of weight regain for adults. Med Sci Sports Exerc. 2009; 41: 459-71.
4) Holtermann A, Schnohr P, Nordestgaard BG, et al. The physical activity paradox in cardiovascular disease and all-cause mortality: the contemporary Copenhagen General Population Study with 104046 adults. Eur Heart J. 2021; 42: 1499-511.
5) Tian Q, Wang B, Chen S, et al. Moderate physical activity may not decrease the risk of cardiovascular disease in persistently overweight and obesity adults. J Transl Med. 2022; 20: 45.
6) Uemura N, Nishida Y, Sasaki S, et al. BMI trajectory of 8, 155, 894 Japanese adults from exhaustive health checkup data: the contributions of age-related changes in height and weight. Int J Obes (in press).
7) Hamman RF, Wing RR, Edelstein SL et al. Effect of weight loss with lifestyle intervention on risk of diabetes. Diabetes Care. 2006; 29: 2102-7.
8) Cornelissen VA, Smart NA. Exerise training for blood pressure: a systematic review and meta-analysis. J Am Heart Assoc. 2013; 2: e004473.


〈勝川史憲〉

# 8 がん予防のための生活習慣改善指導

日本で生涯に一度は何らかのがんに罹患する人の割合は，いまや男性では3人に2人，女性では2人に1人と推計されている〔(国立研究開発法人)国立がん研究センター・がん情報サービス・最新がん統計：http://ganjoho.jp/reg-stat/statistics/stat/summary.html〕. がんは高齢者ほど罹りやすい病気ではあるが，生活習慣病としての側面も大きい．がんに絶対にならないという予防法はない．しかしながら，日本人の誰もが高い確率で罹る病気を，生活習慣の改善という方法で少しでも遠ざけられるとしたら，それを実行することの見返りは大きい．

2006年に「がん対策基本法」が施行されたが（2016年改正），その基本的施策として，“喫煙，食生活，運動その他の生活習慣および生活環境が健康に及ぼす影響，がんの原因となるおそれのある感染症並びに性別，年齢等に係る特定のがん及びその予防等に関する啓発および知識の普及その他のがんの予防の推進のために必要な施策を講ずる”とするがん予防の推進が定められている．そして，国民の責務としても，“喫煙，食生活，運動その他の生活習慣が健康に及ぼす影響，がんの原因となるおそれのある感染症等に関する正しい知識をもち，がんの予防に必要な注意を払うよう努める”ことが求められている．

本稿では，その実現のために必要な知識として，現状における科学的根拠に基づいて，がん予防のために推奨できる生活習慣について記す．

## A 科学的根拠に基づくがん予防

エビデンスに基づいた医療（evidence-based medicine：EBM）の一環として，がんの治療と同様に，予防もまた科学的証拠に基づいて行われる必要がある．生活習慣という個々人や民族のもつ固有の文化に対して，保健医療従事者が指導や処方という名のもとに介入を行う以上は，それを実行する見返りとしてがんになる確率が低くなるという確かなエビデンスが求められる．ただ単に“抗酸化作用がある”とか，“マウスの発がんを抑制した”とかいうレベルでは，根拠としては不十分である．

では，十分な根拠とはどのようなものであろうか．最も信頼性の高いエビデンスは，無作為割付による介入型の研究（無作為化比較試験）から得られる．ある要因を無作為に割付けることにより，研究目的とする因果関係と競合する要因があっても，グループ間で均等になることが期待できる．そうすれば，目的の要因による純粋な効果を検証することが可能である．しかしながら，がんの罹患率をエンドポイントとした場合，大規模長期にわたっての厳密なコントロール下での研究が必要であり，研究数も限られているために利用できるエビデンスは多くはない．これまでに，$\beta$-カロテン，ビタミンE，ビタミンCなどの抗酸化栄養素には理論的に期待されたがん予防効果がなく，高用量の$\beta$-カロテンやビタミンEについては，一部のがんや死亡のリスクが上がることなどが示されている．また，乳がん治療に用いられる選択的エストロゲン受容体阻害薬であるタモキシフェンは，乳がんのリスクを半減させる一方で，子宮体がんや血栓性疾患のリスクを上げることが示され，リスクとベネフィットについてのバランスを考慮した慎重な使用が求められる結果となった．さらには，成人期での脂肪摂取量（脂肪エネルギー比率）の減少は，乳がん・大腸がんを予防しないことも明らかになっている．

その次に信頼性の高いエビデンスを提示するのがコホート研究である．大規模な対象集団を設け，まず，生活習慣などの要因についてアンケート調査などで把握した後に，がんの発生を長期にわたって追跡調査するという観察型の研究である．偏りが入りにくく，比較的信頼性が高い．しかしながら，ある要因とがん発生との間にみられた関連が本当は第三の要因（交絡要因）によるもので，研究結果が見かけ上のものであった可能性を否定できないという限界がある．コホート研究を主な根拠にがんの予防法を開発する場合には，動物や試験管内での実験などにより，そのメカニズムに対する裏づけが得られていることが必要になる．その他にも，症例対照研究や断面研究などの研究手法からのエビデンスも利用できるが，比較的短時間・低コストで行える反面，偏りや時間軸との関係から因果の逆転などが起こりやすい．いずれにしても，無作為化比較試験を含めて，どのようなタイプの研究手法であれ，単独の研究では偶然の可能性は否定できないために，複数の研究からのエビデンスに基づく必要がある．

## B 発がんにかかわるリスク・予防要因の因果関係評価の国際的現状

がん予防が現実となるためには，要因との間に因果関係が確立している必要がある．すなわち，リスク要因を取り除けば，また，予防要因を付加すれば，がんになる確率が低下するという確かな関係である．しかしながら，動物実験で得られた研究結果はヒトへの外挿性が不確かであり，また，疫学研究で得られた結果は偶然・偏り・交絡による見かけ上の関係である可能性を否定できないという限界がある．したがって，そのことを前提とした上で，不完全な実証研究のデータに基づいて，できるだけ誤りの少ない形で因果関係を評価し，具体的な対策に結びつけるために様々な試みがなされている．

世界保健機関（WHO）傘下の国際がん研究機関（IARC）による“ヒト発がん因子のハザード評価プログラム”（https://monographs.iarc.who.int/）は，生活習慣を含む様々な要因の発がん性について，科学論文を系統的にレビューすることにより評価している．具体的には，ヒトを対象とした疫学研究と動物モデルにおける科学的証拠の程度に関する評価，そして，そのメカニズムに関連する他のデータの存在に基づき，段階的に総合評価を行っている．そこでは，「たばこ喫煙」は口腔，咽頭，鼻腔・副鼻腔，喉頭，肺，食道（扁平上皮がん），胃，大腸，肝臓，膵臓，腎臓，膀胱，子宮頸部，卵巣（粘液性）のがんと骨髄性白血病に対して，「受動喫煙」は肺に対して発がん性ありと判定している．また，「アルコール摂取」は口腔，咽頭，喉頭，食道，大腸，肝臓，乳房のがんに対して発がん性ありと評価している．したがって，禁煙・受動喫煙防止・飲酒の制限が，がん予防対策として有効であることは確実である．

また，世界がん研究基金（WCRF International）では，“食物・栄養・身体活動とがん”との関連について因果関係評価を継続的に実施し公表している（https://www.wcrf.org/diet-activity-and-cancer/）．その要約を 表1 に示す．そこでは，「確実」の判定をするための基準として，2つ以上のタイプの疫学研究からのエビデンスがある，少なくとも2つのコホート研究からのエビデンスがある，相反する研究結果がない，偶然・偏り・交絡の可能性を否定できる質の高い研究により支持されている，生物学的に説明できる用量反応関係がある（必ずしも直線的ではない），通常の食事で起こり得るというデータがあることなどを必要としている．

そして，「確実」あるいは，「可能性大」の要因を中心として，以下のよう

**表1 食べもの・栄養，身体活動関連要因とがんとの関連**

| | リスクを上げるもの | リスクを下げるもの |
|---|---|---|
| 確実 | 成人後の肥満（食道腺，大腸，乳房〈閉経後〉，子宮体部，腎臓，膵臓，肝臓）<br>成人期体重増加（乳房〈閉経後〉）<br>高身長（大腸，乳房，卵巣）<br>加工肉（大腸）<br>アルコール（口腔・咽頭・喉頭，食道扁平上皮，大腸，肝臓，乳房〈閉経後〉）<br>アフラトキシン（肝臓）<br>飲料水中の砒素（肺）<br>β-カロテンのサプリメント（肺） | 身体活動量（結腸） |
| 可能性大 | 成人後の肥満（胆嚢，卵巣，前立腺〈進行〉，口腔・咽頭・喉頭）<br>出生児過体重（乳房〈閉経前〉）<br>高身長（膵臓，前立腺，腎臓）<br>赤肉（大腸）<br>アルコール（胃，乳房〈閉経前〉）<br>塩蔵食品（胃）<br>広東式塩蔵魚（鼻咽頭）<br>飲料水中の砒素（皮膚，膀胱）<br>マテ茶（熱い状態）（食道扁平上皮）<br>グリセミック・ロード（子宮体部） | 成人後の肥満（乳房〈閉経前〉）<br>青壮年期の肥満（乳房〈閉経後〉）<br>身体活動（乳房〈閉経後〉，子宮体部）<br>活発な身体活動（乳房）<br>果物（口腔・咽頭・喉頭，食道，肺）<br>野菜（口腔・咽頭・喉頭，食道）<br>食物繊維（大腸）<br>全粒穀物（大腸）<br>乳製品（大腸）<br>アルコール（腎臓）<br>コーヒー（肝臓，子宮体部）<br>授乳（乳房）<br>カルシウムサプリメント（大腸） |

（World Cancer Research Fund International. Continuous Update Project. https://www.wcrf.org/diet-activity-and-cancer/[1]）

ながん予防のための食事ガイドラインが提案されている.

- 健康的な体重を保つ：体重を健康的範囲内に保ち，成人期での体重増加を避ける
- 身体を活動的にする：日常生活の一部として身体を動かす - 歩くことを増やし，座ることを減らす
- 全粒穀物，野菜，果物，豆類を豊富に食べる：全粒穀物，野菜，果物，豆やレンズ豆などの豆類を毎日の食事の主要部分にする
- ファストフードや脂肪，でんぷん，砂糖を多く含む加工食品を制限する：これらの食品を制限すると，カロリー摂取量をコントロールし，健康的な体重を維持するのに役立つ
- 赤肉・加工肉を制限する：適量以上に赤肉（牛，豚，羊）を食べない．加工肉の摂取は最小限にする
- 砂糖入り飲料の摂取を制限する：主に水や無糖の飲み物を飲む
- アルコール摂取を制限する：がん予防のためには飲まないのが最良
- がん予防のためにサプリメントをとらない：食事だけで栄養ニーズを満たすことを目指す
- 母親は，可能であれば，赤ちゃんに母乳を与える：母乳育児は母親と赤ちゃんの両方にとって良い
- がんと診断されたら，可能であればこれらの推奨事項に従う：医療専門家に何が自分に適しているかを確認する

## C 日本人のエビデンスに基づいた因果関係評価の現状

日本においても，1990 年前後より数万～十数万人規模のコホート研究が複数実施されており，それらの成果として近年，日本人におけるエビデンスが数多く報告されつつある．そのようななかで，日本人を対象とした既存の疫学研究から得られたエビデンスを収集・整理し，動物のデータやメカニズムなど他の科学的根拠や国際的評価の現状と合わせて，生活習慣などの要因とがんとの関連の因果関係を評価し，ある場合には，その大きさや用量反応関係をメタアナリシスなどにより推計する試みを，厚生労働科学第 3 次対が

ん10か年総合戦略研究事業「生活習慣改善によるがん予防法の開発に関する研究」研究班（2011年度まで），および，国立がん研究センター研究開発費「科学的根拠に基づくがんリスク評価とがん予防ガイドライン提言に関する研究」研究班（2012年度より）（以下，がん予防研究班）（http://epi.ncc.go.jp/can_prev/）において実施している．

2023年8月現在で，喫煙，飲酒，野菜・果物摂取，緑茶，コーヒー，大豆製品，脂質・肉類，加工肉，魚，塩分・塩蔵品，乳製品，肥満，運動，感染，ビタミンやミネラルなどについて，全部位および主要13部位（食道，胃，大腸，肝臓，膵臓，肺，乳房，子宮，卵巣，前立腺，頭頸部，膀胱，血液）のがんとの関連についての系統的レビューと因果関係評価を終えて研究班のホームページにおいて公表している．

生活習慣との因果関係において，“確実”と判定したのは，喫煙と全部位，肺，胃，食道，大腸，膵臓，肝臓，子宮〈頸部〉，頭頸部，膀胱のがん，受動喫煙と肺がん，飲酒と全部位，頭頸部，食道，大腸，肝臓のがん，肥満と乳房〈閉経後〉と肝臓のがんとの因果関係についてのみである．また，“ほぼ確実”と判定したのは，塩分・塩蔵食品と胃がん，熱い飲食物と食道がん，肥満と大腸がん，高身長と大腸がん，予防的な関係として，コーヒーと肝臓がん，身体活動と大腸がん，野菜・果物と食道がん，との因果関係である．

## D 日本人のためのがん予防法

国際的評価とがん予防ガイドラインを参考にしながら，日本人のエビデンスに基づいた因果関係評価に基づいて，がん予防研究班において策定した「日本人のためのがん予防法」を表2に示す．研究班や国立がん研究センターがん情報サービス（https://ganjoho.jp/public/pre_scr/cause_prevention/evidence_based.html）においても掲示されている．この内容は，今後新しい研究の成果が積み重なることにより，内容が修正されたり，項目が追加あるいは削除されたりするアップデートを前提とする，科学的根拠の現状に基づいた指針であると考えている．以下に，生活習慣にかかわる各項についての解説を記す.

## 1. 喫煙: たばこは吸わない. 他人のたばこの煙を避ける

禁煙は, 最も確実ながん予防法である. 非喫煙者に対する喫煙者のがん全体のリスクは, 1.5〜2.0 倍程度であり, 喫煙者がたばこをやめれば, がんになる確率を 2/3〜1/2 にまで減らすことができる. 2015 年の日本人のがんの 15% (男性では 24%, 女性では 4%) が喫煙によるものと推計されている. 禁煙は, がんだけではなく循環器や呼吸器疾患, 糖尿病など多くの病気の予防につながる.

受動喫煙については, 日本人非喫煙女性約 3 万人を対象としたコホート研究では, 夫が喫煙者である場合に, 非喫煙者である場合と比べて, 肺がんのリスクは 1.3 倍, 肺腺がんのリスクは約 2 倍高いことが示されている. 2015 年の日本人のがんの 0.5% (男性では 0.2%, 女性では 0.9%) が受動喫煙によるものと推計されている. 他人のたばこの煙を吸わないようにすることにより, 肺がん予防にとどまらず, 心筋梗塞や肺炎などの予防にも役立つ.

## 2. 飲酒: 飲むなら, 節度ある飲酒をする. 飲まない人, 飲めない人は無理に飲まない.

日本人を対象としたあるコホート研究では, 男性で 1 日平均約 46g 以上の飲酒で 1.4 倍, 69g 以上の飲酒で 1.6 倍, がん全体のリスクが上がることが示されている. また, 別のコホート研究では, 生涯非飲酒者と比較して, 男性で 1 日平均約 23g 以上の飲酒で 1.3 倍, 46g 以上の飲酒で 1.4 倍, がん全体の罹患リスクが上がることが示されている. 2015 年の日本人のがんの 6.2% (男性では 8.3%, 女性では 3.5%) が飲酒によるものと推計されている.

その一方で, ある程度の量の飲酒は, 心筋梗塞や脳梗塞のリスクを下げる効果がある. したがって, 飲む場合は 1 日あたりアルコール量に換算して約 23g 程度 (日本酒なら 1 合, ビールなら中瓶 1 本, 焼酎や泡盛なら 1 合の 2/3, ウイスキーやブランデーならダブル 1 杯, ワインならボトル 1/3 程度) までの量にとどめるのがよい.

## 3. 食事：偏らずバランスよく

食事については，これを摂っていればがんを予防できるという単一の食品，栄養素は，現状ではわかっていない．また，摂り過ぎるとがんのリスクをあげる可能性がある食品中の成分，あるいは調理，保存の過程で生成される化学物質などがある．したがって，そのようなリスクを分散させるためにも，偏りなくバランスのよい食事を摂ることが原則となる．特に注意すべき副項目として，以下をあげている．

・塩蔵食品，食塩の摂取は最小限にする．具体的目標として，食塩は1日あたり男性7.5g，女性6.5g未満，特に，高塩分食品（たとえば塩辛，練りうになど）は週に1回以内に控える．

塩蔵食品の摂取量を抑えることは，日本人で頻度の多い胃がん予防に有効である．2015年の日本人のがんの2.4%（男性では3%，女性では1.6%）が塩蔵食品の摂取によるものと推計されている．減塩は，高血圧を予防し，循環器疾患のリスクの減少にもつながることが期待できる．

1日あたりの食塩摂取量としてはできるだけ少なくすることが望まれるが，厚生労働省は日本人の食事摂取基準2020年版としては，実現可能性などを考慮にいれながら，男性は7.5g未満，女性は6.5g未満を1日あたりの目標値として設定している．しかしながら，2019年国民健康・栄養調査では，20歳以上の平均値として男性10.9g，女性9.3gであり，目標値に該当しているのは男女共に3割弱未満と推計されている．国際的には，5〜6g未満に目標値が設定されている．

・野菜や果物不足にならない．具体的目標として，野菜・果物を1日400g（たとえば野菜を小鉢で5皿，果物1皿くらい）は摂るようにする．

野菜・果物は食道，胃，および肺のがんのリスクを下げることが期待できる．2015年の日本人のがんの0.3%（男性では0.4%，女性では0.1%）が野菜・果物不足によるものと推計されている．また，循環器疾患など生活習慣病全体を考慮すると，野菜・果物を毎日摂ることが勧められる．野菜・果物は，日本人の主要な食物繊維の摂取源であるが，国際的には，食物繊維は，大腸がんや糖尿病・循環器疾患の予防に有効であるので，その意味でも多く摂取することが望まれる.

果物もあわせた目安としては，野菜を小鉢で5皿分と果物1皿分を毎日食べることを心がけると，国際的に推奨されている400g程度になる．日本人20歳以上の平均値（2019年国民健康・栄養調査：男性376g，女性385g）はこの量を20g程度下回り，特に，20～59歳の世代では270～340gとかなり下回っている.

・飲食物を熱い状態で摂らない.

日本人においても，食道がんのリスクを上げるのは，“ほぼ確実“と評価されている．また，日本の食事においては，飲食物を熱い状態で摂る機会は少なくない．飲食物が熱い場合はなるべく冷ましてからにして，口腔や食道の粘膜を傷つけないようにすることが勧められる.

・ハム・ソーセージ・ベーコンなどの加工肉，牛・豚・羊などの赤肉は摂り過ぎないようにする.

国際的評価において，いずれも大腸がんの確実なリスク要因であり，WCRFによる食事ガイドラインにも示されているが，日本人のエビデンス

**表2 日本人のために推奨できるがん予防法**
—現状において日本人に推奨できる科学的根拠に基づいたがん予防法—

| | |
|---|---|
| 喫煙 | たばこは吸わない．他人のたばこの煙を避ける. |
| 飲酒 | 飲むなら，節度のある飲酒をする. |
| 食事 | 食事は偏らずバランスよく摂る.<br>＊塩蔵食品，食塩の摂取は最小限にする.<br>＊野菜や果物不足にならない.<br>＊飲食物を熱い状態で摂らない. |
| 身体活動 | 日常生活を活動的に過ごす. |
| 体形 | 適正な範囲に維持する. |
| 感染 | 肝炎ウイルス感染の有無を知り，感染している場合は治療を受ける.<br>ピロリ菌感染の有無を知り，感染している場合は除菌を検討する.<br>該当する年齢の人は，子宮頸がんワクチンの定期接種を受ける. |

（国立がん研究センターがん対策研究所予防関連プロジェクト．科学的根拠に基づくリスク評価とがん予防ガイドライン提言に関する研究．2024年8月19日改訂版[2)].）

は必ずしもそろってはいない．国際的な基準では赤肉の摂取は1週間に500g（生肉換算で約630g）を超えないように勧めているが，国民平均では生肉換算で483g（2019年国民健康・栄養調査：牛豚その他の畜肉として1日56g，ハム・ソーセージ類13g）であるために，多くの日本人は，この量を超えないと思われる．したがって，表2にはあえて示していないが，摂り過ぎは避けるべきである．

## 4. 身体活動：日常生活を活動的に過ごす．

身体活動量が高いと大腸がんなどのリスクが低くなるのみならず，がん全体のリスクが低くなるというエビデンスは国内でも国際的メタ解析などでも示されている．2015年の日本人のがんの1.3％（男性では1.0％，女性では1.6％）が身体活動量不足によるものと推計されている．また，身体活動量が高いと，がんのみならず糖尿病や循環器疾患のリスクも低くなることから，死亡全体のリスクも低くなることが知られている．身体活動量を保つことは，健康で長生きするための鍵になる．

厚生労働省は「健康づくりのための身体活動・運動ガイドライン2023」の中で，成人では身体活動量の基準として，歩行またはそれと同等以上の（3メッツ以上の強度の）身体活動を毎日60分以上（1日約8000歩以上）（＝週23メッツ・時以上）行うと共に，息がはずみ汗をかく程度以上の運動を週60分以上（＝週4メッツ・時以上）行うことを推奨している．また，高齢者の基準としては，歩行またはそれと同等以上の（3メッツ以上の強度の）身体活動を毎日40分以上（1日6000歩以上）（＝週15メッツ・時以上）の身体活動を行うことを推奨している．さらに，成人・高齢者共通で，座りっぱなしの時間が長くなりすぎないように注意するとしている．

## 5. 体形：成人期での体重を適正な範囲に維持する．

肥満とがんとの関係は，欧米とは異なり，日本人においてはそれほど強い関連がないことが示されているが，閉経後の乳がんや肝臓がんについてはリスクが高くなることは確実である．2015年の日本人のがんの0.7％（男性では1.0%，女性では0.3%）が肥満によるものと推計されている．

中高年の日本人を対象に行われた7つのコホート研究の統合解析では，BMIとがん死亡・総死亡との関連U字型を示し，やせていても，太っていてもリスクが高いことが示されている．総死亡リスクが高くならない範囲としては，男性でBMI 21〜27，女性で21〜25であった．国際的な肥満基準であるBMI 30を超えるとがんや総死亡リスクは明らかに高くなるが，BMI 21未満のやせについてもやせればやせるほどがん死亡・総死亡のリスクが高くなる．栄養不足は免疫力を弱めて感染症を引き起こしたり，血管を構成する壁がもろくなり脳出血を起こしやすくしたりする一方，糖尿病，高血圧，高脂血症などはリスクが低下することが期待される．このような疾患のある人は，その治療の一貫として，太っていればやせることが効果的である場合もある．具体的目標として，中高年期男性のBMIで21〜27，中高年期女性では21〜25の範囲内になるように体重を管理する．

## E がん予防：その他の注意点

確実，あるいは可能性が高いとまでは評価されていなくても，がんのリスク要因として疑われているものは，生活の利便性や嗜好とのバランスを考えながら，なるべく避ける努力をするのが賢明であろう．一方，がんの予防要因の可能性が示唆されているものは，不足しないように心がけるとよい．また現状では，がんを予防することが確実，あるいは可能性が高いと評価された食品や食品成分は存在しない．むしろ，通常の食事からは摂取できないレベルの高用量の$\beta$-カロテンやビタミンEのサプリメントは，がんや健康障害のリスクを上げることがわかっている．したがって，たとえがんを予防する可能性が示されている成分でも，サプリメントなどで過剰に摂り過ぎないように注意すべきである．

もう一つ気をつけなくてはならないのは，特定のがんを予防するための生活習慣が，必ずしも健康的とはいえないという点である．例えば，肥満に関連するがんや糖尿病を予防するにはやせればやせるほど効果的だが，やせ過ぎてその他の部位のがんや肺炎など感染症のリスクが高くならないよう，バランスをとる必要があろう．最近では，紫外線に関連する白人に多い皮膚がんを恐れて極端に日光を避けていると，体内でビタミンDがつくられにくくなり，大腸がんなどのリスクが高くなるとの仮説もある．がん予防のための予防戦略は，総合的な健康と一人一人の生活習慣とのかねあいのなかで，改めてその位置づけを問い直さなくてはならない．

がん予防は，疾病予防・健康増進の大きな部分を占めるが，その全てではない．他の病気予防を見据えながら，偏らずバランスのよい生活を楽しむのが基本である．

## ■文献

1）World Cancer Research Fund International. Continuous Update Project.https://www.wcrf.org/diet-activity-and-cancer/
2）国立がん研究センターがん対策研究所予防関連プロジェクト．科学的根拠に基づくリスク評価とがん予防ガイドライン提言に関する研究．2024年8月19日改訂版．

〈津金昌一郎〉

# 9 総合健診における指導士と業務管理士の資格と役割

日本総合健診医学会 2005 年当時の田村政紀理事長が,「医師には専門医制度があるが総合健診は医師だけではできない. 総合健診に精通したコメディカルや事務職員が必要である」と考え, コメディカルは指導士, その他の職員は業務管理士として認定することとした. これにより, 医師以外の職種の職員も意欲を持って総合健診業務に励むことができ, 指導士・業務管理士の活躍により, 総合健診施設がより円滑に運営されることが期待できることから, 認定制度が開始された. 指導士は 2005 年, 業務管理士は 2006 年に第 1 回認定試験が行われた.

## A 総合健診指導士とは

日本総合健診医学会 総合健診指導士制度規則[1]の（総則）第 1 条によると,「一般社団法人日本総合健診医学会は, 総合健診施設に勤務する優れたコメディカルスタッフを養成し総合健診の質の向上を図るため, 総合健診指導士制度を設け, ひいては国民の福祉に貢献することを目標とする」とある. 日本総合健診医学会のホームページでは,「総合健診指導士とは, 本学会一般会員及び施設会員に所属する医師以外の医療職の人〔看護師（准看護師含む), 保健師, 臨床検査技師, 衛生検査技師, 診療放射線技師, 診療 X 線技師, 管理栄養士, 栄養士, 薬剤師, 理学療法士, 作業療法士, 視能訓練士〕を対象とし, 総合健診に携わる上で必要な知識, 能力を有する者」と記載されている. 指導士の認定条件は以下の通りである.

1）以下の資格のうちいずれかを有する者.

看護師（准看護師含む), 保健師, 臨床検査技師, 衛生検査技師, 診療放射線技師, 診療 X 線技師, 管理栄養士, 栄養士, 薬剤師, 理学療法士, 作業療法士, 視能訓練士

JCOPY 498-01219

2) 指導士認定試験受験申請時に，継続して3年以上本学会個人会員または，会費を完納している本学会施設会員である健診施設に3年以上勤務している者.
3) 総合健診業務に継続して3年以上従事しており，左記の従事期間について施設長の証明が得られる者.
4) 指導士認定試験受験申請時に，下記に定めるいずれかの業績を有している者.
   a　総合健診に関連した医学雑誌への原著論文が1篇以上あること.
   b　本学会主催の学術大会に2回以上参加していること.
   c　同学術大会での発表が1回以上あること
   ただし，この業績は指導士認定試験受験申請前直近6年間の業績が有効となる.
5) 指導士認定試験に所定の成績を得ていること.
6) その他指導士委員会が特に認めた者.

## B 総合健診業務管理士とは

日本総合健診医学会 総合健診業務管理士制度規則[2]の（総則）第1条によると「一般社団法人日本総合健診医学会は，総合健診施設に勤務する優れた医療職以外のスタッフを養成し総合健診の質の向上を図るため，総合健診業務管理士制度を設け，ひいては国民の福祉に貢献することを目標とする」とある．日本総合健診医学会のホームページでは，「総合健診業務管理士とは，本学会一般会員及び施設会員に所属する職員で，総合健診に携わる上で必要な知識，能力を有する者」と記載されている．業務管理士の認定条件は以下の通りである.

1) 業務管理士認定試験受験申請時に，継続して3年以上本学会個人会員または会費を完納している本学会施設会員である健診施設に3年以上勤務していること.
2) 総合健診業務に継続して3年以上従事しており，左記の従事期間について，施設長の証明を得ている者.

3) 業務管理士認定試験受験申請年を含めた6年間に，本学会主催の学術大会に1回以上参加していること．または指導士・業務管理士研修会，優良施設認定基準研修会，精度管理研修会のいずれかに1回以上参加していること．
4) 業務管理士認定試験に所定の成績を得ていること．
5) その他業務管理士委員会が特に認めた者．

## C 役割

指導士・業務管理士は，各専門領域の知識と幅広い健診知識を活用し，より良い健診提供のための中心的存在であり，その役割としては少なくとも以下の6項目が考えられる．

### 1. 各部門の橋渡し（調整役）

多部門間の知識の共有や業務分担の中心となり，施設運営を良い方向に導くことである．

総合健診は多職種の協力によって成り立つが，それぞれの職種の業務分担を調整したり，組織の運営，受診環境の整備，医療安全，危機管理等，健診全体を把握した立場で施設運営を良い方向に導いていくことが考えられる．例えば検査項目について専門学会等からガイドラインが示された際には，専門医と協力しながら施設としてどのタイミングで採用するか検討したり，検査室や各面接担当医に周知したり，情報処理課に依頼してオートコメントを変更したり，保健師，看護師等にも周知するなど，多職種間の調整を行い，施設としての信頼性を高めることができる．

### 2. フォローアップ業務，受診者統計処理作業

健診専門医の指導の下，指導士・業務管理士および各職種が協力して精密検査受診率向上のためにフォローアップを行う．精密検査の必要がある受診者が次の健診まで放置しては健診を受けた意味がない．適切な時期に手紙や電話等でフォローアップを行い，精密検査受診につなげることや，受診結果

を把握することにより，施設として健診者の健康管理を，次回以降も含めてより精度の高いものにすることができると考えられる．

## 3. 新しい健診項目の提案

新規検査項目や未導入検査について，検査内容から運用までを立案する．

本学会や他の学会の機器展示・ランチョンセミナーや各職種の専門誌などから情報収集し，より健診者の健康管理に役立つ新規検査項目や未導入検査について，施設内で検査内容から運用までを立案する．例えば，ある検査項目をオプションとして導入するためには，健診当日の運用，検査結果の伝え方，異常値に対する判定基準や精密検査の進め方，パニック値が出た場合の対応など様々な検討を行う必要がある．

## 4. 新しい受診者サービスの提案

受診者への新規講習会や指導等について，健診専門医の指導の下，企画・立案・運営することなども考えられる．2008 年から特定健診・特定保健指導の制度が始まったが，その直前には新しいサービスを始めるために様々な検討をした施設が多いと思われる．そのために対策委員会等を立ち上げ，厚生労働省が出した特定健診・特定保健指導プログラムと手引きを読みこなし，検査，契約，問診，指導内容，請求，コンピュータプログラムなど様々な点について検討し，さらに各部署に周知して運用を開始した．その他にも新たなサービスを開始する際に，指導士・業務管理士が中心となって提案，立案していくことが考えられる．

## 5. 優良総合健診施設認定および認定更新実地審査受審

日本総合健診医学会の優良総合健診施設認定および認定更新時の実地審査受審には，施設の職員全体で取り組む必要があるが，その準備を指導士・業務管理士が中心となって進めるのが望ましい．

表1 総合健診指導士・業務管理士研修会一覧

| 年度 | 講義内容 |
|---|---|
| 2007<br>(H19) | 特定健診・特定保健指導について～効果的な保健事業を行うために |
| | 特定健診・特定保健指導　一実施に向けて一 |
| 2008<br>(H20) | 「健診の課題と将来展望」～ 健康寿命延伸の視点から |
| | 「健診の課題と将来展望」～ 施設調査表・受診者統計表を通して見えること |
| 2009<br>(H21) | 優良施設認定　総論 |
| | 「認定基準Ⅰ」（フロアレイアウト，検査項目・設備，情報管理システム） |
| | 「認定基準Ⅱ」（総合健診の内部精度管理と外部精度管理） |
| | 「認定基準Ⅲ」（面接指導，フォローアップ，第三者評価） |
| | 「認定基準Ⅳ」（倫理規定） |
| | 「実査のポイント」（実査時の注意事項とチェックポイント） |
| 2010<br>(H22) | これからの健診と指導士・業務管理士の役割 |
| | 指導士・業務管理士に必要な接遇の知識と技術 |
| 2011<br>(H23) | 事例から学ぶ医療安全～医療側弁護士の立場から～ |
| | 総合健診における信頼性確保 |
| 2012<br>(H24) | 防火防災管理の充実に向けて　～東日本大震災を教訓として～ |
| | 健診業務における医療安全 |
| 2013<br>(H25) | 健診従事者が知っておきたい食と栄養サポートの考え方 |
| | 健診従事者に知っておいていただきたい運動と健康に関する知識 |
| 2014<br>(H26) | 健診機関における個人情報保護 |
| | 総合健診指導士・業務管理士のためのステップアップ接遇セミナー |
| 2015<br>(H27) | 健診における医療者と受診者の双方向コミュニケーション |
| 2016<br>(H28) | 総合健診指導士・業務管理士に期待される多職種連携　－チーム医療推進のために－ |
| | 総合健診指導士・業務管理士のあり方と本制度のこれからについて－多相連携の意義 |
| 2017<br>(H29) | 産業保健サービスからみた働く人々への貢献と課題 |
| | “健康経営”の実践によるポピュレーションアプローチ<br>～社員が活き活きと仕事をしている会社を目指して～ |
| 2018<br>(H30) | 健診業務で知っておきたい医療安全・医療訴訟 |
| | コラボとしてのデータヘルスの推進 |
| 2019<br>(H31) | 認知症予防と栄養　臨床的視点から |
| | 認知症予防と早期発見のための血液検査 |
| 2020<br>(R2) | 「幸福寿命」と先制医療 |
| | ケア・ウォーキングで100歳まで歩こう～簡単な姿勢動作改善と自分でできる体操～ |
| 2021<br>(R3) | 生活習慣病の食事指導 |
| | LGBTに関して健診施設として知っておくこと |
| 2022<br>(R4) | 想定外の時代のメンタルヘルス |
| | スポーツ栄養と新型コロナウイルス対策 |
| 2023<br>(R5) | ナッジで人を動かす |
| | 健診機関における個人情報保護 |
| 2024<br>(R6) | 医療スタッフのためのコミュニケーションマナー |
| | 超高齢社会に照準した抗加齢ドックについて |

### 6. 優良総合健診施設認定実地審査委員

日本総合健診医学会の優良総合健診施設認定および認定更新を受審する施設に実査委員として実際にその施設を訪問し，実地審査を行う．この実地審査によって本学会の優良総合健診施設のレベルが維持されており，そこに貢献することができる．また，実際に他の施設の実査を行うことにより，自施設の実査の際に，より良く準備して実査を受けることができるようになる．

## D 受診者に対する役割

総合健診指導士の受診者に対する役割は，それぞれの職種の業務に加え，受診者の行動変容を各専門分野から適切に支援することにある．

業務管理士の受診者に対する役割は，受診者のニーズを的確に把握して健診の安心・安全・快適・満足度を高めるために，施設ごとに健診業務全体の円滑な運営マネージメントを担当することにある．もともと医療や健診に関する知識のない事務職員でも，健診施設に長期間勤務する間に広い視野で施設内の業務を見聞きし，業務管理士試験受験のための学習をしたり，研修会で講演を聴くこと等により必要な知識を得ることができ，施設全体の運営をより円滑に行うことができるようになる．

## E 研修会

日本総合健診医学会では，指導士・業務管理士のための研修会を毎年行っている．

2024 年までの研修会の一覧を表 1に示した．このように指導士・業務管理士研修会では非常に幅広い内容の知識を習得することができる．

### ■文献

1) 日本総合健診学会ホームページ. 総合健診指導士制度規則. https://jhep.jp/jhep/sikaku/sks02.jsp
2) 日本総合健診医学会ホームページ. 総合健診業務管理士制度規則. https://jhep.jp/jhep/sikaku/skgk02.jsp

〈樫原英俊〉

# D

## けんしん従事者が知るべき重要事項

# 1 検査の基準範囲

## A 健康診断で用いられる検査の種類と基本的な考え方

健康診断で実施する検査の目的は，大別して2種類ある．表1に2種類の検査の主な例をあげた．

1つは現在の疾病の存在リスクを評価する検査である．わかりやすい例として前立腺がんのマーカーであるPSAを考えてみよう．受診者のPSAの血清値が高いほど前立腺がんが現在存在する可能性が高いことがわかっており，適切なPSA値によって区切ることで前立腺がんに罹患している可能性の高い人を抽出できる．PSA値が一定以上の対象者に詳細な検査（精密検査）を実施することで，前立腺がんの有無や重症度を評価したうえで，治療の必要性を決定する手順を踏む．

一方血圧について考えると，血圧値が高くても自覚症状などが生じることはまれで，重大な疾病を現在持っているわけではない．しかし血圧値が高いほど将来の脳卒中の発症リスクが高いことがわかっている．健診における血圧測定の目的は血圧値で区分し将来のリスクが明らかに高く治療が必要な群，治療は必要でない（費用対効果が低い）が一定のリスクがある群，リスクの低い群に区分することである．また血圧などでは結果が変動することが多く，平均への回帰現象（後述）が起こることがあるため，1回の検査で診断を確定することは困難で再度検査（再検査）を実施する必要がある．

健康診断で実施する検査は現在の疾病リスクを求めるか将来の疾病リスクを求めるものに区分して考えることで，健診結果を適切に処理できる．現在リスクの大きさを評価する検査では，感度・特異度（後述），ROC曲線などスクリーニングの考え方で整理することができる．一方将来リスクを評価する検査では前向き研究や介入研究などのエビデンス（相対危険度，絶対危険

**表1 検査のタイプとターゲット疾患の例**

| | 検査項目 | ターゲット疾患 |
|---|---|---|
| 疾病リスク | 血圧 | 脳卒中・急性心筋梗塞 |
| | 血糖・HbA1c | 細血管・大血管合併症 |
| | LDL-C | 急性心筋梗塞 |
| | HDL-C | 急性心筋梗塞 |
| | TG | 急性心筋梗塞 |
| | 尿酸 | 痛風 |
| | ピロリ菌 | 胃がん |
| | ペプシノーゲン比 | 胃がん |
| 疾病確率 | 便潜血 | 大腸がん |
| | 胃内視鏡検査 | 胃がん |
| | 胃部X線検査 | 胃がん |
| | PSA | 前立腺がん |
| | 胸部X線検査 | 肺がん |
| | 胸部低線量CT | 肺がん |
| | 子宮頸部細胞診 | 子宮頸がん |
| | マンモグラフ | 乳がん |
| | 乳房エコー | 乳がん |

度，リスク低下度）に基づいて対象者のリスクを層別化できる．

通常健康診断で実施される検査はこれら2つの種類が混在しており，結果の処理方法や解釈が異なることに注意したい．

## B 検査の種類

### 1. 疾病の存在リスクを判定する検査

疾病の存在リスクを判定する検査では，スクリーニングの概念を用いて検査の有効性を考えると良い．スクリーニングとは集団全体にある検査を実施したとき，正常と異常がどのように判定されるか議論するものである．

評価方法としては，スクリーニング検査で陽性と判定した人が実際にがんであるかどうかを示すと直感的にわかりやすい．こうした指標を期待陽性確率，陰性確率というが，期待陽性確率は疾病の有病率が高いか低いかによって結果が異なる．

そこで検査の有効性を評価する指標としては対象集団の有病率によらない指標が用いられ，異常者を異常と判定する率（感度），正常者を正常と判定する率（特異度）から検査の有効性を判定できる．所見の有無を決めるカットオフ値を決めるためにはROC曲線と言われる曲線をプロットする方法が求められる．

### a. 検査の感度・特異度

感度とは「がん患者」がスクリーニング結果から「がん」と判定される率であり，特異度は「がんでない人」が「がん」でないと判定される割合である．対象集団をあらかじめ他の方法で評価して正常と異常（担がん者）に区別しておく（実際にこうした情報を入手するにはスクリーニング検査実施後

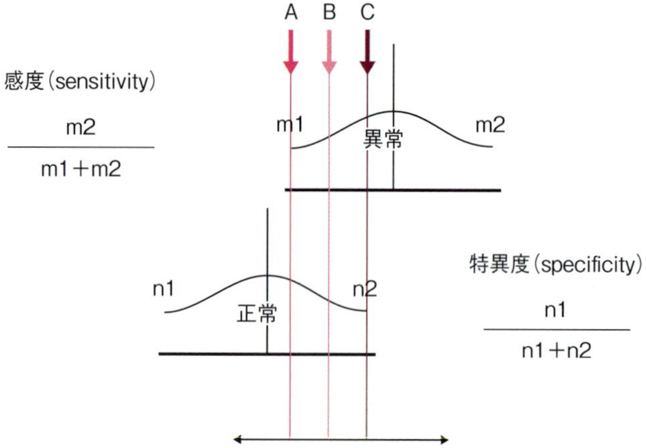


図1 感度・特異度と閾値
感度・特異度は切り方によって異なる

に長期の観察が必要で，正常・異常を評価するには長期間の研究が必要となる）.

感度と特異度の関連を 図1 に示した．閾値を低くしてすべての対象者をがんと判定すれば必ずそのなかにがんが含まれる（閾値A，感度100%，特異度は0%）が，スクリーニングとしては意味がない．逆に基準を高くすればするほど陽性となった人のうち実際にがんである可能性が高まるが，正常と判断した人のなかにがんが紛れている可能性は高くなってしまう（閾値C，感度が低く，特異度が高い）．したがって感度・特異度がともに高い基準値を閾値とする（B）ことが望ましい．

感度，特異度を用いると，異なった疾患の検査法の優秀性を比較することができる．感度・特異度がともに高いほど優れた検査法といえる．感度が90%，特異度が90%の検査では，抽出された集団に占める疾病の存在率は元の集団のおよそ10倍に濃縮される．感度・特異度ともに95%の検査では実際に疾病が存在する確率は20倍に濃縮される．感度・特異度が高い検査ほど二次検診の意義が高くなる．

### b. 期待陽性確率とその特徴

疾病の存在リスクを評価する検査の目的は，実際の疾病をできるだけ多く抽出し，そうでないものをできるだけ少なく抽出することにある．有所見者のなかで実際に疾病を持つ人の割合のことを期待陽性確率という．期待陽性確率はわかりやすい利点があるが，弱点は対象集団の有病率に強く影響を受けることである．仮に検査対象者が全員がんであれば，期待陽性確率は100%，仮にがんの人がいない集団では優れた検査を行った場合でも期待陽性確率は0%になる．

期待陽性確率は感度と特異度，さらに疾病の有病率から計算が可能である．多くの検査ターゲットとなる疾患は有病率が1/1000未満のことが多いため，感度・特異度が高い検査であっても期待陽性確率はきわめて低くなる．

実際の例を考えてみよう．健康診断を受診した人のがんの頻度が5,000人に1件であったとする．感度・特異度が90%の検査では，検査前と比較して検査陽性者の疾病存在確率が10倍高くなるので期待陽性確率は0.2%とな

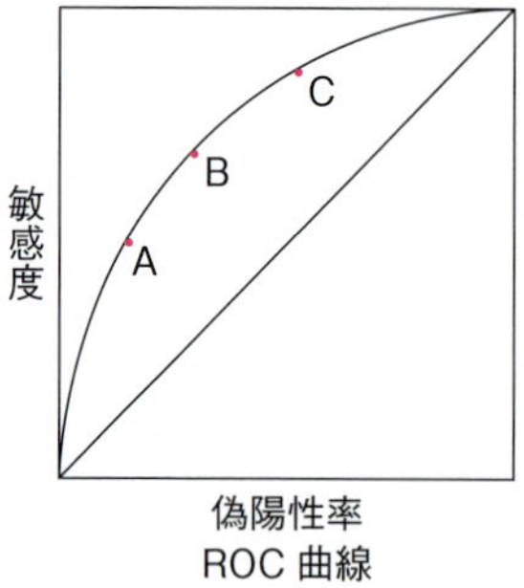


図 2 ROC 曲線を用いた閾値の決め方
A: 偽陽性者は少ないが，見逃しが多くなる.
B: 適切な設定例
C: 見逃しは少ないが，偽陽性者が多くなる.

る．また 95％の感度・特異度の場合には 0.4％となる．このように健診受診者を対象としたスクリーニング検査ではどんな優れた検査であっても精密検査の対象となる人の大部分は正常であることを認識することが大切である．受診者にも不要な恐怖感を持たせないようにしたい．

### c. ROC 曲線

感度・特異度ともに高い値を閾値とすることで，スクリーニング効率が高まることを上で述べた．スクリーニングの閾値を決める際には，図 2 の通り閾値を変えながら感度と 1－特異度の値をプロットすると検査の特性がよくわかる．この曲線を受診者動作特性曲線（レシーバーオペレーティングキャラクタリスティック，ROC）曲線という．具体的には少しずつ閾値を変えて得られる感度・特異度をグラフにプロットする．スクリーニング効率が最も高い閾値は，左上の原点からの距離が最も近いところとなる．スクリーニングの基準を決める際には，ROC 曲線をもとに，最も抽出効率の高い点を決めそれに対応した閾値と感度，特異度を設定する．

## 2. 疾病の将来リスクの大きさを評価する検査

### a. 疫学研究に基づくリスク評価の方法

将来リスクの大きさからとるべき対策を決める検査の代表は血圧である．血圧が高いこと自身が症状を起こすことはまれで通常は症状がない．一方脳卒中を起こしていない対象者を長期間追跡すると血圧値が高い人では脳卒中の発症や死亡率がそうでない集団と比較して高いことがわかってきた．こうした研究を前向き研究という．通常エビデンスと呼ばれる情報の多くは前向き研究の成果である．

前向き研究は，ベースラインの健康調査を行った後に長期間脳卒中などの発症を追跡する研究である．血圧区分別に脳卒中の発症状況を分析することで，脳卒中にかかっていない健康な人の発症が血圧値毎にどのような発症があるかを検討する．

### b．相対危険度

前向き研究はまだ脳卒中にかかっていない集団（population at risk）の血圧などを測定し，通常10年から20年くらいの期間観察して脳卒中の発症の有無を把握する．図3はこうした研究成果の1つであり，高血圧区分と脳卒中死亡率との関係を示したものである．血圧が最も低い群のリスクを基準とすると血圧区分が高いほど脳卒中による死亡リスクを基準集団との死亡率の比（相対危険度）で表すことができる．相対危険度が高いほどその群の死亡リスクは高い．こうしたハイリスクの人を対象とした臨床研究（介入研究）結果から，治療によってどのくらいリスクが低下するかのエビデンスが

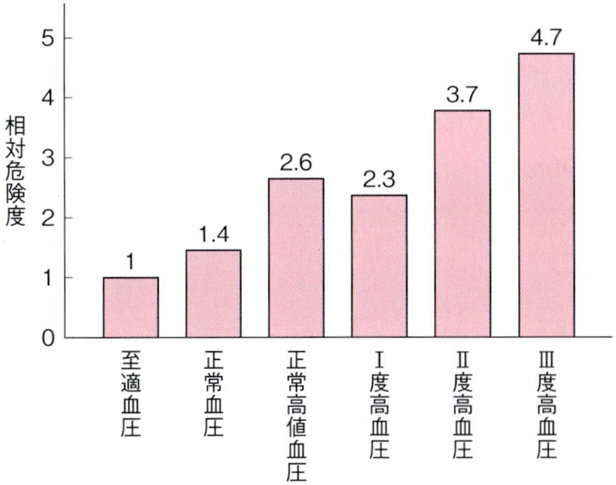


図3　血圧区分と脳卒中死亡との関係（男性）
（Nippon Data 80 研究[1)] より）

集積されている.

脳卒中などの重大な疾患と血圧との関連を検討する際，基準となる部分集団（通常最もリスクの低い集団）を基準として，他の血圧区分で何倍起こりやすいかを求める．これを相対危険度という．相対危険度が高いほど，区分毎に明確な量反応関係がある場合関連が強いといえる.

#### c. 絶対リスク

相対危険度で表示したリスク（相対リスク）の特徴はわかりやすいことであるが，その集団のうち実際罹患した率そのものも重要な情報となる．罹患率そのものを議論する場合，絶対リスクと表現する.

同じ相対リスクを示す検査や疾病があったとしても，絶対リスクが低いと集団へのインパクトは小さくなる．高血圧を例にとると若年者では脳卒中の絶対リスク（罹患率）が低く，相対危険度は大きくなる．逆に高齢者では絶対リスクが高く相対危険度は若年者より小さくなる．高齢者では相対危険度のみで議論するとリスクを低めに捉えてしまう可能性があることに注意したい.

#### d. 介入研究による治療効果評価―リスク低下度

薬物治療を行わないで放置した場合と，薬物治療による効果を無作為割付けで比較する研究を無作為割り付け介入研究（RCT）という．観察研究で得られたリスクは自然観察した場合の差であり，治療介入したものとは異なる．死亡率が高くても治療により改善するかどうかは実際に治療を行ってみないとわからない.

介入効果が未確立で，観察研究の成果が十分ある場合，介入研究を行うことが求められる．放置した場合との死亡や発症の差を対照群に対する％で示し，○○％低下効果があると表記される．一方，ある程度介入効果のエビデンスが蓄積されている場合は，治療しない群を作るのは非倫理的となることにも注意したい.

#### e. 治療効果と NNT

治療によるリスク低下度とその疾患の発症頻度から，高血圧などの治療が脳卒中などを実際どのくらい予防するかを計算することが可能である．治療効果の費用対効果の予測指標として用いられるものとして，number needed to treat（NNT）があげられる．1人の患者の発症を救うために何人の治療が必要かを計算したもので数値が小さいほど治療効果が高くなる．

治療効果が小さいほど，また絶対リスクが低いほどNNTは大きくなる．特に治療効果はあっても，死亡率そのものが低い場合がある．男性と女性を比較すると60歳代の心筋梗塞の罹患率は大きく異なるため，脂質異常などの薬物治療のNNTは女性では男性より大きくなり，治療の費用対効果が小さくなる．

## 3. 集団の分布から見た基準値

### a. 集団の分布に基づく基準値

集団の最大血圧などの分布から外れ値を評価して，基準値を定める考え方もある．この方法は標準的集団の検査結果の分布から上位2.5%，下位2.5%を異常とし，それ以外を正常とするという考え方である．この場合，有所見とは集団の平均値からのずれを示し，疾病リスクとは関連しない場合があることに注意したい．

健診受診者では，最大血圧が高いことが脳卒中死亡のリスクだが，低いことはリスクにはならない．最大血圧が低い方の2.5%は脳卒中リスクとは関係がない．低い血圧を上げることの意義や治療効果に関するエビデンスもないため，紹介された医療機関も対処に困る場合がある．集団の分布に基づく区分と循環器疾患のリスクとは必ずしも対応していないことに注意したい．

### b. 集団分布に基づく基準値の課題

集団の分布に基づき区分する方法はわかりやすいが，健診受診者を標準的集団として扱うのが適切でない場合がある．中高年男性の最大血圧分布では，疫学研究のエビデンスから見て集団の半分以上が対策を必要（治療，生活改善）とする人である．こうした集団を基準集団として扱って，基準値を決めると脳卒中死亡リスクの高い人を適切に抽出できない可能性が生じる．

健診受診者の多くが，エビデンスからハイリスクである集団をsick population と呼ぶ．sick population では集団全体のリスクが高いため，個々のハイリスク者への対策とともに集団全体のリスクが低下するための働きかけが重要となる.

■文献

1) NIPPON DATA research group, Impact of elevated blood pressure on mortality from all causes, cardiovascular diseases, heart disease and stroke among Japanese: 14 year follow-up of randomly selected population from Japanese — Nippon data 80. J Human Hypertens. 2001; 17: 851-7.
2) 岡山　明, 奥田奈賀子, 編. 健康教育マニュアル第 2 版. 日本家族計画協会; 2019.
3) 中村好一. 基礎から学ぶ 楽しい疫学. 第 4 版. 東京: 医学書院; 2020.

〈岡山　明〉

# 2 健診成績の判定区分と基準値の考え方

前項で正常値，異常値の基本的な考え方について述べ，検査には将来リスクを評価するものと，現在の疾病リスクを評価する検査に区分されることを示した．表1には検査例と対応する判定区分の例をまとめた．健康診断結果を活用して受診者に適切な対応を行うためには一定の判定基準に基づいて区分した上で対策を実施するとよい．個々の検査における判定基準の詳細は

**表1 検査のタイプと判定区分の例**

| | 検査項目 | 要治療 | 精密検査 | 再検査 | 保健指導 | 経過観察 | 正常 |
|---|---|---|---|---|---|---|---|
| 疾病リスク | 血圧 | ○ | | ○ | ○ | | ○ |
| | 血糖・HbA1c | ○ | | ○ | ○ | | ○ |
| | LDL-C | ○ | | ○ | ○ | | ○ |
| | HDL-C | ○ | | ○ | ○ | | ○ |
| | TG | ○ | | ○ | ○ | | ○ |
| | 尿酸 | ○ | | ○ | ○ | | ○ |
| | ピロリ菌 | ○ | | ○ | | | ○ |
| | ペプシノーゲン比 | ○ | | ○ | | | ○ |
| 疾病確率 | 便潜血 | | ○ | | | | ○ |
| | 胃内視鏡検査 | ○ | ○ | | | ○ | ○ |
| | 胃X線検査 | ○ | ○ | | | ○ | ○ |
| | PSA | | ○ | | | | ○ |
| | 胸部X線 | ○ | ○ | | | ○ | ○ |
| | 胸部低線量CT | ○ | ○ | | | ○ | ○ |
| | 子宮頸部細胞診 | | ○ | | | ○ | ○ |
| | マンモグラフ | ○ | ○ | | | ○ | ○ |
| | 乳房エコー | ○ | ○ | | | ○ | ○ |

JCOPY 498-01219

各項目で触れられている．ここでは検査結果の判定の種類とその基準を運用する際の基本的な考え方について述べる．

## A 健康診断の目的と判定区分

健康診断は，明らかな疾病を持たない対象者に検査・問診を実施し，その結果に基づき必要な対策を実施することが目的である．対象者またはその管理者が健康診断の結果に基づいて適切な対応を行うためには一定の判断基準に基づいた，わかりやすい結果表示が求められる．

### 1. 現在の疾病リスクを評価する検査

現在の疾病リスクを評価する検査では，一次検診により対象者が「がん」などの重大な疾病を持つ可能性を判定し，リスクが一定以上高い場合に二次検診として侵襲的な検査を実施し，がんなどの重大な疾病の有無を決定する流れとなる．したがって対象者を対策の必要のない人，ターゲット疾患ではないが所見のある場合，二次検診が必要な人，緊急で治療が必要なケースなどに区分する．

#### a. 異常なし

所見からは疾病確率が低く，問題がみられないことを示す．読影検査ではそれ以外の所見も見られない状況を指す．この群には結果に基づく対策は必要ないが，がんの一般的な危険因子である喫煙や運動不足などに対するアドバイスは必要である．

#### b. 有所見健康

ターゲット疾患とは直接関係はないが，所見のある場合に使用する．胸部X線撮影で胸膜炎の既往がある場合などがあげられる．

#### c. 経過観察

異常所見とはいえないが，それに準ずる所見がある場合を示す．所見はあるが判定に迷う例，過去の精密検査の結果陰性であった例などが含まれる．読影所見以外でこうした所見がつくことはない．

JCOPY 498-01219

#### d. 要二次検査（精密検査）

疾病の存在確率が一定以上高い場合のグループ分けとなる．検査の感度，特異度，有病率に応じた期待陽性確率が得られる．通常がん検診では対象者に占めるターゲット疾患の有病率は低く，要精密検査対象者であっても精密検査の結果は多くが異常なしとなる．このため対象者を必要以上に不安にさせないようにすることが大切である．

要精密検査対象者への二次検診の実施率が低いと検診は意義がなくなってしまう．二次検診向上の仕組み整備のため保険者，雇用主等との連携を図ることが重要となる．

#### e. 要治療

所見が高度で緊急を要する場合には直接治療を目的とした紹介を行う必要が考えられる場合に採用する．精密検査（至急）とする場合もある．ターゲット疾患ではないが，急性疾患が疑われる場合にも用いられ，通常の健診結果報告とは異なる方法で緊急連絡を取る場合がある．読影検査の場合要治療をどのような所見を対象とするか，どうフォローするかは，機関内で十分議論したうえで決定する必要がある．紹介方法，その後のフォロー体制など対応方法まで整理しておくことが望ましい．

## 2. 将来の疾病リスクの判定

#### a. 単独の検査項目による判定・区分

血圧などでは検査項目毎に基準を定め対象者を判定・区分する方法が従来から用いられている．最大血圧と最小血圧など1つまたは数個の検査を組み合わせて対象者を区分に基づき判定する．いったん判定すると他の検査結果の影響を受けないため，わかりやすいことがメリットである．

一方最近の疫学研究から，同じ血圧値でも糖尿病や脂質異常の有無によって脳卒中や心筋梗塞発症のリスクが大きく異なることがわかっている．単項目の評価ではそうした人のリスクを正確に評価できない可能性がある．

#### b. 重複効果に基づく判定・区分

1人で複数の所見を持つ場合，単独より大きなリスクを持つ現象を重複効果といい，近年これによるリスク上昇が注目されている．重複効果は複数の検査結果から総合的な重症度を評価するため，結果処理は難しくなる．

重複効果を考慮して将来リスクを評価するリスクスケールは，米国NIHがフラミンガム研究の成果を用いて公表しているものが有名である．日本でもNIPPONDATA研究，吹田研究，久山町研究などの研究成果に基づき作成されているが，研究レベルでの活用がほとんどで，大規模な健診結果処理に応用された例は多くなく，重複効果に着目した健診結果処理は今後の課題といえる．

高血圧，糖尿病，脂質異常などの治療ガイドラインの多くが重複効果に基づくリスク区分を用いており，将来的には重複効果を考慮した判定・区分の導入が必要となるだろう．

### c. 平均への回帰現象と対策

血圧などの値は再度測定した結果が異なることがある．血圧が要治療域の人について，翌年の検査結果を当てはめたものが 図1 である．高血圧グレードⅠの人の内翌年の検査結果で正常値だった人は40%に達している．このように血圧などの検査値が高い値を示した人の翌年の検査結果が集団全体の平均値に近づく（低くなる）現象を「平均への回帰」と呼んでいる．このため1回だけの検査値で判定した場合，たまたま高い人が有所見者に入る

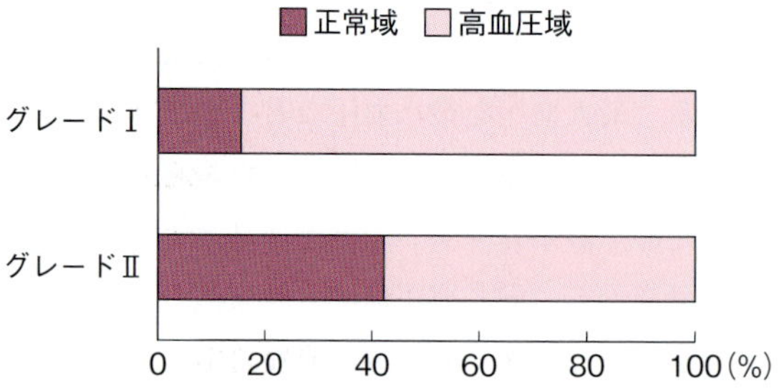


図1 高血圧グレードⅠとグレードⅡとなった受診者の翌年が正常域となる割合
〔AMED「実践情報の解析による効果的な保健指導の開発と評価に関する研究」班（2014～2016）データより作成〕


JCOPY 498-01219

可能性がある．そこで多くの診断ガイドラインでは診断基準を「連続して，2回以上」などの表現でたまたま高い人を排除するべきとしている．

一方十分高い値では平均への回帰を考慮しても，ほぼ1回の計測結果で確定的となる値も存在する．高血圧グレードIIでは翌年の結果では血圧低下は見られるが，高血圧区分にとどまるものの割合が80%を超えている．この基準であれば高血圧である可能性が高いといえる．したがって，1回の検査結果で要治療と判定して治療勧奨する場合には，グレードII以上の高血圧を対象とした方が合理的である．過去の検査結果がある場合，2年続けて高血圧のグレードI以上の人を治療勧奨とする方法もある．こうした人は再検査でも正常値を示す率は低い．

糖尿病の診断基準では空腹時血糖またはHbA1cが基準値を超えた場合は糖尿病型（糖尿病の疑い）となり，再度高値の場合のみ糖尿病と診断する．両方が高い場合には，2回検査を実施したと見なし1回の計測で糖尿病と診断して良いことになっている．

## 3. 判定の種類

### a. 正常

疫学研究で最もリスクが低いと判定された値を用いる．健診を受診した集団のうち最も発症リスクが低い場合に分類する．対象集団によって「正常」となる割合は大きく異なる．日本人中高年の集団は血圧と循環器疾患のエビデンスから言うとsick population（エビデンスから理想とする値よりも高い人が多くを占める集団）である場合が多い．

### b. 要保健指導

将来の発症リスクを評価する検査項目では，リスクはあるが薬物療法の費用対効果が低い（治療介入効果が小さい，NNTが大きい）人には，保健指導など生活習慣改善を通じたリスク低下が望ましい．健診結果に基づき実際に保健指導が行われる例は少ないが，こうした対象にはリスク低下のためには適切な働きかけの仕組みを整備することが重要となる．

### c. 要再検査

血圧や血糖などの検査成績は1回だけの測定では，たまたま高い人をつかまえてしまう可能性がある（平均への回帰）．高血圧や糖尿病の診断基準では複数回の計測によって継続的な高値があることが必要とされている．今回と前回の検査成績が続けて異常値を示す場合には複数回の異常値を満たすため再検査は必要なく，治療（保健指導）の対象となる．

1回の検査結果が異常の場合，再度計測すると正常値になる可能性は意外と高いため治療勧奨を行う前に「再検査」を行うことで，正常な人が受診勧奨の対象となることをさけることができる．また疾病のリスクを評価する検査には「再検査」という概念はないことに注意したい．1回の値が閾値を超えた場合精密検査とするのが一般的である．

### d. 要治療

一定以上の値を示す場合平均への回帰を考慮しても異常である可能性がきわめて高くなる．この場合は再検査ではなく直接医療機関受診を勧める方がよい．

## B 判定を生かした保健事業の推進

健康診断は受診しただけではメリットは大きくない．健診結果に要治療と記載されていても，適切なフォローアップを実施しない限り実際に治療につながる率は高くない．また要保健指導と記載されていても，実際に保健指導が実施されない場合がある．健康診断を実施する機関は保険者や委託元と連携して判定区分の趣旨を反映したフォローアップの仕組みを整備することが求められる．

〈岡山 明〉

# 3 健診データの信頼性と精度管理

総合健診の目的は精度の高い健診を提供することにより，受診者の信頼を得て健康維持・増進を図ることである．日本総合健診医学会は発足直後の1974年より精度管理調査を開始し，同年の第2回学術大会でも「精度管理—その現状と将来」を取り上げるなど，信頼性の確立に向けた精度管理の充実を学会活動の重要事項として位置づけている．特に「優良総合健診施設」の認定においては，施設の構造・設備・人員配置・検査能力・情報管理とともに精度管理の厳重な実施を要件としている．精度管理は個々の施設内で行う内部精度管理（internal quality control：IQC）と外部機関が行う外部精度管理（external quality assurance：EQA）があり，これら両者の堅実な実践により総合健診の品質が向上し，保証されるものになる[1]．日本総合健診医学会では学会設立当初から精度管理委員会を設置し，信頼される総合健診を実現するために2024年までの51年間にわたり外部精度管理調査事業を続けている．2008年4月から「標準的な健診・保健指導プログラムに基づく特定健診」が開始されるのに伴い，社会的にも外部精度管理による検査成績の信頼性の確保が強く求められる時代に入った[2]．そこで，当学会はこれまでの検体検査に特化していた精度管理事業に，画像診断部門と生理機能検査部門を加えて年4回行う，新しいかたちの総合的な外部精度管理調査として再構築した．この精度管理調査には約400の会員施設が参加しており，この成績は日本総合健診医学会の会員施設が行っている総合健診が社会から信頼される高い水準を維持していることを示すエビデンスである．

## A 優良総合健診施設認定基準（臨床検査にかかわる部分を中心に）

日本総合健診医学会では，①施設会員として学会に所属，②多項目検査項目を同時自動測定する検査システムとコンピュータシステムを一体化したものを有す，③専用のフロアにて，健診受診者と一般診療受診患者との混合や動線のクロスの排除など，院内感染のおそれのないよう配慮されたフロアにおける実施，④医師の診療をはじめとして，諸種の検査設備を完備し，所要時間3〜4時間で健診を行う，⑤受診者全員に対して当日面接を行い，健診結果の説明と生活指導を行うシステムを備えた健診を総合健診と称している[3]．そして，これを実施している施設のうち，日本総合健診医学会の定めた基準を満たし，適格と認められる施設を優良総合健診施設と認定している．

総合健診の基準検査項目を表1に示す．総合健診の実施においては自動分析機による血液化学検査を行い，データを集積管理するコンピュータシステムが必要である．さらに，①検体検査は自施設内で行う（サテライト施設を含む），②外注の場合も，発注施設の責任において当学会の行う精度管理

表1 基準検査項目（健保連人間ドック健診項目）

| 区分 | 検査項目 | 備　考 |
|---|---|---|
| 身体計測 | 身長<br>体重<br>肥満度<br>BMI<br>腹囲 | |
| 生理 | 血圧測定<br>心電図<br>心拍数<br>眼底検査<br>眼圧検査<br>視力検査<br>聴力検査<br>呼吸機能検査 | 原則2回測定値と平均値<br><br><br>両眼撮り<br><br><br>簡易聴力<br>1秒率，%肺活量，%1秒量（対標準1秒量） |
| X線・超音波 | 胸部X線<br>上部消化管X線<br>腹部超音波 | 2方向<br>食道・胃十二指腸．4ツ切等8枚以上*1<br>検査対象臓器は胆嚢・肝臓（脾臓を含む）・膵臓・腎臓・腹部大動脈とする．ただし，膵臓が検出できない時はその旨記載すること． |

（次頁につづく）

**表1 つづき**

| | | |
|---|---|---|
| 生化学 | 総蛋白<br>アルブミン<br>クレアチニン<br>eGFR<br>尿酸<br>総コレステロール<br>HDL コレステロール<br>LDL コレステロール<br>Non-HDL コレステロール<br>中性脂肪<br>総ビリルビン<br>AST（GOT）<br>ALT（GPT）<br>γ-GT（γ-GTP）<br>ALP<br>血糖（空腹時）<br>HbAlc | |
| 血液学 | 赤血球<br>白血球<br>血色素<br>ヘマトクリット<br>MCV<br>MCH<br>MCHC<br>血小板数 | |
| 血清学 | CRP<br>血液型（ABO Rh）<br>HBs 抗原 | <br>本人の申し出により省略可<br>本人の申し出により省略可 |
| 尿 | 尿一般・沈渣<br><br>蛋白・尿糖・潜血など | 沈渣は蛋白・潜血反応が陰性であれば省略可 |
| 便 | 潜血 | 免疫法で実施（2 日法） |

（次頁につづく）

**表1 つづき**

| | | |
|---|---|---|
| 問診・診察 | 医療面接（問診） | 医療職が担うこと（原則，医師，保健師，看護師とする）．<br>問診表（質問票）は，特定健診対象者には特定健診質問票22項目を含むこと． |
| | 医師診察 | 胸部聴診，頸部・腹部触診など＊2 |
| | 判定・指導 | 医師が担うこと． |
| | 結果説明 | 受診勧奨，結果報告書，特定健康診査対象者には情報提供＊2 |
| | 保険指導 | 医療職が担うこと（実施者は「特定健康診査・特定保健指導の円滑な実施に向けた手引き（第4版）」に準ずること．医師の結果説明の間での実施も可とする）．<br>受診勧奨，結果報告書，特定健康診査対象者には情報提供＊2 |
| オプション検査項目 | 上部消化管内視鏡＊3 | |
| | 乳房診察＋マンモグラフィ | 乳房診察は医師の判断により省略することも可． |
| | 乳房診察＋乳房超音波 | 乳房診察は医師の判断により省略することも可． |
| | 婦人科診察＋子宮頸部細胞診 | 検体採取は医師が実施すること． |
| | PSA検査 | |
| | HCV抗体＊4 | |

＊1　X線検査を基本とする．本人および保険者から内視鏡検査の申し出があった場合は，オプション項目に掲げる金額を加算し実施する．
＊2　診察・説明・指導は，施設の実情を踏まえた効率的な運用を認める．なお，原則として医師による診察と結果説明は別々に行うこと．
＊3　内視鏡検査を行う際は，別途，十分な説明のもとに本人から文書同意を取得すること．原則，鎮痛薬，鎮静薬は使用しない．
＊4　厚生労働省の肝炎総合対策に基づき，未実施の場合は実施を推奨する．

サーベイを受ける，③外注検査による施設については，健診結果の報告が，全受診者の当日面接に間に合うように報告される，の条件が要求されている．また，精度保証のために，①施設長は，施設長以外の「総合健診の信頼性を管理する担当者」を任命する，②職員の1名以上は，本学会が主催する精度管理研修会および優良施設認定基準研修会（認定更新基準を含む）の双方に，少なくとも3年に1回以上は出席し，施設全体として健診成績の信頼性の向上に努める，③総合健診医学会が行う精度管理サーベイにおいて，2回以上連続して「合格」または「良好」の成績を維持する，④外注施設の信頼性・精度管理については，本学会会員である健診施設において，定期的に外注先の内部精度管理の報告を受け，本学会からの要請があった場合は，ただちにその成績を提示する，の4項目の規定がある．

日本総合健診医学会は健診受診者に対して受診当日に信頼性の高い臨床検査を行い，総合健診認定医による総合診断を行うことを推奨している．そのため，日本総合健診医学会の精度管理調査事業は他の団体の実施している精度管理調査とは目的や性格を異にするだけでなく，調査対象を日本総合健診医学会会員健診施設に限定している．そして，年間複数回の実施，濃度諧調検体の使用，迅速な調査結果の報告を通じて，各施設が精度と正確度の改善に迅速に取り組めるよう構成している．

優良総合健診施設の認定更新は3年ごとに一斉に行われ，3年ごとに認定更新手続きが必要となる．優良施設認定委員会は，精度管理調査の成績が本学会精度管理委員会によって，継続して一定の高い水準を維持していると認められ，かつ毎年の施設調査報告書の審査において優良施設推薦基準を満たしていると認められた施設に対して，本学会理事会へ更新認定の推薦を行うことが規定されている．

## B 外部精度管理調査の管理成績の見方

日本総合健診医学会は2008年4月から，それまで検体検査に特化していた精度管理事業に，画像診断部門と生理機能検査部門を加えて年4回行う，新しいかたちの総合的な外部精度管理調査として再構築した．総合健診に必要とされる幅広い診断能力の信頼性を高めるための改革を行ったもので，これは施設間で「最高」を競うことを目的とするのではなく，参加施設の特定健診指定項目および総合健診のための健康評価の項目にかかわる臨床検査（検体検査，画像診断，生理機能検査など）の遂行能が，日本の優れた医療水準のなかで満足できる一定レベル以上にあることを客観的に示し，さらに全体を高い位置へ誘導することを目的としている．

2024年の調査について概要を述べる[4]．胸部単純撮影では25例の画像を提示し，健診指導区分判定の回答（A：正常，B：軽度異常，C：要経過観察，D：要精査，E：緊急対応）による五肢択一で回答を得たが，1年後の健診まで様子をみてよいと判定される群（A，B）を「I群」，次回健診までに何らかの対応を要する群（C，D，E）を「II群」とし，正答群に含まれていれば「正答」とした．画像の診断名あるいは所見名は参考記載として収集し，画像診断の精度管理の必要性を会員間で共有して施設会員が画像精度管理への参加を継続することを最大の意義としている．

生理機能検査としては心電図検査を行い，20症例を出題した．今回の調査では，簡単な症例提示と安静時心電図を示し，健診施設でどのように対応するかを画像診断と同様に，健診指導区分判定の回答（A：正常範囲内，B：軽度異常，C：要経過観察，D：要精査，E：緊急対応）による五肢択一の分類で調査したが，正答は五肢のうち必ずしも1つには限定せず健診として許容される複数肢を正答設定するようにした．また，診断名を今後の標準化へ向かう重要な資料として収集した．画像と同様に心電図検査の精度管理の必要性を会員間で共有し，施設会員が精度管理への参加を継続し，判定の施設間一致率をさらに高めることが目標である．

検体検査では血液生化学と血算の合計27項目の調査を行い，それぞれの3濃度諧調あるいは2濃度諧調の検体を3回の実施時期に配布した．臨床検査の測定値は本来的に全国的に一つの値に収束することが求められる．その目標値として，基準参照検査法と標準物質により管理された値を求めることが理想的であるが，真値とは何かの国際的コンセンサスの得られていない現状では，全体平均ないしピアミーン値（測定法別などの平均値）に依存せざるを得ない．日本総合健診医学会の調査では，定量検査については，原則として全体を1グループとみなしている．そして，WHOが推奨する偏差度SDI（standard deviation index）と目標（許容）パーセント範囲〔中央値±目標（許容）パーセント値〕によって評価することとした．前者では1項目1濃度ごとに3SD以上偏位する値を除外して1回切断後に平均値（M）と標準偏差（SD）を求め，ただし，1回切断後のヒストグラムが正規化していないと判断される場合には2回切断とした．また，後者は検査精度の向上によりSDI法による判断では基準が厳しくなり過ぎる弊害を避けるため，検査項目ごとに中央値に対して相応しい目標（許容）パーセント（5%あるいは10%）を設定し許容範囲を定めた．双値図などからみて1群扱いできないと判断される場合には，方法別などの亜群別に評価することとし，それらの判断は精度管理委員会が行う．配布試料に起因するマトリクス効果が明らかな場合など評価が困難な場合には，「評価せず」とする．また，定性検査では最頻値を中心に1管差，2管差，3管差と規定した．この方法による項目別の評価点と評価ランクは下記の表2と表3の通りに行った．

精度管理調査で配布した検体の測定値は，現在の臨床検査技術の水準において，許容できる範囲内（臨床的許容範囲）にあれば，良好な精度管理の状態にあると考えられる．この許容範囲については種々の議論はあるが，日本医師会の大規模精度管理などにおいても目標値からの許容幅検査項目により

**表2 定量検査の場合**

| SDI範囲 | 評価点 | 評価ランク |
|---|---|---|
| ＜1.0 | 5点 | A |
| 1.0〜2.0 | 3点 | |
| ＞2.0 | 1点 | B |
| 不参加の場合 | 0点 | C |

SDI＝(報告値－平均値M) ÷SD　の絶対値

**表3 定性検査の場合**

| 判定結果 | 評価点 | 評価ランク |
|---|---|---|
| 目標値（最頻値） | 5点 | A |
| 1管差 | 3点 | |
| 2管差 | 1点 | B |
| 3管差以上または不参加の場合 | 0点 | C |

JCOPY 498-01219

異なるがおおむね5～10%程度と示されている．一般的に各参加施設から精度管理調査のために測定された結果を集めて集計すると正規分布を示す．すなわち，精度管理調査全体の測定値のCV%が許容限界の1/2以下であれば，調査に参加した集団として約95%の施設が許容範囲に含まれることになり，集団全体としての精度管理状況が良好であると判断できる．また，個々の施設の測定項目としては，その集団のなかで平均値±2SDに入っていれば十分に良好な精度であると判断し，Aランクと評価することができる．ただし，このように集計を行う場合，施設間差が少ない検査項目では標準偏差が臨床的な必要性を超えて極端に小さくなるために，臨床的に意味のない誤差を過剰に検出することがある．特に質の高い施設の集団における精度管理調査でこの傾向が強くなるため，精度管理調査の実施母体は注意深い対応が求められる．総合健診医学会の精度管理調査に参加している施設は，まさにこの領域の施設であるため，検査項目によっては臨床的許容限界を参考にして評価するなど工夫が必要となる．ある検査項目において，CV%値が非常に小さく，合理的なSDI評価が困難な場合には，精度管理委員会の判断により表4に示す例のような目標（許容）パーセント評価を行うことにしている．

施設の状況を評価する場合には，調査ごとの施設別総合成績の評価は，①良好，②要調整，③不可，の3段階とし表5に従って判定する．すなわち，調査項目（濃度別）の60%以上について良好な精度と評価された施設を「良好」と評価することで，優良健診施設の評価と連携する．

**表4 目標（許容）パーセントによる評価法の例**

| 目標（許容）パーセントの範囲（5%評価例） | 評価点 | 評価ランク |
|---|---|---|
| 5.00以下 | 5点 | A |
| 5.01～10.00 | 3点 | B |
| 10.01以上 | 1点 | |
| 不参加の場合 | 0点 | C |

注；目標（許容）パーセントの範囲は検査項目により変わることがある．

JCOPY 498-01219

表5 総合評価の基準

| 総合評価 | A ランク評価の割合 |
|---|---|
| ①良好 | 60%以上 |
| ②要調整 | 60%未満，30%以上 |
| ③不可 | 30%未満 |

## C 総合健診の信頼性

日本総合健診医学会が認める「優良総合健診施設」とは，身体状況を的確に把握できるように特定健診指定項目および総合健診の健康評価用項目にかかわる臨床検査を含む健診遂行能が一定レベル以上の施設を指す．日本総合健診医学会の行う外部精度管理調査は，総合健診施設がその自らの学術団体のなかで，自主的に検査の精度と正確度を高める努力を行い，総合健診医学会の会員施設全体の検査技術の水準を守り，さらに向上を目指すための指標として重要な意義をもつ．2008 年度から始められた新方式の調査結果では，2008 年から 2024 年の 17 年間にわたって参加施設のほとんどは臨床検査についての水準に問題がないと考えられた．今後も各施設が精度管理調査に参加し，この水準を維持していけば，総合健診施設に対する信頼はいっそう高いものとなることを確信する．

■文献

1) 三輪史朗. 外部精度管理の統計解析学. 平成 3 年度厚生科学研究報告. 外部精度管理の今後のあり方（主任研究員　三輪史朗). 1991. p.48-9.
2) 福武勝幸. 外部精度管理と総合健診の信頼性. 総合健診. 2011; 38: 349-56.
3) 日本総合健診医学会. 優良総合健診施設認定基準と認定更新要領. 2024 年度版.
4) 日本総合健診医学会精度管理委員会, 編. 日本総合健診医学会 2023 年度臨床検査精度管理調査報告書. 2023.

〈五関善成　福武勝幸〉

# 4 健診時の薬剤服用の注意 —薬剤による検査値への影響—

生体試料を扱う臨床検査の目的は，生体内部環境の変動をとらえて病態診断に寄与することであり，診断情報として有用であるためには，この検査値は客観的で信頼できるデータでなければならない．しかし，臨床検査値は，生体内因子（患者側要因），生体外因子（分析技術上の要因）により，容易に影響を受ける．

なかでも，疾病の治療などに用いられる種々の薬物投与は，使用薬剤の種類，量ともにかなり膨大なものとなり，病像に変化をもたらし，同時に血中・尿中成分の測定値に直接または間接的に影響を与えることが観察されるようになった．すなわち，薬物投与は検査値を内因的にも外因的にも変動させる大きな変動要因の1つである．

本稿では，特定健診項目を中心に解説する．

## A 検査値に対する直接妨害と間接妨害

臨床検査値に対する薬物の影響としては，次の2種類が考えられる．

① 薬物ないしはその代謝産物が，検査対象物質の測定過程でその反応系に物理的・化学的に干渉し影響を与える（直接的作用）．

i ）生体内成分の補給による妨害

治療目的による補給：各種輸液・輸血・電解質補給

造影剤薬物添加物としての投与：賦形剤，溶媒など

ii ）混入薬物の薬理効果による妨害

抗菌薬：培養検査など

抗凝固薬療法：凝固検査

ホルモン投与：内分泌検査

iii）混入薬物の物理的干渉による

高分子物質投与：比重，屈折率，浸透圧など

iv）混入薬物の化学的干渉による

キレート剤投与

色素その他

POD 発色系への影響

② 投与された薬物の薬理作用あるいは副作用により，期待される治療効果以外の形で対象物質の血中（尿中）濃度に変動をきたす（間接的作用）．

薬理作用の仕組みから，次の 5 種類に分類できる．

i）調節物質の働きに影響を与える．

調節物質（神経伝達物質，生体内活性物質，ホルモン，サイトカイン等）が，それぞれの受容体に結合し，細胞内情報伝達系に信号が伝わる．

ii）イオンチャネルやトランスポーターに働く．

イオンチャネルには，$Na^+$チャネル，$K^+$チャネル，$Cl^-$チャネル，$Ca^{2+}$チャネルなどがあり，調節物質が結合することにより，イオンチャネル（細胞膜上にあるイオンを通すトンネル）に変化が生じ，生体の反応が起こる．

iii）酵素に働く．

酵素は，生体の反応を促進または抑制する蛋白質で，機能調節に働く分解酵素以外の酵素に働く薬物がある．

iv）物理化学的作用に働く．

生体内で物理化学的な変化を起こすことで作用を発揮する（制酸剤など）．

v）細菌，ウイルス，悪性腫瘍などに働く．

化学療法薬は，宿主の正常細胞ではなく，病因となる微生物，細菌や悪性腫瘍細胞の増殖を抑えることを目的とする．

上記の直接的作用の実際例として，下記にいくつかの報告例を示す．

（①-ⅰ）各種輸液：総合電解質輸液，糖質・電解質輸液，糖・電解質・アミノ酸液，複合糖加電解質維持液，高カロリー輸液の5種類の輸液製剤について，ヒトプール血清の添加実験では，AST，ALT，ALP，CK，UN，CRE，Fe，ZTT，TTT，TPで影響が認められた[1]．

（①-ⅲ）酸性蓄尿：HCL蓄尿により検体が強酸性に傾き，$\beta_2$MG，Amylase，NAGの測定系阻害

（原因不明）PAM静注による血糖測定への影響（偽高値）

また，総論的に薬物の副作用として影響が現れる検査項目としては次のようなものがある．

① 造血機能障害：抗がん剤，免疫抑制剤，抗菌薬などにより，白血球減少，血小板減少，溶血性貧血，凝固異常などが起こる．

**表1 検査項目別影響薬剤一覧**

| 検査項目 | 測定方法 | 上昇 | 減少 |
|---|---|---|---|
| TP | ビウレット法 | 抗菌薬（ペニシリン系，セフェム系）の大量投与 | |
| ビリルビン | 酵素法，化学酸化法，ジアゾ法 | クロルプロマジン，エトドラク（ジアゾ法），エストロゲン，蛋白同化ステロイド | |
| AST，ALT | JSCC標準化対応法 | ハロセン，イソニアジド，アセトアミノフェン，リファンピシン，フルオロウラシル，メトトレキセート，ニューキノロン系やセフェム系抗菌薬 | D－ペニシラミン，ヒドラジド |
| LDH | （※　）IFCC法 | テトラサイクリンなどの筋肉注射 | |
| ALP | （※　）IFCC法 | | |
| γ-GTP | JSCC標準化対応法 | | |

（次頁につづく）

**表1 つづき**

| 検査項目 | 測定方法 | 上昇 | 減少 |
|---|---|---|---|
| ChE | JSCC 標準化対応法 | | |
| UN | ウレアーゼ・UV 法 | 副腎皮質ステロイド薬，利尿薬，アミノグリコシド，アムホテリシンB，シクロスポリン，造影剤 | |
| CRE | 酵素法 | シメチジン，プロベネシド，スピロノラクトン，アミノグリコシド，アムホテリシンB，シクロスポリン，抗真菌薬フルシトシン | |
| UA | ウリカーゼ比色法 | サイアザイド系利尿薬，ピラジナミド，エタンブトール，シクロスポリンA | サリチル酸，アセトヘキサミド，プロベネシド，ベンズブロマロン，アロプリノール |
| Na | イオン選択性電極法 | マンニトール，プリセオール，高張性NaCL，$NaHCO_3$ の投与 | 利尿薬（サイアザイド系，ループ利尿薬）クロルプロマジド，シクロホスファミドの大量投与 |
| K | イオン選択性電極法 | サクシニルコリン，ジギタリス過剰投与，βブロッカー | $NaHCO_3$，インスリン，アセタゾールアミド，利尿薬 |
| CL | イオン選択性電極法<br>電量滴定法 | $NH_4CL$，HCL の投与，Br を含む製剤（ハローセン，ブスコパン，セデスA，ミオブロック，インブロメン等），ヨードを含む造影剤 | 利尿薬（サイアザイド系，ループ利尿薬），ペニシリン系薬剤，$NaHCO_3$ の投与 |
| Ca | OCPC 法，MXB 法<br>酵素法，アルセナゾⅢ法 | ビタミンD 過剰投与 | |
| I－P | 酵素法 | ビタミンD 過剰投与 | 腸内リン結合薬（アルミニウム，カマ，炭酸カルシウム） |

（次頁につづく）

**表1 つづき**

| 検査項目 | 測定方法 | 上昇 | 減少 |
|---|---|---|---|
| CK | JSCC 標準化対応法 | スタチン系，フィブラート系，シスプラチン，マクロライド系抗菌薬，コルヒチン | ステロイド剤，化学療法剤 |
| amylase | JSCC/IFCC 標準化対応法 | パンクレオザイミン，セクレチン，ステロイド，フルオロウラシル，タクロリムス | |
| Fe/TIBC | 直接比色法（ニロロソ PSAP 法，BPS 法） | 抗がん剤，クロラムフェニコール | アミノグリコシド系抗菌薬，非ステロイド抗炎症薬 |
| CRP | ラテックス免疫比濁法 | | シクロスポリン，副腎皮質ホルモン |
| 血糖 | HK 法，GOD 電極法 | PAM 静注，インドメタシン，サイアザイド系利尿薬，ホルモン剤，グルカゴン | アスピリン，サリチル酸，抗菌薬 |
| HbA1c | HPLC 法，免疫学的方法，酵素法 | アスピリン | |
| 総コレステロール | 酵素法 | コントミン，ステロイド，アスコルビン酸，ヘパリン | エストロゲン，アロシトール，コルヒチン，テトラサイクリン，エリスロマイシン，塩酸ドブタミン |
| HDL コレステロール | 直接法（非沈澱法） | 塩素系殺虫剤，エストロゲン，フェニトイン | アンドロジェン，サイロキシン，βブロッカー剤，塩酸ドブタミン |
| 中性脂肪 | 酵素比色法 | 経口避妊薬，利尿薬，βブロッカー剤，抗うつ薬，ステロイドホルモン | |

（※）日本国内の ALP，LDH の測定方法が，世界的に普及している測定方法に変わる[5]．
ALP は，測定値が JSCC 標準化対応法の約 1/3 になる．
LDH は，測定値，共有基準範囲ともに変化なし．

② 肝・胆道機能障害：薬物により障害部位も異なり，肝細胞性障害に働くものと，胆管系に作用して胆管閉塞，胆汁うっ滞型に働くものとがある．

③ 腎機能障害：腎臓は投与薬物およびその代謝産物の主要排出経路であり，腎毒性薬物による腎機能障害がみられる．

④ 内分泌臓器障害：ホルモン投与時の該当内分泌臓器機能の乱れが主である．

薬物の検査値への影響の大部分は間接的作用すなわち薬理学的薬物干渉によるもので，その実態を把握することは困難である．詳細に記された成書[2-4]および薬剤の添付文書[6,7,8]を参考にして，表1に，健診で頻繁に測定されている項目，その代表的測定法に対して検査値を上昇もしくは減少させる薬物の一覧を示した．特に片山らの総説[4]は，薬剤の種類別による臨床検査への影響を詳細に解説しており，多くの情報が得られる．

## B 薬剤による副作用

投与薬剤は，経口投与および非経口投与のいずれでも，吸収される部位まで輸送され，各種剤型の薬物が吸収される形に変化し，ついで粘膜細胞が受動的にこれを取り込み，再び流血中に原形のままあるいは転化させて放出し，目標臓器または全身に輸送される．そして，その転送された薬物が再び細胞内吸収，代謝，排出を繰り返し，薬理効果をもたらす．このため，肝細胞は薬物，代謝産物，代謝酵素などの影響を受け，変性・壊死などが起こることになる．

薬剤性肝障害を引き起こす原因としては，

① 薬物そのものあるいは代謝産物が肝障害を起こす（中毒性肝障害），

② 薬物が肝細胞内のある物質と結合し，免疫反応により肝障害を起こす（アレルギー性肝障害），

の2つが考えられ，頻度的には後者のほうが多いとされ，臨床的には，さらに，肝細胞障害型，胆汁うっ滞型，混合型に分類される．本邦では，肝細胞障害型の症例が最も多い．

最近の薬剤による副作用の報告では，健康食品，漢方薬，高脂血症薬の増加が顕著である．漢方薬でも，AST（GOT），ALT（GPT），ALP，γ-GTPの著しい上昇等を伴う肝機能障害，黄疸があらわれることがあるので注意が必要である[8)]．

腎臓も，肝胆道系と同様に薬物およびその代謝産物の主要な排泄経路である．腎毒性薬物による腎障害は各検査所見に影響し，排出経路である腎の障害はさらに薬物の蓄積を促し，投与は微量でも中毒量に達しやすい．特に，尿定性試験，蛋白，pH，沈渣などは，最も影響を受けやすい項目である．

上記の障害を引き起こす薬物を，表2, 3に示した．

**表2 肝障害を起こす薬剤**

| 種類 | 特徴 | 薬剤 |
|---|---|---|
| 中毒性肝障害：用量依存型 | 肝細胞障害（肝細胞炎症・壊死など，急性肝炎に類似して，AST，ALTの上昇，ALPの軽度上昇） | アセトアミノフェン，フロセミド |
| | 胆汁うっ滞肝障害（胆汁流出障害・黄疸など，直接ビリルビン，ALP，GTPの上昇） | ホルモン製剤（メチルテストステロン） |
| アレルギー性肝障害：用量非依存型 | 肝細胞障害 | アセトアミノフェン，インドメタシン，メフェナム酸，イソニアジド，リファンピシン，エタンブトール，イミプラミン，クリンダマイシン，クロラムフェニコール，テトラサイクリン類，トリメタジオン，トルブタミド，メトトレキサートなど |
| | 胆汁うっ滞肝障害 | アロプリノール，アジマリン，エリスロマイシン，クロルプロマジン，ハロペリドール，グリセオフルビン，スルピリン，フェニトイン，リファンピシン |

表3 腎障害を起こす薬剤

| 種類 | 特徴 | 薬剤 |
|---|---|---|
| 急性腎不全 | 腎前性 | 抗菌薬，マイトマイシンC，シクロスポリン，抗リウマチ薬，造影剤，ACE阻害薬 |
| | 急性間質性腎炎 | βラクタム系抗菌薬，アセトアミノフェン，ニューキノロン系抗菌薬，利尿薬，シメチジン |
| | 急性尿細管壊死 | 抗菌薬（アミノ配糖体系，βラクタム系，バンコマイシン），抗真菌薬，シスプラチン |
| | 腎後性 | アシクロビル，メトトレキサート，造影剤 |
| 慢性間質性腎炎 | | βラクタム系抗菌薬，利尿薬 |
| 糸球体障害 | ネフローゼ | 抗リウマチ薬，抗結核薬，利尿薬，ACE阻害薬 |

## おわりに

薬剤の影響は多岐にわたり複雑であることを認識することが必要である．また，漢方薬，民間薬およびサプリメントと臨床検査値の関係も十分に留意する必要があると考える．

### ■文献

1) 第13回関東甲信地区臨床化学検査研修会資料集. 2006.
2) 林　康之. 薬と検査成績. 東京: 中外医学社; 1988.
3) 村井哲夫, 土屋達行. 臨床検査値と薬剤. 東京: 南山堂; 1996.
4) 片山善章, 他. 臨床検査, 54, No.2～No.9, No.12～No.13 55. No.1～No.5, No.7～No.9, No.12～No.13 56. No.1～No.6 シリーズ検査値異常と薬剤. 医学書院.

5) 日本臨床化学会 酵素・試薬委員会. ALP, LD の測定法変更について—医療従事者向け— Ver.1.0（2019.11.21）ALP プロジェクト・LD プロジェクト
6) 伊豆津宏二, 今井　靖, 桑名正隆, 他編. 今日の治療薬 2024 解説と便覧. 東京: 南江堂; 2024.
7) 矢崎義時, 監修. 北原光夫, 上野文昭, 越前宏俊, 編. 治療薬マニュアル 2024. 東京: 医学書院; 2024.
8) 堀　正二, 菅野健太郎, 門脇　孝, 他編. 治療薬ハンドブック 2024. 東京: じほう; 2024.
9) 知っておきたい漢方薬のこと. 服薬指導 3. ツムラ医療用漢方製剤・副作用一覧: 2021 年 5 月改訂

〈小池 亨　尾崎由基男〉

# 5 健診と医療安全

診療の現場同様，健診においても医療安全が重要なことは言うまでもない．むしろ，健診の方が，消化管内視鏡検査などの侵襲性のある検査を行う場合，その必要性は，症状があって原因特定のため行う診療の場面での検査より低くなるため，診療で行う検査よりも，偶発症等に関する説明はより十分に，また，適応に関してはより厳しくするなど，医療安全対策をより厳しくしなければならない点もある．

本稿では，健診の医療安全に関して，以下の内容を取り上げる．

A. リスクマネジメントの概念

B. 偶発症—消化器内視鏡関連偶発症に関する全国調査報告を含めて

C. 医療安全に向けての体制作り

D. 個人情報保護

E. 医療事故訴訟

F. 研究の倫理審査

G. 災害対応

## A リスクマネジメントの概念

リスクマネジメントの日本語訳は危機管理であり，欧米では企業防衛策として普及した．その後，医療分野にもこの用語が導入された．リスクマネジメントはリスクを把握・特定し，リスクの種類に応じて対策を講じること，また，事故が実際に発生した際に，その被害を最小限に抑える一連のプロセスを指す[1)]．

健診に関係して，関係学会からガイドラインやマニュアル等が公表されている．たとえば，日本人間ドック・予防医療学会から公表されている基本検査項目表・判定区分表や標準 12 誘導心電図検診判定マニュアル（2023 年度版），乳房検診判定マニュアル等である[2]．これらのガイドラインやマニュアル等は，現在の医学の最新知見をまとめて作成されたものである．これらに沿って健診を行うことが，医療水準を満たした健診となることから，重要なリスクマネジメントになる．そのため，ガイドラインやマニュアル等の内容を正しく理解しておく必要がある．学会等から公表されたガイドラインやマニュアル等は，日常業務において重要であると同時に，医療訴訟の場面では各種文献のなかでも重視されている．

## B 偶発症―消化器内視鏡関連偶発症に関する全国調査報告を含めて

検査によっては，偶発症を生じるものがある．たとえば，血液検査では，採血の際に，神経損傷などの偶発症を生じることがある．健診で重篤な偶発症を生じる可能性があるものに消化器内視鏡検査がある．ここでは，消化器内視鏡関連偶発症に関する全国調査報告[3]を簡略に紹介する．

2019～2021年の3年間に，各施設が任意に定めた1週間の消化器内視鏡検査および治療での偶発症の前向き調査がなされた．この前向き調査では合計246,627件が施行され，偶発症の総数は668件（0.268%）で8件（0.0003%）の死亡例が認められた．偶発症は前処置で177件〔0.072%，うち死亡4件（0.002%）〕，検査そのもの（生検を含む）で165件（0.081%，うち死亡なし）に認められた．前処置に関しては，鎮静・鎮痛薬が関係したものが最も多く（119件，前処置関連偶発症中67.2%），次いで，腸管洗浄薬が関係したものであった（47件，前処置関連偶発症中26.6%）．死亡または重篤な偶発症は年齢が高い者が多かった．偶発症の発症リスクは年齢や併発疾患に大きく影響されると考えられるため，報告書は，消化器内視鏡検査施行前に適応を含めて十分に評価しておくことの必要性を指摘している．

## C 医療安全に向けての体制作り

1999年の横浜市大患者取り違え事件が契機となって，わが国の医療安全への取り組みが本格化した．2004年から特定機能病院等に対して，医療事故等の報告義務制度が開始され，また，その後，医療安全施策として，医療法施行規則や医療法が改正された．2007年から，無床診療所を含めたすべての医療機関（健診実施機関も含む）における医療安全管理体制の整備が義務づけられ，これらの施策のもと，各医療機関では，医療安全に関する委員会を設置し，インシデント・アクシデントレポートを導入した．さらに，特定機能病院では，医療安全管理部門を設置し，専任の医療安全管理者を配置し，様々な注意喚起を行うことになった．それぞれの医療機関で，各種マニュアルやチェックリストの作成，ラウンドによる安全対策の実施状況の確認，医療安全に関する院内研修会，院内救急システムの構築など，多様な医療安全に向けての取り組みがなされてきている．

各健診実施機関における医療安全の推進に向けて，検査精度の向上や受診者・医療従事者の満足度が向上し，そして，医療従事者の能力向上に役立つものであると皆が実感できるようにする必要があろう．そうすれば，医療安全の推進が，一部の医療安全担当者だけが行うものでなく，すべての医療従事者がやりがいを感じつつ，日々取り組むものとなろう．2007年以降，医療法で職員研修を年2回程度定期的に開催し，必要に応じて適時実施する（無床診・歯科診療所は，外部開催される講習会の受講でよい．病院・有床診は，院内研修とする）ことが義務化されているが，形だけの職員研修ではなく，実り多いものにする必要がある[4]．

なお，2014年に成立した医療法改正に伴い，2015年より，医療事故調査制度[5]が施行された．日本医療安全調査機構は，収集した調査報告書を元に「医療事故の再発防止に向けた提言」[6]をまとめ，公表している．2024年4月末時点で，健診が関係しうるものとして，「大腸内視鏡検査等の前処置に係る死亡事例の分析」（第10号，2020年3月）があり，事故防止に向けて提言がなされている（筆者も分析に加わった）．一読されることを勧める．

## D 個人情報保護

現在，健診データは，多くの場合，健診データベースによって管理されている．個人情報保護が重視されている今日，その安全対策は非常に重要である．受診者情報の漏えいがあった場合は，その医療機関の信頼にかかわる問題となる．個人情報保護の基準となるものに，厚生労働省が公表している「医療情報システムの安全管理に関するガイドライン第6版」[6] がある．現在，ネットワーク関連のセキュリティ対策がより多くの医療機関等に共通して求められている．厚生労働省は「医療機関におけるサイバーセキュリティ対策チェックリスト」も公開している．このガイドラインを遵守し，受診者情報の漏えいが発生しないようにしたい．

## E 医療事故訴訟

医療のさまざまな場面において法律は関係しているが，医療従事者にとってもっとも気になる法的なことは，医療事故訴訟であろう．健診が関係した医療事故訴訟も少なからず存在する．健診が関係する医療訴訟の多くは以下2つのパターンである[7]．

### 1．検査での偶発症

例：①採血により神経損傷を生じた．②内視鏡検査の前処置でアナフィラキシーショックを生じ，死亡した．③大腸内視鏡検査で腸管穿孔を生じた　等

### 2．がんの見落とし

例：①胸部X線検査で異常陰影を見落とした．②胸部X線検査で異常陰影に気づいたが，良性疾患と判断し，精密検査等実施しなかった　等

訴訟を含め，受診者側とのトラブル予防において，健診の日常業務において重要な点は，医療水準を下回らないようにすることである．現在，様々なガイドライン，マニュアル等が公表されており，それぞれの検査に関する現時点での標準的な実施方法や判定基準等が理解しやすい状況にある．医療水準を下回る健診の実施により，受診者に不都合な結果が生じるようなことがあれば，受診者側はそのことを容易に知り得て，不満を持つことは想像にたやすい．偶発症を生じうる検査を行う場合には，その説明を十分に行い，受診者側にしっかりと理解してもらった上で，そして，適応についても厳格に

判断した上で，検査を受けてもらう必要がある．偶発症が生じた時の対応も，適切に行えるようにしておく必要がある．緊急時の対応については，普段からシミュレーションを行っておくなど，常に適切に行えるようにしておく必要がある．先に述べた通り，医療訴訟に至るものの多くは，重篤な偶発症を生じた事例やがんを見落としたという事例である．万全の偶発症対策と，また，がんを見落とさないしっかりとした診断技術が求められている．

## F 研究の倫理審査

健診データを利用した医学研究も活発に行われている．現在，医学研究を行う際には，事前に倫理審査を受けることが必須となっている．文部科学省等は「人を対象とする生命科学・医学系研究に関する倫理指針」(2021 年 3 月 23 日公表，2023 年 3 月 27 日一部改正)[8] を公表している．これに沿って，倫理審査が行われている．

倫理審査委員会は，臨床研究等に直接関与する者から独立した者によって研究の是非を審議する会議である．倫理審査委員会の最も重要な任務は，受診者の権利と安全を守ることである．非科学的な研究を行うことは患者や受診者に社会に負担をかけるため非倫理的であることから，倫理審査委員会は研究の科学的根拠も厳格に審査することが望まれている．

現在，研究成果を発表する際には，解析に用いたデータも公開することが求められるようになってきている．倫理審査の段階から研究成果公表に至るまで，医学研究を行う者は透明性を確保しながら，研究を行う必要がある．研究者の研究倫理に関する教育も充実してきている．

## G 災害対応

災害対応も広い意味での医療安全に含まれよう．健診機関においても，大地震，津波，洪水などの災害に対しての事業継続計画（Business Continuity Plan：BCP）の作成が求められている[9]．BCP は，従来の主に災害の急性期対応について示した災害対応マニュアルをさらに充実させて，災害の急性期のみならず，亜急性期や慢性期の対応計画である．すべての時期のスタッフや物資の確保等，広い範囲の計画を立てておくことが求められている．そのため，厚生労働省は災害拠点病院用と災害拠点病院以外の医療機関（健診実施機関の多くはこちらに含まれるであろう）用のBCP作成の手引き，作成指診，チェックリストを公開している[10]．災害時にもできるだけスムーズな組織的対応ができるよう，これら作成の手引き等を参考に，各健診実施機関でもBCPを作成し，適宜，改訂していくことが望まれている．

■文献


1）日山　亨, 入澤篤志. リスクマネジメント, 消化器内視鏡ハンドブック改訂第3版. 東京: 医学図書出版; 2024.（印刷中）
2）日本人間ドック・予防医療学会: 基本検査項目 / 判定区分表, https://www.ningen-dock.jp/other/inspection
3）古田隆久, 入澤篤志, 青木利佳, 他. 消化器内視鏡関連の偶発症に関する第7回全国調査報告 2019〜2021年までの3年間. Gastroenterol Endosc. 2024; 66: 327-54.
4）日山　亨. 眠らせない！　身に染みる！　訴訟事例を題材にした医療安全研修, 病院安全教育, 隔月（Web掲載）.
5）厚生労働省. 医療事故調査制度について, http://www.mhlw.go.jp/stf/seisakunitsuite/bunya/0000061201.html
6）日本医療安全調査機構（医療事故調査・支援センター）. 医療事故の再発防止に向けた提言, https://www.medsafe.or.jp/modules/advocacy/index.php?content_id=1
7）日山　亨. 臨床医の医療裁判うぉっ！チング　トラブル回避のヒントを探してみました. 東京: 東京医学社; 2019.
8）厚生労働省. 医療情報システムの安全管理に関するガイドライン第6版（令和5年5月）. https://www.mhlw.go.jp/stf/shingi/0000516275_00006.html
9）厚生労働省. 人を対象とする生命科学・医学系研究に関する倫理指針. https://www.mhlw.go.jp/content/001077424.pdf
10）厚生労働省. 医療施設の災害対応のための事業継続計画（BCP）. https://www.mhlw.go.jp/stf/seisakunitsuite/bunya/kenkou_iryou/kenkou/kekkaku-kansenshou/infulenza/kenkyu_00001.html
（いずれも，2024年4月末確認）


〈日山　亨〉

# 6 けんしんと個人情報保護

## A 個人情報保護法とは

個人情報保護法（正式名称「個人情報の保護に関する法律」）は，2003 年 5 月に成立し，2005 年 4 月から施行された．デジタル社会の進展に伴い個人情報の利用が著しく拡大していることに鑑み，個人情報の適正な取扱いに関し，基本理念及び政府による基本方針の作成その他の個人情報の保護に関する施策の基本となる事項を定め，国及び地方公共団体の責務等を明らかにし，個人情報を取り扱う事業者及び行政機関等についてこれらの特性に応じて遵守すべき義務等が個人情報保護法に定められている[1]．また，個人情報の有用性に配慮しつつ，個人の権利利益を保護するため，個人情報の適正な取扱いの確保を図ることを任務とする個人情報保護委員会が 2016 年 1 月に設置された[2]．

図 1 に，現行の日本の個人情報保護制度の全体像を示す[3]．個人情報保護法の大きな見直しは 3 年ごとに行われるが，2015 年以降はほぼ毎年何らかの改正が加わっている．2015 年にビッグデータを念頭に置いた個人情報の保護と利活用のバランスを図る改正が行われ，2017 年 5 月に施行されている．さらに 2019 年 5 月公布では印鑑などを必須としない「デジタルファースト法」，「デジタル手続法」が，2020 年 6 月には仮名加工情報や匿名加工情報取り扱い事業者に関する「個人情報の保護に関する法律等の一部を改正する法律」を，また 2021 年 5 月にはデジタル庁発足に伴う「デジタル社会の形成を図るための関係法律の整備に関する法律」が公布されている 図 2 [4]．

最新の個人情報保護法の法令・ガイドライン等については，個人情報保護委員会の HP[2] などで確認し，情報をアップデートしておく必要がある．

| | |
|---|---|
| 基本方針 | 基本方針（閣議決定された個人情報保護に関する基本方針） |
| 個人情報保護法 | 基本法及び民間部門の個人情報取扱事業者の義務を定めた法律（個人情報の保護に関する法律及び政令等） |
| 行政機関等個人情報保護法 | 行政機関及び独立行政法人等の公的部門を対象とした法律（行政機関等個人情報保護法及び政令等） |
| 法令に基づく個人情報の保護 | 個別法令における個人情報保護を目的とした規定に基づく個人情報の保護（派遣業法, 職安法等の法令）<br>個人情報の漏えいや不正利用等の行為に対する法的責任を追及する上で用いられる法令（不正競争防止法等）<br>法令の定める職業上の秘密保持義務規定（公務員法, 各種の士業法等） |
| 個人情報保護条例 | 地方自治体の個人情報保護条例 |
| 各省庁や業界ガイドライン | 個人情報保護法第８条に基づく各府省庁ガイドライン<br>その他の法令に基づく規格やガイドライン（工業標準化法, プロバイダ責任制限法, 電子署名法等に基づくガイドライン）<br>行政機関が行政機関等を対象に策定したガイドライン（安全管理や情報通信技術の利用）<br>民間団体が民間部門を対象に策定したガイドライン（業界ガイドライン等） |

**図１** 現行の日本の個人情報保護制度の全体像
（新保史生. 個人情報保護法の過去・現在・未来[3] より）

| | |
|---|---|
| **令和２年改正**<br>令和４年４月前面施行 | いわゆる３年ごと見直しに基づく改正<br>利用停止・消去等の拡充, 不適正利用の禁止,<br>越境移転に係る情報提供の充実,「仮名加工情報」の創設等<br>✓ 個人の権利利益の保護と活用の強化<br>✓ 越境データの流通増大に伴う新たなリスクへの対応<br>✓ AI・ビッグデータ時代への対応　等 |
| **令和３年改正**<br>令和４年４月一部施行<br>（地方部分は令和５年春頃施行） | 個人情報保護制度の官民一元化<br>✓ 官民通じた個人情報の保護と活用の強化<br>✓ 医療分野・学術分野における規制の統一<br>✓ 学術研究に係る適用除外規定の見直し　等 |

**図２** 個人情報保護法の令和２年度及び３年度改正について
（文部科学省, 厚生労働省, 経済産業省. 令和２年・３年個人情報保護法の改正に伴う生命・医学系指針の改正について[4] より）

## B 健康診断や健康増進における個人情報とは

労働衛生やその健康診断・増進の分野において，個人情報保護法にいう「個人情報」に該当するものは，労働安全衛生法（以下，労安衛法）に規定する，①産業医が行う労働者の健康管理等を通じて得られる情報（労安衛法第13条），②作業環境測定結果の評価に基づいて労働者の健康を保持するため必要があると認められる時に実施される健康診断の結果（労安衛法第65条の2第1項），③一般健康診断，特殊健康診断，臨時健康診断の結果および，それについて医師等から聴取した意見と就業上の措置（労安衛法第66条～第66条の5），④保健指導の記録（労安衛法第66条の7），心と身体の健康づくり（トータル・ヘルスプロモーション・プラン：THP）を通じて得られた情報（健康測定結果，健康指導内容等）（労安衛法第69条）および⑤労働者災害補償保険法に規定する，労働者から提出された二次健康診断等給付に関する情報（二次健康診断の結果や特定保健指導の記録等）（労安衛法第26条，第27条）が直接的に該当する．またこれ以外の二次的または間接的な健康情報としては，⑦健康保険組合が実施する保健事業（人間ドック等）を通じて得られた情報，⑧療養の給付に関する情報（受診記録，診断名等），⑨医療機関からの診療に関する情報（診断書等）が想定される．さらに労働者の健康情報は，労働者の健康の保持・増進を目的とする場合以外にも，事業者によって収集される場合がある．たとえば，⑩労務管理のために疾病による欠勤の際に提出される原因疾病に関する届出等があり，これは安衛法第2条第3号に規定される正当なものであるが，このような労働者の健康確保以外を目的として収集される健康情報であっても，保護されるべき健康情報であることに変わりはない[1,2]．

## C 個人情報保護と事業者の義務

個人情報保護法では，個人情報取扱事業者に対し，以下のことを義務付けている[5]．

- 個人情報を取り扱うに当たっては利用目的をできる限り特定し，原則として利用目的の達成に必要な範囲を超えて個人情報を取り扱ってはならない．

- 個人情報を取得する場合には，利用目的を通知・公表しなければならない．なお，本人から直接書面で個人情報を取得する場合には，あらかじめ本人に利用目的を明示しなければならない．
- 個人データを安全に管理し，従業員や委託先も監督しなければならない．
- あらかじめ本人の同意を得ずに第三者に個人データを提供してはならない．
- 事業者の保有する個人データに関し，本人からの求めがあった場合には，その開示を行わなければならない．
- 事業者が保有する個人データの内容が事実でないという理由で本人から個人データの訂正や削除を求められた場合，訂正や削除に応じなければならない．
- 個人情報の取扱いに関する苦情を，適切かつ迅速に処理しなければならない．

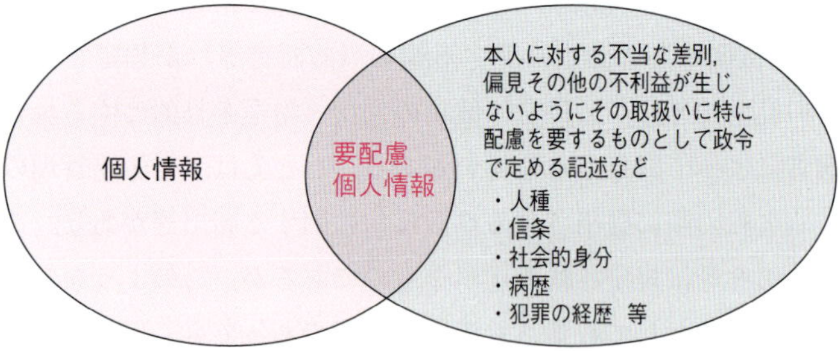


○個人情報保護法第２条第３項

この法律において「要配慮個人情報」とは，本人の人種，信条，社会的身分，病歴，犯罪の経歴，犯罪により害を被った事実その他本人に対する不当な差別，偏見その他の不利益が生じないようにその取扱いに特に配慮を要するものとして政令で定める記述等が含まれる個人情報をいう．

**図３　要配慮個人情報とは**
〔個人情報保護委員会．個人情報保護法等　法令・ガイドライン等　個人情報の保護に関する法律についてのガイドライン（通則編）[6] より作図〕

病歴を含む情報（レセプト等に記載された情報），健康診断の結果を含む情報および健康診断後の措置（医師等専門職による改善指導または診療，調剤）が行われた事実を含む情報等の健康や疾病に関する情報は，不当な差別や偏見その他の不利益が生じないようにその取扱いに特に配慮を要する「要配慮個人情報」図3[6] に該当するため，特に注意が必要である．要配慮個人情報が含まれる個人データの漏えい，滅失もしくは毀損が発生し，または発生したおそれがある事態が生じた場合には，個人情報保護委員会への報告及び本人への通知等を行う必要がある[7]．

## D 個人情報の利用について

個人情報を取り扱う事業者などは，以下の 1～4）以外では必ず本人にその利用目的を明らかにした上で，同意を得て取り扱ったり，第三者への提供をしなければならない．同意を必要としない場合とは，1）法令に基づく場合（警察力の行使，裁判官令状による捜査，税務調査など），2）人の生命，身体または財産の保護のために必要がある場合，3）公衆衛生の向上または児童の健全な育成の推進のために必要な場合，4）国の機関もしくは地方公共団体またはその委託を受けた者が，法令の定める事務を遂行することに対して協力する必要がある場合において本人の同意を得ることにより遂行に支障を及ぼすおそれがあるとき，がそれに該当する．裏を返せば，本人の同意が得られれば問題なく使用可能であり，さらに上記の 2）と 3）に関連すれは，個々に同意を得なくても使用可能となるが，考え得る様々な方法で，その旨が受診者に示される必要がある[1,2]．

労安衛法は，事業者に対して労働者への各種健康診断の実施を義務づけている．定期健康診断を労安衛法 66 条に沿って実施しようとする場合，個人情報保護法上，定期健診結果が「要配慮個人情報に該当するか？」「要配慮個人情報の取得の制限があるか？」「要配慮個人情報の提供の制限があるか？」という 3 つの判断が求められる．定期健診とは，医師によって行われることが義務づけられた健康診断である．その結果は要配慮個人情報に該当するが，結果の個人票を作成し保管する義務があるため，事業者は必ずその要配慮個人情報を取得することとなる．この取得にあたり，本人の同意を必要とするか？　であるが，健康診断個人票の作成・保管義務のなかには，要配慮個人情報を取得する行為が必然として含まれ，それは法令に基づいて取得するものであるため同意は不要となる．そして定期健診結果は，所管労働基準監督署に報告しなければならないことから，要配慮個人情報（個人データ）の「第三者提供」も行うこととなるが，これについても法令に基づくものであるため，本人の同意は不要となる（個人情報保護法 23 条 1 項 1 号）．このように定期健診に関しては，要配慮個人情報を取り扱うこととはなるが，労安衛法の定めをもって同意なく運用できるのである．学校保健安全法その他，法律で義務として実施され行われる健康診断においても同様となる[1,2]．

それ以外で個人情報の授受が発生する具体例としては，健康診断業務では，① 利用者に医療や二次検査を提供するための必要性が発生した場合，② 事業主などへの健診結果の報告目的，③ 医療保険事務への支払関係や保険者への書類提出，照会等への回答をする場合，④ 事業者等からの委託を受けて健康診断等を行った場合，受診の有無や料金請求のため，⑤ 健診機関における精度管理のため，⑥ 保健指導への情報提供などが，配慮すべき事例として想定される．また保険診療における利用としては，① 医療機関や事業所の健康管理室での適切な医療サービス受給のため，② 医療保険事務などでの事務作業や管理上の運用のため等が，さらにそれ以外では① 警察への協力など前記の法令や行政上の業務への対応目的，② 医学・医療等の向上などを目的とした学術・教育・研究で使用する場合（後述）が該当すると考えられる．各健診や医療機関においては，適正な形で開示し，問い合わせ先を明示するとともに，本人からの個別の開示，訂正，削除，利用停止等の要望があった際は速やかに対応する仕組み作りが求められる[1,2]．

## E 個人情報保護と研究倫理

2020 年および 2021 年に行われた個人情報保護法の改正等を踏まえ，指針における用語の定義や手続等を改正後個人情報保護法と齟齬のないよう，生命・医学系指針の改正が行われた[4].

1. 用語の整理: 指針における生存する個人に関する情報に関する用語は, 改正後個情法の用語に合わせ,「匿名化」や「対応表」などの改正後個人情報保護法で使用されていない用語は用いない.

2. 指針の範囲の見直し: 改正後個人情報保護法において仮名加工情報が新設されたこと等に伴い,「個人情報でない仮名加工情報」に相当する情報等についても, 新たに指針の対象とする.

3. 個人情報の管理主体: 個人情報の管理主体は, 研究機関の長または既存試料・情報の提供のみを行う者が所属する機関の長とする.

4. インフォームド・コンセント (IC) を受ける手続等: 図4

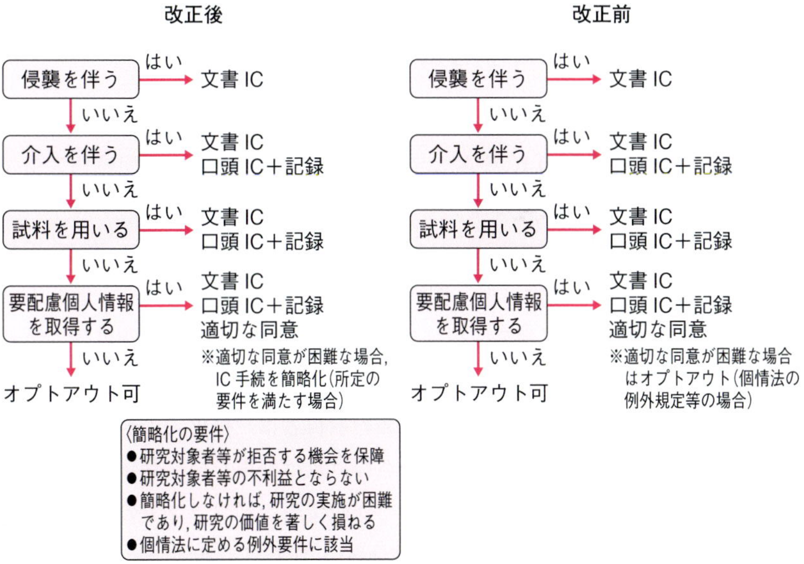


注：オプトアウト＝所定の事項を研究対象者等に通知または容易に知り得る状態に置く＋研究対象者等が拒否する機会を保障する
※個情法上のオプトアウトとは異なり, 個人情報保護委員会への届出等の手続は不要

図4 新たに試料・情報を取得して研究を実施する場合のIC手続き
(文部科学省, 厚生労働省, 経済産業省. 令和2年・3年個人情報保護法の改正に伴う生命・医学系指針の改正について[4] より)

研究対象者から新たに試料・情報を取得して研究を実施する場合
① 試料を用いる研究: 変更なし
② 試料を用いない研究

## 1. 要配慮個人情報を取得する場合

- 改正後個情法に定める例外要件に該当する場合で，次のいずれの要件にも該当する場合は，IC 等を受ける手続（IC 手続）を適切な形で簡略化できるものとした.
  a. 研究の実施等について研究対象者等が拒否する機会を保障
  b. 簡略化することが研究対象者の不利益とならない
  c. 簡略化しなければ，研究の実施が困難であり，または研究の価値を著しく損ねる

## 2. 要配慮個人情報以外の情報を取得する場合

- 研究対象者から新たに取得した情報（要配慮個人情報を除く）を共同研究機関に提供する場合の IC 手続については，既存の情報（要配慮個人情報を除く）を他の研究機関に提供する場合の IC 手続を準用する.

その他，学術例外規定の精緻化により，旧指針で規定されていた IC 手続（情報の取得・利用・提供）も，例外要件ごとに規定．外国にある者への試料・情報の提供に係る同意を取得する際，提供先の国の名称や制度等の情報を本人へ提供することが規定された.

医学研究上の必要性から入手した情報の取得者は，提供者に不当な差別や偏見が及ばないよう最大限の配慮を施さなければならない．具体的には，紙媒体での管理はカギのかかる引き出しで保管する．パソコン上の管理ではパスワードを設定し，ウィルス対策ソフトを入れる等である．そして管理者は，その情報に触れる従業員や委託業者に対しても，個人情報を私的に使ったり，放言や流布しない，あるいはその情報を以て差別をしないなどの教育を徹底させる必要がある[8)].

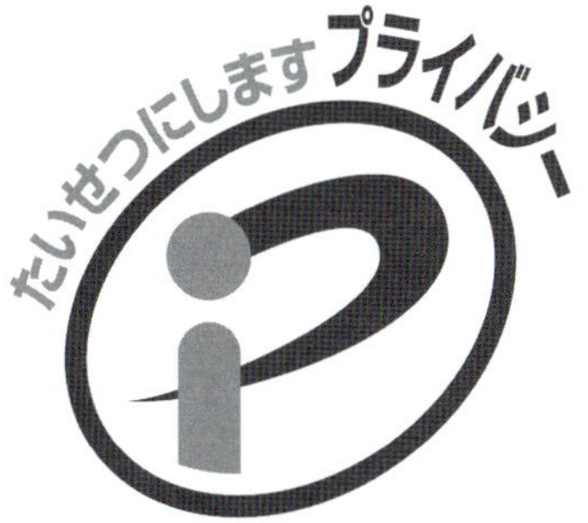


図5 プライバシーマーク
（日本情報社会経済推進委員会. プライバシーマーク制度[9] より）

## F プライバシーマーク制度

プライバシーマーク制度は，1998 年より日本情報社会経済推進委員会（JIPDEC）により運営されており，事業者の個人情報を取り扱う仕組みとその運用が適切であるかを評価し，その証として，事業活動においてプライバシーマークの使用を認める制度である 図5 [9]．日本産業規格「JIS Q 15001：2017 個人情報保護マネジメントシステム－要求事項」をベースにした審査基準によって事業者の PMS の運用を評価しており，事業者にとっては，個人情報保護法の遵守に留まらず，自主的により高いレベルの個人情報の管理体制を確立し運用していることを取引先や消費者にわかりやすく示すことができる．

### ■文献


1）平成十五年法律第五十七号　個人情報の保護に関する法律. https://elaws.e-gov.go.jp/document?lawid＝415AC0000000057（参照 2024-5-16）
2）個人情報保護委員会. https://www.ppc.go.jp/index.html（参照 2024-5-16）
3）新保史生. 個人情報保護法の過去・現在・未来. https://www.ppc.go.jp/files/pdf/personal_280229sympo_lecture_shimpo.pdf（参照 2024-5-16）
4）文部科学省, 厚生労働省, 経済産業省. 令和 2 年・3 年個人情報保護法

の改正に伴う生命・医学系指針の改正について. https://www.mhlw.go.jp/content/000921727.pdf（参照 2024-5-16）
5）総務省. 国民のためのサイバーセキュリティサイト 企業・組織の対策 組織幹部のための情報セキュリティ対策. https://www.soumu.go.jp/main_sosiki/joho_tsusin/security/business/executive/05.html（参照 2024-5-16）
6）個人情報保護委員会. 個人情報保護法等 法令・ガイドライン等 個人情報の保護に関する法律についてのガイドライン（通則編）. https://www.ppc.go.jp/personalinfo/legal/guidelines_tsusoku/#a2-3（参照 2024-5-16）
7）個人情報保護委員会. お問合せ FAQ 索引「要配慮個人情報」とはどのようなものを指しますか. また「要配慮個人情報」にかかる留意点は何でしょうか. https://www.ppc.go.jp/all_faq_index/faq4-q011/（参照 2024-5-16）
8）西﨑泰弘, 岸本憲明, 山田千積, 他. 研究倫理について～とくに人間ドック健診データ取り扱い時に注意すべきこと. 総合健診. 2019; 46: 21-8.
9）日本情報社会経済推進委員会. プライバシーマーク制度. https://www.jipdec.or.jp/project/pmark.html（参照 2024-5-16）

〈山田千積　西﨑泰弘〉

# 7 健診と感染予防

新型コロナウイルスの感染拡大が続くなか，2020年5月に日本全国の健診実施機関が加入する8つの団体が合同マニュアル「健康診断実施時における新型コロナウイルス感染症対策について」を公表し，新たな形での健診が定着してきたものと考えられる．2023年5月8日から新型コロナウイルス感染症の感染症法の位置づけが変更されたものの，健診の場においては引き続き一定の感染対策が求められる．健診実施機関の努力のみで効果的な感染対策がとれるわけではなく，たとえば，感染の疑いがあるにも関わらず健診会場に来てしまった受診者がいた場合には，他の健診受診者や健診従事者（職員）が感染リスクにさらされることになってしまう．このため，職員と健診受診者の双方が，合同マニュアルに沿った感染防止策をとることが重要であると言える．

## A 健診実施機関の対応

### 1．安全な受診環境の確保

健診実施機関として適切な感染症対策を行い，安全な受診環境を確保することは重要な取り組みの一つである．合同マニュアルのなかでは，「不織布マスクの着用」，「身体的距離の確保（職員－受診者間）」，「職員・受診者の症状確認」，「定期的な換気」，「手洗い・手指消毒の実施」，「共用部分の消毒」などが，重要な感染予防策として推奨されている．しかしながら，実際のところ，健診会場で何をどこまで実施したらよいのだろうか？「マスクをしているから身体的距離にこだわらなくてよいのでは？」と考える健診従事者や受診者もなかにはいるかもしれない．

このような場合，スイスチーズモデルで健診会場のリスク管理を考えてみ

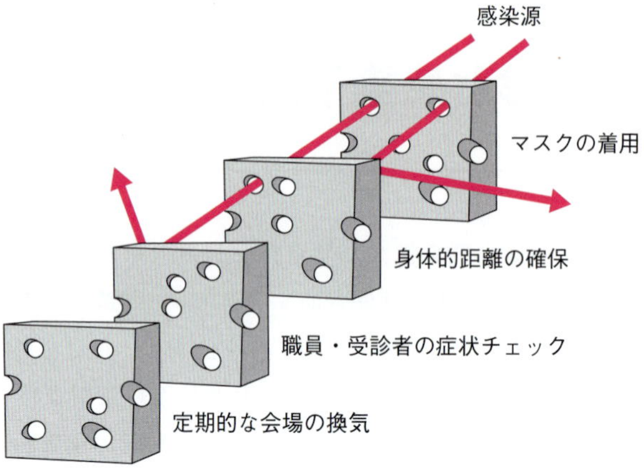


**図1** スイスチーズモデルで考える健診会場の感染リスク管理
（Rowe T. The CIC COVID-19 Safety Plan[3] より改変）

るとよい．穴が不規則に空いた1枚のスイスチーズを防護壁に見立て，穴を通過してしまうことで事故が起こると仮定すると，1枚のチーズだけだとすぐに通過（事故発生）してしまうが，何枚もチーズを重ねると穴が徐々に埋まっていくことがイメージできる．このように1つでは完璧な防護壁はなくても，いくつも重ねることで完璧に近づいてくだろうというのが基本的な考え方になる．

感染リスク管理において，穴が最後まで通じてしまう状況を健診会場における集団感染ととらえ，防護壁として，「マスクの着用」，「身体的距離の確保」，「職員・受診者の症状チェック」，「定期的な会場の換気」の4つを考える 図1．飛沫の発生そのものを抑えることのできる「マスクの着用」だけでも効果は高そうに感じるが，いつの間にかマスクがずれてしまうこともあるだろう．そこで，2つ目，3つ目の防護壁を重ねていくことで，対策の効果がより向上していくことが期待できる．

## 2. 巡回型健診における留意事項

巡回型健診においても，施設健診と同等の受診環境を整えることが求められる．

## 3. その他の留意事項

職員が感染源とならないための配慮も重要である．前述の留意点に加え，健診会場外，すなわち，休憩室・更衣室・食堂等においても，十分な換気を行うことや，什器等の定期的な消毒などが求められる．

トイレ，ドアノブ等の共有部分に加え，健診で使用する機器等についてもこまめな消毒が必要となる．たとえば，聴診器，身体計測・生理機能検査に使用する機器，X線撮影，その他の生体検査機器等があげられる．これらで受診者の体が触れる部分は，受診者毎にアルコール消毒液等で清拭する．

健診中に新型コロナウイルス感染を疑う所見が認められた場合の対応についても，予め検討しておく．まず，健診会場で受診者が発熱や体調不良を認める場合は，後日，体調が回復してからの改めての受診をお願いすることになる．また，胸部X線検査等で新型コロナウイルス感染を疑う所見が認められた場合は，その後の健診を中止し，医療機関の受診を勧奨することになる．

# B 健診受診者に求める事項

前述のように，安全に健康診断を実施するためには，受診者の協力も不可欠なものとなる．このため，少なくとも下記に該当する場合は当日の受診を見合わせ，体調が回復してから改めて受診をするよう受診予定者に事前に通知しておくことが望ましい．

- 発熱や風邪症状など体調不良のある方
- 新型コロナウイルスに感染した後，厚生労働省の示す感染者の療養期間が終了していない方

加えて，健診会場内では原則として不織布マスクを着用すること，会場内での会話は最小限とし必要時も小声で会話することなども，最低限のルール

として順守してもらうよう通知しておく必要がある.

## ■文献

1） 日本総合健診医学会. 健康診断実施時における新型コロナウイルス感染症対策について（令和 5 年 9 月 14 日改訂）. https://jhep.jp/jhep/sisetu/pdf/coronavirus_58.pdf
2） 産業医有志グループ. 企業向け新型コロナ対策情報第 37 回「2021 年に実施する健康診断の準備」（令和 2 年 12 月 28 日配信）. https://www.tokyo-cci.or.jp/page.jsp?id=1023669
3） Rowe T . The CIC COVID-19 Safety Plan. https://docs.google.com/document/d/1sWKL4i_JCnmAgfhaE8VuMrcts2Z3kt7hRqlAZVE_9jA/edit

〈今井鉄平〉

# 8 在宅勤務と健康

## A 在宅勤務とは

テレワークとは，会社などのオフィス以外で業務を行う労働形態の総称である．一般的に，テレワークは，在宅勤務，サテライトオフィス勤務，モバイル勤務，ワーケーションといった勤務形態に区別される．多くの場合，情報通信技術を活用して労働が行われる．在宅勤務とは，テレワークのうち労働者の自宅において勤務する形態を指す．本稿では，特に在宅勤務を中心に記載する．

## B 在宅勤務の普及

COVID-19 が流行する以前は，国内においては，テレワークは主に過重労働対策やワークライフバランスの促進といった文脈のなかで議論されていた．しかしながら，COVID-19 の流行により，感染拡大の防止，人流の抑制のため，政府や自治体から経済界に対して在宅勤務が要請された．また企業においても，事業継続の観点から在宅勤務の導入が進んだ．

COVID-19 が流行する以前は，テレワーク制度を整備している企業は20%であったが，そのうち 6 割はモバイルワークであり，テレワーク導入企業にあっても，在宅勤務を導入しているのはその 4 割に満たなかった．また実際に在宅勤務を経験したことのある労働者は 8%との報告がある[1]．一方，COVID-19 流行後は，在宅勤務を導入した企業は約 90%と報告されている[2]．

このように COVID-19 の感染抑止の観点から在宅勤務が急激に普及したことは，在宅勤務が労働者の生活や健康に与える影響に大きな変化をもたらした．COVID-19 流行以前は，在宅勤務はワークライフバランスの促進といった観点から，労働者の嗜好にもとづいて選択されていた．したがって，在宅勤務を行うことにメリットを感じている労働者が選択する働き方であった．しかしながら，COVID-19 以降は，公衆衛生的な要請にもとづいて在宅勤務が普及したため，在宅勤務を望まないにもかかわらず，在宅勤務を強いられる状況も発生するようになった[3)]．

## C ワークライフバランス

在宅勤務は通勤から解放されることで，心身の負担が軽減され，また生活に使える時間が増加することからワークライフバランスの促進が期待されてきた．特に，育児や介護と仕事の両立や，通勤に困難を伴うために労働市場に参加できていなかった障害者，高齢者の就労機会の増加が期待される．一方で，在宅勤務は労働時間と私生活との切り替えが難しく，労働時間の増加につながる可能性も指摘されてきた．

## D テレワークにおける健康影響

テレワークにおける健康影響を調査した報告は多くなく，統一的な見解はない．筋骨格系疾患に関する身体的影響については，テレワークを行うことで筋骨格系の痛みや目の疲れが軽減したとの報告が散見される[4, 5)]．

テレワークにおけるメンタルヘルスについては主に COVID-19 以降に複数の報告がある[3, 6-8)]．テレワークにおいてストレスが軽減したとする報告や[7)]，ストレスが増加したとする報告がある[8)]．また COVID-19 流行下におけるテレワークは孤独感の潜在的なリスクであることが報告されている[9)]．

COVID-19 流行時に日本で実施された調査では，在宅勤務を好む労働者は，在宅勤務頻度が増えるほどメンタルヘルスに問題を抱える労働者が少なく，逆に，在宅勤務を好まない労働者においては，在宅勤務頻度が増えるほど，メンタルヘルスに問題を抱える労働者が増えることが報告されている[3)]．

在宅勤務では，病気休暇と就労の使い分けが曖昧になることが指摘されている．体調不良を抱えていても，在宅勤務では，通勤がないことや，自宅で休憩などを適宜とれることから，従来のオフィスでの勤務に比べて，就労がしやすくなるため，体調不良のまま業務を行うプレゼンティーズムも問題となる．

## E 筋骨格系疾患リスクと推奨事項

在宅勤務においては，従来のオフィス環境において推奨された基準を満たさない環境で業務を行うリスクが存在する．配慮すべき物理的環境として，部屋の温湿度，照度，PC など複数デバイスに必要な電源や配線の安全性，自宅の衛生状態，デスク周辺環境などがある 図1 ．これらは，筋骨格系の痛みや眼精疲労のリスクと関連する[10,11]．

在宅勤務を行う際の作業環境として，事務所衛生基準規則や労働安全衛生

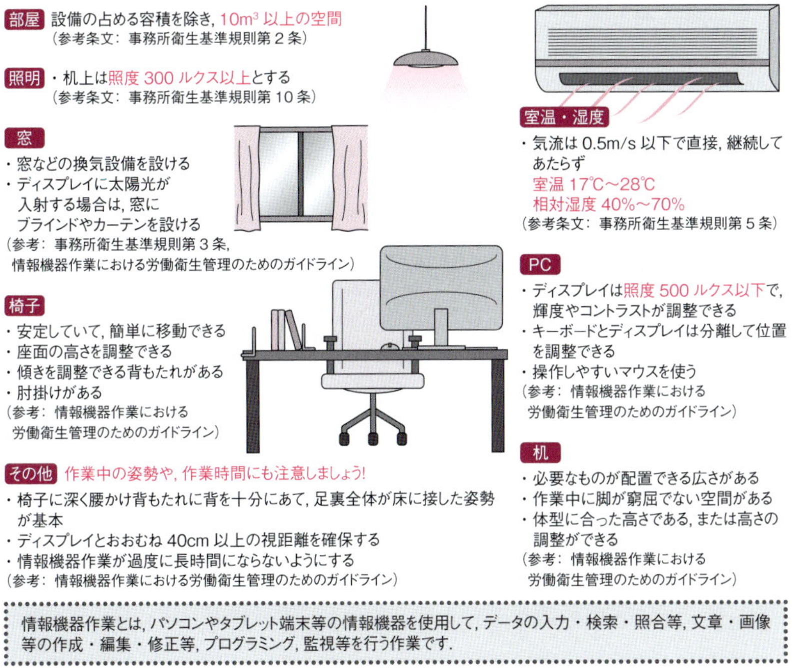

部屋 設備の占める容積を除き，10m³ 以上の空間
（参考条文：事務所衛生基準規則第 2 条）
照明 ・机上は照度 300 ルクス以上とする
（参考条文：事務所衛生基準規則第 10 条）
窓
・窓などの換気設備を設ける
・ディスプレイに太陽光が入射する場合は，窓にブラインドやカーテンを設ける
（参考：事務所衛生基準規則第 3 条，情報機器作業における労働衛生管理のためのガイドライン）
椅子
・安定していて，簡単に移動できる
・座面の高さを調整できる
・傾きを調整できる背もたれがある
・肘掛けがある
（参考：情報機器作業における労働衛生管理のためのガイドライン）
その他 作業中の姿勢や，作業時間にも注意しましょう!
・椅子に深く腰かけ背もたれに背を十分にあて，足裏全体が床に接した姿勢が基本
・ディスプレイとおおむね 40cm 以上の視距離を確保する
・情報機器作業が過度に長時間にならないようにする
（参考：情報機器作業における労働衛生管理のためのガイドライン）
室温・湿度
・気流は 0.5m/s 以下で直接，継続してあたらず
室温 17℃～28℃
相対湿度 40%～70%
（参考条文：事務所衛生基準規則第 5 条）
PC
・ディスプレイは照度 500 ルクス以下で，輝度やコントラストが調整できる
・キーボードとディスプレイは分離して位置を調整できる
・操作しやすいマウスを使う
（参考：情報機器作業における労働衛生管理のためのガイドライン）
机
・必要なものが配置できる広さがある
・作業中に脚が窮屈でない空間がある
・体型に合った高さである，または高さの調整ができる
（参考：情報機器作業における労働衛生管理のためのガイドライン）
情報機器作業とは，パソコンやタブレット端末等の情報機器を使用して，データの入力・検索・照合等，文章・画像等の作成・編集・修正等，プログラミング，監視等を行う作業です．


図1 自宅等でテレワークを行う際の作業環境整備
（厚生労働省．テレワークにおける適切な労務管理のためのガイドライン．2019. https://www.mhlw.go.jp/content/11911500/000683359.pdf[16] より）

規則および「情報機器作業における労働衛生管理のためのガイドライン」(令和元年7月12日基発0712第3号）の衛生基準と同等の作業環境を整備することが推奨されている[12].

COVID-19流行下において国内で実施された調査では，ガイドラインに準拠した物理的環境を備えているほど，労働生産性が向上することが報告されている[13].

## F メンタルヘルスリスクと推奨事項

在宅勤務には様々なメンタルヘルスに関するリスクがある．在宅勤務においては，ストレス，孤独感，仕事のペース，スケジュール，ワークライフバランスなどが関係しており，ときには家庭内におけるハラスメントや暴力といった問題も存在する．また物理的環境の不備や集中できる環境の不備などもストレスや生産性に関わっている．

在宅勤務においては，仕事とプライベートの切り替えが曖昧になり，長時間労働になりがちである．海外における報告では，在宅労働者では自由時間に労働する人が24%であったのに対して，オフィスで仕事をする人は6%であった[14].

在宅勤務におけるメンタルヘルスリスクを低減するための対策としては，以下のようなものがあげられる．

- 労働時間に制限を設け，長時間労働を抑制する．具体的には，通常勤務で用いられているタイムカードのように，勤務時間を管理する仕組みは，労働者，雇用者の双方にとって労働時間を把握するために有効な手段である．
- 雇用主や上司は，所定の労働時間外に労働者に連絡を取らないようにするべきである．これは，「つながらない権利」と呼ばれ，諸外国においては制度化が進んでいる．国内においても，検討が開始されているが，明文化には至っていないため今後の議論に注視が必要である．テレワークの適切な導入および実施の推進のためのガイドラインにおいては，以下のように示されている[15].

テレワークにおいて長時間労働が生じる要因として，時間外等に業務に関する指示や報告がメール等によって行われることがあげられる．このため，役職者，上司，同僚，部下等から時間外等にメールを送付することの自粛を命ずること等が有効である．メールのみならず電話等での方法によるものも含め，時間外等における業務の指示や報告の在り方について，業務上の必要性，指示や報告が行われた場合の労働者の対応の要否等について，各事業場の実情に応じ，使用者がルールを設けることも考えられる．

- オンラインやSNSなどによる社員同士のバーチャルな交流は，在宅勤務における孤独感を減少させ，帰属意識を強化する可能性がある．
- 社員に対して，在宅勤務におけるメンタルヘルスのリスクについて教育が必要である．また，必要に応じて，治療やカウンセリングを受けることができる機会についての情報提供が必要である．
- 休憩時間や勤務中の離席などに関する柔軟な調整と労使の合意が必要である．過度な監視体制は避けるべきである（在宅勤務中に常時ビデオカメラの起動を要求したり，マウスやキーボードの動きをトラッキングしたり等）．

## G 雇用主の役割と安全配慮義務

労働基準法上の労働者については，テレワークを行う場合においても，労働基準関係法令が適用される[16]．したがって，在宅勤務者に対しても雇用主は安全配慮義務を担う．在宅勤務者に対しての安全配慮には，過重な長時間労働を抑止するための労働時間管理，適切な作業環境に関する衛生教育に加えて，前述したメンタルヘルスリスクへの対応も含まれるものと考えられる．

しかしながら，通常のオフィスとは異なり，労働者のプライベートな空間でもある在宅での勤務は管理監督も不十分とならざるを得ない．COVID-19流行下において実施された調査では，在宅勤務を導入している企業の約6割が，在宅勤務者の健康確保措置を実施していないと回答している[17]．労働者への十分な情報提供や，労働者自身が適切な労働環境を構築できるようなトレーニングの提供が必要である．労働者が自分自身で労働環境をチェックできるスクリーニングツールの提供も有効である[15]．

## H 産業保健職の役割

産業医や産業保健師・看護師などの産業保健職は，在宅勤務者の健康リスクを管理し軽減するために，在宅労働者ならびに雇用主に対して説明し，助言する重要な役割を担っている．産業保健職は，在宅勤務に関する健康リスクの軽減策について雇用主に情報提供を行い，適切な在宅勤務体制を構築するための助言を行うことが期待される．産業保健職は，在宅勤務者に対して，日ごろの健康管理情報を活用し，身体的，精神的なリスクの説明を行い，労働者の健康状態に沿った対応策について助言することが可能である．

## おわりに

COVID-19 を契機に急激に普及した在宅勤務は，21 世紀における劇的な労働環境の変化であった．すでに多くの企業が，COVID-19 の流行が終焉した後も，在宅勤務制度を維持することを表明している．在宅勤務についての健康影響に関する知見は少なく，今後，実務と研究の両方からの知見，経験の蓄積が必要である．

### ■文献


1） 総務省. 令和元年通信利用動向調査報告書. 2019. https://www.soumu.go.jp/johotsusintokei/statistics/data/190531_1.pdf
2） 新型コロナウィルス感染症緊急事態宣言前後におけるテレワークの実施状況に関する調査（株式会社 NTT データ経営研究所）. Accessed September 3, 2021. https://www.nttdata.com/jp/ja/news/release/2020/091000/
3） Otsuka S, Ishimaru T, Nagata M, et al. A cross-sectional study of the mismatch between telecommuting preference and frequency associated with psychological distress among Japanese workers in the COVID-19 pandemic. medRxiv. Published online January 1, 2021:2021.05.20.21257516.

4) Arvola R, Tint P, Kristjuhan Ü, et al. Impact of telework on the perceived work environment of older workers. Sci Ann Econ Bus. 2017; 64: 199-214.
5) Rodríguez-Nogueira Ó, Leirós-Rodríguez R, Benítez-Andrades JA, et al. Musculoskeletal pain and teleworking in times of the COVID-19: Analysis of the impact on the workers at two Spanish universities. Int J Environ Res Public Health. 2020; 18: 31.
6) Allen TD, Golden TD, Shockley KM. How effective is telecommuting? Assessing the status of our scientific findings. Psychol Sci Public Interest. 2015; 16: 40-68.
7) Gajendran RS, Harrison DA. The good, the bad, and the unknown about telecommuting: Meta-analysis of psychological mediators and individual consequences. J Appl Psychol. 2007; 92: 1524-41.
8) Song Y, Gao J. Does telework stress employees out? A study on working at home and subjective well-being for wage/salary workers. J Happiness Stud. 2020; 21: 2649-68.
9) de Macêdo TAM, Cabral EL dos S, Silva Castro WR, et al. Ergonomics and telework: A systematic review. Work. 2020; 66: 777-88.
10) Restrepo BJ, Zeballos E. The effect of working from home on major time allocations with a focus on food-related activities. Rev Econ Househ. Published online August 22, 2020: 1-23.
11) O IL. Teleworking during the COVID-19 pandemic and beyond: A Practical Guide. Published online 2020.
12) 厚生労働省. 情報機器作業における労働衛生管理のためのガイドライン（基発 0712 第 3 号). 2019. https://www.mhlw.go.jp/content/000539604.pdf
13) Okawara M, Ishimaru T, Tateishi S, et al. Association between the physical work environment and work functioning impairment while working from home under the COVID-19 pandemic in Japanese workers. J Occup Environ Med. Published online June 1, 2021. doi:10.1097/JOM.0000000000002280
14) Rio C del, del Rio C. Living and working during the COVID-19 pandemic. Epidemiology. 2021; 32: 135-6.
15) 厚生労働省. テレワークの適切な導入及び実施の推進のためのガイドライン. 2021. https://www.mhlw.go.jp/content/000759469.pdf
16) 厚生労働省. テレワークにおける適切な労務管理のためのガイドライン. 2019. https://www.mhlw.go.jp/content/11911500/000683359.pdf
17) 三菱 UFJ リサーチ＆コンサルティング. テレワークの労務管理等に

関する実態調査. 厚生労働省［これからのテレワークでの働き方に関する検討会」(第 4 回). https://www.mhlw.go.jp/content/11911500/000694957.pdf

〈藤野善久〉

# 9 遠隔診療の健診への応用

遠隔診療は日々変わりつつある．2011年3月11日の東日本大震災は日進月歩であった遠隔診療の実態を揺さぶったと言わざるを得ない．また2020年より全世界でパンデミックとなった新型コロナウイルス感染症により，遠隔診療の位置づけが大きく変動することはないにしても多くの問題提起が投げられた．それは日々支えてきた内科診療に対しても問題提起があったと考えている．従来，推進されてきた高度先進医療が今日の臨床医学のめざましい発展をもたらしたことは間違いがないが，そのなかで，人が訴える症状や身体所見から疾患を推定し，さらに先進的医療によるCT，MRI，PET-CT，内視鏡などの臨床検査により疾病の診断は確定されている．このなかで，症状や身体所見により，70%は診断が可能とされている．在宅医療でしばしば使われるテレビ電話診療では機器の発達により，かなり，患者の像を捉えることが可能となっている．ここで大いに力を発揮するのは内科学の診断で使われる視診が極めて重要となってくる．患者の変化を見落とさないためにどのような全身像を理解しておくべきなのだろうか，今日の内科診断学の手法が基本となることは言うまでもない．この点を基本的にとらえることは遠隔診療にとって必須であろう．一方，健康診断では情報通信機器の飛躍的な進展とともに，その普及は進行している．情報通信機器を用いた遠隔診療は無診察治療を禁じている医師法（昭和23年法律201号）第20条との関連については1997年の厚生省健康政策局長通知で解釈を示し，2018年に“オンライン診療の適切な実施に関する指針”[1]を発表している．オンライン診療（遠隔診療のうち情報通信機器を通して，患者の診察，診断を行い診断結果の伝達や処方等の診療行為をリアルタイムに行う行為）は①患者の日常生活の情報も得ることにより，医療の質のさらなる向上に結びつける，②医療を必要とする患者に対して，医療に対するアクセスを確保して，より良い医療を得られる機会を増やす，③患者が治療に能動的に参画することにより，治療の効果を最大化する，という理念を提示して，医師–患者関係の守秘義務やオンライン診療の限界を認識した場合には速かに対面診療に切り換える責任性が必要であり，医療の質および安全性の確保，安全性や有効性のエビデンスに基づいた医療，患者の求めに応ずる医療の提供が求められるとしている．最低限遵守する事項として，①直接の対面診療でないにしてもこれに代わる程度の患者の情報をオンライン診療にて得る，②初診は原則医師として直接の対面診療を行う，③急病急変患者については原則対面診療を行うが，対面診療後安定した状態ではオンライン診療は検討できる，④オンライン診療を行う医師は対面診療を経た上でのオンライン診療を行うが，在宅診療が地域で構築されている場合やチーム医療で診療する場合は，対面診療を全て行う必要はないとしている．

2013 年の遠隔医療学会“図説・日本の遠隔医療”[2] では遠隔放射線画像診断，遠隔病理診断，生体モニタリング，遠隔妊婦健診，在宅医療，遠隔看護，眼科の遠隔医療，ICT を活用した地域住民の健康づくり，地域医療連携，救命医療と遠隔医療，遠隔医療と国際協力などが具体的に展開されている．

健康管理システムではまず，体重計や血圧計などで計測した結果は Bluetooth 通信により，Android 端末で受信したデータは有線または無線のインターネット網を介してクラウドサーバーに自動で送信される．クラウドサーバーは Android 端末から受信したデータを記録し，端末ごとに割り当てたアカウントでデータを管理している．記録できるバイタル情報は体組成計（体重，体脂肪率，基礎代謝量，BMI 値，筋肉量，水分量），血圧計（血圧，脈拍），体温計（体温計），身長計（身長）のバイタル情報と，活動量計から取得できる歩数データや 3METs 以上の活動量のデータである．利用者は PHR（personal health record）として蓄積されたこれらのバイタル情報を Android 端末や PC などのブラウザからも閲覧することが可能となっている 図 1 [3]．2024 年に総務省は医療・健康等分野への取り組みとして，“遠隔診療の普及”“PHR データの活用”の 2 本柱であると提言した[4]．医療高度

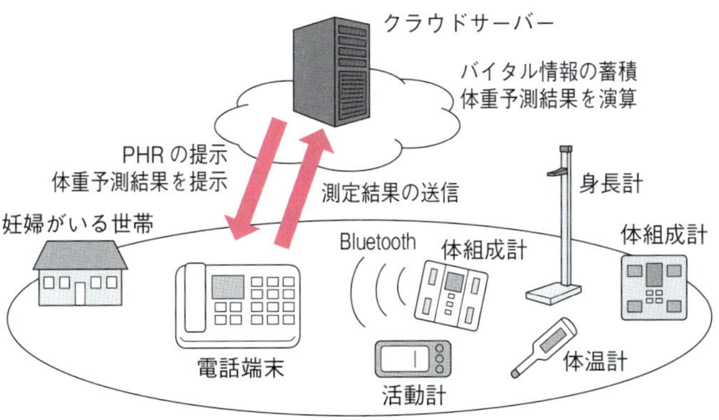


図 1 健康管理システム

化に資する PHR データ流通基盤の構築に取り組んでいる．これは今後の健診への応用にとって大きな問題となる．

以下，健診に関連する部分をピックアップして述べたい．

## A 遠隔放射線画像診断

1990 年代に MRI，CT 保有施設の増大に伴い，大きく発展した．放射線画像診断医が約 5000 人に達し，MRI，CT がその 2〜3 倍の台数が存在する．臓器別診断が進み，更に，放射線科は MRI や CT がコンピューターを重要な構成要素として含んでいるので，ネット接続が容易で遠隔医療に乗り出しやすかった．また，高速通信回線が普及しコンピューターのコストが下がった時期に MRI や CT の台数が伸び，1990 年代前半から実用的な遠隔医療が始まった．更に公的な診療報酬もついて，一層遠隔医療として発展しやすい状況が揃っていた．同じ頃にデジタル化された X 線単純撮影装置や核医学検査装置（RI，SPECT，PET）なども普及して，遠隔放射線画像診断（テレラジオロジー）は医師不足の緩和手段として発展した．基本的手法はコンピューターと画像診断機器（MRI，CT 他）をつなぐこと，依頼側医療機関と専門医がいる医療機関をコンピューターネットワークでつなぐことである．1990 年代前半に DICOM（The Digital Imaging and Communications in

Medicine）の普及に始まり，高速通信であったISDN（Integrated Services Digital Network）の普及も進み，テレラジオロジーの発展が始まった．運用は放射線技師が撮影して，通信用サーバーを介して，専門医に画像を送り，PACS（Picture Archiving and Communication System）を介して画像を渡すケースが多い．読影の質向上のために臓器別に専門の医師が診断するチーム体制へと転換が始まっている．

中核的医療機関（大学病院）が支援先の複数の病院（県内遠隔地の中核病院）を支援する広域医療情報システムもしくは地域中核病院と診療所の間の連携用広域医療情報システムでテレラジオロジーを実施する地域が増えてきている．長崎県の国立病院機構大村医療センターの“あじさいネット”や，岩手県の岩手大学附属病院，岩手県立中央病院が沿岸部の複数の病院にテレラジオロジーを提供している．テレラジオロジーは最も早期に確立した遠隔医療であるが質の向上が期待されると同時に，遠隔画像診断における法的責任についても今後論議されるべき問題と考えられる[5]．

## B 生体モニタリング

遠隔診療の際にコミュニケーションツールとして視覚的観察（視診）を行うためにテレビ電話が使用される．種々の計測器を用いた生体モニタリングは限られた情報で医療的な判断をしなければならないが，有用で定量的かつ，客観的な生体情報を提供する必要がある．活用法としては遠隔診療の際に同時に送られるスポットでの利用法と患者自身，さらに，家族が日常的測定し，経時的なデータを診察の時に利用したり，監視したりするモニタリング法がある．遠隔診療時，リアルタイムでのスポット利用として，呼吸器，心臓疾患などに便利な遠隔聴診システム[6]，血圧，脈拍，体温のモニタリングシステムがある．また情報蓄積型の中長期的なモニタリングとして，家庭内血圧，血糖測定，COPD，喘息などの監視，高齢者の見守りに利用することが可能である．

## C 遠隔妊婦健診

遠隔医療の技術を用いて妊婦健診を行うことである．日本初の遠隔妊婦検診は1998年小笠原，名取らにより，岩手県久慈地域で試みられた．2006年度～2008年度経済産業省プロジェクト“地域医療情報連携システムの標準化および実証事業”として全国4ヵ所に指定された．産婦人科施設のない助産婦が対象の妊婦の自宅を訪問，または保健センターでモバイル胎児心拍陣痛モニタリングを装着して，胎児の健康状態や子宮収縮情報を病院の医師の携帯電話に転送する．同時に助産師はウェブ版周産期電子カルテに妊婦健診結果を入力して，助産師，産婦人科医が双方で健診データをリアルタイムに閲覧，入力することができ，妊婦健診情報を共有できる．その後，インターネット経由でウェブカメラとマイクを利用したウェブ映像コミュニケーションであたかも病院で妊婦健診を受けているような面接を妊婦と行う．モバイル在宅で妊婦管理システムの開発により，妊婦または助産師が小型軽量のモバイル胎児心拍数検出装置から常時データを送信することができる．このようなシステムを利用して，①切迫早産妊婦の在宅診療システムへの応用，②分娩予定日超過妊婦の在宅診療システムへの応用[7]，③妊婦緊急搬送中の救急車両ヘリコプターからの胎児心拍モニタリング伝送への応用，④胎児超音波画像伝送を用いた遠隔妊婦健診が行われている[8]．

## D 眼科の遠隔診療

旭川医科大学眼科では医師の偏在化に伴う地域間医療格差を解消するためにインターネットが普及する以前の1994年からICT（情報通信技術）を活用した遠隔医療が実践されている．専門医が地方の眼科医に対して診療や治療方法を助言する遠隔医療支援と自宅療養中の退院患者を病院からフォローアップする遠隔在宅医療の二つである．遠隔医療支援については，目的別に診断支援，術後管理支援，手術支援が実施されている．このシステムを用いて患者に対する切れ目のない医療支援を実現することができ，さらに教育にも応用できる[9]．

## おわりに

遠隔医療を健康診断への応用として，実践しているのは妊婦健診であり，その対策も進化している．一般的な健診に寄与しているのは遠隔画像診断であろう．これに関してはICT機器の飛躍的な進歩に負うところが大きい．

一方，新型コロナウイルス感染症の蔓延していた時期は，対面診療が制限され，また救急医療や一般専門診療に対する圧迫で医療の逼迫状況が作り出された．そのうえで，オンライン診療の有用性[10]や遠隔画像診断支援事業への影響[11]などについても論議される必要があるだろう．オンライン診療における医師法20条の初診に関する解釈は2022年にほぼ確定し，抑制的な扱いは減少した．それを受けて遠隔医療推進の重点は法的な規制緩和から診療報酬の対象拡大に移った[12]．また総務省のPHRデータの活用も提唱された．これらの背景により遠隔診療の健診への応用はさらに開かれると期待される．

### ■文献


1) オンライン診療の適切な実施に関する指針. 平成30年3月, 厚生労働省
2) 日本遠隔医療学会. 図説・日本の遠隔医療　2013. 2013年.
3) 岡崎浩幸, 高草木拡希, 小笠原敏浩, 他. PHRを用いた妊婦の体重推移の予測システムの構築. 日本遠隔医療学会雑誌. 2019; 15: 138-41.
4) 山崎敬太郎. 総務省における医療・健康等分野への取り組み. JTTA Spring Conference. 2024 3, 2024.
5) 五十嵐沙織. 遠隔医療画像診断における法的責任に関する調査研究 日遠隔医療会誌. 2019; 14 Suppl: 16,
6) 本間聰起. 高齢慢性疾患患者を対象とした遠隔聴診システムの適用—遠隔診察実験の経験例からの検討—. 日遠隔医療会誌. 2020; 15: 78-84.
7) 小笠原利浩. post term pregnancyに対するモバイル胎児心拍伝送システムの有用性の検討. 産婦人科の実際. 2008; 57: 2185-9.
8) 財団法人医療情報システム開発センター. 平成18年度経済産業省事業　地域医療情報連携システムの標準化及び実証事業　地域医療情報連携システムの周産期医療を対象とする開放型医療情報システム

の構築と実証事業.
9) 木ノ内玲子. 眼科診療補助としての医療専用のプライベート SNS の利用価値. 日遠隔医療会誌. 2019; 14 Suppl 6: 6.
10) 大林克己. COVID-19 パンデミックにおける慢性疾患に対するオンライン診療の有用性についての考察. 日遠隔医療会誌. 2020; 16: 130-3.
11) 嗣江建栄, 江島堅一郎, 劉馨雁. コロナウイルス感染流行による遠隔画像診断支援事業への影響の研究　日遠隔医療会誌. 2020; 16: 134-40.
12) 長谷川高志. 内保連の遠隔医療の提案事項, 要件明確化ガイド活用の重要性. 日遠隔医療会誌. 2023; 19 Suppl: 14.

〈石塚達夫〉

# 10 健診への AI 診断の応用

人工知能（AI）の技術は近年急速に進展しており，実社会への普及も年々進んでいる．医療分野においても非常に有望な可能性を持っており AI 技術の健診への応用や実用化が考慮されるようになってきた．そこで本稿ではそのメリットを中心に，近年顕著に発展する分野での実際の応用例を踏まえ考察していく．

## A 機械学習と深層学習

AI 技術の特徴を表す言葉に機械学習と深層学習がある．機械学習は，コンピュータプログラムがデータから学習し，その経験を元に未知のデータに対して予測や決定を行う技術全般を指す．一方，深層学習は，複数の層（深層）を持つニューラルネットワークを用いていることが知られており，膨大なデータと計算リソースを用いて高度なパターン認識や抽象的な特徴の学習が可能である．そのため，画像認識，音声認識，自然言語処理などの分野で広く使われており，医療の領域とも親和性が高く，深層学習の発達が実臨床への応用へ直結しているといえる．

## B 健診の課題に対する AI 技術の有用性

現在抱える健診の課題の一つとして精度のリスクが挙げられる．基本的には健常人の受診者に対して胸部 X 線や腹部超音波検査，採血検査，心電図検査などを行うことになり，多くが陰性所見となる．一方で，その大量の陰性データのなかからわずかな変化や異常所見を見落としなく拾い上げ，精密検査に回すことが求められている．いわゆる偽陽性と偽陰性を限りなく最小にすることが求められるが，業務過多に追われる医師の人間としての能力の限界点を超えた要求であると考えられる．この点に対して AI 技術はどのように活かされるべきか．先述の深層学習によるパターン認識は特に画像診断において非常に相性がよく，実際に医療へ運用されている事例もある．そして，同様に深層学習は個々の受診者のデータからリスクを予測することが可能になる．これにより，どの受診者を精査・加療へつなげるかの医師の意思決定の支援の精度向上に寄与する．以上の点について，各事例を紹介していく．

## C 内視鏡診断への AI 応用

内視鏡診断支援の分野では，AI が医療の質を向上させ，医師の負担軽減や見落としの予防へと役立っている．本邦における胃がん検診は，50 歳以上に対して 1～2 年毎の胃 X 線検査もしくは胃内視鏡検査が実施されている．スクリーニングの胃内視鏡検査では内視鏡治療の適応となる早期胃がんの発見が重要であり，的確な診断能が問われる．ところが，内視鏡経験 10 年未満の医師による胃がんの偽陰性率は 32.4% と，10 年以上の医師の 19.5% と比較して高値であるとの報告もあるが[1]，安定的な経験豊富な内視鏡医の確保は簡単ではない．世界初の胃がん検出内視鏡 AI は 2018 年に報告され[2]，その後も多くの報告にて AI 技術の早期胃がんの同定率の高さや発見時間の短縮が認められ[3,4]，2022 年の CAD EYE™（富士フィルム社）を皮切りに実際に運用が行われている．これらの技術が内視鏡医の多大なサポートになっていくと想定される．

さらに，大腸内視鏡における AI 技術については，2023 年に報告されたシステマティックレビューでは 18,232 人の患者を対象とした 21 件のランダム化試験を含むリアルタイムで AI 技術を併用する下部内視鏡検査は，腺腫同定率（adenoma detection rate；ADR）が通常内視鏡検査群よりも高く，これはポリープの見逃し率が 55% 減少に相当すると報告されている[5]．これらのエビデンスを基に，先述の CAD EYE™ に加え，EndoBRAIN-EYE™（オリンパス社），WISE VISION™（NEC 社）が 2020 年に運用をスタートさせ，現在，上部消化管に比べさらに普及が進んでいる．一方で，日本消化器内視鏡学会が 2023 年 1 月に『人工知能技術を活用した内視鏡画像診断支援ソフトウェアの臨床使用に関する管理指針』を公表しており，その指針のなかで，医師が診断に責任を持ち，AI はあくまで補助的に使用することを明示している．しかし，今後ますます深層学習を中心とした AI 技術が進歩していくことで，健診内視鏡における使命である早期がんの見落としを限りなく減らす未来へとつながると考えられる．

## D 眼科領域での AI 応用

深層学習による画像識別能は眼科領域でも応用がされている．膨大な眼底写真のデータベースを学習した AI による糖尿病網膜症の検出では，専門医と同等の感度と特異度で糖尿病網膜症の検出が可能であった[6]．この報告を中心にエビデンスが蓄積され，Digital Diagnostics 社の IDx-DR®が，米国 FDA にて承認された．これは，医療全体でみて深層学習 AI として FDA に初めて承認された AI 技術であった．ベルギーの RetinaLyze System 社が開発した RetinaLyze®は，IDx-DR®と比べ，眼科医へ精査紹介するかどうかのスクリーニング検査でのアシストとともに，眼科医が眼底の経過観察を効率化するために前回写真との差異を指摘する機能を有している[7]．一方で健診においては，糖尿病網膜症以外の網脈絡膜疾患を広く識別し異常ありの判定が必要である．現状では個別の疾患への応用のみで，健診業務への応用へ耐容しうる AI 技術は確立できていないが，深層学習が進めば十分に許容できる可能性が高いであろう．

## E 循環器領域での AI 応用

循環器領域での AI 技術支援は，カテーテル検査や CT 検査などの侵襲的検査の必要性を絞り出す結果につながることが期待されている．そういったなかで最も発展が期待されているのは心電図領域での診断支援技術である．2019 年，米国から 53,549 人の患者の約 9 万の単誘導波形を用いて深層学習を行った結果，専門医との波形診断能の差が ROC 曲線下面積 0.97 との一致率を示した[8]．さらに，興味深いことに米国では，約 4 万人の患者から得られた，左室駆出率を含む心エコー所見と 12 誘導心電図のペアデータを用いて，心電図データのみを用いて駆出率35%以下と定義される心室機能不全患者をAI診断する試みも行われている．さらにこのプログラムは実臨床への応用へ向けてランダム化比較試験が実施されており，介入群での高い低心機能患者の診断能が示された[9]．すなわち，深層学習が進むにつれて，人間の解釈ではほとんど認識できない信号やパターンを多層AIネットワークが正確に検出できるようになり，心電図は非侵襲的なバイオマーカーとなってくる可能性を秘めている[10]．これは単純に心電図から不整脈を拾うだけに留まらず，真の心疾患リスクの高い症例を健診で拾うことができ，非常に期待される結果といえる．

## おわりに

1998年に米国で最も早くFood and Drug Administration（食品医薬品局，FDA）の認可を得たAIを用いた診断支援は，フィルムをデジタル化して用いる検診マンモグラフィであった[11]．それから約25年近い歳月を経て，AIの技術進歩は目覚ましく，医療への応用も格段に進んでいる．大規模データを対象にすることでより精度の向上が見込まれるAI技術と健診の診療とは非常に相性は良いことが推測される．さらなる技術革新は疾患の見落としを減らすことだけに留まらず，専門医でも気づかない些細な変化にも対応できる可能性を秘めている．我々は，その技術の進歩の良い面を取り入れながら，受診者にとって最良となるような健診の提供を目指していくことが求められている．

### ■文献

1）Hamashima C, Ogoshi K, Okamoto M, et al. A community-based, case-control study evaluating mortality reduction from gastric cancer by endoscopic screening in Japan. PLoS One. 2013; 8: e79088.

2）Hirasawa T, Aoyama K, Tanimoto T, et al. Application of artificial intelligence using a convolutional neural network for detecting gastric cancer in endoscopic images. Gastric Cancer. 2018; 21: 653-60.

3）Suzuki H, Yoshitaka T, Yoshio T, et al. Artificial intelligence for cancer

detection of the upper gastrointestinal tract. Dig Endosc. 2021; 33: 254-62.
4) Ikenoyama Y, Hirasawa T, Ishioka M, et al. Detecting early gastric cancer: Comparison between the diagnostic ability of convolutional neural networks and endoscopists. Dig Endosc. 2021; 33: 141-50.
5) Hassan C, Spadaccini M, Mori Y, et al. Real-time computer-aided detection of colorectal neoplasia during colonoscopy : A systematic review and meta-analysis. Ann Intern Med. 2023; 176: 1209-20.
6) Gulshan V, Peng L, Coram M, et al. Development and validation of a deep learning algorithm for detection of diabetic retinopathy in retinal fundus photographs. JAMA. 2016; 316: 2402-10.
7) Nissen TPH, Nørgaard TL, Schielke KC, et al. Performance of a support vector machine learning tool for diagnosing diabetic retinopathy in clinical practice. J Pers Med. 2023; 13: 1128.
8) Hannun AY, Rajpurkar P, Haghpanahi M, et al. Cardiologist-level arrhythmia detection and classification in ambulatory electrocardiograms using a deep neural network. Nat Med. 2019; 25: 65-9.
9) Yao X, Rushlow DR, Inselman JW, et al. Artificial intelligence-enabled electrocardiograms for identification of patients with low ejection fraction: a pragmatic, randomized clinical trial. Nat Med. 2021; 27: 815-9.
10) Siontis KC, Noseworthy PA, Attia ZI, et al. Artificial intelligence-enhanced electrocardiography in cardiovascular disease management. Nat Rev Cardiol. 2021; 18: 465-78.
11) 藤田広志. 乳房領域へのAI応用の歴史とこれから. 臨床画像. 2019; 35: 1129-38.

〈今井　仁　西﨑泰弘〉

# 11 世界の健康診断 1) 諸外国における健診について

疾病の診断・治療以外，いわゆる未病の状態を早期に発見する健診を行うシステムは，わが国を含め一部の国で行われている．日本以外，主に欧米諸国については，他稿で説明される「国際健診医学会」が組織され，健診の発展に寄与している．

最近では，日本から，主にアジア諸国に日本の健診・人間ドックを紹介することが行われるようになった．経済産業省，厚生労働省の協力の下，一般社団法人 "Medical Excellence JAPAN"（MEJ：メディカルエクセレンスジャパン）が中心となり，健診ツーリズムで諸外国から日本の健康診断を受けるインバウンド，日本の健診・人間ドックのシステム，これに伴うX線装置，内視鏡ファイバースコープ，健診システム等を輸出するアウトバウンドが行われる[1]．新型コロナウイルス感染症のためこれらの動きは休止していたが，新型コロナウイルス感染症の収束した現在発展が期待される分野である．本稿では，主にアジアの諸外国における健診・人間ドックについて概説する．

## A 台湾・中国における健診・人間ドック

台湾では，台北市に日本と同様に人間ドックを行う医療機関が2施設ある．これらの医療機関は，富裕層である自国民以外，日本からの海外赴任者とその家族を受け入れている．

キリスト教の宗派であるセブンスデー・アドベンチストに所属する医療機関では健診センターが併設されている．年間約1,800人の人間ドックを行っている．ここでは中国語以外，日本語，英語が使われる．日本語が堪能な職員が雇用され，日本語による案内書・最終結果票も作成されている．特徴的なことは，健診の流れにおけるIT化である．受診者はスマートフォンを貸与され，次の検査室に入る時，スマートフォンのバイブレーション機能で知らされる．また，1フロアを右回りで検査が進むように，受診者の動線が設計されている．健診システムへのアクセス制限として，定期的に個別パスワードが変更され，サーバー室への入退室は職員毎のIDカードで管理されている．さらに，1年間に4回程度，業務委託を受けた外部のコンサルタント会社が覆面の受診者となり，健診の流れ・接遇などを評価し，健診の質を高めるために役立てられている．

他の医療機関は，日本の医学部を卒業した台湾の医師が院長として運営する個人の消化器内科クリニックである．ここでは主に，日本人の駐在員とその家族を対象に，1年間に約4,000人の人間ドックが行われている．原則として，受診者に対して上部消化管内視鏡検査と下部消化管内視鏡検査が行われる．日本人のフロアマネージャーが雇用され，日本語による案内書・最終結果票が作成されている．人間ドック後の精密検査のための外来部門も併設されている．

なお，中華人民共和国でも，最近，健診を取り入れる動きがあり，前述したMEJが日本の健康診断・人間ドックを紹介するミッションを行っている．

## B 他のアジアの国々における健診・人間ドック

65歳以上の国民が増える高齢化社会は，アジアの国々でもみられる．高齢化率が7%から14%に増加するまでの期間は，日本では1970年から1994年までの24年間であった．しかし，ベトナムでは18年間，タイでは20年間，フィリピンでは31年間と見込まれており，日本と同様，あるいはより急速に高齢化社会となりつつある[2]．高齢化社会と並行して，死因も，従来の肺炎などの感染性疾患に比べ，非感染性疾患，すなわち，生活習慣病に基づく虚血性心疾患，脳血管疾患，悪性腫瘍が増えている 表1 ．例えば2019年の日本人の死因として，人口10万人あたり，心疾患の167.9人，脳血管疾患86.1人に比べまだ少ないが，フィリピンにおける死因として，人口10万人あたり，虚血性心疾患は95.5人，脳血管疾患は63.8人となってい

**表1 フィリピンとミャンマーにおける三大死因**

| 死因 | フィリピン（2006年） | ミャンマー（2015年） |
|---|---|---|
| 第1位 | 虚血性心疾患 | 脳血管疾患 |
| 第2位 | 脳血管疾患 | 虚血性心疾患 |
| 第3位 | 悪性腫瘍 | 結核 |

る[3)].

これらの国では，食品として砂糖の摂取量が多く，肥満，メタボリックシンドロームになりやすい．日本における特定健康診査と同様のシステムが望まれるが，アジアの諸国では，国としての医師，看護師，保健師の教育・認定制度が不十分な点がある．また，主要都市には中核となる病院があるものの，地方では診療所あるいは看護師が巡回するのみの医療施設となっている．このため，日本は，例えば，ベトナムに対して，看護師の教育プログラムを作成することに協力している．また，過去にフィリピン，バングラデシュには，MEJのミッションが派遣された．

ベトナムでは，日本の大学病院が提携する健診センターがホーチミン市にあり，また，ベトナムの財閥がハノイ市に開設する病院併設型健診センターに，日本人医師が参加している．

フィリピンのマニラ市では，日本と同様の健診を行う健診センターがあるが，検査項目は限られている．例えば，ヘモグロビンA1cは，ルーチン検査項目として取り上げられていない．

ベトナムをはじめとするアジア各国では，日本をはじめとする世界各国からの直接投資が徐々に増加しているが，主に，発電所などのインフラ整備，不動産業である．ミャンマーのように突然の政治体制の変更など予測し得ないリスクもあるが，今後，アジア各国に日本の健診・人間ドックといった予防医学を紹介し実践することは，その国の国民の健康寿命を延伸するためにも重要である．日本における予防医学の発展のためにも有益であり，また，医療に関与する産業を振興するためにも必要である．

## おわりに

日本の健診・人間ドックのシステムは，日本人の健康寿命を伸ばすために有用である．台湾，ベトナムでは，日本と同様の健診・人間ドックを行う医療機関がすでにあるが，今後，他のアジア各国にも，日本の健診・人間ドックを広げていく余地が残されている．

■文献

1）Medical Excellence JAPAN（MEJ）. http://www.medical-excellence-japan .org/jp/（accessed September 23, 2021）
2）山村英隆. 介護ノウハウ 日本に商機. 讀賣新聞. 2021 年 9 月 10 日.
3）Kaburaki J, Shinohara Y. Public and private missions to the Philippines by the International Committee. Ningen Dock Int. 2016; 3: 33-6.

〈鏑木淳一〉

# 11 世界の健康診断
# 2）国際健診学会（IHEPA）

コンピュータを利用し，概ね半日で結果説明まで終了する人間ドック/総合健診の原型は，1970年代に米国で始まった自動化健診（Automated Multiphasic Health Testing：AMHTS）である．AMHTSは欧米では実施されなくなってしまったが，日本では洗練されながら発展し，日帰りの人間ドック/総合健診として広く普及している．日本のシステムを参照して台湾，中国，シンガポール，マレーシアなどのアジア地域でも同様な健診が行われている．

国際健診学会（International Health Evaluation and Promotion：IHEPA）は，AMHTSの規範と効果的な運用を検討する場として1971年に米国で最初の大会が開催された．今後人工知能（AI）が健診の分野にも積極的に導入されると想定されるが，個々の受診者の健康増進にAIをどのように利用するのかは，国際的な課題でもある．IHEPAとAMHTSの変遷を知ることは，日本における任意型健診とその国際化を含めた将来像を考察する上でも役立つはずである．

## A AMHTSとIHEPAの変遷

米国で1960年代からコンピュータを応用した心電図の自動解析システムや多項目の自動血液検査装置などが開発され，健診当日にonlineで結果を示しながら説明できるAMHTSが始まり，当初は企業で働く人達の健診システムとして普及していった[1]．米国政府はAMHTSが米国民の健康増進に役立つことを期待し，AMHTS実施施設に補助金を出すようになり，1969年にはAMHTSをMedicareに取り入れることが法制化され，多くの米国民が受診するようになった．米国での普及に啓発され，東京，ロンドン，メルボルン，シンガポール，イスラエルなどでもAMHTSが実施され，各地で検体検査を実施する大規模検査センターが設立された．AMHTSの標準化，精度管理，効率化が課題となり，1970年にWashington D.C.で自動分析装置などを開発している企業従事者，コンピュータ技師と医療者による会議が開かれ，国際健診学会（当時はInternational Health Evaluation Association：IHEAと呼ばれた）を結成することが決まった．AMHTSの普及に尽力していたハワイのPacific Health Research Institute.のFred Gilbertが大会長となり，1971年に第1回IHEAがホノルルで開催された．その後，シカゴ，ロンドン大会を経て，1974年にはサンフランシスコでKaiser Health PlanのMorris Collenが会長となり開催された．1976年には東京大学の樫田良精氏が会長となり第6回大会が京都で開催され，日本を含めて米国，日本，欧州等から300名以上の研究者が参加した[2)]．2003年に学会の重要目的が健康増進にあることを示すため，名称をInternational Health Evaluation and Promotion：IHEPAに改称した）．IHEPAは，世界を3つの地域（Region 1：米国，カナダ，Region2：欧州，Region3：アジア，オーストラリア）に分けて活動拠点を置いてきた．現在，学会本部はホノルルにあり，Pacific Health Research and Education Institute.のVicki ShamboughがIHEPA Vice Presidentとして活動している．後述するように欧米ではAMHTSを実施する施設は減少し，人間ドック/総合健診を積極的に実施している日本を中心としたアジアへIHEPAの参加者と活動拠点が移ることになった．日本で1976年，1980年，1994年，2006年，2012年，2016年は総合健診医学会との合同学会，2020年は国際人間ドック会議と合同で開催された．アジアでは2000年と2014年に台北，2008年に北京で開催された．2022年は台湾大学のHuang（黄）教授が会長となり台北で開催された．2025年には日本の舞浜で開催される 表1 ．

理事長は，前述したMorris Collenの後は，故日野原重明氏が1988～2002年，2006～2014年に務め，2014年から久代が継いでいる．

表1 IHEPA 学術集会の経緯

| | 年度 | 地域 |
|---|---|---|
| 1 | 1970 | Washington, D.C., USA |
| 2 | 1971 | Honolulu, Hawaii, USA |
| 3 | 1972 | Chicago, Illinois, USA |
| 4 | 1973 | London, England |
| 5 | 1974 | San Francisco, California, USA |
| 6 | 1976 | Kyoto, Japan |
| 7 | 1978 | Stockholm, Sweden |
| 8 | 1980 | Tokyo, Japan |
| 9 | 1982 | San Francisco, California, USA |
| 10 | 1984 | London, England |
| 11 | 1986 | Washington, D.C., USA |
| 12 | 1987 | Washington, D.C., USA |
| 13 | 1988 | Kona, Hawaii, USA |
| 14 | 1990 | San Diego, California, USA |
| 15 | 1992 | Geneva, Switzerland |
| 16 | 1994 | Tokyo, Japan |
| 17 | 1996 | Victoria, British Columbia, Canada |
| 18 | 1998 | London, England |
| 19 | 2000 | Taipei, Taiwan |
| 20 | 2003 | Atlanta, Georgia |
| 21 | 2006 | Beppu, Japan |
| 22 | 2008 | Beijing, China |
| 23 | 2011 | Honolulu, Hawaii, USA |
| 24 | 2012 | Tokyo, Japan |
| 25 | 2014 | Taipei, Taiwan |
| 26 | 2016 | Tokyo, Japan |
| 27 | 2020 | Yokohama, Japan |
| 28 | 2022 | Taipei, Taiwan |
| 29 | 2025 | Maihama, Japan |

## B 欧米における AMHTS の衰退

1980 年代以降，欧米では AMHTS を応用した健常者を対象とした包括的な任意型健診は実施されなくなった．これは Nixon 大統領の War on cancer 宣言に伴い医学的な予算はがん研究，その後は心血管系疾患にシフトし，予防医学への配分は減少し，Medicare による AMHTS は認められなくなった．

予防医療の効果を検証するためには長い期間が必要である．健診が受診者の健康増進に有用なことを示す十分なエビデンスを構築し，健診を受けずにいるよりも，受けた方が国全体の医療費を含めた費用対効果に優れていることが十分に示される前に欧米での AMHTS は衰退してしまった[3)]．英国でも 1990 年代から予防医学の実践主体は，地域医療へ移行し健診を専門とする施設は衰退した．

## C 日本とアジアにおける任意型健診と国際化への課題

日本では 1950 年代より富裕層を対象とした短期入院による人間ドックが実施され，日本人間ドック学会の設立は，IHEPA よりも早かった．さらに AMHTS を行う健診施設が中心になり 1975 年に日本総合健診医学会の前身である自動化健診学会が設立された．両学会の所属施設で任意型健診を受けている受診者は年間 500 万人を超えている．また，日本人間ドック学会は，国際人間ドック会議を創設し，2006 年に第 1 回大会を沖縄で開催した．台湾では，美兆診所（MJ Institutions）が，台湾を拠点に，北京，上海，香港，シンガポール，マレーシア，中東で AMHTS を実施している．

日本を含めたアジアと欧米では健診に対する考え方に違いがあるようである．米国では The U.S. Preventive Services Task Force（USPSTF）が結成され，健診項目に関するエビデンスを検討し，年代，性別の有用性について有用性に関する勧告を公表し，健診項目として実施すべきかの根拠になっている．日本でも健康増進と医療費負担に関する根拠がある項目は自治体が実施している対策型健診に組み込まれるようになっている．

任意型健診では，がんを含めて早期発見できる疾患が見つかればとの想いが強いためか，健康増進に関するエビデンスは示されていなくても費用負担をする個人や企業が多い．高額な会費を払って CT-PET 検査を受けている人もいる．

また，日本で洗練され発展してきた人間ドック / 総合健診を受ける海外の人達も増えていた．COVID-19 のため中断していたが，今後は海外からの健診受診者は増えると考えられる．

日本で実施されている健診は，日本人の疾病構造に適した項目が選択されているが，海外からの受診者には，地域の状況に適した内容の健診が必要であり，異常所見に対する精査の進め方，あるいは経過観察をどのようにすべきかも問題になる．人間ドック学会と総合健診医学会は健診の実施と検査に関する精度管理事業を実施しているが，今後は国際的な基準に合わせた評価も求められる[4,5]．

## D IHEPA の役割と展望

AMHTS は米国で始まり，日本で発展し，当初は血液，尿，便潜血，安静時心電図と胸部単純 X 線が主な項目であったのが，上部消化管，眼底，聴力，呼吸機能，婦人科健診，乳がん検診などを含めた包括的な健診となり，そのような網羅的な健診を多くの人が経年的に受けている．今後は受診者の疾病リスク，過去の健診結果などを勘案して，個別のリスクに応じた健診項目の選択が必要であるが，そのための根拠を構築する必要がある．

人工知能（AI）が医学の分野でも重要な役割を果たし，不可欠になりつつある．健診の分野でも画像診断，リスク評価と健康増進プランの策定に AI の活用が進むと考えられる．個々の受診者について健康増進のための実践可能な方針を提示し，実践を支援するためには，AI を活用しながら個々の受診者の価値観を理解した上で，個別の健康増進プランを策定し，実践を支援することが求められる[6]．それは決して妥協ではく，受診者の価値観を理解しなければ，医療自体の実践が困難なためである[7]．日野原重明は「いかなる医学の進歩をもってしても人間は死をまぬがれることはできない．健診施設で働く人たちには，いのちの尊厳を理解する感性と知性を持つための努力をして欲しい」と述べていた.

健康増進に役立ち，費用対効果に優れた健診システムを構築できれば，人類共有の財産として役立てることができる．将来の健診について国際的な視野で討議をする場はIHEPA以外にはない.

日本には健診に関する専門的な学会として総合健診医学会と日本人間ドック・予防医療学会の2大学会があり，世界に例をみない．2025年には総合健診医学会理事長でIHEPA理事の東海大学西﨑泰弘教授の主催でIHEPAが総合健診医学会と合同で開催される．これからもIHEPAと総合健診医学会と人間ドック・予防医療学会が協調しながら，日本がリーダーとなり日本で発展してきた総合健診，人間ドックの国際化を含めて討議し，優れた健診システムを通じて人類に貢献できることを願っている.

■文献

1）Collen MF. Historical evolution of preventive medical informatics in the USA. Methods Inf Med. 2000; 39: 204-7.
2）Hinohara S. The past, present and future of International Health Evaluation Association（IHEA）. Methods Inf Med. 2002; 41: 191-5.
3）Shambaugh VL. International Health Evaluation and Promotion Association（IHEPA）– celebrating 30 years of international collaboration. Health Evaluation and Promotion. 2011; 38: 558-60.
4）久代登志男, 人間ドック・健診の国際化. 成人病と生活習慣病. 2015; 45: 1173-8.
5）Kushiro T. Globalization of health examinations. Health Evaluation and Promotion. 2016; 43: 525-8.
6）Yu KH, Healey E, Leong TY, et al. AI in medicine: Medical Artificial Intelligence and Human Values. N Engl J Med. 2024; 390: 1895-904.
7）Fulford KW, Pelie E, Carroll H, et al. Essential value-based practice: Clinical stories linking science with people. Cambridge: Cambridge University Press; 2012.

〈久代登志男〉

# 索　引

## ■き



## ■く



## ■け

## ひ



## ふ



## へ



## ほ

## ■り



## ■れ



## ■ろ



## ■わ



## ■記号・数字



## ■A



## ■B



## ■C

## M



## N



## O



## P



## R



## S



## T



## V



## W



## Y

健診・人間ドックハンドブック ©

| | | |
|---|---|---|
| 発　行 | 2004年2月5日 | 初版1刷（改訂改題） |
| | 2005年2月1日 | 2版1刷 |
| | 2005年5月25日 | 2版2刷（改訂改題） |
| | 2008年4月30日 | 3版1刷 |
| | 2011年5月2日 | 4版1刷 |
| | 2013年4月15日 | 5版1刷 |
| | 2016年10月10日 | 6版1刷 |
| | 2022年2月25日 | 7版1刷 |
| | 2025年2月10日 | 8版1刷 |

総編集　西﨑泰弘

発行者　株式会社　中外医学社
代表取締役　青木　滋
〒162-0805　東京都新宿区矢来町62
電　話　(03) 3268－2701(代)
振替口座　00190-1-98814番

印刷・製本/三和印刷(株)　〈SK・YO〉
ISBN978-4-498-01219-6　Printed in Japan